口腔执业助理医师资格考试
历年真题解析

主　编　刘　颖　牛胜德

编　者（按姓氏笔画排序）

王成海　王海云　牛胜德　尹彩霞
付　涛　刘　颖　刘艳清　刘德清
齐国海　李　沙　张凤兰　张晓慧
邰晨燕　赵素斌　胡基刚　董晓辉
谢素萍　熊利峰　魏保生

中国健康传媒集团
中国医药科技出版社

内 容 提 要

　　本书由长期从事国家执业医师资格考试命题研究的专家、学者在对历年真题深入研究的基础上归纳提炼而成，甄选多年考试真题，分科目整理，剖析命题规律，指引答题技巧，帮助考生熟悉考试，梳理考点知识，对口腔执业助理医师医学综合笔试具有很强的针对性和指导性。本书适合参加口腔执业助理医师资格考试的考生使用。

图书在版编目（CIP）数据

口腔执业助理医师资格考试历年真题解析/刘颖，牛胜德主编 . —北京：中国医药科技出版社，2022.9
ISBN 978 – 7 – 5214 – 3400 – 2

Ⅰ.①口…　Ⅱ.①刘…　②牛…　Ⅲ.①口腔科学 – 资格考试 – 题解　Ⅳ.①R78 – 44

中国版本图书馆 CIP 数据核字（2022）第 166299 号

美术编辑　陈君杞
美术编辑　刘　鹤
版式设计　友全图文

出版　**中国健康传媒集团** | 中国医药科技出版社
地址　北京市海淀区文慧园北路甲 22 号
邮编　100082
电话　发行：010 – 62227427　邮购：010 – 62236938
网址　www. cmstp. com
规格　889mm × 1194mm $^1/_{16}$
印张　12 $^3/_4$
字数　465 千字
版次　2022 年 9 月第 1 版
印次　2022 年 9 月第 1 次印刷
印刷　北京市密东印刷有限公司
经销　全国各地新华书店
书号　ISBN 978 – 7 – 5214 – 3400 – 2
定价　**42.00 元**

获取新书信息、投稿、为图书纠错，请扫码联系我们。

编 写 说 明

  《口腔执业助理医师资格考试历年真题解析》的策划理念是帮助忙碌的考生花最少的时间轻松突破护考的堡垒而快速过关取胜。因此高效性、针对性和趣味性成为本书的特点。围绕"学会做善于考试的白衣天使"这一目标，本书的结构是："志在必得"：正文前的励志语让你斗志昂扬，激发考生的潜能和潜力。"考点精析"按照科目、章节和大纲条目对历年考点进行解析，指出易考、易错、易漏的考点，对提高考生的分数有很大的帮助。"考点拓展"采用题干和正确答案选项组合的方式呈现给考生，以便能够全面而不遗漏考点，所谓"题网恢恢，疏而不漏"。

  本书是集合医学知识、考试、记忆方法与幽默的完美演绎，通过符合考试和记忆的结构和独创的记忆方法，帮助忙碌的医学考试摆脱没完没了的考试从而一次过关，是参加医师资格考试考生的首选辅导。

  书中题目的题型，均依照医学综合笔试的要求，全部为选择题形式，共 A1、A2、A3、A4、B1 五种题型。A1 型题为单句型最佳选择题，A2 型题为病例摘要型最佳选择题，A3 型题为病例组型最佳选择题，A4 型题为病例串型最佳选择题，B1 型题为标准配伍题。

  建议考生采用三段式复习方式，提升复习效率，巩固复习效果。

  第一阶段，系统复习阶段（建议时间控制在 3 个月）。第一阶段全面复习考试大纲要求内容。以教材加考试大纲为主，配合复习参考书进行复习［时间分配：（教材＋大纲）：复习参考书＝70%：30%］。结束后，阅读《口腔执业助理医师资格考试历年真题解析》，深入了解考试重点和命题规律，发现复习中存在的问题。建议在复习时多动手，多总结，书和考点速记配合着学习。复习内容以历年考试重点为主，要把宝贵的时间用在刀刃上。

  第二阶段，重点复习阶段，以教材和考点速记复习为主（建议时间 3 个月，时间分配：教材：复习参考书＝50%：50%）。有了第一阶段的系统复习，这个时候，考生对考试内容都会有一定的感觉。这个阶段以重点复习为主。建议每章看后，配合《口腔执业助理医师资格考试通关必做 2000 题》对本章复习成果进行检验。

  第三阶段，冲刺复习阶段（建议时间 2 个月），快速突破《口腔执业助理医师资格考试历年真题解析》。配合《口腔执业助理医师资格考试全真模拟试卷与解析》继续巩固前两个阶段的复习成果。真题练习是任何辅导或练习题不能替代的。

  相信经过以上三个阶段的复习，加上考生的决心和努力，通过考试、取得证书不再是梦想。为使考前复习更加高效，本书赠送丰富增值服务，考生扫描二维码即可获得相应内容，内容实用性强，方便考生随时随地复习。

  我们致力于为广大考生提供优秀的辅导图书，也欢迎读者给我们提出宝贵建议，我们将不断修订、完善。

  预祝各位考生复习顺利，一举通关！

微信扫码领取
免费课程

目录 CONTENTS

高分导学篇

五步大法，助你过关——命题规律、复习方法、记忆窍门、解题策略与避错诀窍

一、第一步：透析命题规律，做到知己知彼

对待所有考试第一步都是要了解考试范围（即了解考点）与命题方式。其中考试范围包括：①考题类型；②各门课程所占的大致比例；③各章节试题分布情况。这可以参照大纲，在此不做赘述。

下面就考试命题的方式做深入探讨。首先来看总的出题方式，不外乎有4种。

（一）一对一型　也就是说题干所问是一个点，所有备选项都是围绕该"点"而设，例如：题干问"最""首选""主要""首先""数据""部位""适应证""并发症""诊断""检查""治疗"等的就属于这一类。这种类型的题目最多见，所以也是复习时要重点下功夫的地方。命题者可以根据课本上任何一句话来命题，类似填空。这就要求考生在看书的时候有敏感的"火眼金睛"，找出哪些内容是可能的考点。同时这也是有些考生认为自己复习得很到位（花费了很多时间和很大精力）但就是不能上线的原因。换句话夸张地说，你复习到的没有考，你没有复习的却考了。因此，锁定或者找出哪些是可能的考点成为每个考生的第一要务，而不是盲目地看书和做题。下面的复习方法中我们会提醒大家哪些是容易考的考点。另外一个好的方法就是看真题，仔细分析历年真题中出现的考点无疑是最佳的办法。这也是我们出版这套书的根本出发点。

（二）一对多型　也就是说题干所问是一个点，备选项中是针对该"点"的不同侧面而设，例如：题干问"临床表现""不包括""不属于""除外""不正确"等就属于这类题。这类题目越来越多，也就是说考试的难度越来越大。考生对一个问题要全面牢固地掌握，而不是像一对一型的题目那样单纯着重在"点"。这类题实际上是"以点带面"，最常见的考法有3种：其一是串联地考，例如，把一个疾病的病因、机制、表现、检查、诊疗和预防作为

选项。其二是横向地考，例如，把一个疾病与另一个疾病不同或者相同的病因、机制、表现、检查、诊疗和预防作为选项。其三是纵向地考，例如，把某个疾病的病因（或者机制、表现、检查、诊疗和预防等）综合起来考查。与一对一型题一样，一对多型题的标准答案往往在课本上能直接找到，但不像一对一型题目能够在某一段或者一句话中找到，而是零散地分布在几个段落甚至几页。也就是说，这种题的答案找起来会非常费劲，更不要提把这类题的考点都总结出来。对待这类题有两个方法：第一是平时多总结，工夫在平时；第二是多做比较综合的题，锻炼自己这方面的能力。在本书每一章中的【考点拓展】板块，对历年此类试题的题干和答案进行了展示。实际考试中，原试题可能不会再考到，但重要考点会经常出现，考生对此类题要回溯书本，进行归纳总结，掌握相关知识点的具体内容，规避干扰项对答题的影响。

（三）多对一型　也就是说题干描述了多个"点"，备选项中有一个与其对应，例如：绝大多数的病例题就是多对一型典型的代表。这类题考查综合应用能力，看似很难，因为往往在课本上不能直接找到答案。但是实际上，题干会有很多提示，如果找出关键的"题眼"便迎刃而解。这类题往往在题干中已经考查了，例如，题干中提到了血常规的值，那么实际上已经对你是否记住了血常规的正常值进行了考查。因此，对待多对一型的题目，第一要把正常的化验、检查、药物剂量、诊疗标准等等牢固掌握以便能对题干提出的数据、检查、剂量、标准做出正常的判断。第二是抓题干中的特征性字眼。这一点也需要通过大量的练习才能达到。

（四）多对多型　也就是说题干描述了多个"点"，备选项中也从不同侧面来对应该题干，这类题比较少见，大多见于病例题。这类题属于天马行空的题目，类似临床上的疑难病例。好在这类题并不多。应对的唯一方法就是提高自己的专业水平而不仅仅是考试水平。

通过以上分析，可见考试还是有规律的，针对命题规律我们进入下一步——复习方法。

二、第二步：掌握复习方法，不走弯路错路

既然我们了解了命题规律，那么就应该为我们的复习做指导，下面几类考点是大家复习中要时时注意的。

（一）牢记数值：包括常见的化验检查的正常值，常见疾病的发病率，药物剂量、比例等。例如：

1. 下颌恒牙萌出先后顺序恰当的是
   A. （6、1）、2、3、（4、5）、7、8
   B. （6、1）、2、3、5、（4、7）、8
   C. （6、1）、2、3、4、（5、7）、8
   D. （6、1）、2、4、（3、5）、7、8
   E. （6、1）、7、2、3、（5、4）、8
   【答案】C

2. WHO评价各国牙周疾病流行程度的标准年龄组是
   A. 16岁   B. 10岁
   C. 15岁   D. 12岁
   E. 18岁
   【答案】C

3. 胎儿宫内感染时，脐带血中含量增高的免疫球蛋白是
   A. IgE   B. IgG
   C. IgM   D. IgA
   E. IgD
   【答案】C

4. 控制下颌运动的主要因素有
   A. 1个   B. 2个
   C. 3个   D. 4个
   E. 5个
   【答案】D

5. 颌骨骨折愈合过程中，骨痂形成的时间应在骨折后
   A. 1个月   B. 2周
   C. 1周   D. 3周
   E. 3个月
   【答案】B

6. 乳磨牙最适宜作窝沟封闭的时间是
   A. 1~2岁   B. 3~4岁
   C. 5~6岁   D. 7~8岁
   E. 9~10岁
   【答案】B

7. 拔牙后，拔牙创口的血液形成血凝块以封闭创口所需要的时间是
   A. 1小时   B. 15分钟
   C. 10分钟   D. 30分钟
   E. 2小时
   【答案】B

8. 模型石膏的终凝时间为调和后的45~60分钟。而在其上制作修复体的时间应是
   A. 1小时后   B. 4小时后
   C. 8小时后   D. 12小时后
   E. 24小时后
   【答案】E

9. 牙槽骨修整术的手术时间应选择在拔牙后
   A. 1周   B. 2周
   C. 3周   D. 1~3个月
   E. 6个月
   【答案】D

10. 乳牙龋药物治疗时，具有腐蚀性的药物是
    A. 2%氟化钠   B. 8%氟化钠
    C. 10%酸性氟磷酸   D. 38%氟化氨银
    E. 8%氟化亚锡溶液
    【答案】D

11. 铸造𬌗支托的厚度为
    A. 2.0~2.5 mm   B. 1.0~1.5 mm
    C. 0.5~1.0 mm   D. 1.5~2.0 mm
    E. 2.5~3.0 mm
    【答案】B

12. WHO牙周状况评价标准中牙结石平均检出区段数等级为中等的范围是
    A. 2.0~3.0   B. 1.6~2.0
    C. 1.0~2.0   D. 2.6~3.5
    E. 3.0~4.0
    【答案】D

13. 碘酊用于口腔内消毒剂的浓度是
    A. 2.5%   B. 2.0%
    C. 1.5%   D. 1.0%
    E. 0.5%
    【答案】D

14. 患者15岁男性，因左上前牙外伤脱位做了复位固定结扎，固定结扎的时间应是
    A. 2~3个月   B. 3~5天
    C. 3~4周   D. 1~2周
    E. 4~6个月
    【答案】C

15. 根据临床实践，下颌骨体部骨折固定时间应为
    A. 2~3周   B. 7~8周
    C. 4~6周   D. 1~2周
    E. 9~10周
    【答案】C

16. 根据《献血法》的规定，血站对献血者一次采集的血液量及最大量分别为
    A. 200 ml；300 ml   B. 100 ml；200 ml
    C. 100 ml；150 ml   D. 200 ml；400 ml
    E. 300 ml；400 ml
    【答案】D

17. 急性失血性贫血患者，当丢失血容量至少达多少时即可有贫血表现
    A. 25%   B. 20%

C. 10%　　　　　　　　　D. 30%

E. 35%

【答案】B

18. 慢性肾炎已进入肾衰竭期，这时血肌酐的水平是

A. 278 ~ 450 μmol/L　　　B. 178 ~ 278 μmol/L

C. <178 μmol/L　　　　　D. 450 ~ 707 μmol/L

E. >707 μmol/L

【答案】D

19. 舌杆的宽度一般为

A. 2 mm　　　　　　　　B. 5 mm

C. 8 mm　　　　　　　　D. 10 mm

E. 15 mm

【答案】B

20. 拔牙后出血是指拔牙后至少多长时间仍有明显创口出血

A. 2 小时　　　　　　　　B. 30 分钟

C. 10 分钟　　　　　　　D. 60 分钟

E. 24 小时

【答案】B

21. 患者，1 周前因外伤前牙折断，已经做过根管治疗。检查：冠折，断面在龈上，无叩痛，无松动，牙片显示根充完善，无根折。该牙应在根管治疗后多长时间进行桩冠修复

A. 2 周　　　　　　　　　B. 1 天

C. 1 周　　　　　　　　　D. 3 天

E. 1 个月

【答案】C

22. 拔牙术后，牙槽窝内血块开始机化的时间是拔牙后

A. 3 ~ 4 天　　　　　　　B. 2 小时

C. 24 小时　　　　　　　D. 30 分钟

E. 1 个月

【答案】C

23. 圆环形卡环通常包绕基牙的

A. 3 个面和 3 个轴角

B. 2 个面和 3 个轴角

C. 2 个面和 2 个轴角

D. 3 个面和 2 个轴角

E. 3 个面和 4 个轴角

【答案】E

24. 藻酸钾印模材料的贮存时间应不超过

A. 3 个月　　　　　　　　B. 6 个月

C. 9 个月　　　　　　　　D. 12 个月

E. 24 个月

【答案】D

25. 完全脱位的外伤牙进行再植，在脱臼后多长时间为治疗效果较好

A. 3 小时以内　　　　　　B. 2 小时以后

C. 2 小时以内　　　　　　D. 24 小时以内

E. 4 小时以内

【答案】C

26. 外伤牙折伴牙周膜挤压伤者，根充后桩冠修复开始的最早时间是

A. 3 周　　　　　　　　　B. 7 天

C. 3 天　　　　　　　　　D. 2 周

E. 3 个月

【答案】B

27. 牙槽突骨折结扎后固定的时间是

A. 3 周　　　　　　　　　B. 7 ~ 10 天

C. 2 周　　　　　　　　　D. 4 周

E. 2 个月以上

【答案】D

28. 碘酊作为头皮消毒剂时，其浓度为

A. 4%　　　　　　　　　B. 1%

C. 3%　　　　　　　　　D. 2%

E. 0.5%

【答案】C

29. 正常成人自然开口度平均值约为

A. 4.7 cm　　　　　　　B. 2.7 cm

C. 3.7 cm　　　　　　　D. 5.7 cm

E. 1.7 cm

【答案】C

30. 智齿冠周炎的发病高峰年龄是

A. 40 ~ 50 岁　　　　　B. 18 ~ 30 岁

C. 12 ~ 16 岁　　　　　D. 30 ~ 40 岁

E. 50 ~ 60 岁

【答案】B

31. 牙周探诊的最佳力量是

A. 40g　　　　　　　　B. 1 ~ 5g

C. 20 ~ 25g　　　　　　D. 10g

E. 100 ~ 200g

【答案】C

32. 拔除阻生牙，术后出现干槽症，经过处理后在创口内所填塞的碘仿纱条，抽除的时间为

A. 48 小时　　　　　　　B. 72 小时

C. 5 天　　　　　　　　　D. 7 ~ 10 天

E. 无需抽除

【答案】D

33. 根据《医疗事故处理条例》的规定，医患双方对患者的死因有异议时，应在患者死亡后多长时间之内进行尸检，如具备冻存条件的，可以延长至多长时间

A. 48 小时；5 天　　　　B. 24 小时；7 天

C. 48 小时；7 天　　　　D. 24 小时；5 天

E. 72 小时；10 天

【答案】C

34. Bonwill 三角每边长度为

A. 8.16 cm   B. 9.16 cm

C. 10.16 cm   D. 11.16 cm

E. 12.16 cm

【答案】C

35. 牙釉质莫氏硬度为

A. 3   B. 4

C. 5   D. 6

E. 7

【答案】E

36. 上牙列长约

A. 30 mm   B. 40 mm

C. 50 mm   D. 60 mm

E. 70 mm

【答案】C

37. 成釉器的发育是一个连续过程，可分为三个时期，其中钟状期的成釉器分化为

A. 1 层   B. 2 层

C. 3 层   D. 4 层

E. 5 层

【答案】D

38. 以牙松动幅度计算，Ⅰ度松动的松动幅度不超过

A. 1 mm   B. 2 mm

C. 3 mm   D. 4 mm

E. 5 mm

【答案】A

39. 牙釉质和牙骨质在牙颈部相接，有几种不同的连接方式

A. 1   B. 2

C. 3   D. 4

E. 5

【答案】C

40. 以牙松动幅度计算，Ⅲ度松动的松动幅度大于

A. 0.5 mm   B. 1 mm

C. 2 mm   D. 3 mm

E. 4 mm

【答案】C

41. 以牙松动幅度计算，Ⅱ度松动的松动幅度为

A. 0.5 ~ 1 mm   B. 1 ~ 2 mm

C. 2 ~ 4 mm   D. 4 ~ 5 mm

E. 6 ~ 7 mm

【答案】B

42. 窝洞制备后牙洞深以到达牙釉质牙本质界下多少毫米

为宜

A. 0.2 ~ 0.5 mm   B. 0.4 ~ 0.6 mm

C. 0.6 ~ 0.8 mm   D. 0.7 ~ 0.9 mm

E. 1.2 ~ 1.5 mm

【答案】A

43. 牙周膜厚度为

A. 0.15 ~ 0.38 mm   B. 1.15 ~ 1.38 mm

C. 2.15 ~ 2.38 mm   D. 3.15 ~ 3.38 mm

E. 4.15 ~ 4.38 mm

【答案】A

（二）极端或者特殊的点要特别注意："最先、最后、最好、最坏、最大、最小、最高、最低"，"首选、首要、根本、主要"。例如：

1. 牙龈固有层纤维最多的是

A. 龈牙组   B. 牙槽龈组

C. 环行组   D. 牙骨膜组

E. 越隔组

【答案】A

2. 舌背黏膜数量最多的是

A. 丝状乳头   B. 菌状乳头

C. 轮廓乳头   D. 叶状乳头

E. 味蕾

【答案】A

3. 涎腺的导管中，最细小的是

A. 分泌管   B. 排泄管

C. 吸收管   D. 生长管

E. 闰管

【答案】E

（三）"不包括、不属于、除外、不正确"。例如：

1. 大涎腺的分布及组织学特点，不正确的叙述是

A. 腮腺是涎腺中最大的

B. 颌下腺是混合腺

C. 舌下腺是混合腺

D. 腮腺属纯浆液性腺

E. 腮腺闰管短无分支

【答案】E

2. 铸造桩核不包括

A. 碳纤维桩   B. 镍铬合金桩核

C. 金合金桩核   D. 钴铬合金桩核

E. 钛合金桩核

【答案】A

（四）注意"部位"，举例如下：

1. 口腔黏膜上皮为复层鳞状上皮，主要由角质细胞构成，生发层位于

A. 基底层   B. 棘层

C. 颗粒层　　　　　　D. 角化层

E. 上皮层

【答案】A

（五）"概念"或"定义"，举例如下：

1. 牙本质小管的内壁衬有一层薄的有机膜，称为

A. 牙板　　　　　　　B. 管周牙本质

C. 管间牙本质　　　　D. 限制板

E. 髓板

【答案】D

2. 在管周牙本质和管间牙本质之间，磨片观察时可见有一较清楚的交界面，称为

A. 牙板

B. 管周牙本质

C. 管间牙本质

D. 诺伊曼鞘

E. 髓鞘

【答案】D

3. Terra 牙列指数为

A. 牙列厚/牙列长 ×100%

B. 牙列宽/牙列长 ×100%

C. 牙列宽/牙列厚 ×100%

D. 牙列面积/牙列长 ×100%

E. 牙列长/牙列宽 ×100%

【答案】B

4. 与牙釉质周期性生长相关的结构中，芮氏线是指

A. 横纹　　　　　　　B. 釉丛

C. 生长线　　　　　　D. 施雷格线

E. 新生线

【答案】C

5. 邻近牙周膜侧，由平行骨板和穿通纤维构成的是

A. 骨小梁　　　　　　B. 硬骨板

C. 筛状板　　　　　　D. 哈弗系统

E. 束状骨

【答案】E

（六）"来源"为常考点。例如：

1. 根尖孔是由下列哪部分发育而来

A. 上皮根鞘　　　　　B. 牙周膜

C. 牙骨质　　　　　　D. 上皮隔

E. 牙槽骨

【答案】D

（七）"类型"、"属于"、"包括"、"分类"为常考点。例如：

1. G. V. Black 把窝洞分为 5 类，其中为发生于前牙邻面未累及切角的龋损所制备的窝洞，称为

A. Ⅰ类洞　　　　　　B. Ⅱ类洞

C. Ⅲ类洞　　　　　　D. Ⅳ类洞

E. Ⅴ类洞

【答案】C

2. G. V. Black 把窝洞分为 5 类，其中为发生于所有牙齿的颊（唇）或舌（腭）面近龈 1/3 处的龋损所制备的窝洞，称为

A. Ⅰ类洞　　　　　　B. Ⅱ类洞

C. Ⅲ类洞　　　　　　D. Ⅳ类洞

E. Ⅴ类洞

【答案】E

（八）另外，常考的关键词是："原因"或者"因果关系"，"特点、特征、特性"，"诊断"或者"依据"，"指标"或"指征"，"治疗"等等，在复习时要格外注意。

1. 容易混淆的概念要掌握　每年都有概念题或者定义题。对课本出现的概念应该熟练地掌握。

2. 牢固掌握历年考过的真题　不能错误地认为以前考过的内容，今年不会再考了。恰恰相反，有些考点不但每年都考，而且有的就是以原题的形式出现。当然现在考原题越来越少，但考点是不变的。因此对于真题，不但要知道正确答案，还要分析错误选项为什么不对，同时要细致地体会题干的问法，做到耳熟能详。

3. 要注意归纳总结及鉴别比较　虽然这样做可能会费时，但你总结归纳的过程，便是记忆和提高的过程。有些过程看似浪费时间，实际上是在大大地节省时间。

4. 考高分的最好法宝就是多做题　无数的实践证明，医学考试的高分来自于多做题。一方面是由于做题本身就是一个不断积累经验的过程，熟能生巧，在做题中不断加深对知识点的理解、记忆，从而更好地掌握知识点；另一方面是帮助我们举一反三，通过做题可以发现命题的方法，掌握某一类题型的解题思路和技巧，以便能够自如解决相似的题目。

三、第三步：探究记忆窍门，攻破记忆瓶颈

记忆的方法有很多种，这里只列举以下常见而且有效的医学知识记忆法。

（一）谐音记忆法　通过读音的相同或者类似，把抽象的或者少见的医学知识与已掌握的内容联系起来记忆。

（二）形象或者场景记忆法　设想一种特定的场景来加强医学知识的记忆。

（三）口诀记忆法　编成口诀，朗朗上口，帮助记忆。

（四）对比记忆法　对类似或者容易混淆的知识点列表对比记忆。

（五）顺序记忆法　对于一些疾病的发生过程，按照发生、发展、消退的顺序记忆。

（六）横向联系记忆法　对于同一系统的疾病，可以

通过由此及彼的联系来加深巩固。

四、第四步：展示解题策略，锁定正确答案

（一）**正答法** 根据题干所问直接根据记忆找出答案。前述的一对一型题大部分可以采用这种方法。这也是最常规最传统最符合医学特点的答题方法。因为毕竟熟练地记忆基本知识、基本理论是应用的基础。

（二）**逆答法**（或称套用法） 就是从备选选项着手，把 5 个选项——套入题干描述的情况，这种方法往往适用于多对一型的病例题或者不能通过直接记忆找出答案的一对一型题目。

（三）**巧妙运用排除法** 因为考试全部采用选择题，所以只要把不是题干问的选项——排除就能找出正确答案。这种答题方法很常用而且也很有效，常用的技巧是：

1. 有两个（或者两类）矛盾选项者，很可能答案就是其中之一（注意：有些情况两个都不是正确答案）。

2. 找出相似选项，很可能答案就是其中之一。

（四）**优选答题法** 根据备选项的重要性找答案，最重要的选项往往是正确答案。大纲中没有出现的疾病或者内容通常不是正确答案，而临床上重要的疾病或者治疗方法往往是正确答案。

（五）**辩证答题法**（或者叫常理答题法） 把某种情况绝对化的选项常常是错误的，因为其不符合辩证观或者不符合常理。所以要注意选项中的"所有、均有、都有、100%、必须、绝对"常常不是正确选项。

（六）**猜题法**（或者叫蒙题法） 反正也不倒扣分，所以实在不会的题就猜一个答案。

五、第五步：规避错误陷阱，成就一通百通

尽管你有很好的复习方法，也做了大量的习题，但是对于如何规避错误也许没有太多的经验与技巧。实际上一个医生的成长正是从无数的前人或者自己的错误中锻炼出来的。因此我们组织相关专家编写了这套历年考点精析与拓展丛书，不但帮助考生掌握真题，而且通过分析考点，并将其延伸开来以帮助考生在考试中少犯错甚至不犯错。

以上介绍了很多方法，但归根结底还是要靠诸位自身的努力，我们在这里祝各位考生顺利过关。

第一篇　基础医学综合

第一章　口腔组织病理学

一、考点精析

A1/A2 型题

1. 急性牙髓炎主要病理变化是
   A. 淋巴细胞浸润
   B. 浆细胞浸润
   C. 肉芽组织形成
   D. 巨噬细胞浸润
   E. 中性粒细胞浸润

【精析】E，急性牙髓炎的病理变化：①急性浆液性牙髓炎：大量中性粒细胞游出集聚于该区；②急性化脓性牙髓炎：中性粒细胞充满整个牙髓腔（E 对）。

2. 固有层密集淋巴细胞浸润带常见于
   A. 口腔扁平苔藓
   B. 慢性盘状红斑狼疮
   C. 口腔白斑病
   D. 寻常型天疱疮
   E. 良性黏膜类天疱疮

【精析】A，口腔白斑病：固有层和黏膜下层有淋巴细胞、浆细胞浸润（C 错）。口腔扁平苔藓：黏膜固有层见密集的淋巴细胞浸润带（A 对）。慢性盘状红斑狼疮：上皮与固有层之间可形成裂隙和小水疱，基底膜不清晰，上皮下结缔组织内有淋巴细胞浸润，毛细血管扩张；管周有淋巴细胞浸润（B 错）。天疱疮：在黏膜固有层可见中度程度炎症细胞浸润，主要为淋巴细胞和少量嗜酸性粒细胞（D 错）。良性黏膜类天疱疮：晚期黏膜固有层纤维组织增生（E 错）。

3. 下述慢性盘状红斑狼疮的临床表现不正确的是
   A. 角质栓形成
   B. 放射状条纹
   C. 蝴蝶斑
   D. 血管周围有淋巴细胞浸润
   E. 固有层密集淋巴细胞浸润带

【精析】E，口腔扁平苔藓临床表现为黏膜固有层见密集的淋巴细胞浸润带（E 错，为正确答案）。慢性盘状红斑狼疮临床表现为皮肤在红斑的基础上覆盖白色鳞屑，当揭去鳞屑时，可见扩大的毛囊，在鳞屑的内面有棘刺状突起的角质栓（A 对）。陈旧性病变有萎缩、角化，病损周围见放射状条纹（B 对）。血管周围有类纤维蛋白沉积，PAS 阳性，管周有淋巴细胞浸润（D 对）。盘状红斑狼疮皮肤损害其典型病损常发生在鼻梁和鼻侧以及双侧颧部皮肤所构成、状似蝴蝶形的区域，故称为"蝴蝶斑"（C 对）。

4. 保持牙直立的牙周膜纤维是
   A. 斜形组
   B. 牙槽嵴组
   C. 根尖组
   D. 根间组
   E. 越隔组

【精析】B，牙龈固有层的越隔组：横跨牙槽中隔，只存在于牙邻面，支持近远中牙龈，保持相邻两牙的位置（E 错）。牙槽嵴组：功能是将牙向牙槽窝内牵引，抵抗侧方力，保持牙的直立（B 对）。斜行组：是牙周膜中数量最多、力量最强的一组纤维（A 错）。根尖组：具有固定牙根尖的作用（C 错）。根间组：有防止牙根向冠方移动的作用（D 错）。

5. 成釉细胞瘤有鳞状化生和角化珠的是
   A. 滤泡型成釉细胞瘤
   B. 丛状型成釉细胞瘤
   C. 颗粒细胞型成釉细胞瘤
   D. 基底细胞型成釉细胞瘤
   E. 棘皮瘤型成釉细胞瘤

【精析】E，成釉细胞瘤的组织结构和细胞形态变异较大，可有多种表现。滤泡型：上皮岛周边围绕一层立方状或柱状细胞，类似于成釉细胞或前成釉细胞，细胞核呈栅栏状排列并远离基底膜，即极性倒置（A 错）。丛状型：肿瘤上皮增殖呈网状连结的上皮条索，其周边部位是一层立方或柱状细胞，被周边细胞包围的中心部细胞类似于星网状层细胞，但其含量较滤泡型者少（B 错）。棘皮瘤型：是指肿瘤上皮岛内呈现广泛的鳞状化生，有时见角化珠形成（E 对）。颗粒细胞型：肿瘤上皮细胞有时还可发生颗粒样变性，颗粒细胞可部分或全部取代肿瘤的星网状细胞（C 错）。基底细胞型：肿瘤上皮密集成团或呈树枝状，细胞小而一致，缺乏星网状细胞分化，较少见（D 错）。

6. 牙槽骨吸收处 Howship 陷窝内的细胞是
   A. 破骨细胞
   B. 成牙骨质细胞
   C. 成纤维细胞
   D. 间质细胞

E. 未分化的间充质

【精析】A，在骨吸收区，骨表面有蚕食状凹陷，称 Howship 陷窝，又称骨吸收陷窝。凹陷处可见多核巨细胞即破骨细胞。

7. 牙本质小管扩张呈串珠状是在牙本质龋的

    A. 透明层　　　　　　　　B. 脱矿层

    C. 细菌侵入层　　　　　　D. 坏死崩解层

    E. 病损体部

【精析】C，病损体部：是牙釉质龋病变的主要部分（E 错）。透明层牙本质小管管腔变窄、管腔中有矿物盐沉积（A 错）。脱矿层位于透明层的表面，是在细菌进入前，酸的扩散所导致的脱矿改变，此层牙本质小管形态仍然比较完整（B 错）。细菌侵入层位于脱矿层表面，细菌侵入小管并繁殖，有的小管被细菌所充满，小管扩张呈串珠状（C 对）。坏死崩解层为牙本质龋损的最表层，随着液化坏死灶扩大、数量增多，牙本质完全破坏崩解，此区几乎无正常牙本质结构保留（D 错）。

8. 成簇的粟粒状淡黄色小颗粒，即福代斯斑见于

    A. 舌黏膜　　　　　　　　B. 颊黏膜

    C. 软腭黏膜　　　　　　　D. 牙槽黏膜

    E. 口底黏膜

【精析】B，颊黏膜的口角后部的区域，有时可出现成簇的粟粒状淡黄色小颗粒，即异位增生的皮脂腺，称为福代斯斑。故本题正确答案是 B。

9. 患者女，35 岁，肿块位于右侧颊侧部皮下缓慢生长 4 年。检查见肿块与皮肤紧密粘连，中央可见 1 个小色素点，圆形，与周围组织界限明显，质地软，无压痛，可移动，无自觉症状。可诊断为

    A. 皮脂腺囊肿　　　　　　B. 皮样囊肿

    C. 表皮样囊肿　　　　　　D. 甲状舌管囊肿

    E. 鳃裂囊肿

【精析】A。皮脂腺囊肿常见于面部，囊肿呈圆形，位于皮内，可向皮肤表面突出，囊壁与皮肤紧密粘连，中央可有一小色素点，A 正确。皮样囊肿和表皮样囊肿与周围组织、皮肤或黏膜均无粘连，且无中央的小色素点；甲状舌管囊肿位于颈正中线；临床第二鳃裂囊肿最多见，常位于颈上部，大多在舌骨水平，胸锁乳突肌上 1/3 前缘附近。故本题正确答案是 A。

10. 腺样囊性癌的病理特点是

    A. 实性型肿瘤细胞无变性坏死

    B. 肿瘤间质不伴有玻璃样变

    C. 肿瘤局限有包膜

    D. 肿瘤细胞可形成小管状或条索状结构

    E. 肿瘤细胞发生明显钙化

【精析】D，腺样囊性癌肉眼观察：肿瘤圆形结节状，无包膜。剖面实性，灰白色，浸润性生长。镜下：由肿瘤性导

管上皮和肌上皮组成。①腺状（筛状）型：肿瘤细胞团块内含有筛孔状囊样腔隙；②管状型：肿瘤细胞形成小管状或条索状；③实性型：肿瘤细胞排列成大小不等的上皮团，团块中心可出现变性坏死。本题选 D。

11. 腺泡细胞癌的病理学特征是

    A. 肿瘤细胞含特征性嗜碱性酶原颗粒

    B. 由肿瘤上皮与黏液样、软骨样结构构成

    C. 细胞形态学上的一致性与组织结构的多样性

    D. 由含嗜酸性颗粒的柱状细胞和淋巴样组织构成

    E. 由黏液细胞、表皮样细胞和中间细胞构成

【精析】A，腺泡细胞癌病理学特征：肿瘤圆形，有包膜，不完整；剖面实性，分叶状，有囊腔和坏死；镜下可见肿瘤细胞有腺泡样细胞、空泡细胞、闰管样细胞和透明细胞。腺泡样细胞含有特征的嗜碱性酶原颗粒。肿瘤细胞排成片状或腺泡状，可形成乳头状结构。

12. 口腔扁平苔藓最典型的病理变化为

    A. 角化层消失　　　　　　B. 颗粒层明显

    C. 棘层内疱形成　　　　　D. 上皮钉突伸长变粗

    E. 基底层细胞液化变性

【精析】E，口腔扁平苔藓的特征：基底细胞层液化变性，上皮钉突伸长，固有层淋巴细胞浸润带。故本题答案是 E。

13. 侧支根管的形成是由于

    A. 上皮根鞘连续性破坏

    B. 上皮根鞘过度增殖

    C. 上皮隔过度增殖

    D. 成牙本质细胞过度增殖

    E. 成牙釉质细胞过度增殖

【精析】A，侧支根管的形成是由于上皮根鞘连续性破坏。故本题答案是 A。

14. 成人牙周炎牙周袋形成于

    A. 始发期　　　　　　　　B. 早期病变期

    C. 病损确立期　　　　　　D. 进展期

    E. 晚期

【精析】C，成人牙周炎牙周袋形成于病损确立期。故本题答案是 C。

15. 氟牙症病理学改变不包括

    A. 釉柱矿化不良　　　　　B. 釉柱鞘区增宽

    C. 釉质生长线明显　　　　D. 釉柱横纹明显

    E. 透明层出现

【精析】A，当氟浓度增高时，可抑制碱性磷酸酶的活力，而造成牙釉质发育不良、矿化不全和骨质变脆等骨骼疾患。结果是柱间质矿化不良和釉柱的过度矿化。故选 A。

16. 高度恶性黏液表皮样癌病理学表现为

    A. 中间细胞较多，黏液细胞较少

    B. 表皮样细胞较多，中间细胞较少

    C. 黏液细胞较多，中间细胞较少

D. 中间细胞和黏液细胞较多

E. 表皮样细胞和黏液细胞较多

【精析】A，黏液表皮样癌由黏液细胞、表皮样细胞、中间细胞组成，高分化者黏液细胞多，中间细胞少，表皮样细胞分化好；低分化者黏液细胞少，中间细胞和表皮样细胞形成实性团块。

17. 上皮异常增生的表现不包括

A. 基底细胞极性消失

B. 上皮层次紊乱

C. 上皮钉突呈滴状

D. 棘细胞增生

E. 棘细胞角化

【精析】D，棘细胞增生是一种黏膜的病理变化，但不属于异常增生的表现。其他选项均为上皮异常增生的表现。故答案应选D。

18. 慢性龈炎的病理变化特点是

A. 全部牙龈组织均有较多炎症细胞浸润

B. 炎症细胞浸润区胶原增生

C. 沟内上皮的下方有一层中性粒细胞

D. 炎症水肿型为大量中性粒细胞

E. 纤维增生型见大量浆细胞浸润

【精析】C，慢性龈炎主要在龈沟壁处有炎症细胞浸润，沟内上皮的直接下方有一层中性粒细胞反应区，再下方是淋巴细胞反应区。在炎症细胞浸润区胶原丧失。炎症水肿型纤维结缔组织水肿明显，其中散在有多种炎症细胞。纤维增生型主要表现为纤维组织增生，炎症成分比水肿型少，有的可形成瘢痕样组织。故答案选C。

19. 在根尖孔形成后所形成的牙本质称为

A. 前期牙本质　　　　B. 球间牙本质

C. 透明牙本质　　　　D. 原发性牙本质

E. 继发性牙本质

【精析】E，前期牙本质是指在成牙本质细胞和矿化牙本质之间的一层未矿化的牙本质。球间牙本质指牙本质钙化不良时，钙化球之间遗留未被钙化的间质，主要见于牙冠部近牙釉质牙本质界处。透明牙本质是指牙本质受到刺激以后，牙本质小管内的成牙本质细胞突起变性，变性后矿物盐沉着矿化封闭小管，管周的胶原纤维变性，此时小管和周围间质折光率没有差异，在磨片上呈透明状，称为透明牙本质。原发性牙本质是指在牙发育过程中形成的牙本质。

20. 根尖周囊肿的病理改变不包括

A. 囊壁内衬复层鳞状上皮

B. 内衬上皮呈星网状层分化

C. 囊壁内常有慢性炎症细胞浸润

D. 常含胆固醇裂隙

E. 可见透明小体

【精析】B，根尖周囊肿是炎症性囊肿，其内衬上皮多来

自于上皮剩余的复层鳞状上皮，囊壁中多有慢性炎症细胞浸润，上皮内可见发卡状透明小体，囊腔和囊壁内可有针状胆固醇裂隙。备选答案中，A、C、D、E都符合此囊肿的改变，唯有B所叙述的特点符合牙源性肿瘤的特点，一般不出现在根尖周囊肿中，故本题答案是B。

21. 牙板来自于

A. 口腔上皮　　　　B. 帽状期成釉器

C. 钟状期成釉器　　D. 牙乳头

E. 牙囊

【精析】A，在胚胎第6周，在未来的牙槽突区，表面上皮出现增生，开始仅在上下颌弓的特定点上，上皮局部增生，很快增厚的上皮互相连接，依照颌弓的外形形成一马蹄形上皮板。这一上皮板继续向深层生长，并在末端分裂为两个上皮板：向颊（唇）方向生长的上皮板称前庭板；位于舌（腭）侧的上皮板称为牙板。因此，牙板来自于口腔上皮，答案应为A。备选答案中成釉器来自于牙板，牙囊、牙乳头来自于间充质。该题为牙发育基本知识题。

22. 关于牙釉质的描述，错误的是

A. 是人体中最硬的组织

B. 无机物占牙釉质总重量的96%～97%

C. 有机物约占牙釉质总重量的1%

D. 大部分水是以游离水的形式存在

E. 主要以钙、磷离子组成的羟磷灰石晶体的形式存在

【精析】D，牙釉质是人体中最硬的组织。无机物占牙釉质总重量的96%～97%，主要以钙、磷离子组成的羟磷灰石晶体的形式存在。晶体内可含其他元素，如氟的存在可使晶体稳定性加强，具有耐龋性。有机物约占牙釉质总重量的1%。牙釉质基质蛋白主要有釉原蛋白、非釉原蛋白和蛋白酶。牙釉质中的水有两种形式：结合水和游离水。大部分水是以结合水的形式存在，分布在晶体周围。

23. 下列有关牙釉质结构临床意义的叙述，错误的是

A. 临床上常用氟化物来预防釉质龋的发生

B. 牙釉质的咬合面常成为龋的始发部位

C. 早期窝沟封闭，对龋的预防有一定的帮助

D. 绞釉的存在可增强牙釉质的抗剪切强度

E. 如需劈裂牙冠，施力方向必须尽量与釉柱排列方向垂直

【精析】E，临床上常用氟化物来预防釉质龋的发生。这是因为龋病的始发往往和牙釉质磷灰石晶体的溶解破坏有关，而氟离子的进入使牙釉质的结构变得更稳定，从而可增强牙釉质的抗龋能力。在牙釉质的咬合面有小的点隙裂沟，细菌和食物残渣易滞留而不易清洁，常成为龋的始发部位。临床上采取早期窝沟封闭，对龋的预防有一定的帮助。绞釉的存在可增强牙釉质的抗剪切强度，咀嚼时不易被劈裂。在手术时如需劈裂牙冠，施力方向必须尽量与釉柱排列方向一致。在治疗龋病制备洞型时，不宜保留失去牙本质支

持的悬空釉柱，否则充填后，当牙受压力时，此种薄而悬空的牙釉质常易破碎。

24. 不属于牙本质细胞间质的是
    A. 限制板   B. 管周牙本质
    C. 管间牙本质   D. 球间牙本质
    E. 冯·埃布纳线

【精析】A，牙本质主要由牙本质小管、成牙本质细胞突起和细胞间质所组成。

（1）牙本质小管：为贯穿于牙本质全层的管状空间，充满了组织液和一定量的成牙本质细胞突起。呈放射状排列，在牙尖和根尖部小管较直，颈部弯曲呈"~"形，近牙髓端的凸弯向着根尖方向。

牙本质小管近髓端较粗，直径 $3 \sim 4 \mu m$，越向表面越细，近表面处约为 $1 \mu m$，且排列稀疏。近髓端和近表面每单位面积内小管数目之比约为 $4:1$。

小管自牙髓端伸向表面，沿途分出许多侧支，并与邻近小管的侧支互相吻合。根部侧支比冠部多。

（2）成牙本质细胞突起：是成牙本质细胞的胞质突，成牙本质细胞突起伸入牙本质小管内，并分出细的小支伸入小管的侧支内。内含物很少，主要是微管及微丝，偶见线粒体和小泡，无核糖体和内质网。

成牙本质细胞突起和牙本质小管之间有一小的空隙，称为成牙本质细胞突周间隙。其内含有组织液和少量有机物，为牙本质物质交换的主要场所。

牙本质小管的内壁衬有一层薄的有机膜，称为限制板，其含有较高的糖胺聚糖，可调节和阻止牙本质小管矿化。

（3）细胞间质：大部分为矿化间质，其中有细小的胶原纤维，主要为 Ⅰ 型胶原。纤维的排列大部分与牙本质小管垂直而与牙面平行，彼此交织成网状。间质中的磷灰石晶体比牙釉质中的小。牙本质的矿化并不均匀，在不同区域因其矿化程度不同而有特定的名称。

①管周牙本质：牙本质的横剖磨片中围绕成牙本质细胞突起的间质与其余部分不同，呈环形透明带，构成小管的壁，矿化程度高，含胶原极少。脱矿切片中为一环形空隙。

②管间牙本质：位于管周牙本质之间。胶原纤维较多，围绕小管呈网状交织排列，并与小管垂直，其矿化较管周牙本质低。

在管周牙本质和管间牙本质之间，磨片观察时可见有一较清楚的交界面，以往认为是一种特殊结构，称为诺伊曼鞘，而电镜未证实此鞘存在，但其对染色和酸、碱处理反应与两侧的牙本质不同，其本质还有待证实。

③球间牙本质：牙本质主要是球形钙化，由很多钙质小球融合而成。在钙化不良时，钙质小球之间遗留些未被钙化的区域。主要位于牙冠部近牙釉质牙本质界处，沿着牙的生长线分布，大小形态不规则，其边缘呈凹形，很像

许多相接球体之间的空隙。

④生长线：又称冯·埃布纳线，是一些与牙本质小管垂直的间歇线纹，表示牙本质的发育和形成速率是周期性变化的。生长线有节律性的间隔即每天牙本质沉积的厚度，为 $4 \sim 8 \mu m$。如发育期间受到障碍，则形成加重的生长线，特称为欧文线。在乳牙和第一恒磨牙，牙本质部分形成于出生前，部分形成于出生后，两者之间有一条明显的生长线，即为新生线。

⑤托姆斯颗粒层：牙纵剖磨片中根部牙本质透明层的内侧有一层颗粒状的未矿化区。有人认为是成牙本质细胞突起末端膨大，或为末端扭曲所致；也有认为是矿化不全所致。

⑥前期牙本质：成牙本质细胞和矿化牙本质之间总有一层尚未矿化的牙本质，称前期牙本质，一般厚 $10 \sim 12 \mu m$。发育完成的牙比正在发育的牙的前期牙本质薄。

25. 根尖囊肿组织病理学表现为
    A. 囊壁内层为复层鳞状上皮衬里
    B. 囊壁外层为疏松结缔组织
    C. 上皮内大量中性粒细胞浸润
    D. 中央囊腔有部分脓液
    E. 根尖部牙槽骨完好

【精析】A，根尖囊肿由衬里上皮、纤维囊壁、囊内容物组成。上皮是无角化的复层鳞状上皮；外有纤维囊壁，上皮和囊壁有淋巴细胞、浆细胞浸润；囊液是棕黄色透明状。故本题答案是 A。

26. 根面龋最易找到的细菌是
    A. 乳杆菌   B. 螺旋体
    C. 放线菌   D. 范永菌
    E. 变形链球菌

【精析】C，根面龋最易找到的细菌是放线菌。故本题答案是 C。

27. 关于管间牙本质的正确描述是
    A. 胶原纤维较多
    B. 矿化程度高
    C. 构成牙本质小管的壁
    D. 围绕成牙本质细胞突起
    E. 矿化程度较其余牙本质高

【精析】A，管间牙本质胶原纤维多，矿化程度低。构成牙本质小管壁的是管周牙本质，围绕牙本质细胞突起。

28. 急性浆液性牙髓炎的病理变化为
    A. 血管扩张充血   B. 脓肿形成
    C. 淋巴细胞浸润   D. 牙髓组织坏死
    E. 浆细胞浸润

【精析】A，急性浆液性牙髓炎特点：血管扩张充血，通透性增加，液体渗出组织水肿，中性粒细胞浸润，纤维蛋白渗出，成牙本质细胞变性坏死。故本题答案是 A。

29. 口腔扁平苔藓的主要病理变化是
    A. 棘层内疱
    B. 角质栓形成
    C. 上皮异常增生
    D. 固有层淋巴细胞浸润带
    E. 黏膜下层淋巴细胞浸润带

【精析】D，棘层内疱是天疱疮的表现；角质栓见于慢性盘状红斑狼疮；上皮异常增生见于白斑。扁平苔藓的特征：基底细胞层液化变性，上皮钉突伸长，固有层淋巴细胞浸润带。故本题答案是D。

30. 口腔黏膜上皮的生发层是指
    A. 基底层和颗粒层   B. 基底层和深棘层
    C. 颗粒层和深棘层   D. 颗粒层和角质层
    E. 角质层和基底层

【精析】B，基底层和邻近的棘层细胞有增殖能力称生发层。故本题答案是B。

31. 矿化程度较高的釉质结构是
    A. 釉柱   B. 釉板
    C. 釉梭   D. 牙釉质生长线
    E. 牙釉质牙本质界

【精析】E，釉梭位于牙釉质牙本质界处，与成牙本质细胞胞浆突的末端膨大并穿过牙釉质牙本质包埋在牙釉质中有关。生长线处有机物增加，孔隙增多。釉板是薄板层的结构，位于牙釉质或者到达牙釉质牙本质界，是牙釉质发育时期由于某些釉柱排列急剧变化或者矿化差异而发生应力改变的结果；釉丛位于牙釉质牙本质界，是一部分矿化较差的釉柱。故本题答案是E。

32. 矿化程度最高的牙本质为
    A. 小管周牙本质   B. 小管间牙本质
    C. 前期牙本质   D. 小球间牙本质
    E. 修复性牙本质

【精析】A，矿化程度最高的牙本质为小管周牙本质。故本题答案是A。

33. 慢性闭锁性牙髓炎的病理变化不包括
    A. 血管扩张充血   B. 淋巴细胞浸润
    C. 牙髓形成溃疡   D. 毛细血管增生
    E. 慢性脓肿形成

【精析】C，慢性闭锁性牙髓炎的病理变化：血管扩张充血，炎症细胞浸润，毛细血管增生，成纤维细胞增生活跃，肉芽组织形成。浆液渗出不明显，有肉芽组织包绕的小脓肿形成。牙髓形成溃疡是慢性溃疡性牙髓炎表现。故本题答案是C。

34. 牙周炎牙槽骨吸收发生在
    A. 始发期   B. 早期病变期
    C. 病损确立期   D. 活动期
    E. 修复期

【精析】D，牙周炎的发展过程为活动期与静止期（修复期）交替出现。牙槽骨吸收与牙周袋形成发生在活动期。故本题答案是D。

35. 能调节唾液量及渗透压的结构是
    A. 浆液性腺泡   B. 黏液性腺泡
    C. 闰管   D. 分泌管
    E. 排泄管

【精析】D，分泌管的上皮细胞能吸收钠，排出钾，转运水，改变唾液的量和渗透压。故本题答案是D。

36. 黏液表皮样癌内，瘤细胞为
    A. 黏液样表皮细胞
    B. 产黏液样表皮细胞
    C. 黏液细胞和表皮细胞
    D. 黏液细胞、表皮样细胞和中间细胞
    E. 鳞状细胞和腺上皮细胞

【精析】D，黏液表皮样癌内，瘤细胞为黏液细胞、表皮样细胞和中间细胞。故本题答案是D。

37. 生长线、横纹均明显的早期釉质龋的病理改变位于
    A. 表层   B. 透明层
    C. 暗层   D. 脱钙层
    E. 病损体部

【精析】E，生长线、横纹均明显的早期釉质龋的病理改变位于病损体部。故本题答案是E。

38. 下列涎腺中属纯黏液腺的是
    A. 腮腺   B. 腭腺
    C. 味腺   D. 舌下腺
    E. 颌下腺

【精析】B，腭腺是纯黏液腺；唇腺、颊腺是以黏液为主的混合性腺；味腺是纯浆液腺；腮腺是浆液腺；颌下腺是以浆液腺为主的混合腺；舌下腺是以黏液腺为主的混合腺。故本题答案是B。

39. 形成牙槽骨的结构是
    A. 牙板   B. 牙囊
    C. 牙乳头   D. 成釉器
    E. 前庭板

【精析】B，牙乳头形成牙本质和牙髓；成釉器形成牙釉质。牙囊形成牙骨质、牙周膜、牙槽骨。故本题答案是B。

40. 形成牙髓的组织是
    A. 上皮根鞘   B. 牙乳头
    C. 上皮隔   D. 成釉器
    E. 牙囊

【精析】B，形成牙髓的组织是牙乳头。故本题答案是B。

41. 牙本质龋透明层形成原因是
    A. 成牙本质细胞突起变性
    B. 牙本质小管矿化
    C. 牙本质小管脱矿

D. 牙本质小管细菌侵入

E. 牙本质破坏崩解

【精析】C，牙本质龋的病理变化由病损深部向表面分为四层结构：透明层、脱矿层、细菌侵入层、坏死崩解层。透明层又称硬化层，在透射光下呈均质透明状，这种透明是由于牙本质小管管腔变窄，管腔中有矿物盐沉积，使管腔内折光率与周围细胞间质相似。事实上，显微硬度分析表明，此层存在着一定程度的脱矿。故本题选C。

42. 牙本质龋最早发生改变的层次是

A. 脂肪变性层　　　　　B. 透明层

C. 脱钙层　　　　　　　D. 细菌侵入层

E. 腐败崩解层

【精析】B，牙本质龋自病损深部向表面依次为透明层、脱矿层、细菌侵入层、坏死崩解层。故本题答案是B。层次顺序是常考点。

43. 牙骨质与骨组织的不同之处在于

A. 层板状排列　　　　　B. 有陷窝

C. 能新生　　　　　　　D. 无血管

E. 陷窝中有活的细胞

【精析】D，牙骨质和骨组织都呈层板状排列，故不选A。成熟牙骨质中的细胞位于牙骨质基质陷窝内，而骨细胞位于骨陷窝内，故不选B。牙骨质和骨组织都能新生，故不选C。牙骨质分为无细胞牙骨质和细胞牙骨质，细胞牙骨质有细胞，骨组织也有骨细胞、成骨细胞等，故不选E。牙骨质没有血管，而骨组织有血管。故本题选D。

44. 牙髓腔随增龄而缩窄，是由于形成了

A. 原发性牙本质　　　　B. 继发性牙本质

C. 透明牙本质　　　　　D. 管周牙本质

E. 修复性牙本质

【精析】B，原发性牙本质是指在牙发育过程中形成的牙本质。管周牙本质是位于成牙本质细胞突起周围的牙本质。继发性牙本质是牙发育完成后形成的牙本质，牙髓腔增龄性变窄是由于继发性牙本质的形成。修复性牙本质是在牙髓受到龋、磨损、酸蚀的时候形成的。牙本质受到刺激以后，牙本质小管内的成牙本质细胞突起变性，变性后矿物盐沉着矿化封闭小管，管周的胶原纤维变性，此时小管和周围间质折光率没有差异在磨片上呈透明状称为透明牙本质。故本题答案是B。

45. 牙体硬组织的形成始于

A. 帽状早期　　　　　　B. 帽状晚期

C. 钟状早期　　　　　　D. 钟状晚期

E. 牙板形成期

【精析】D，牙体硬组织的形成始于钟状晚期。故本题答案是D。

46. 牙龈的组织学特征是

A. 没有角化层　　　　　B. 血管丰富

C. 无黏膜下层　　　　　D. 缺乏颗粒层

E. 固有层为疏松结缔组织

【精析】C，牙龈是不全角化的复层鳞状上皮，有丰富的血管，固有层是致密结缔组织，但没有黏膜下层。故本题答案是C。

47. 牙周膜中不含有

A. 成纤维细胞　　　　　B. 成骨细胞

C. 成牙骨质细胞　　　　D. 成牙本质细胞

E. 破骨细胞

【精析】D，成牙本质细胞位于牙髓腔近牙本质侧，不存在于牙周膜中。故本题答案是D。

48. 以下矿化程度最低的牙本质为

A. 小管周牙本质　　　　B. 小管间牙本质

C. 小球间牙本质　　　　D. 修复性牙本质

E. 继发性牙本质

【精析】C，球间牙本质指牙本质钙化不良时，钙化球之间遗留未被钙化的间质，钙化程度最低。故本题答案是C。

49. 因致畸因子影响，面部突起联合失败，导致面部畸形的时间是胚胎

A. 第6周和第7周

B. 第8周和第9周

C. 第10周和第11周

D. 第12周和第13周

E. 第14周和第15周

【精析】A，因致畸因子影响，面部突起联合失败，导致面部畸形的时间是胚胎第6周和第7周。故本题答案是A。

50. 釉面横纹来源于

A. 牙釉质生长线　　　　B. 釉板

C. 釉丛　　　　　　　　D. 釉梭

E. 釉柱

【精析】A，生长线是牙釉质发育中的间歇线，当生长线达到牙面时即为牙面平行线。釉板是薄板层结构，位于牙釉质或者到达牙釉质牙本质界，是牙釉质发育时期由于某些釉柱排列急剧变化或者矿化差异而发生应力改变的结果。釉梭位于牙釉质牙本质界处，与成牙本质细胞胞浆突的末端膨大并穿过牙釉质牙本质包埋在釉质中有关。釉丛位于牙釉质牙本质界，是一部分矿化较差的釉柱。故本题答案是A。

51. 牙釉质龋透明层的形成原因是

A. 吸收　　　　　　　　B. 变性

C. 坏死　　　　　　　　D. 增生

E. 脱矿

【精析】E，龋损处釉质晶体脱矿，晶体之间间隙增大，磨片用树胶浸封时，树胶分子进入这些空隙，在光镜下成透明均质状。故本题答案是E。

52. 正中腭突与上颌突及外侧腭突之间未联合或部分联合

形成

A. 唇裂　　　　　　　　B. 横面裂

C. 斜面裂　　　　　　　D. 上颌裂

E. 腭裂

【精析】D，正中腭突与上颌突及外侧腭突之间未联合或部分联合形成上颌裂；侧腭突和鼻中隔未融合或部分融合形成腭裂；上颌突与侧鼻突未联合形成斜面裂；上下颌突未联合或部分联合形成横面裂；一侧或两侧的球突与上颌突未融合或部分融合形成唇裂。

53. 重症牙釉质发育不全的形态结构表现不包括

A. 表面有缺损　　　　　B. 牙釉质变色

C. 釉柱横纹明显　　　　D. 生长线明显

E. 釉柱鞘变窄

【精析】E，重度牙釉质发育不全的表现包括：牙釉质变薄或者表面缺损，颜色呈棕色或者褐色，牙釉质横纹及生长线明显，柱间质增宽，釉丛釉梭数目多。

54. 颌骨内最常见的牙源性囊肿是

A. 牙源性角化囊肿　　　B. 含牙囊肿

C. 萌出囊肿　　　　　　D. 成人龈囊肿

E. 根尖周囊肿

【精析】E。根尖周囊肿是颌骨内最常见的牙源性囊肿。

55. 下列不属于根尖周囊肿病理过程的是

A. 龋坏、牙髓炎症和坏死

B. 根尖周组织的炎症和免疫反应

C. Malassez 上皮剩余增殖

D. 增殖上皮团块中央液化、囊性变

E. 牙体缺失

【精析】E。根尖周囊肿一般经历牙齿龋坏、牙髓炎症和坏死（A 对）、根尖周组织的炎症和免疫反应（B 对）、Malassez 上皮剩余增殖（C 对）以及增殖上皮团块中央液化、囊性变（D 对）等一系列病理过程。牙体缺失不属于根尖周囊肿病理过程（E 错，为正确答案）。

56. 纤维囊壁内出现腺体的是

A. 含牙囊肿　　　　　　B. 牙源性角化囊肿

C. 鳃裂囊肿　　　　　　D. 根尖周囊肿

E. 甲状舌管囊肿

【精析】E。甲状舌管囊肿纤维性囊壁内偶见甲状腺或黏液腺组织。

B1 型题

（1~3 题共用备选答案）

A. 口腔白斑病　　　　　B. 口腔扁平苔藓

C. 天疱疮　　　　　　　D. 含牙囊肿

E. 牙源性角化囊肿

1. 上皮异常增生常见于

2. 基底细胞空泡性变和液化常见于

3. 基底细胞排列整齐似栅栏状常见于

【精析】A、B、E，天疱疮的常见表现为棘层内疱。

（4~6 题共用备选答案）

A. 囊腔内含有牙冠

B. 多数囊壁内无上皮衬里

C. 纤维结缔组织囊壁内见异位甲状腺滤泡

D. 纤维结缔组织囊壁中有大量淋巴样组织

E. 内衬上皮基底细胞核远离基底膜呈栅栏状

4. 牙源性角化囊肿的病理学特点是

5. 鳃裂囊肿的病理学特点是

6. 黏液囊肿的病理学特点是

【精析】E、D、B，囊腔内含有牙冠见于含牙囊肿；纤维结缔组织囊壁内见异位甲状腺滤泡见于甲状舌管囊肿。

（7~9 题共用备选答案）

A. 牙板　　　　　　　　B. 牙囊

C. 牙乳头　　　　　　　D. 成釉器

E. 上皮根鞘

7. 牙本质来源于

8. 牙周膜上皮剩余来源于

9. 牙骨质来源于

【精析】C、E、B。牙囊形成牙骨质、牙周膜、牙槽骨；牙乳头形成牙本质和牙髓；成釉器形成釉质。

（10~11 题共用备选答案）

A. 黑色素细胞　　　　　B. 朗格汉斯细胞

C. 梅克尔细胞　　　　　D. 成纤维细胞

E. 角质细胞

10. 与免疫功能有关的细胞是

11. 与压力触觉感受相关的

【精析】B、C。朗格汉斯细胞是一种抗原呈递细胞，与黏膜的免疫功能有关。梅克尔细胞与上皮内的神经末梢关系密切，可能起触觉受体的作用。

（12~14 题共用备选答案）

A. 急性浆液性牙髓炎

B. 急性化脓性牙髓炎

C. 慢性闭锁性牙髓炎

D. 慢性增生性牙髓炎

E. 慢性溃疡性牙髓炎

12. 炎性增生的牙髓组织从露髓孔穿出可见于

13. 龋损下方牙髓血管充血，血管通透性增加，液体渗出，组织水肿，有纤维蛋白渗出，此时称为

14. 牙髓缓慢充血，髓角有脓肿形成，脓肿周围常有肉芽组织包绕，而其余牙髓组织正常，属于哪种牙髓炎

【精析】D、A、C。血管扩张充血，通透性增加，液体成分渗出，组织水肿，水肿液集聚于微血管周围和结缔组织间，沿着血管壁有炎症细胞游出和纤维蛋白渗出，此时称急性浆液性牙髓炎。炎症过程可迅速扩展到全部牙髓，中性粒

细胞充满整个牙髓腔，形成多数小脓肿，使整个牙髓组织迅速液化坏死，称为急性化脓性牙髓炎。慢性闭锁性牙髓炎牙髓缓慢充血，髓角可有脓肿形成，脓肿周围常有肉芽组织包绕，而其余牙髓组织正常，有时有成束的胶原纤维将炎症区和尚好的牙髓隔开。慢性溃疡性牙髓炎镜下观察，溃疡表面有食物残渣、炎性渗出物及坏死组织覆盖，有时可见钙化物沉积，其下方为炎性肉芽组织和一些新生的胶原纤维。慢性增生性牙髓炎主要表现为慢性炎症性的牙髓组织增生呈息肉状经露髓孔突出，又称为牙髓息肉。

（15～16题共用备选答案）

    A. 甲状舌管囊肿　　　　　B. 含牙囊肿

    C. 根尖周囊肿　　　　　　D. 鳃裂囊肿

    E. 黏液囊肿

15. 上皮衬里类似缩余釉上皮的是

16. 由牙髓感染所引起的是

【精析】B、C。含牙囊肿镜下见纤维结缔组织囊壁内衬较薄的复层鳞状上皮，仅由2～5列扁平细胞或矮立方细胞构成，无角化，没有上皮钉突，类似于缩余釉上皮。慢性根尖周炎是指因根管内长期存在感染及病原刺激物而导致的根尖周围组织呈现慢性炎症反应，病变类型有根尖周肉芽肿、慢性根尖周脓肿、根尖周囊肿和根尖周致密性骨炎。

（17～19题共用备选答案）

    A. 福代斯斑　　　　　　　B. 牙源性囊肿

    C. 上皮剩余　　　　　　　D. 侧支根管

    E. 牙颈部牙本质敏感症

17. 上皮根鞘在牙本质形成后如不断裂则引起

18. 上皮根鞘残留在牙周膜中称为

19. 上皮根鞘连续性遭到破坏可形成

【精析】E、C、D。颊黏膜的口角后部的区域，有时可出现成簇的粟粒状淡黄色小颗粒，即异位增生的皮脂腺，称为福代斯斑。而断裂的上皮根鞘细胞进一步离开根面，大部分被吸收，部分可遗留在发育中的牙周膜中，称上皮剩余，也称马拉瑟上皮剩余。此上皮遇刺激可形成牙源性囊肿或牙源性肿瘤。在牙根发育过程中，如上皮根鞘的连续性受到破坏，或在根分叉处上皮隔的舌侧突起融合不全，则不能在该处诱导出成牙本质细胞，引起该处牙本质的缺损，牙髓和牙周膜直接相通，即侧支根管。如上皮根鞘在牙本质形成后仍不断裂并附着在牙根部牙本质表面，则牙囊的间充质细胞不能与根部牙本质接触，也就不能分化出成牙骨质细胞，这样在牙根表面形成牙骨质缺乏，易引起牙本质敏感。

（20～21题共用备选答案）

    A. 大量中性粒细胞浸润

    B. 水肿液集聚于微血管周围和结缔组织间

    C. 血管扩张充血，通透性增加

    D. 成束胶原纤维将炎症区和尚好的牙髓隔开

    E. 增生的炎性肉芽组织

20. 下列属于急性化脓性牙髓炎病理表现的是

21. 下列属于慢性增生性牙髓炎的组织病理学特点的是

【精析】A、E。血管扩张充血，通透性增加，液体成分渗出，组织水肿，水肿液集聚于微血管周围和结缔组织间，沿着血管壁有炎症细胞游出和纤维蛋白渗出，此时称急性浆液性牙髓炎。炎症过程可迅速扩展到全部牙髓，中性粒细胞充满整个牙髓腔，形成多数小脓肿，使整个牙髓组织迅速液化坏死，称为急性化脓性牙髓炎。慢性闭锁性牙髓炎有时有成束的胶原纤维将炎症区和尚好的牙髓隔开。慢性增生性牙髓炎牙髓息肉可分为两种：一种为溃疡型息肉，呈暗红色，有纤维素凝聚的黄色斑，探之易出血，镜下主要表现为增生的炎性肉芽组织，表面无上皮覆盖；另一种为上皮型息肉，较坚实，粉红色，不易出血，镜下见增生的炎症性组织表面有复层鳞状上皮覆盖。

（22～24题共用备选答案）

    A. 牙槽嵴组　　　　　　　B. 水平组

    C. 斜行组　　　　　　　　D. 牙骨膜组

    E. 根间组

22. 牙周膜中数量最多力量最强的一组纤维是

23. 牙周膜中维持直立的主要纤维是

24. 防止牙根向冠方移动的纤维是

【精析】C、B、E。①牙龈固有层的牙骨膜组：自牙颈部的牙骨质，越过牙槽嵴，止于牙槽突骨密质的表面。②牙槽嵴组：功能是将牙向牙槽窝内牵引，抵抗侧方力，保持牙的直立。③水平组：是维持牙直立的主要力量，并与牙槽嵴纤维共同对抗侧方力，防止牙侧方移动。④斜行组：是牙周膜中数量最多、力量最强的一组纤维。⑤根尖组：具有固定牙根尖的作用。根间组有防止牙根向冠方移动的作用。

（25～27题共用备选答案）

    A. 颊黏膜　　　　　　　　B. 舌背黏膜

    C. 硬腭　　　　　　　　　D. 舌腹

    E. 唇红

25. 味蕾最多的是

26. 属于咀嚼黏膜的是

27. 属于特殊黏膜的是

【精析】B、C、B。咀嚼黏膜包括硬腭和牙龈黏膜，承受咀嚼压力。特殊黏膜为舌背黏膜，其表面有许多不同类型的乳头，部分乳头上皮内还有味觉感受器。味蕾最多的是舌背黏膜。

二、考点拓展

1. Epulis 一词原意是指：龈上包块。

2. McCune – Albright 综合征症状有：性早熟。

3. Oxytalan 纤维：邻近牙骨质处数量多。

4. 艾滋病患者在口腔可出现的表现不包括：Wegner 肉芽肿。

5. 伴有诱导现象的牙源性肿瘤是：牙源性钙化囊肿。

6. 被覆黏膜的特点不包括：胶原纤维粗大，排列紧密。

7. 表皮样/皮样囊肿在口内最好发于：口底。

8. 不含肌上皮细胞的唾液腺肿瘤是：腺淋巴瘤。

9. 不属于腺样囊性癌的生物学特性是：淋巴道转移多见。

10. 不属于牙周炎早期病变的是：形成较浅的牙周袋。

11. 成熟牙釉质中的蛋白质主要是：釉原蛋白和非釉原蛋白。

12. 成牙本质细胞的形成是由于：分泌性成釉细胞诱导。

13. 成釉细胞的细胞质形成端的锥形突起称：托姆斯突。

14. 促结缔组织增生型成釉细胞瘤多见于：颌骨前部。

15. 大多数舍格伦综合征患者同时伴有的自身免疫性疾病是：类风湿关节炎。

16. 单囊型成釉细胞瘤Ⅰ型的组织学特点是：囊腔衬里上皮基底细胞层细胞核深染。

17. 低磷酸酯酶症引起的牙骨质发育不全表现为：不发生牙本质形成异常。

18. 电镜下嗜酸性腺瘤的瘤细胞内含：变形的线粒体。

19. 颌骨骨髓炎是指：颌骨骨膜、骨密质和骨髓的炎症。

20. 对牙根的解释是：被牙骨质覆盖的部分。

21. 多形性低度恶性腺癌的"多形性"是指：组织学结构的多形性。

22. 多形性腺瘤的"多形性"是指：肿瘤结构上的多形性。

23. 恶性成釉细胞瘤的特点不包括：成釉细胞瘤累及颅底而危及生命。

24. 恶性混合瘤可分为：浸润型、非浸润型和癌肉瘤型。

25. 腭裂是由于：侧腭突和鼻中隔未联合的结果。

26. 发生于唾液腺的圆柱瘤又称：腺样囊腺癌。

27. 根尖周囊肿衬里上皮的组织来源是：Malassez 上皮剩余。

28. 根尖周囊肿正确的病理改变是：常含胆固醇裂隙。

29. 根据牙齿演化的规律，哺乳动物的牙属于：异形牙。

30. 骨嗜酸性肉芽肿病变类型为：慢性局灶型。

31. 固有牙槽骨又称：硬骨板。

32. 白斑：不是一个组织学名词。

33. 关于放射性骨坏死的临床病理表现错误的是：骨松质变化较重。

34. 关于复发性阿弗他口炎，错误的是：不会发生于牙龈、硬腭。

35. 关于骨上袋描述正确的是：牙槽嵴高度明显降低。

36. 关于坏死性唾液腺化生特征的描述错误的是：骨坏死。

37. 关于结合上皮的描述错误的是：与牙面结合紧密，位置恒定。

38. 关于口腔毛状白斑，错误的是：本病通常发生于牙龈。

39. 关于口腔黏膜，错误的是：舌腹黏膜属于特殊黏膜。

40. 关于口腔黏膜恶性黑色素瘤，错误的是：侵袭性强，破坏基底膜。

41. 关于妊娠性牙龈瘤，错误的是：以妊娠后3个月多见。

42. 关于先天性梅毒牙不正确的描述是：牙乳头增生突入成釉器。

43. 关于修复性牙本质，错误的说法是：牙本质小管较多。

44. 关于牙本质的形成，正确的是：在成牙本质细胞层和矿化牙本质之间总有一层有机基质。

45. 关于牙本质龋透明层，错误的说法是：硬度较正常牙本质高。

46. 关于牙本质龋脱矿层，错误的说法是：小管形态不完整。

47. 关于牙本质龋细菌侵入层，错误的说法是：管周牙本质保持完整。

48. 关于牙本质小管，不正确的是：可越过牙釉质牙本质界，进入牙釉质内。

49. 关于牙齿的颜色，不正确的是：牙釉质呈淡黄色是由于矿化程度低所致。

50. 关于牙齿发育，错误的是：最早形成的牙体组织为釉基质。

51. 关于牙骨质错误的是：细胞牙骨质常位于牙颈部。

52. 关于牙髓的神经错误的是：大多数是无髓神经。

53. 关于牙髓内细胞正确的选项是：成纤维细胞又称牙髓细胞。

54. 关于牙龈上皮，错误的是：牙龈由上皮、固有层和黏膜下层组成。

55. 关于牙周膜，错误的叙述是：在根中1/3处最厚。

56. 关于疣状癌，错误的是：生长缓慢、无局部侵袭性。

57. 关于早期牙釉质龋暗层，错误的说法是：较小空隙是由直接脱矿产生。

58. 关于早期牙釉质龋表层，错误的说法是：约出现在50%的病例中。

59. 关于早期牙釉质龋透明层，错误的说法是：孔隙容积为0.1%。

60. 观察牙釉质的组织学结构最好采用：磨片普通光镜观察。

61. 好发于颌骨前部的成釉细胞瘤是：促结缔组织增生型成釉细胞瘤。

62. 颌骨病变内不含多核巨细胞的是：巨大型骨样骨瘤。

63. 颌骨囊肿，内衬上皮为复层扁平上皮，部分区域上皮表层为嗜酸性立方状细胞，可见上皮球结构。上皮内有黏液池，最可能的病理诊断是：腺牙源性囊肿。

64. 颌骨囊肿的发生率高于身体其他骨，是由于：复杂的胚胎发育。

65. 颌骨肉芽肿性炎症不包括：嗜酸性淋巴肉芽肿。

15

66. 混合性牙瘤多见于：前磨牙和磨牙区。

67. 肌上皮细胞：可能为上皮来源。

68. 急性牙髓炎：以中性粒细胞浸润为主。

69. 甲状舌管开始退化的时间在：胚胎第 6 周。

70. 角化鳞状上皮中，由 2~3 层扁平细胞组成，细胞质内含嗜碱性透明角质颗粒，表面为正角化时，此层明显；表面为不全角化时，此层不明显，该层是：颗粒层。

71. 关于结合上皮错误的是：与牙面结合紧密，位置恒定。

72. 可进一步分化为成牙本质细胞的结构是：牙乳头。

73. 可用于鉴别扁平苔藓和慢性盘状红斑狼疮的病理特点是：可见角质栓塞，血管周围有类纤维蛋白沉积。

74. 口腔鳞癌最少发生转移的是：唇癌。

75. 口腔黏膜的基本组织结构是：上皮和固有层。

76. 口腔黏膜痣最多的是：黏膜内痣。

77. 来源于缩余釉上皮的囊肿是：萌出囊肿。

78. 朗格汉斯细胞的特异性免疫组化标记是：CD1a。

79. 鳞状细胞癌 Broder 分级法主要依据是：评价围绕瘤细胞的结构特征。

80. 慢性根尖周炎的瘘壁上皮可来自：Malassez 上皮剩余。

81. 慢性唾液腺炎表现病理变化，除了：腺小叶坏死。

82. 慢性龈炎沟内上皮深层的炎性细胞浸润主要是：T 淋巴细胞。

83. 梅－罗综合征的特征是：肉芽肿性唇炎伴面神经麻痹和沟纹舌。

84. 萌出囊肿位于正在萌出的乳牙或恒牙：牙冠表面黏膜软组织内。

85. 免疫荧光检查时，病变上皮细胞之间呈现网状的荧光图形，提示为：寻常性天疱疮。

86. 免疫荧光检查时，病损部位上皮基底膜区域出现翠绿色荧光带，提示为：红斑狼疮。

87. 哪种细胞不是腺泡细胞癌的构成细胞：肌上皮细胞。

88. 内层无釉柱牙釉质的成因可能是：Tomes processes 尚未形成。

89. 疱疹是指：直径在 1~3 mm 左右的水疱。

90. 前腭突起源于：中鼻突。

91. 全身因素引起的牙釉质发育异常为：氟牙症。

92. 肉芽肿性唇炎的典型病理改变为：血管周围上皮样细胞、淋巴细胞及浆细胞聚集。

93. 鳃裂囊肿发生于肩胛舌骨肌以上者多为第几鳃裂来源：第二。

94. 鳃裂囊肿发生于下颌角以上和腮腺者多为：第一鳃裂来源。

95. 上皮异常增生的表现不包括：基底细胞液化变性。

96. 舌的发育始于：胚胎第 4 周。

97. 舌体起源于：第 1 鳃弓。

98. 俗称"马牙子"的是：牙板上皮剩余。

99. 髓周牙本质是指：罩牙本质和透明层以内的牙本质。

100. 托姆斯颗粒层位于：根部牙本质透明层的内侧。

101. 唾液腺的排泄管：穿行于小叶间结缔组织中。

102. 唾液中的有机物主要是：糖蛋白。

103. 无釉柱牙釉质位于：牙釉质最内层和表层 30 μm。

104. 细菌脂多糖在牙周病损中的作用错误的是：抑制吞噬细胞释放溶酶体，促进炎症反应。

105. 表达广谱角蛋白的细胞是：肌上皮细胞。

106. 不属于基底细胞腺瘤基本组织类型的是：滤泡型。

107. 急性化脓性颌骨骨髓炎的病理表现不包括：骨髓大量淋巴细胞、浆细胞浸润。

108. 不属于牙源性纤维瘤的广义概念范畴的是：先天性颗粒细胞瘤。

109. 哪个可能是原位癌或早期鳞癌的表现：颗粒型红斑。

110. 哪项不符合牙本质龋的特点：脱矿层牙本质小管形态破坏严重。

111. 哪项不是舍格伦综合征的病理表现：小叶间隔破坏，消失。

112. 哪种肿瘤的组织发生最可能来自导管上皮细胞：嗜酸性腺瘤。

113. 哪一处黏膜组织中无黏膜下层，固有层与其深部骨膜直接紧密相连：牙龈。

114. 哪种变化不是扁平苔藓的病理表现：胶原纤维变性。

115. 先天性龈瘤的主要组成细胞是：颗粒细胞。

116. 腺样囊腺癌的细胞成分主要为：导管内衬上皮和肌上皮细胞。

117. 新分泌的牙釉质基质所含的矿物盐仅占矿化总量的：25%~30%。

118. 牙板的发生始于：胚胎第 6 周。

119. 牙本质、牙髓、牙骨质和牙周膜均来源于：外间充质。

120. 牙本质的反应性变化为：透明牙本质形成。

121. 牙本质形成早期，在牙髓边缘聚集成粗大的纤维束称：科尔夫纤维（Korff fibers）。

122. 牙槽嵴纤维分布于：牙体的唇舌侧。

123. 牙根尖部完全发育形成是在萌出的：2~3 年。

124. 牙骨质含有机物和水：约 50%~55%。

125. 牙尖数目的多少是由什么决定的：牙乳头。

126. 牙髓的细胞间质主要是：胶原纤维和嗜银纤维。

127. 牙髓坏死一般可由哪种病变导致：未经治疗的牙髓炎。

128. 牙髓间质内主要是：胶原纤维和嗜银纤维。

129. 牙髓是一种：疏松结缔组织。

130. 牙体各组织间所形成的界面有：3 种。

131. 牙体脱钙切片下不能观察到的是：球间牙本质。

132. 牙体硬组织的形成始于：钟状晚期。

133. 不属于牙源性角化囊肿的衬里上皮特点的是：腺上皮样分化。

134. 牙支持组织包括：牙周膜、牙骨质、牙槽骨和牙龈。

135. 牙周膜神经来自：牙槽神经和根尖神经。

136. 牙周膜中上皮剩余的组织学来源于：上皮根鞘。

137. 牙周炎病损确立期：可见牙周袋形成。

138. 牙周炎始发期上皮下结缔组织内的炎细胞浸润主要为：中性粒细胞。

139. 哪个不是牙源性角化囊肿易复发的原因：囊肿部分区恶变。

140. 哪一病理变化提示念珠菌感染：角化层内有中性粒细胞浸润，常形成微小脓肿。

141. 哪项不符合牙釉质不形成表现：常见前牙深覆𬌗。

142. 哪项不符合牙釉质钙化不全表现：釉质厚度明显小于正常。

143. 良性黏膜类天疱疮的病理特点不包括：上皮内出现棘层松解。

144. 婴儿黑色素神经外胚瘤好发于：1岁以内。

145. 婴幼儿急性化脓性颌骨骨髓炎常发生于：出生后2～3周内。

146. 有关嗜酸性腺瘤的描述正确的是：电镜下瘤细胞内可见变形的线粒体。

147. 有关唾液腺排泄管的描述正确的是：穿行于小叶间结缔组织中。

148. 釉梭多见于：牙尖部。

149. 牙釉质牙本质界弧形的凹面：朝向牙釉质。

150. 牙釉质的基本结构是：釉柱。

151. 牙釉质和牙骨质在牙颈部相连的关系是：约10%牙釉质和牙骨质并不相连。

152. 牙釉质中无机物占体积的：86%。

153. 在口腔黏膜上皮细胞中，一种细胞体积大，多边形，细胞质伸出许多小的突起与相邻的细胞相接，这种细胞是：棘细胞。

154. 在生理情况下牙骨质：只新生而不吸收。

155. 牙周组织切片HE染色，一般不易观察到的细胞：未分化间充质细胞。

156. 早期牙釉质龋透明层的表现是：镁和碳酸盐含量降低。

157. 正常情况下，牙骨质与骨组织的区别是：牙骨质只有新生，没有吸收；牙骨质中没有血管。

158. 痣样基底细胞癌综合征不会出现的异常是：颅顶部凹陷。

159. 潴留性黏液囊肿最常发生于：口底黏膜。

160. 主要显示上下牙的牙冠部，常用于检查邻面龋的检查方法是：𬌗翼片。

161. 组织发生来自闰管储备细胞的肿瘤是：基底细胞腺瘤。

162. 朗格汉斯组织细胞增生症电镜下见细胞质内Birbeck颗粒，提示病变细胞为：Langerhans细胞。

第二章　口腔解剖生理学

志在必得

夫医官用药，如将帅之用兵。
——明·赵宜真《秘传外科方总论》

一、考点精析

A1/A2型题

1. 日常咀嚼食物所需的咀嚼压力是
   A. 10～20kg
   B. 5～20kg
   C. 20～30kg
   D. 3～30kg
   E. 30～40kg

【精析】D，实验表明，一般日常食物所需要的咀嚼压力为3～30kg（D对）。

2. 口腔一般感觉的敏感性依次为
   A. 痛觉＞压觉＞冷觉＞温觉
   B. 压觉＞冷觉＞温觉＞痛觉
   C. 冷觉＞温觉＞痛觉＞压觉
   D. 温觉＞痛觉＞压觉＞冷觉
   E. 痛觉＞温觉＞冷觉＞压觉

【精析】A，口腔一般感觉的敏感性依次为：痛觉＞压觉＞冷觉＞温觉（A对）。

3. 男，25岁，因事故至面部被划伤，临床检查发现同侧额纹消失，考虑可能受损的面神经分支为
   A. 颈支
   B. 下颌缘支
   C. 颞支
   D. 颧支
   E. 颊支

【精析】C，面神经颅外段的分支：①颞支：分布于额肌、眼轮匝肌上份、耳上肌和耳下肌。该支受损，同侧额纹消失（C对）。②颧支：分布于眼轮匝肌、颧肌和提上唇肌。颧支损伤后眼睑不能闭合（D错）。③颊支：损伤可出现鼻唇沟变浅或消失、鼓腮无力、上唇运动力减弱或偏斜以及食物积存于颊龈沟等症状（E错）。④下颌缘支：支配降口角肌、降下唇肌、笑肌及颏肌。下颌缘支损伤，可导致患

侧口角下垂及流涎（B错）。⑤颈支：分布于颈阔肌，并有分支与颈横神经交通（A错）。

4. 下颌下腺导管口位于

 A. 舌下阜   B. 舌系带

 C. 舌下襞   D. 舌腹后份

 E. 下前牙舌侧

【精析】A，舌下阜是指舌系带两侧口底黏膜上的小突起，为下颌下腺及舌下腺管的共同开口（A对）。舌下襞是指两侧舌下阜斜向后外的皱襞，是舌下腺小导管的开口，也是下颌下腺管走行的表面标志（C错）。

5. 下述关于翼丛的叙述中，哪项是错误的

 A. 分布于颞肌、翼内肌和翼外肌之间

 B. 凡与上颌动脉分支伴行的静脉均参与此丛的构成

 C. 其血液主要汇入面静脉

 D. 该丛与颅内、外静脉有广泛的交通

 E. 施行上牙槽后神经阻滞麻醉时应注意避免刺破翼丛发生血肿

【精析】C，翼丛与颅内、外静脉有广泛的交通（D对），其血液主要是向后外经上颌静脉汇入下颌后静脉，向前也可经面深静脉通入面静脉（C错，为正确答案）。上牙槽后神经阻滞麻醉注意针尖刺入不宜过深，以免刺破上颌结节后方的翼静脉丛，引起血肿（E对）。

6. 在腮腺浅叶前缘由上到下依次为

 A. 面神经颧支、面神经上颊支、腮腺导管、面神经下颊支

 B. 面神经颧支、面神经上颊支、腮腺导管、面神经下颊支、下颌缘支

 C. 面动脉、面横动脉、面神经颧支、腮腺导管

 D. 面横动脉、面神经颧支、面神经上颊支、腮腺导管、面神经下颊支、面神经下颌缘支

 E. 面神经颧支、面横动脉、面神经上颊支、腮腺导管、面神经下颊支

【精析】D，腮腺浅叶前缘神经血管排列从上向下依次为：面横动脉、面神经颧支、面神经上颊支、腮腺导管、面神经下颊支及下颌缘支（D对）。

7. 可引起牙龈废用性萎缩的是

 A. 牙冠轴面无突度

 B. 牙冠轴面突度过大

 C. 牙冠𬌗面副沟排溢道不明显

 D. 牙冠𬌗外展隙不明显

 E. 牙冠轴面突度过小

【精析】B，若牙冠突度过小或无突度，牙龈将会受食物直接撞击而受伤（A、E错）；反之，若牙冠突度过大，牙龈会失去食物对其的按摩作用，可能产生废用性萎缩（B对）。

8. 下颌铰链运动的范围是

 A. 10～17mm   B. 17～25mm

 C. 24～36mm   D. 18～24mm

 E. 18～25mm

【精析】E，从后退接触位开始，下切牙向后下方运动18～25mm，在此范围内，髁突在关节下腔做单纯的转动（E对）。

9. 咀嚼效率是指

 A. 在一定时间内咀嚼磨细食物的数量

 B. 咀嚼磨细一定量食物所需的时间

 C. 在一定时间内食物咀嚼磨细的程度

 D. 在一定时间内对定量食物咀嚼磨细的程度

 E. 咀嚼磨细食物的能力

【精析】D，机体在一定时间内，对定量食物咀嚼磨细的程度，称为咀嚼效率（D对）。

10. 全口义齿需要平衡𬌗的原因

 A. 义齿稳定性要求 B. 使𬌗接触面积广

 C. 预防偏侧咀嚼   D. 提高咀嚼效率

 E. 美观效果

【精析】A，全口义齿需要双侧平衡𬌗，以使义齿在功能时保持固位与稳定（A对）。

11. 正常成人每天的唾液分泌量是

 A. 600～850ml B. 900～1000ml

 C. 1000～1500ml D. 1600～1800ml

 E. 2000～2500ml

【精析】C，正常成人每天的唾液分泌量为1000～1500ml（C对）。

12. 口角的正常位置相当于

 A. 第二前磨牙与第一磨牙之间

 B. 第一前磨牙与第二前磨牙之间

 C. 第一磨牙与第二磨牙之间

 D. 尖牙与第一前磨牙之间

 E. 侧切牙与尖牙之间

【精析】D，口角是上、下唇的红唇缘的交汇点，其正常位置相当于尖牙和第一前磨牙之间（D对）。

13. 乳牙在口内存在的时间最短者为

 A. 6个月   B. 2年

 C. 5～6年   D. 10年

 E. 13～14年

【精析】C，乳牙在口腔内存在的时间为5～10年。乳牙在口内存在时间最短者，一般为下颌中切牙，6个月左右萌出，6～7岁左右脱落，存在时间约为5～6年（C对）。存在最长时间的乳牙一般为第二乳磨牙，2岁半左右萌出，11～12岁左右脱落（D错）。

14. 腮腺手术中寻找面神经颊支的标志是

 A. 耳屏前   B. 腮腺导管

 C. 腮腺上缘   D. 腮腺前缘

E. 腮腺上前缘

【精析】B，面神经颊支位于腮腺导管上方的称为上颊支，位于导管下方的称为下颊支。腮腺管的临床意义：腮腺管与面神经上、下颊支的解剖位置相对恒定，腮腺管常作为寻找面神经颊支的解剖标志（B对）。

15. 下列关于乳恒牙区别的描述，正确的是

    A. 乳牙体积小，牙冠呈淡黄色

    B. 乳牙颈嵴不突出，冠根不分明

    C. 下颌乳切牙舌面边缘嵴比下颌恒切牙明显

    D. 乳磨牙的形态与相应的恒磨牙形态相似

    E. 乳磨牙根干短，根分叉小

【精析】C，乳牙外形的特点：①体积小，牙冠短小，乳白色。②颈嵴突出，冠根分明。③上颌乳尖牙的牙尖偏远中，与恒尖牙相反。④下颌乳前牙舌面边缘嵴与颈嵴都比恒前牙明显。⑤下颌第一乳磨牙牙冠形态不同于任何恒牙。⑥下颌第二乳磨牙的近中颊尖、远中颊尖及远中尖的大小基本相等。⑦乳磨牙根干短，根分叉大。

16. 腮腺分泌量占唾液分泌总量的比例是

    A. 2%～4%   B. 7%～8%

    C. 22%～30%   D. 41%～55%

    E. 60%～65%

【精析】C，下颌下腺静止时分泌量最大，占60%～65%。腮腺占22%～30%，但对于进食等刺激的反应大于下颌下腺（C对）。舌下腺占2%～4%。小唾液腺约占7%～8%。

17. 上、下牙咬合时，牙周组织所承受实际咀嚼力量称为

    A. 𬌗力   B. 咀嚼效率

    C. 咀嚼肌力   D. 咀嚼周期

    E. 牙周潜力

【精析】A，咀嚼运动是复杂的综合性运动，但下颌运动有其一定的程序和重复性，此种程序和重复性称为咀嚼周期（D错）。机体在一定时间内，对定量食物咀嚼磨细的程度，称为咀嚼效率（B错）。咀嚼肌力是指参与咀嚼的肌肉所能发挥的最大力量，也称咀嚼力（C错）。𬌗力是指上、下牙咬合时，牙周组织所承受的力，这种牙齿所承受的实际咀嚼力量，临床上称为咀嚼压力，亦称𬌗力（A对）。牙周潜力是指在咀嚼各种食物时，并不需要很大的𬌗力，而牙齿及牙周支持组织尚有很大的潜力（E错）。

18. 含有较多味蕾的舌乳头是

    A. 丝状乳头   B. 菌状乳头

    C. 轮廓乳头   D. 叶状乳头

    E. B+C+D

【精析】C，丝状乳头数目最多，乳头表面有透明角化上皮细胞。每个菌状乳头味蕾群、叶状乳头味蕾群、轮廓乳头味蕾群分别含有3个、30个、250个（C对）左右的味蕾。

19. 关于咀嚼周期的速度变化，正确的是

    A. 开口慢，最大开口时快，闭口慢，咬合接触快

    B. 开口慢，最大开口时快，闭口快，咬合接触慢

    C. 开口快，最大开口时慢，闭口慢，咬合接触快

    D. 开口快，最大开口时慢，闭口快，咬合接触慢

    E. 开口时慢，闭口时快

【精析】D，咀嚼周期的特征是开口快，最大开口时慢，闭口快，咬合接触时慢（D对）。

20. 下列关于点隙定义的说法，正确的是

    A. 龋病的好发部位

    B. 副沟相交形成凹陷的部位

    C. 牙冠上不规则的凹陷部位

    D. 3条或3条以上发育沟汇合处的凹陷

    E. 钙化不良形成的凹陷

【精析】D，裂：钙化不全的沟称为裂，是龋病的好发部位（A错）。点隙：3条或3条以上发育沟的汇合处，或某些发育沟的末端所形成的点状凹陷称为点隙（D对）。

21. 正确的乳牙萌出顺序是

    A. Ⅰ－Ⅱ－Ⅲ－Ⅳ－Ⅴ

    B. Ⅰ－Ⅱ－Ⅲ－Ⅴ－Ⅳ

    C. Ⅰ－Ⅱ－Ⅳ－Ⅲ－Ⅴ

    D. Ⅰ－Ⅱ－Ⅳ－Ⅴ－Ⅲ

    E. Ⅰ－Ⅱ－Ⅴ－Ⅲ－Ⅳ

【精析】C，一般情况下，乳牙的萌出顺序为：乳中切牙（Ⅰ）－乳侧切牙（Ⅱ）－第一乳磨牙（Ⅳ）－乳尖牙（Ⅲ）－第二乳磨牙（Ⅴ）。故正确答案是C。

22. 关于髓腔增龄性变化，描述错误的是

    A. 髓腔体积随年龄增大而不断缩小

    B. 青少年恒牙的髓腔比老年人大

    C. 外伤、龋病的刺激加快髓腔缩小

    D. 乳牙的髓腔比恒牙相对大

    E. 髓室顶、髓角和髓室底随磨耗均不断降低

【精析】E，乳牙的髓腔从相对比例看比恒牙大（D对），髓角高，根尖孔也大些。青少年恒牙的髓腔比老年人的大（B对）。老年人随着年龄的增长，在髓腔内壁有继发性牙本质向心性沉积，使髓腔的体积逐渐缩小（A对）。磨牙主要沉积在髓室底，其次为髓室顶和侧壁（E表述错误，为正确答案）。

23. 标志正中𬌗关系的是

    A. 上颌中切牙和下颌中切牙

    B. 上颌侧切牙和下颌侧切牙

    C. 上颌第一磨牙和下颌第一磨牙

    D. 双侧上颌前磨牙

    E. 双侧上颌第一磨牙

【精析】C，上下颌第一磨牙的咬合接触关系为全牙列之冠，被称为𬌗的关键。故本题答案是C。易错选A。

24. "临床牙冠"是指

    A. 暴露于口腔的牙体部分

B. 被牙龈覆盖的牙体部分

C. 发挥咀嚼功能的牙体部分

D. 被牙本质所覆盖的牙体部分

E. 被牙釉质所覆盖的牙体部分

【精析】A，牙体暴露于口腔的部分称临床牙冠。被牙釉质覆盖的部分称解剖牙冠，牙冠与牙根以牙颈部为界。临床牙冠常小于解剖牙冠。故本题答案是A。易错选B或者E。注意区别。

25. 14岁少年的咀嚼效率可近成人的

A. 45%　　　　　　　B. 55%

C. 65%　　　　　　　D. 75%

E. 85%

【精析】E，咀嚼效率6岁时达到成人的40%，10岁时达到75%，14岁达到成人的85%。故本题答案是E。数据应牢记。

26. 6岁儿童的咀嚼效率相当于成年人的

A. 20%　　　　　　　B. 30%

C. 40%　　　　　　　D. 50%

E. 60%

【精析】C，咀嚼效率6岁时达到成人的40%，10岁时达到75%，14岁达到成人的85%。故本题答案是C。

27. 不宜使用旋转力拔除的牙是

A. 下颌前牙　　　　　B. 上颌尖牙

C. 上颌中切牙　　　　D. 下颌尖牙

E. 上颌前牙

【精析】A，下颌切牙和尖牙类似，根扁圆，下切牙的根细短，不宜使用旋转力。故本题答案是A。容易错选E。

28. 不属于下颌神经分支的是

A. 颞深神经　　　　　B. 咬肌神经

C. 颧神经　　　　　　D. 颊神经

E. 舌神经

【精析】C，下颌神经分支：①棘孔神经；②翼内肌神经；③下颌神经前干又分为颞深神经、咬肌神经、翼外肌神经、颊神经；④下颌神经后干又分为耳颞神经、舌神经、下牙槽神经。故本题答案是C。本章记忆的东西较多，考生需多注意。

29. 常见远中舌侧根管的牙是

A. 上颌第一前磨牙　　B. 上颌第二前磨牙

C. 上颌第一磨牙　　　D. 下颌前磨牙

E. 下颌第一磨牙

【精析】E，常见远中舌侧根管的牙是下颌第一磨牙。故本题答案是E。A、B、C、D为干扰项。

30. 对釉质结节的解释是

A. 牙面上近似锥体形的隆起

B. 牙冠表面釉质的线状隆起

C. 牙冠部釉质过度钙化形成的小突起

D. 前牙舌面半月形釉质突起

E. 前牙切嵴舌侧的长条形水平隆起

【精析】C，牙冠部釉质过度钙化形成的小突起为釉质结节；前牙舌侧半月形釉质突起为舌隆突；牙冠表面釉质的线状突起称为嵴。故本题答案是C。

31. 副根管的定义是

A. 由主根管分出的分支

B. 根尖分出的小分支

C. 相邻根管间的交通支

D. 髓室底至根分叉处的管道

E. 髓室底至根尖处的管道

【精析】D，根管系统：①根管：位于牙根内的细长部分，与牙根数目常一致。②管间吻合：发自相邻根管间的交通支。③根管侧支：发自根管的细小分支，常与根管垂直通向牙周膜。④根尖分歧：根管在根尖分出的细小分支，多见于前磨牙及磨牙。⑤根尖分叉：根管在根尖分散成两个以上的细小分支。⑥副根管：发自髓底至根分叉处的管道，多见于磨牙。

32. 舌骨上肌群不包括

A. 翼外肌　　　　　　B. 二腹肌

C. 下颌舌骨肌　　　　D. 颏舌骨肌

E. 茎突舌骨肌

【精析】A，舌骨上肌群包括：

（1）二腹肌：有前后两腹和中间腱。后腹起自颞骨乳突切迹，止于中间腱。前腹起自下颌骨二腹肌窝，止于中间腱。

（2）下颌舌骨肌：起自内斜线，最后部的肌纤维止于舌骨体。

（3）颏舌骨肌：起自颏棘，向后止于舌骨体。

（4）茎突舌骨肌：起自茎突，止于舌骨体与舌骨大角的连接处。

舌骨上肌群的主要作用：二腹肌牵拉颏部向后下，参与张口运动；下颌舌骨肌收缩时抬高口底，在闭口时，抬高口底可增加舌骨上的压力，使之能压迫食物向后由口咽部进入喉咽部。下颌舌骨肌也能降下颌骨。颏舌骨肌牵拉舌骨向前，当舌骨相对固定时也可降下颌骨。

33. 面神经颅外段及分支不包括

A. 颞支　　　　　　　B. 颧支

C. 颊支　　　　　　　D. 下颌缘支

E. 上颌缘支

【精析】E，面神经出茎乳孔后，距皮肤表面2～3 cm向前外，进入腮腺分5支。面神经从茎乳孔到开始分支这一段，称为面神经主干，长2 cm，直径2.5 mm。面神经主要分支：

（1）颞支：布于额肌、眼轮匝肌、耳前肌和耳上肌，损伤后可出现同侧额纹消失。

（2）颞支：支配眼轮匝肌、颞肌及提上唇肌。颞支损伤后眼睑不能闭合。

（3）颊支：支配口周围肌上组，颊支损伤可致鼻唇沟变浅或消失、鼓腮无力、上唇运动力减弱或偏斜以及食物积存于颊部。

（4）下颌缘支：支配口周围肌下组，损伤可出现患侧口角下垂和流口水。

（5）颈支：分布于颈阔肌。

34. 关于大脑皮质与言语活动的叙述，错误的是
    A. 运动性言语中枢位于额下回后 1/3 处，又称 Broca 回
    B. 视运动性言语中枢（书写中枢）位于额中回后部
    C. 听觉性言语中枢位于颞上回后部
    D. 视觉性言语中枢（阅读中枢）位于顶下小叶的角回
    E. 感觉中枢位于中央前回

【精析】E，感觉中枢位于中央后回。大脑皮质与言语活动：①运动性言语中枢位于额下回后 1/3 处，又称 Broca 回；②视运动性言语中枢（书写中枢）位于额中回后部；③听觉性言语中枢位于颞上回后部；④视觉性言语中枢（阅读中枢）位于顶下小叶的角回。

35. 根管中口最大，且呈圆形的是
    A. 上颌第一磨牙近中颊根
    B. 上颌第一磨牙远中颊根
    C. 下颌第一磨牙远中根
    D. 下颌第一磨牙近中根
    E. 上颌第一磨牙腭根

【精析】E，根管中口最大，且呈圆形的是上颌第一磨牙腭根。故本题答案是 E。

36. 构成颌下区底的是
    A. 下颌舌骨肌、舌骨舌肌和咽上缩肌
    B. 下颌舌骨肌、舌骨舌肌和颏舌骨肌
    C. 翼内肌、舌骨舌肌和咽上缩肌
    D. 下颌舌骨肌、颏舌骨肌和咽上缩肌
    E. 下颌舌骨肌、颏舌肌和咽上缩肌

【精析】A，颌下区境界：底为下颌舌骨肌，舌骨舌肌，咽上缩肌。上界下颌下缘，前下界二腹肌前腹，后下界二腹肌后腹。故本题答案是 A。

37. 近中面颈部有明显凹陷的牙是
    A. 上颌第二前磨牙　　　　B. 下颌第二前磨牙
    C. 上颌第一前磨牙　　　　D. 下颌第一前磨牙
    E. 下颌中切牙

【精析】C，近中面颈部有明显凹陷的牙是上颌第一前磨牙。故本题答案是 C。

38. 颈总动脉分叉处约平于
    A. 舌骨大角　　　　　　　B. 环状软骨上缘
    C. 环状软骨下缘　　　　　D. 甲状软骨上缘

E. 甲状软骨下缘

【精析】D，颈总动脉分叉处约平于甲状软骨上缘。故本题答案是 D。部位是常考点，应注意。

39. 两牙之间都以近中面相接触的是
    A. 中切牙与中切牙　　　　B. 中切牙与侧切牙
    C. 侧切牙与尖牙　　　　　D. 尖牙与双尖牙
    E. 双尖牙与双尖牙

【精析】A，两牙之间都以近中面相接触的是中切牙与中切牙。故本题答案是 A。

40. 没有咬合关系的𬌗位是
    A. 正中𬌗位　　　　　　　B. 下颌息止位
    C. 正中关系𬌗　　　　　　D. 肌位
    E. 下颌后退接触位

【精析】B，下颌息止位时上下牙脱离咬合接触。正中𬌗位是上下颌牙接触最广，牙尖交错的位置；正中关系𬌗又称下颌后退接触位，是正中𬌗位向后退的功能性后退边缘位；肌位是指下颌自然闭合至上下颌牙刚刚接触时的位置。故本题答案是 B。

41. 面神经主干在茎乳孔附近发生分支，分布于
    A. 镫骨肌，味觉纤维，泪腺
    B. 耳后肌，味觉纤维，二腹肌
    C. 耳后肌，泪腺，下颌舌骨肌
    D. 耳后肌，二腹肌，茎突舌骨肌
    E. 镫骨肌，茎突舌骨肌，下颌舌骨肌

【精析】A，面神经有神经管段和颅外段，神经管段在茎乳孔分支有岩浅大神经分布至泪腺，镫骨神经支配镫骨肌，鼓索分布于舌前 2/3 味蕾、舌下腺、颌下腺。故本题答案是 A。

42. 颞下颌关节关节囊的上后方附着于
    A. 颧弓　　　　　　　　　B. 蝶骨嵴
    C. 鼓鳞裂　　　　　　　　D. 岩鼓裂
    E. 岩鳞裂

【精析】C，颞下颌关节关节囊上前方附着于关节结节顶部的前方；上后方附着于鼓鳞裂，前内方与翼外肌上头融合；外侧附着于颧弓、关节窝的边缘和关节后结节；内侧止于蝶骨嵴；下方止于髁突颈部。除内外侧直接附着于髁突以外，关节盘四周均与关节囊相连，因此将颞下颌关节间隙分为两个互不相通的上下腔，上腔大而下腔小。关节腔内衬以滑膜。

43. 腮腺咬肌区的上界为
    A. 翼外肌下缘　　　　　　B. 颧弓及外耳道
    C. 茎突及茎突诸肌　　　　D. 上颌骨后面
    E. 蝶骨大翼

【精析】B，腮腺咬肌区上界为颧弓及外耳道，下界为下颌骨下缘。前界是咬肌前缘，后界是胸锁乳突肌、乳突及二腹肌后腹前缘。故本题答案是 B。

44. 上颌第一磨牙髓室底位于颈缘
    A. 冠方0.5 mm处　　　　B. 冠方1.0 mm处
    C. 龈方1.0 mm处　　　　D. 龈方2.0 mm处
    E. 冠方2.0 mm处

【精析】D，上颌第一磨牙髓室底位于颈缘龈方2.0 mm处。故本题答案是D。数据应牢记。

45. 上颌第一磨牙有三个牙根，即
    A. 近中根、远中根、舌根
    B. 颊根、近中舌根、远中舌根
    C. 近中根、远中颊根、远中舌根
    D. 近中颊根、近中舌根、远中根
    E. 近中颊根、远中颊根、舌根

【精析】E，上颌第一磨牙有三个牙根，即近中颊根、远中颊根、舌根。故本题答案是E。

46. 上颌尖牙髓腔最宽的部位在
    A. 牙颈部　　　　　　　B. 牙冠近切嵴处
    C. 牙冠中1/3处　　　　D. 牙根中1/3处
    E. 牙根上1/3处

【精析】C，上颌尖牙髓腔最宽的部位在牙冠中1/3处。故本题答案是C。

47. 上颌中切牙牙体长轴与𬌗平面舌向的交角约为
    A. 30°　　　　　　　　B. 40°
    C. 50°　　　　　　　　D. 60°
    E. 70°

【精析】D，上颌中切牙牙体长轴与𬌗平面舌向的交角约为60°。故本题答案是D。数据应牢记。

48. 上前牙的牙体长轴向近中倾斜角度由小到大排列为
    A. 中切牙，侧切牙，尖牙
    B. 中切牙，尖牙，侧切牙
    C. 侧切牙，中切牙，尖牙
    D. 尖牙，侧切牙，中切牙
    E. 尖牙，中切牙，侧切牙

【精析】B，上前牙的牙体长轴向近中倾斜角度由小到大排列为中切牙，尖牙，侧切牙。故本题答案是B。

49. 属于舌下区境界的是
    A. 颏舌骨肌之上　　　　B. 口底黏膜之上
    C. 下颌舌骨肌之上　　　D. 前界为颏结节
    E. 后以舌骨体为界

【精析】C，舌下区位于舌和口底黏膜之下，下颌舌骨肌和舌骨舌肌之上，前及两侧为下颌体的内侧面，后部止于舌根。颏舌骨肌和颏舌肌将其分为左右两半。选项C是正确的。

50. 下列有关上颌第一双尖牙形态的说法错误的是
    A. 可见近中面沟　　　　B. 唇面五边形
    C. 颊尖偏近中　　　　　D. 颊侧宽于舌侧
    E. 𬌗面六边形

【精析】C，上颌第一双尖牙的颊尖略偏远中，舌尖略偏近中，故本题选C。

51. 息止𬌗间隙的范围是
    A. 1～4 mm　　　　　　B. 1～5 mm
    C. 1～6 mm　　　　　　D. 1～7 mm
    E. 1～8 mm

【精析】A，息止𬌗间隙的范围是1～4 mm。故本题答案是A。数据应牢记。

52. 下颌第一磨牙最小的牙尖是
    A. 近颊尖　　　　　　　B. 近舌尖
    C. 远颊尖　　　　　　　D. 远舌尖
    E. 远中尖

【精析】E，下颌第一磨牙最小的牙尖是远中尖。故本题答案是E。

53. 下颌第一乳磨牙牙冠各面中似三角形的是
    A. 颊面和远中面　　　　B. 近中面和远中面
    C. 近中面和𬌗面　　　　D. 远中面和𬌗面
    E. 颊面和近中面

【精析】B，下颌第一乳磨牙牙冠各面中似三角形的是近中面和远中面。故本题答案是B。

54. 下颌骨髁突的结构特点是
    A. 内外径长，前后径短；前斜面大，后斜面小
    B. 内外径长，前后径短；前、后斜面大小相似
    C. 内外径长，前后径短；前斜面小，后斜面大
    D. 内外径短，前后径长；前斜面小，后斜面大
    E. 内外径短，前后径长；前、后面大小相似

【精析】C，髁突呈椭圆形，内外径长，前后径短，前斜面较小为关节负重区，后斜面较大。向内突出多，向外突出少。故本题答案是C。

55. 下颌骨最不易发生骨折的部位是
    A. 下颌角　　　　　　　B. 下颌体
    C. 髁突颈　　　　　　　D. 正中联合
    E. 颏孔区

【精析】B，下颌骨易发生骨折的区域：髁突颈部，正中联合，下颌角，颏孔区。下颌体不易骨折。故本题答案是B。

56. 下颌中切牙具有唇舌向两个根尖孔的只有
    A. 1%　　　　　　　　　B. 3%
    C. 5%　　　　　　　　　D. 7%
    E. 9%

【精析】E，下颌中切牙根管的唇舌径宽，直到牙根中1/3才开始变细，向根尖逐渐缩小，大多为单根管，大约不到10%显示唇舌向双根管。

57. 牙的萌出时间是指牙冠
    A. 发育开始的时间　　　B. 钙化开始的时间
    C. 完整形成的时间　　　D. 达到咬合的时间
    E. 破龈而出的时间

【精析】E，牙冠萌出的时间是指牙冠出龈的时间。牙胚破龈而出的时间叫出龈，牙冠出龈至到达咬合接触的过程叫萌出。故本题答案是E。

58. 𬌗面有近中沟越过近中缘至近中面最可能出现在
   A. 下颌第一前磨牙
   B. 下颌第二前磨牙
   C. 上颌第一前磨牙
   D. 上颌第二前磨牙
   E. 下颌第一乳磨牙

【精析】C，上颌第一前磨牙的𬌗面：外形为轮廓显著的六边形。颊侧宽于舌侧。远中边缘嵴长于近中边缘嵴。有颊舌二尖，颊尖长大锐利、舌尖短小圆钝。从颊尖顶斜向合面中央的嵴，称颊尖三角嵴。由舌尖顶斜向合中央的嵴，称舌尖三角嵴。中央凹下成窝，称中央窝。窝的四周有近、远中边缘嵴和颊舌二尖的牙尖嵴围绕。在中央窝内有近远中向的沟，称中央沟。由近中点隙向近中方向越过近中边缘嵴至近中面的沟，称近中沟；由远中点隙向远中方向至远中边缘嵴的沟，称远中沟。

59. 牙体硬组织的形成始于
   A. 帽状早期　　　　　　B. 帽状晚期
   C. 钟状早期　　　　　　D. 钟状晚期
   E. 牙板形成期

【精析】D，牙体硬组织的形成始于钟状晚期。故本题答案是D。

60. 一对唾液腺中，下颌下腺分泌量约占总量的
   A. 45%　　　　　　　　B. 55%
   C. 65%　　　　　　　　D. 75%
   E. 85%

【精析】C，一对唾液腺中，下颌下腺分泌量约占总量的65%。故本题答案是C。

61. 以下组织中含味蕾的是
   A. 硬腭黏膜　　　　　　B. 舌背黏膜
   C. 舌腹黏膜　　　　　　D. 颊黏膜
   E. 唇黏膜

【精析】B，舌背的菌状乳头、轮廓乳头、叶状乳头，含味蕾，司味觉。故本题答案是B。

62. 翼颌间隙向后可通向
   A. 颊间隙　　　　　　　B. 颞深间隙
   C. 腮腺间隙　　　　　　D. 翼腭间隙
   E. 咽旁间隙

【精析】E，翼颌间隙位于下颌支与翼内肌之间，前为颞肌、颊肌，后为腮腺，上界是翼外肌下缘，下界是翼内肌附于下颌支处。上通颞下间隙颞间隙，下通舌下颌下间隙，前通颊间隙，后通咽旁间隙，外通咬肌间隙。故本题答案是E。

63. 翼内肌深头起于

   A. 腭骨锥突和上颌结节
   B. 翼外板的外侧面和上颌结节
   C. 翼外板的外侧面和颞下嵴
   D. 翼外板的内侧面和颞下嵴
   E. 翼外板的内侧面和腭骨锥突

【精析】E，翼内肌深头起于翼外板的内侧面和腭骨锥突。故本题答案是E。

64. 在舌骨舌肌的浅面，自上而下依次排列着
   A. 舌神经，舌下神经，颌下腺导管
   B. 舌神经，颌下腺导管，舌下神经
   C. 舌下神经，舌神经，颌下腺导管
   D. 颌下腺导管，舌下神经，舌神经
   E. 舌下神经，颌下腺导管，舌神经

【精析】B，在舌骨舌肌的浅面，自上而下依次排列着舌神经，颌下腺导管，舌下神经。故本题答案是B。

65. 正常覆盖时，上颌切牙切缘到下颌切牙唇面的距离是
   A. 3 mm 以内　　　　　B. 4 mm 左右
   C. 5 mm 左右　　　　　D. 6 mm 左右
   E. 7 mm 以上

【精析】A，正常覆盖应是小于3 mm，超过3 mm者称为深覆盖，Ⅰ度深覆盖为3～5 mm，Ⅱ度深覆盖为5～8 mm，Ⅲ度深覆盖为8 mm以上。故本题答案是A。数据应牢记。

66. 正常小开口运动时，运动的轴心在
   A. 髁突　　　　　　　　B. 下颌孔
   C. 喙突　　　　　　　　D. 下颌小舌
   E. 关节盘

【精析】A，正常小开口时髁突做转动，当下颌下降2 mm以上的时候，转动运动的轴心在髁突，而滑动运动的轴心在下颌孔。故本题答案是A。易错选E。

67. 正中𬌗位时
   A. 上下牙达到最大面积接触
   B. 咀嚼肌处于最松弛状态
   C. 上下切牙间有1～4 mm间隙
   D. 下颌骨处于被动的位置
   E. 只有前牙接触，后牙不接触

【精析】A，咀嚼肌处于最松弛状态、上下切牙间有1～4 mm间隙是对息止颌位的描述；只有前牙接触，后牙不接触是前伸咬合时的描述。正中𬌗位时上下牙达到最大面积接触。故本题答案是A。

68. 正中𬌗位又称为
   A. 牙位　　　　　　　　B. 肌位
   C. 姿势位　　　　　　　D. 铰链位
   E. 正中关系位

【精析】A，正中𬌗位上下颌牙接触最广，牙尖交错的位置又称牙位；肌位是指下颌自然闭合至上下颌牙刚刚接触时的位置；姿势位是人直立或坐正时，不说话、不咀嚼、不

吞咽的时候下颌所处的位置；铰链位和正中关系位，下颌后退接触位是一个张力性边缘位置，正中关系是在髁突在关节窝最上、最前位时作铰链运动时下颌对上颌位置关系的范围，所以下颌后退接触位是正中关系的最上位。后退接触位又称为铰链位。故本题答案是 A。

69. 属于单侧𬌗平衡的是
　　A. 正中𬌗平衡
　　B. 前伸𬌗平衡
　　C. 侧方𬌗平衡
　　D. 尖牙保护𬌗平衡
　　E. 三点接触𬌗平衡

【精析】D，尖牙保护𬌗是指侧方运动时只有工作侧的尖牙有接触，非工作侧无接触，属于单侧𬌗平衡。故本题答案是 D。

70. 属于眶下间隙境界的是
　　A. 上界眶下缘、外界颧骨
　　B. 下界上颌骨牙槽突、外界颧骨
　　C. 上界眶下缘、外界鼻侧缘
　　D. 上界眶下缘、外界颧肌
　　E. 下界上颌骨牙槽突、外界鼻侧缘

【精析】D，眶下间隙内界鼻侧缘，外界颧肌。上界是眶下缘，下界为上颌骨牙槽突。故本题答案是 D。易错选 B。

71. 最早萌出的恒牙是
　　A. 上颌中切牙　　　　　B. 上颌侧切牙
　　C. 上颌第一磨牙　　　　D. 下颌第一磨牙
　　E. 上颌尖牙

【精析】D，最早萌出的恒牙是下颌第一磨牙。故本题答案是 D。时间的先后是常考点，要牢固掌握。

72. 牙的演化规律，错误的是
　　A. 牙形由异形到同形
　　B. 替换次数由多到少
　　C. 附着方式由端生至侧生至槽生
　　D. 牙的分布从广泛到集中
　　E. 牙根从无到有

【精析】A，牙的演化规律：①牙形：由同形到异形。②牙数：由多到少。③替换次数：由多到少。④牙根：从无到有。⑤牙的分布：从广泛到集中。⑥附着方式：由端生至侧生至槽生。

73. 牙的外观叙述，错误的是
　　A. 牙釉质莫氏硬度 2 度
　　B. 牙骨质覆盖牙釉质 60%
　　C. 牙本质有增龄性变化和反应性变化
　　D. 牙釉质牙尖部最厚约 2.5 mm
　　E. 牙髓神经只接受痛觉且缺乏定位能力

【精析】A，牙的剖面观：
　　（1）牙釉质：构成牙冠表面的半透明的白色硬组织，

是人体最坚硬的组织，莫氏硬度 7 度，牙尖部最厚约 2.5 mm，颈部最薄。
　　（2）牙骨质：构成牙根表面的色泽较黄的组织。牙釉质牙骨质界 3 种连接方式：牙骨质覆盖牙釉质 60%，端端相接 30%，不相接 10%。
　　（3）牙本质：牙体主质，莫氏硬度 5~6 度，牙本质有增龄性变化和反应性变化。
　　（4）牙髓：蜂窝组织含细胞纤维，基质及血管神经，牙髓神经只接受痛觉且缺乏定位能力。牙髓发炎时，由于血管壁薄，易于扩张充血及渗出，使髓腔内压力增大但四周被坚硬的牙本质所包绕无法扩张，神经受压而产生剧烈疼痛。

74. 上颌尖牙与下颌尖牙的区别，错误的是
　　A. 上颌尖牙体积较大，牙冠宽大，下颌尖牙体积较小，牙冠窄长
　　B. 上颌尖牙轴嵴明显
　　C. 上颌尖牙近远中斜缘相交近 90°，下颌尖牙成钝角
　　D. 上颌尖牙牙根粗壮，下颌尖牙牙根细长
　　E. 下颌尖牙舌窝深

【精析】E，上颌尖牙与下颌尖牙的鉴别：①上颌尖牙体积较大，牙冠宽大，下颌尖牙体积较小，牙冠窄长。②上颌尖牙轴嵴明显，舌窝深；下颌尖牙上述结构不明显。③上颌尖牙近远中斜缘相交近 90°，下颌尖牙成钝角。④上颌尖牙牙根粗壮，下颌尖牙牙根细长。

75. 磨牙的叙述，错误的是
　　A. 第一磨牙萌出早，沟裂点隙多容易龋坏
　　B. 第二乳磨牙形态与第一恒磨牙相似
　　C. 第三磨牙因阻生或错位常发生冠周炎
　　D. 腮腺导管口位于上颌第三磨牙牙冠相对颊黏膜上
　　E. 上颌第三磨牙可作为寻找腭大孔的标志

【精析】D，磨牙应用解剖：①第一磨牙萌出早，沟裂点隙多容易龋坏。②第二乳磨牙形态与第一恒磨牙相似，易误认。③第三磨牙因阻生或错位常发生冠周炎。④上颌磨牙与上颌窦关系密切，下颌磨牙与下颌管接近。⑤腮腺导管口位于上颌第二磨牙牙冠相对颊黏膜上。⑥上颌第三磨牙可作为寻找腭大孔的标志。

76. 翼静脉丛与颅内交通的通道是
　　A. 眼静脉、卵圆孔网、颈内静脉
　　B. 眼静脉、破裂孔导血管、卵圆孔网
　　C. 上颌静脉、破裂孔导血管、颈内静脉
　　D. 颈内静脉、破裂孔导血管、卵圆孔网
　　E. 眼静脉、上颌静脉、卵圆孔网

【精析】B，翼静脉丛主要收集口腔颌面及眼部的静脉血，这些交通静脉可将该处感染扩散蔓延到海绵窦，交通途径有：眼静脉、卵圆孔网及破裂孔导血管。故本题答案选 B。

77. 下列肌肉无降下颌功能的是
　　A. 二腹肌　　　　　　　B. 下颌舌骨肌

C. 颏舌骨肌

D. 肩胛舌骨肌

E. 茎突舌骨肌

【精析】D，舌骨上肌群有二腹肌、下颌舌骨肌、颏舌骨肌及茎突舌骨肌，为广义的咀嚼肌，主要作用为下降下颌骨。肩胛舌骨肌为舌骨下肌群，起到固定舌骨的作用。故本题答案是 D。

78. 下列不属于软腭肌的是

A. 腭降肌

B. 腭帆张肌

C. 腭咽肌

D. 腭帆提肌

E. 腭舌肌

【精析】A，腭腱膜及腭肌主要有腭帆提肌、腭帆张肌、腭咽肌、腭舌肌和腭垂肌。

79. 无黏膜下层的是

A. 颊黏膜

B. 舌背

C. 硬腭

D. 舌腹

E. 唇红

【精析】B，舌背黏膜上皮为复层鳞状上皮，无黏膜下层，有许多舌肌纤维分布于固有层，舌黏膜表面有丝状乳头、菌状乳头、轮廓乳头和叶状乳头。

80. 唾液的功能不包括

A. 消化作用

B. 吸收作用

C. 溶酶作用

D. 冲洗作用

E. 排泄作用

【精析】B，唾液的作用包括：①消化作用；②溶酶作用；③润滑作用；④冲洗清洁作用；⑤杀菌和抗菌作用；⑥稀释和缓冲作用；⑦黏附和固位作用；⑧缩短凝血时间作用；⑨排泄和其他的作用。

81. 咀嚼肌收缩所发挥的最大力是

A. 咀嚼压力

B. 咀嚼肌力

C. 最大𬌗力

D. 𬌗力

E. 牙周潜力

【精析】B，咀嚼肌收缩所发挥的最大力是咀嚼肌力。咀嚼压力也叫𬌗力，是咀嚼时牙齿实际承受的咀嚼力量；咀嚼肌力也叫咀嚼力，是指咀嚼肌收缩所能发挥的最大力；最大𬌗力也叫牙周潜力，是指牙周组织能承受的最大力。故本题答案是 B。

82. "长正中"所指的滑动距离为

A. 由下颌后退接触位自如滑到牙尖交错位

B. 由牙尖交错位向前滑到下颌后退接触位

C. 由下颌后退接触位向前滑到牙尖交错位

D. 由牙尖交错位自如地直向前滑动到下颌后退接触位

E. 由下颌后退接触位自如地直向前滑动到牙尖交错位

【精析】E，从后退接触位，下颌向前上移动 1mm 左右到达牙尖交错位，这两个颌位的关系主要为水平方向的关系。在此移动过程中下颌无偏斜或偏斜小于 0.5mm，双侧后牙均匀对称接触，无单侧的咬合性接触，通常将这两个颌位之间的这种无偏斜的以前后向为主的位置关系，称为"长正中"。故本题选 E。

83. 下列关于点隙的定义，说法正确的是

A. 龋病的好发部位

B. 副沟相交形成凹陷的部位

C. 牙冠上不规则的凹陷部位

D. 两条或两条以上发育沟相交处的凹陷

E. 钙化不良形成的凹陷

【精析】A。三条或三条以上发育沟的汇合处，或某些发育沟的末端所形成的点状凹陷称为点隙，此处釉质未完全连接，是龋的好发部位。

84. 一对唾液腺中，下颌下腺分泌量约占总量的

A. 0.45

B. 0.55

C. 0.65

D. 0.75

E. 0.85

【精析】C。下颌下腺静止时分泌量最大，占 60%～65%。

85. 髁突在位于下颌窝的最上、最中位置的是

A. 正中关系位

B. 侧𬌗颌位

C. 下颌姿势位

D. 前伸𬌗颌位

E. 牙尖交错位

【精析】A。髁突在下颌窝的最上、最前（最中）位时，髁突对上颌的位置称为正中关系位。

B1 型题

（1～3 题共用备选答案）

A. 18%

B. 38%

C. 46%

D. 60%

E. 86%

1. 上颌第二双尖牙单根管者约为

2. 上颌第二磨牙近中颊根颊舌向双根管者约为

3. 下颌第一磨牙的远中根颊舌向双根管者约为

【答案】E、B、C

（4～6 题共用备选答案）

A. 3.0 cm^2

B. 4 cm^2

C. 6.5 cm^2

D. 7.5 cm^2

E. 8.0 cm^2

4. 颞肌的横断面积为

5. 翼内肌的横断面积为

6. 咬肌的横断面积为

【精析】E、B、D。咀嚼力为咀嚼肌所能发挥的最大力，也称咀嚼肌力。其力量的大小，一般与肌肉在生理状态下的横截面积成正比。根据 Weber 测定法，正常肌肉横断面积所能发挥的力，平均为 10kg/cm^2。成年人的颞肌、咬肌、翼内肌的横断面积约为 8cm^2、7.5cm^2、4cm^2。

（7～9 题共用备选答案）

A. 上颌第一磨牙

B. 下颌第一磨牙

C. 上颌第一前磨牙

D. 下颌第一前磨牙

E. 下颌第二前磨牙

7. 𬌗面有明显横嵴的是

8. 𬌗面有明显斜嵴的是

9. 双根的发生率为80%的是

【精析】D、A、C。下颌第一前磨牙的颊尖三角嵴和舌尖三角嵴相连形成横嵴；上颌第一磨牙的远中颊尖三角嵴和近中舌尖三角嵴连成斜嵴。

(10～12题共用备选答案)

A. 上颌尖牙　　　　B. 上颌第一磨牙

C. 下颌第一磨牙　　D. 上颌第一乳磨牙

E. 下颌第二乳磨牙

10. 有三个等大颊尖的是

11. 𬌗面有明显斜嵴的是

12. 唇面似圆五边形的是

【精析】E、B、A。下颌第二乳磨牙的近中颊尖、远中颊尖、远中尖大小基本相等。上颌第一磨牙的远中颊尖三角嵴和近中舌尖三角嵴连成斜嵴。

(13～14题共用备选答案)

A. 磨损　　　　　　B. 龋病

C. 磨耗　　　　　　D. 酸蚀

E. 楔缺

13. 随着年龄的增长，牙齿𬌗面和邻面由于咀嚼作用而发生的均衡的磨损称为

14. 主要由机械摩擦作用而造成的牙齿硬组织渐进丧失的疾病，称为

【精析】C、A。磨耗是指在咀嚼过程中，由于牙面与牙面之间，或牙面与食物之间的摩擦，使牙齿硬组织缓慢地、渐进性消耗的生理现象。磨损一般指牙齿表面与外物机械性摩擦而产生的牙体组织损耗。龋病是在以细菌为主的多种因素作用下，牙体硬组织发生的慢性、进行性破坏的一种疾病。牙齿颈部硬组织在某些因素长期作用下逐渐丧失，由于这种缺损常呈楔形因而称为楔形缺损。酸蚀症是牙齿受酸侵蚀，硬组织发生进行性丧失的一种疾病。

(15～16题共用备选答案)

A. 前、后牙均无接触

B. 非工作侧多个后牙接触

C. 工作侧多个后牙接触

D. 工作侧和非工作侧均无接触

E. 工作侧和非工作侧均有接触

15. 双侧平衡𬌗的咬合接触是指

16. 组牙功能𬌗的咬合接触是指

【精析】E、C。组牙功能𬌗下颌前伸咬合时，上、下前组切缘接触后牙不接触；做侧方咬合时，工作侧上、下后牙均匀接触，非工作侧上、下后牙不接触。双侧平衡𬌗的工作侧和非工作侧均有接触。

(17～19题共用备选答案)

A. 上颌第一前磨牙

B. 上颌第二前磨牙

C. 上颌第一磨牙

D. 下颌第一前磨牙

E. 下颌第一磨牙

17. 特有解剖标志是近中沟的是

18. 近中舌沟可见于

19. 远中舌沟可见于

【精析】A、D、C。𬌗面中央凹下形成中央窝，由近中点隙发出的沟越过近中边缘嵴至近中面，称为近中沟，是上颌第一前磨牙的特有解剖标志。下颌第一前磨牙近中沟跨过边缘嵴至舌面，称为近中舌沟。上颌第一磨牙远中舌沟一端止于远中边缘嵴内，另一端经两舌尖之间跨至舌面。上颌第一磨牙可见远中舌沟。

(20～21题共用备选答案)

A. 0.5 mm　　　　　B. 1 mm

C. 2 mm　　　　　　D. 3 mm

E. 1.5 mm

20. 后退接触位至牙尖交错位的距离为

21. 侧向咬合运动，工作侧髁突向外侧运动幅度大约

【精析】B、D。后退接触位从牙尖交错位下颌可以向后移动约1 mm。由于下颌侧向咬合运动为一种非对称的运动，两侧髁突运动方式及运动方向并不一致，工作侧髁突以转动为主，向外侧运动幅度约3 mm，而非工作侧髁突向前、内、下滑行，其运动轨迹与矢状面形成夹角，称为Bennett角。

(22～24题共用备选答案)

A. Meckel 环形小体

B. 克劳斯终球

C. 鲁非尼小体

D. 游离神经末梢

E. Meissner 触觉小体

22. 热觉感受器为

23. 痛觉感受器为

24. 冷觉感受器为

【精析】C、D、B。通常认为热觉感受器为鲁非尼小体，冷觉感受器为克劳斯终球。口腔黏膜触压觉感受器主要有4种：①游离神经末梢：既感受疼痛刺激，也参与接受触觉和本体感觉等；②牙周膜本体感受器：分布于牙周膜内，感受牙体受力的方向、大小等感觉；③Meckel 环形小体：主要分布在口腔黏膜及唇部；④Meissner 触觉小体：主要分布在舌尖及唇部等。

二、考点拓展

1. 3个颊尖大小相等的牙是：下颌第二乳磨牙。

2. 4～6岁期间，上下颌第二乳磨牙远中面的关系是：下颌第二乳磨牙的远中面移至上颌第二乳磨牙的近中。

3. 6D指的是哪一颗牙齿：左下颌第一磨牙。

4. TMJ盘由胶原纤维和粗大的弹性纤维组成的结构是：颞后附着。

5. 拔除 7|7 的最佳麻醉方法是：颊侧行上颌结节阻滞麻醉，腭侧行腭大孔麻醉。

6. 保证下颌运动协调的关系是：颞下颌关节、𬌗和神经肌肉结构三者协调一致。

7. 鼻腭神经局麻的表面标志是：切牙乳头。

8. 不参与软腭构成的肌肉是：咽上缩肌。

9. 不参与下颌开颌运动的肌肉是：翼内肌。

10. 不属于咀嚼肌范畴的肌肉是：茎突舌肌。

11. 不属于面神经的分支是：颧神经。

12. 不属于下颌骨内侧面的解剖结构是：颏结节。

13. 参加下颌侧方运动的咀嚼肌不包括：二腹肌。

14. 呈"十"字形发育沟的牙是：下颌第二磨牙。

15. 穿行于腮腺内的血管是：颈外动脉。

16. 有关唇淋巴的叙述中，错误的是：下唇中部的淋巴管，不交叉至对侧。

17. 导致眼睑不能闭合，可能损伤的神经是：面神经颞支。

18. 第一恒磨牙牙胚形成于：胚胎第4个月。

19. 蝶骨翼突钩位于上颌第三磨牙后内侧面：约1.0～1.5 cm。

20. 对建立正常的咬合关系起重要作用，应尽量保留，避免拔除的牙是：第一磨牙。

21. 对酸味最敏感的部位是：舌侧面。

22. 对咬合关系起关键作用，应尽量保留，避免拔除的牙是：第一恒磨牙。

23. 有关腭大孔的描述，错误的是：在硬腭后缘的后方约0.5 cm。

24. 腭大孔位于硬腭后缘前约：0.5 cm。

25. 发自髓室底至根分叉处的管道是：副根管。

26. 分布于下颌牙及其牙周膜、牙槽骨的神经是：下牙槽神经。

27. 副根管多见于：磨牙。

28. 覆盖的定义是：正中𬌗时，上颌牙盖过下颌牙唇颊面的水平距离。

29. 根管最狭窄的部位是：约距根尖孔1 mm处。

30. 最易造成呼吸困难的间隙感染为：口底多间隙感染。

31. 根据"牙体三等分"概念，上颌中切牙近中切角可表示为：近中切1/3。

32. 根据牙齿排列的上下位置关系，上颌第一前磨牙的颊尖正常的位置关系是：与𬌗平面平齐。

33. 关节结节的功能面是：后斜面。

34. 关节盘的分区不包括：侧带。

35. 关于边缘运动的描述，不正确的是：边缘运动是下颌的一种功能性运动。

36. 关于关节韧带的描述，正确的是：颞下颌韧带亦是颞下颌关节的外侧面坚强的侧副韧带。

37. 关于咀嚼运动的反馈控制哪项是不正确的：少数几种感受器功能丧失将产生功能障碍。

38. 关于𬌗的定义，正确的是：上颌牙与下颌牙发生接触的现象。

39. 恒牙中，𬌗力最大的牙和最小的牙通常是：第一磨牙最大，侧切牙最小。

40. 恒牙中发育最早的牙是：第一磨牙。

41. 有关横𬌗曲线的描述，不正确的是：上下颌横𬌗曲线在相对应的部位，其形态可以不协调。

42. 后牙𬌗运循环中，作为支点的是：非工作侧髁突。

43. 患者，面部刀伤。临床检查：同侧眼睑闭合困难。考虑为面神经分支受损的部位是：面神经颞支。

44. 汇合形成下颌后静脉的是：颞浅静脉、上颌静脉。

45. 舌尖最敏感的基本味觉是：甜。

46. 颊脂垫尖是下牙槽神经阻滞麻醉的重要标志。在张大口时，颊脂垫尖约的平面相当于：下颌孔平面。

47. 尖牙保护𬌗的𬌗型特点是：侧方𬌗运动时，工作侧只有尖牙形成接触。

48. 尖牙保护𬌗与组牙功能𬌗两种𬌗型的主要区别在于：侧方𬌗运动时工作侧𬌗接触状态。

49. 尖牙窝上附着的肌肉是：提口角肌。

50. 尖牙窝一般位于什么牙根尖的上方：前磨牙。

51. 铰链运动是从哪个位置开始的：后退接触位。

52. 结扎颈外动脉的部位是：舌动脉起始处。

53. 进行眶下孔阻滞麻醉的神经是：眶下神经。

54. 颈部鉴别颈外动脉与颈内动脉的描述中，正确的是：颈外动脉初在颈内动脉的前内侧，继而转至颈内动脉的前外侧。

55. 颈动脉三角的境界是：胸锁乳突肌前缘，二腹肌后腹，肩胛舌骨肌上腹。

56. 颈内静脉：属支多在舌骨大角附近汇入。

57. 颈鞘内包裹的组织不包括：颈外静脉。

58. 颈外动脉的描述，错误的是：上行于腮腺的浅面，形成终支－颞浅动脉。

59. 咀嚼肌（颞肌、咬肌、翼内肌）的肌力大小排列是：颞肌最大，咬肌次之，翼内肌最小。

60. 咀嚼效率是指：在一定时间内将一定量食物嚼碎的程度。

61. 髁突颈部完全性骨折，造成髁突向前内方移位的原因为：患侧翼外肌的牵拉。

62. 可导致双端固定桥固位不良的是：一端基牙过短。

63. 口周围肌群上组不包括：降口角肌。

64. 眶下孔通入下管的方向是：后、上、外。

65. 离上颌窦底壁最近的牙根是：上颌第一磨牙。

66. 两侧髁突水平轴的延长线，相交于枕骨大孔前缘所成的角度，大多数为：145°~160°。

67. 临床上分腮腺为浅、深叶的依据是：面神经主干及其分支的平面。

68. 蔓延至全颅顶的积血或积脓可发生于额顶枕区的层次是：腱膜下蜂窝组织。

69. 面部发育畸形发生的主要时期是在：胚胎第6周至第7周。

70. 面神经从茎乳孔穿出处一般在乳突前缘，相当于乳突尖上方约：1 cm。

71. 面神经的鼓索支分出处远端损伤表现是：同侧面肌麻痹。

72. 面神经颊支：一般与腮腺导管平行。

73. 不属于面神经颅外段分支的是：下颌支。

74. 面神经主干与乳突前缘的关系较为恒定，一般在：距乳突尖平面上方约1 cm处，距皮肤2~3 cm。

75. 颞下颌关节的功能区是：关节结节后斜面与髁突前斜面。

76. 颞下颌关节的组成部分，不包括：喙突。

77. 颞下颌关节盘的前伸部没有：颞后附着。

78. 颞下颌关节盘内含神经、血管较多的部分是：双板区。

79. 起于下颏棘的肌肉是：颏舌骨肌。

80. 气管切开的位置通常在：3~5气管环。

81. 前牙覆𬌗，正常的是：上前牙盖过下前牙的唇面在切道1/3以内。

82. 前牙𬌗运循环发挥功能的阶段是：由对刃滑行回归至正中𬌗。

83. 颧牙槽嵴：是上牙槽后神经阻滞麻醉的重要标志。

84. 有关乳前牙形态特点的描述，不正确的是：下颌乳切牙舌面边缘嵴较恒切牙平坦。

85. 乳突是哪一骨的结构部分：颞骨。

86. 腮腺床的结构不包括：颈外动脉。

87. 腮腺床的结构是：茎突与茎突诸肌、颈内动脉、颈内静脉与第Ⅸ~Ⅻ对脑神经。

88. 腮腺导管的开口，相对于哪个牙冠的颊黏膜上：上颌第二磨牙。

89. 腮腺导管的体表投影是：耳垂至鼻翼与口角之间中点连线的中1/3处。

90. 腮腺导管开口于：上颌第二磨牙牙冠的颊黏膜。

91. 腮腺浅叶上缘，神经血管排列由后向前依次为：颞浅静脉、耳颞神经、颞浅动脉、面神经支、颧支。

92. 上、下颌磨牙形态的区别不包括：上颌磨牙颊尖钝而舌尖锐。

93. 上颌侧切牙牙冠唇舌面外形高点应在：牙冠唇舌面颈1/3处。

94. 上颌第一恒磨牙髓室颊舌径、近远中径和髓腔高度大小顺序正确的是：颊舌径>近远中径>髓腔高度。

95. 上颌第一磨牙的斜嵴组成是：近中舌尖三角嵴和远中颊尖三角嵴相连形成。

96. 上颌第一磨牙各根管口的形态是：近颊根管的舌侧根管口距舌侧根管最近。

97. 上颌第一磨牙舌面近中舌尖与远中舌尖之间的沟称为：远中舌沟。

98. 上颌第一磨牙牙冠第五牙尖通常位于：近中舌尖的舌侧。

99. 上颌磨牙的主要功能尖是：近中舌尖。

100. 有关上颌磨牙颈部横切面的描述中，错误的是：远中颊侧根管口位于近中颊侧根管口的远颊侧。

101. 上颌切牙开髓时，由舌面窝向颈部方向钻入的原因是：在牙颈部附近髓腔唇-舌径最大。

102. 上颌神经的分支不包括：颞深神经。

103. 上颌牙和牙龈的淋巴，主要回流的淋巴结是：下颌下淋巴结。

104. 上颌中切牙牙冠近中面与远中面比较，错误的是：远中面接触区靠近切角，近中面接触区离切角稍远。

105. 上牙槽后神经阻滞麻醉的重要标志是：上颌结节。

106. 舌的运动是由什么神经支配的：舌下神经。

107. 舌神经与下颌下腺导管的关系是：舌神经由导管外上绕至其内侧，向舌侧行进。

108. 舌系带与伞襞之间的三角区域内，清晰可见的结构是：舌深静脉。

109. 使下唇靠近牙龈并前伸下唇的表情肌是：颏肌。

110. 髓腔解剖的描述中，错误的是：乳牙的髓腔绝对比恒牙大。

111. 同时麻醉颊神经、舌神经和下牙槽神经的穿刺部位是：下颌隆突。

112. 胃癌或食管癌淋巴结转移时常可侵及的淋巴结是：左锁骨上淋巴结。

113. 对息止颌位的描述，错误的是：升颌肌处于休息状态。

114. 下颌边缘运动是：下颌向各个方向所能做最大范围运动。

115. 下颌处于休息状态时，上、下牙弓自然分开形成的楔形间隙是：息止𬌗间隙。

116. 下颌第一磨牙髓角的高度是：近中舌侧髓角最高。

117. 下颌骨的薄弱部分不包括：乙状切迹。

118. 下颌骨较易发生骨折的薄弱部位不包括：下颌孔区。

119. 下颌管走行规律是：在下颌孔至下颌第一磨牙之间，距下颌支前缘较后缘近。

120. 下颌髁突的功能面是：髁突前斜面。

121. 下颌前牙若有双根管时，其双根管的排列方向一般是：唇－舌向。

122. 下颌神经的分支不包括：蝶腭神经。

123. 下颌神经前干中感觉神经是：颊长神经。

124. 下颌向前运动时，髁突的运动是：双侧转动－双侧滑动。

125. 下颌牙齿的血液供应来自：上颌动脉。

126. 有关下颌中切牙髓腔形态描述错误的是：分为唇舌两管者约占 20%。

127. 下颌作侧方运动时，同时收缩的肌肉不包括：对侧的咬肌。

128. 关于颈总动脉的描述，错误的是：在舌骨水平分为颈内动脉和颈外动脉。

129. 恒牙列外形包括：方圆形、尖圆形和卵圆形。

130. 论述错误的是：唇弓为全部唇红呈弓背状。

131. 有关年轻恒牙牙髓修复特点叙述中，错误的是：根尖孔大、血运丰富，牙髓感染不易向根尖周扩散。

132. 下牙槽神经阻滞麻醉的主要标志为：颊垫尖。

133. 行气管切开术时，应将患者头部处于：头正中后仰位。

134. 寻找腭大孔的标志的牙是：上颌第三磨牙。

135. 寻找颏孔时，常作为标志的牙是：下颌前磨牙。

136. 牙冠唇颊、舌面凸度的位置是：前牙唇舌面在颈 1/3，后牙舌面在中 1/3。

137. 牙冠舌面及𬌗面上规则的凹陷称为：窝。

138. 牙体舌轴在牙弓中排列的近远中倾斜情况，错误的是：上颌第二、第三磨牙的牙冠不倾斜。

139. 牙龈因失去食物的按摩而软弱无力，引起牙龈萎缩，其原因是：牙冠形态凸度过大。

140. 一侧口角歪斜可能是损伤了面神经的：下颌缘支。

141. 宜用旋转力拔除的切牙是：上颌中切牙。

142. 对"嵴"的描述，错误的是：嵴为切缘长条形的牙釉质隆起。

143. 不参与软腭构成的肌肉是：咽上缩肌。

144. 以牙冠为标志，寻找腮腺导管口时，常用的牙是：上颌第二磨牙。

145. 翼点的组成不包括：枕骨。

146. 翼腭间隙向下通口腔的途径结构是：翼腭管。

147. 翼外肌在髁突上的附着处，其结构名称是：关节翼

148. 翼下颌间隙内的结构主要有：舌神经、下牙槽神经及下牙槽动、静脉。

149. 翼下颌皱襞：是上颌结节后内方与磨牙后垫后方之间的黏膜皱襞。

150. 硬腭表面解剖标志不包括：腭小凹。

151. 有关腮腺筋膜的描述，错误的是：腮腺鞘深层致密。

152. 与颌面部及颈部的发育关系密切的是：鳃弓、咽囊。

153. 与上颌窦关系最密切的牙是：上颌磨牙。

154. 与头颈部的正常发育密切相关的细胞是：神经嵴细胞。

155. 与下颌管关系密切的牙齿是：下颌第三磨牙。

156. 远中错𬌗是：上颌第一恒磨牙的近中颊尖咬合在下颌第一恒磨牙颊沟的近中。

157. 在恒牙萌出过程中，第一恒磨牙钙化的时间是：新生儿期。

158. 在舌腹左右伞襞与舌腹中线间的三角区内，由外向内排列的结构是：舌深静脉、舌神经、舌深动脉。

159. 在下颌骨内侧面，位于二腹肌窝后上方的腺窝是：下颌下腺窝。

160. 在下颌骨内斜线的上方，颏棘两侧的凹陷，其结构名称是：舌下腺窝。

161. 在下颌隆突处，从前向后依次排列的神经为：颊神经、舌神经、下牙槽神经。

162. 在下颌隆突处注射麻醉剂可以麻醉的神经是：颊神经、舌神经和下牙槽神经。

163. 在下颌习惯性开闭口运动，开口较大再闭口时，矢状面整个切点的轨迹呈："8"字形。

164. 正常每天唾液的分泌量是：1～1.5 L。

165. 正中𬌗平衡是指下颌在正中𬌗位时：上下颌后牙间存在着广泛均匀的接触，前牙轻接触。

166. 支配上颌窦的神经不包括：腭中神经。

167. 轴面突度的正常生理意义，不包括：在龈方被牙龈乳头充满，可保护牙槽骨和邻面。

168. 组成颞下颌关节的关节韧带是：颞下颌韧带、茎突下颌韧带、蝶下颌韧带。

169. 最多出现畸形中央尖的牙齿是：下颌第二前磨牙。

170. 左侧侧方咀嚼运动，研磨食物开始阶段的生物杠杆是：右侧髁突为支点，左侧升颌肌为力点，研磨食物处为重点。

第三章　生物化学

一、考点精析

A1/A2 型题

1. 胆汁中胆汁酸盐在消化道的主要作用是

A. 促进蛋白质吸收

B. 促进核酸吸收

C. 促进脂类物质的吸收

D. 促进矿物质吸收

E. 促进维生素吸收

【精析】C，脂类的消化产物又与胆汁酸盐结合，并汇入磷脂等形成直径只有 $20\mu m$ 的混合微团，利于通过小肠黏膜的表面水层，促进脂类物质的吸收（C 对）。

2. 饥饿时能通过分解代谢产生酮体的物质是

A. 糖原　　　　　　　　B. 葡萄糖

C. 蔗糖　　　　　　　　D. 脂肪

E. 氨基酸

【精析】D，脂肪分解代谢后的产物是酮体。正常情况下，血液中的酮体含量较少。在饥饿、高脂低糖膳食及糖尿病时，葡萄糖利用减少，脂肪动员加强，脂肪酸分解增多，乙酰 CoA 大量生成而逐渐堆积，造成肝中酮体生成过多。故本题选 D。

3. 含有巯基的氨基酸是

A. 赖氨酸　　　　　　　B. 谷氨酸

C. 苯丙氨酸　　　　　　D. 缬氨酸

E. 半胱氨酸

【精析】E，含硫氨基酸有两种，即半胱氨酸与甲硫氨酸。结构中含巯基的只有半胱氨酸，甲硫氨酸结构中含有的是甲硫基。故本题选 E。

4. 持续剧烈运动后糖异生的主要原料是

A. 乳酸　　　　　　　　B. 丙氨酸

C. 苹果酸　　　　　　　D. 柠檬酸

E. 鸟氨酸

【精析】A，剧烈运动时，肌糖原酵解产生大量乳酸，部分乳酸由尿排出，大部分乳酸经血液运送至肝，通过糖异生作用生成肝糖原和葡萄糖。故本题选 A。

5. 白化病患者体内缺乏的酶是

A. 丙氨酸转氨酶　　　　B. 乳酸脱氢酶

C. 硫酸基转移酶　　　　D. 酪氨酸酶

E. 谷氨酸脱羧酶

【精析】D，酪氨酸在酪氨酸酶的作用下，转化成黑色素。如果缺乏酪氨酸酶，会使黑色素生成障碍，导致白化病。故本题选 D。

6. 核酸的基本组成单位是

A. 核苷　　　　　　　　B. 核糖

C. 多核苷酸　　　　　　D. 磷酸

E. 核苷酸

【精析】E，核酸的基本组成单位是核苷酸，核苷酸是由磷酸、戊糖和碱基组成的。故本题选 E。

7. 有关同工酶概念的叙述，错误的是

A. 同工酶催化不同的底物反应

B. 同工酶的免疫性质不同

C. 同工酶常常由几个亚基组成

D. 同工酶的理化性质不同

E. 不同的器官的同工酶谱不同

【精析】A，催化相同的化学反应，但酶分子结构、理化性质、免疫学性质不同的一组酶，称为同工酶。

8. 三酰甘油合成的基本原料是

A. 胆固醇酯　　　　　　B. 胆碱

C. 甘油　　　　　　　　D. 胆固醇

E. 鞘氨醇

【精析】C，合成三酰甘油所需的甘油和脂肪酸主要由葡萄糖代谢提供。

9. 磷酸戊糖途径的主要产物之一是

A. CO_2　　　　　　　　B. cAMP

C. NADPH　　　　　　　D. FMN

E. ATP

【精析】C，磷酸戊糖途径的生理意义在于为机体提供核糖和 NADPH。核糖用于核酸和游离单核苷酸的合成。NADPH 为体内多种合成代谢提供氢原子，如从乙酰辅酶 A 合成脂肪酸、胆固醇等。NADPH 也为体内一些合成代谢和生物转化中存在的羟化反应提供氢原子。NADPH 还维持体内重要的抗氧化剂——谷胱甘肽于还原状态，以对抗体内产生或体外进入的氧化剂及保护红细胞膜的完整性。

10. 磷酸吡哆醛作为辅酶参与的反应是

A. 磷酸化反应　　　　　B. 酰基化反应

C. 转甲基反应　　　　　D. 过氧化反应

E. 转氨基反应

【精析】E，氨基酸转氨酶的辅酶都是磷酸吡哆醛。

11. 饥饿时能通过分解代谢产生酮体的物质是
    A. 维生素
    B. 氨基酸
    C. 葡萄糖
    D. 脂肪酸
    E. 核苷酸

【精析】D，脂肪酸经 β 氧化后生成少量乙酰辅酶 A，在线粒体中可缩合生成酮体。饥饿时此代谢增强，酮体增多。

12. 可释放组胺引起哮喘等超敏反应的白细胞是
    A. 淋巴细胞
    B. 嗜酸性粒细胞
    C. 单核细胞
    D. 嗜碱性粒细胞
    E. 中性粒细胞

【精析】B，嗜碱性粒细胞和肥大细胞释放组胺等造成过敏的物质，引起哮喘。

13. 有关肝细胞性黄疸患者血尿中化学物质变化的描述，错误的是
    A. 血清间接胆红素含量升高
    B. 血清总胆红素含量升高
    C. 血清直接胆红素含量升高
    D. 血清直接胆红素/总胆红素 >0.5
    E. 尿胆红素阴性

【精析】E，肝细胞性黄疸实验室检查血中 CB 与 UCB 均增加，黄疸型肝炎时，CB 增加幅度多高于 UCB。尿中 CB 定性试验阳性，而尿胆原可因肝功能障碍而增高。此外，血液生化检查有不同程度的肝功能损害。

14. 关于体内酶促反应特点的叙述，错误的是
    A. 只能催化热力学上允许进行的反应
    B. 可大幅降低反应活化酶
    C. 温度对酶促反应速度没有影响
    D. 具有可调节性
    E. 具有高催化效率

【精析】C，酶对温度的变化极为敏感，温度对酶促反应速率有双重影响。

15. 胆色素的最主要来源是
    A. 血红蛋白
    B. 肌红蛋白
    C. 细胞色素
    D. 单加氧酶
    E. 过氧化氢酶

【精析】A，血红蛋白中的血红素辅基是胆色素的主要来源，正常成人每天约产生 250～350 mg 胆红素，其中 80% 以上来自衰老红细胞的血红蛋白。其他均不是主要来源。故本题答案是 A。易错选 B。

16. 蛋白质分子中 α–螺旋的特点是
    A. α–螺旋为左手螺旋
    B. 靠氢键维持的稳定结构
    C. 氨基酸侧链伸向螺旋内部
    D. 结构中含有脯氨酸
    E. 每一螺旋含 3 个氨基酸残基

【精析】B，α–螺旋为右手螺旋，每隔 3.6 个氨基酸残基，螺旋上升一圈，氨基酸侧链伸向螺旋外侧；脯氨酸是亚氨基酸，阻碍 α–螺旋形成。α–螺旋靠第 1 个肽平面上的羧基氧与第 4 个肽平面上的氨基氢形成的氢键维系。二级结构都是由氢键维持（蛋白质和核酸）。故本题答案是 B。化学键是生物化学的常考点，所以应牢固掌握。

17. 蛋白质中属于单纯蛋白质的是
    A. 肌红蛋白
    B. 细胞色素 C
    C. 血红蛋白
    D. 单加氧酶
    E. 白蛋白

【精析】E，白蛋白纯粹是由氨基酸组成而不含辅基，其他 4 种蛋白质都含铁卟啉。故本题答案是 E。易错选 A 或者 C。

18. 分子中含有两个高能磷酸键的化合物是
    A. ATP
    B. ADP
    C. AMP
    D. UDP
    E. CMP

【精析】A，AMP 和 CMP 不含高能磷酸键。ATP 含 2 个高能磷酸键，ADP 和 UDP 各含 1 个。故本题答案是 A。各种高能化合物的特点是常考点。

19. 关于"合成脂肪酸的原料乙酰 CoA 来源"叙述正确的是
    A. 在胞液中产生并直接作为原料合成脂肪酸
    B. 胞液的乙酰肉碱分解提供乙酰基合成脂肪酸
    C. 由线粒体产生并直接作为原料合成脂肪酸
    D. 由线粒体产生后由肉碱转运到胞液合成脂肪酸
    E. 由线粒体产生后通过柠檬酸转运到胞液合成脂肪酸

【精析】E，注意细胞膜和线粒体膜都是有选择性的。乙酰 CoA 在线粒体产生，但不能直接进入胞液，要通过柠檬酸转运（即通过柠檬酸–丙酮酸循环）进入胞液，在胞液中的酶催化合成脂肪酸。故本题答案是 E。

20. 关于核糖体组成和功能的叙述正确的是
    A. 只含有 rRNA
    B. 有转运氨基酸的作用
    C. 由 tRNA 和蛋白质组成
    D. 遗传密码的携带者
    E. 蛋白质合成的场所

【精析】E，核糖体是合成蛋白质的场所。核糖体除含 rRNA，还含蛋白质；转运氨基酸的是 tRNA；核糖体不含 tRNA；遗传密码的携带者为 mRNA（从蛋白质合成角度上看）。故本题答案是 E。

21. 核酸分子中百分比含量相对恒定的元素是
    A. 碳（C）
    B. 氢（H）
    C. 氧（O）
    D. 氮（N）
    E. 磷（P）

【精析】E，核酸中磷（P）含量较多而且比较恒定，约占 9%～10%，所以核酸的一种定量方法是测磷。而蛋白质中含量恒定的是氮元素，占 16%。故本题答案是 E。注意

"恒定"两字为解题关键。

22. 肌肉组织中氨基酸脱氨基的主要方式是
    A. 转氨基作用
    B. 氧化脱氨基作用
    C. 联合脱氨基作用
    D. 嘌呤核苷酸循环
    E. 非氧化脱氨基作用

【精析】D，肌肉中 L - 谷氨酸脱氢酶活性很弱，不能以联合脱氨基作用脱氨基，而采用嘌呤核苷酸循环脱氨基。故本题答案是 D。特殊情况是常考点，要特别注意。

23. 酶的最适 pH 是
    A. 酶的特征性常数
    B. 酶促反应速度最大时的 pH
    C. 酶最稳定时的 pH
    D. 与底物种类无关的参数
    E. 酶的等电点

【精析】B，酶促反应速度最大时环境的 pH 为酶促反应的最适 pH，它与其底物种类有关，并非特征性常数。酶的最适温度的考法也一样。故本题答案是 B。"最"是本题的关键点，为常考点，所以复习时要注意极端点（例如，最大，最小，最高，最低，最先，最后，最主要，最多，最少等）。

24. 酶能加速化学反应的进行，其原理是
    A. 降低反应的活化能
    B. 降低反应的自由能变化
    C. 降低底物的能量水平
    D. 向反应体系提供能量
    E. 提高产物的能量水平

【精析】A，酶是通过降低活化能加速化学反应的。而不是降低自由能。故本题答案是 A。考查原理，应牢固掌握。

25. 能将蔗糖合成葡聚糖的酶是
    A. 烯醇酶
    B. 细菌溶解酶
    C. 蛋白溶解酶
    D. 唾液淀粉酶
    E. 葡糖基转移酶

【精析】E，葡糖基转移酶催化葡聚糖合成。故本题答案是 E。

26. 能作为多种不需氧脱氢酶辅酶成分的维生素是
    A. 维生素 A
    B. 维生素 D
    C. 维生素 PP
    D. 生物素
    E. 泛酸

【精析】C，烟酰胺即维生素 PP。不需氧脱氢酶的辅酶为烟酰胺腺嘌呤二核苷酸（NAD^+）和烟酰胺腺嘌呤二核苷酸磷酸（$NADP^+$）。故本题答案是 C。维生素组成的辅酶是常考点。

27. 生物转化后的生成物普遍具有的性质是
    A. 毒性降低
    B. 毒性升高
    C. 极性降低
    D. 极性升高
    E. 极性不变

【精析】D，药物或毒物等非营养物质经氧化、还原、结合或水解后，转变为极性较强，水溶性较大，易于排出的物质。这就是生物转化。故本题答案是 D。容易错选 A。要特别注意，不能根据常识答题。

28. 糖皮质激素诱发或加重感染的主要原因是
    A. 患者对激素不敏感
    B. 降低机体防御功能
    C. 抗菌作用较弱
    D. 停药过早，引起反跳现象
    E. 用量不足，无法控制症状

【精析】B，糖皮质激素诱发或加重感染的主要原因是抑制免疫反应，因而降低机体防御功能。

29. 体内产生 NADPH 的主要代谢途径是
    A. 糖酵解
    B. 三羧酸循环
    C. 糖原分解
    D. 磷酸戊糖途径
    E. 糖异生

【精析】D，磷酸戊糖途径中葡萄糖 - 6 - 磷酸脱氢酶是以 $NADP^+$ 为辅酶，在脱氢反应中产生 NADPH（用于合成代谢，提供 H）。该途径的另外一个功能是提供核糖。故本题答案是 D。

30. 酮体利用时所需要的辅助因子是
    A. 维生素 B_1
    B. $NADP^+$
    C. 辅酶 A
    D. 生物素
    E. 维生素 B_6

【精析】C，酮体中乙酰乙酸要转化成为乙酰乙酰 CoA 才可进一步被利用，所以需要 CoA（酮体中 β - 羟丁酸则要先脱氢转变为乙酰乙酸才可代谢，丙酮不被利用直接被排出）。故本题答案是 C。易错选 A。

31. 维系 DNA 两条链形成双螺旋的化学键是
    A. 磷酸二酯键
    B. N - C 糖苷键
    C. 戊糖内 C - C 键
    D. 碱基内 C - C 键
    E. 碱基间氢键

【精析】E，DNA 双螺旋之间碱基配对，即 A 配 T，含 2 个氢键；C 配 G，含 3 个氢键，因而维系双螺旋的化学键是氢键。维持一级结构的往往是共价键，而维持二级结构的是氢键（包括蛋白质和核酸的二级结构）。故本题答案是 E。化学键是生物化学的常考点，应掌握。

32. 位于糖酵解、糖异生、磷酸戊糖途径代谢交汇点的化合物是
    A. 6 - 磷酸果糖
    B. 1 - 磷酸葡萄糖
    C. 6 - 磷酸葡萄糖
    D. 1，6 - 磷酸果糖
    E. 磷酸二羟丙酮

【精析】C，糖酵解、磷酸戊糖途径皆由 6 - 磷酸葡萄糖开

始；糖异生途径基本为糖酵解的逆反应过程，最后由6－磷酸葡萄糖水解为葡萄糖，因此6－磷酸葡萄糖是糖酵解、糖异生和磷酸戊糖途径的交汇点。故本题答案是C。注意不要选B。

33. 沃森和克里克提出的DNA双螺旋结构模型每旋转一圈的碱基对数是

A. 8　　　　　　　B. 9

C. 10　　　　　　D. 11

E. 12

【精析】C，双螺旋碱基对平面几乎和螺旋轴垂直，碱基对沿轴旋转36°，旋转一周（360°）为10对碱基对。故本题答案是C。数据要牢记。

34. 下列氨基酸无L型或D型之分的是

A. 谷氨酸　　　　　B. 甘氨酸

C. 半胱氨酸　　　　D. 赖氨酸

E. 组氨酸

【精析】B，甘氨酸结构是对称的，无L型或D型之分。注意20种氨基酸中只有甘氨酸是对称的。故本题答案是B。而A、C、D、E为干扰项。20种氨基酸的特点、分类是常考点，应牢固掌握。

35. 下列氨基酸中属于碱性氨基酸的是

A. 苏氨酸　　　　　B. 丝氨酸

C. 赖氨酸　　　　　D. 亮氨酸

E. 苯丙氨酸

【精析】C，赖氨酸含2个氨基（即α－氨基和ε－氨基），是碱性氨基酸。故本题答案是C。

36. 下列氨基酸中属于疏水性氨基酸的是

A. 苯丙氨酸　　　　B. 半胱氨酸

C. 苏氨酸　　　　　D. 谷氨酸

E. 组氨酸

【精析】A，苯丙氨酸侧链是非极性的、疏水的，其他4个氨基酸都带极性。故本题答案是A。注意本题干的"属于"两字，复习时要留意。

37. 下列氨基酸属于非必需氨基酸的是

A. 异亮氨酸　　　　B. 蛋氨酸

C. 缬氨酸　　　　　D. 色氨酸

E. 丝氨酸

【精析】E，必需氨基酸有8种：缬氨酸、亮氨酸、异亮氨酸、蛋氨酸、苏氨酸、赖氨酸、苯丙氨酸、色氨酸。不包括丝氨酸。故本题答案是E。

38. 下列关于cDNA叙述正确的是

A. 与模板链互补的DNA

B. 与编码链互补的DNA

C. 与任一DNA单链互补的DNA

D. 与RNA互补的DNA

E. 指RNA病毒

【精析】D，cDNA指以RNA为模板反转录合成与之互补的DNA，合成的单链cDNA可进而合成双链cDNA。转录是合成mRNA，复制是合成DNA。故本题答案是D。而A、B、C、E为干扰项。考查概念，应牢固掌握。

39. 下列关于酶的叙述正确的是

A. 活化的酶均具有活性中心

B. 能提高反应系统的活化能

C. 所有的酶都具有绝对特异性

D. 随着反应的进行酶量逐渐减少

E. 所有的酶均具有辅基或辅酶

【精析】A，所有的酶都有活性中心，因为酶的活性中心是与底物的结合部位。而酶并不能提高活化能而是降低活化能；大多数的酶并不具绝对特异性；酶促反应中，酶量并不减少；不少酶是单纯蛋白质，不含辅基或辅酶。故本题答案是A。而B、C、D、E为干扰项。酶的方方面面都是考试重点。

40. 下列化合物中产生胆红素最多的是

A. 过氧化氢酶　　　　B. 过氧化物酶

C. 细胞色素　　　　　D. 肌红蛋白

E. 血红蛋白

【精析】E，由血红蛋白中血红素产生的胆红素占总量的80%以上。故本题答案是E。

41. 下列激素可直接激活三酰甘油脂肪酶，除了

A. 肾上腺素

B. 胰高血糖素

C. 胰岛素

D. 去甲肾上腺素

E. 促肾上腺皮质激素

【精析】C，胰岛素是合成激素，降低血糖而抑制脂肪动员，其他备选激素均属脂解激素，可激活三酰甘油（脂肪）酶。故本题答案是C。

42. 下列结构不属于蛋白质二级结构的是

A. α－螺旋　　　　　B. β－折叠

C. β－转角　　　　　D. 亚基

E. 无规卷曲

【精析】D，亚基是组成具有四级结构蛋白质的各个肽链。α－螺旋、β－折叠、β－转角和无规卷曲属二级结构。故本题答案是D。首先注意本题问的是哪项"不属于"，其次还要掌握其他四项正确的选项以便全面掌握本题的考点。

43. 下列不含有B族维生素的辅酶是

A. 细胞色素b　　　　B. 磷酸吡哆醛

C. NADH　　　　　　D. 四氢叶酸

E. 硫胺素焦磷酸

【精析】A，细胞色素b含铁卟啉，不含B族维生素。磷酸吡哆醛含维生素B_6，NADH含维生素PP；硫胺素焦磷酸含

维生素 B$_1$、四氢叶酸含叶酸，都属 B 族维生素。故本题答案是 A。

44. 下列物质不属于体内糖异生原料的是
　　A. 甘油　　　　　　　　B. 氨基酸
　　C. 脂肪酸　　　　　　　D. 乳酸
　　E. 丙酮酸

【精析】C，脂肪酸不能变为糖因为它比糖分子大很多，不可能转化成比它小的物质；甘油、氨基酸、乳酸和丙酮酸都可以。故本题答案是 C。

45. 下列有关 DNA 双螺旋结构叙述错误的是
　　A. DNA 双螺旋是核酸二级结构的重要形式
　　B. DNA 双螺旋由两条以脱氧核糖 - 磷酸做骨架的双链组成
　　C. DNA 双螺旋以右手螺旋的方式围绕同一轴有规律地盘旋
　　D. 两碱基之间的疏水键是维持双螺旋横向稳定的主要化学键
　　E. 在空间排列上两股单链从 5′ 至 3′ 端走向相反

【精析】D，双螺旋横向稳定是由两碱基之间的氢键维持的。纵向是靠碱基堆积力维持。故本题答案是 D。其余选项都正确。

46. 下列属于必需氨基酸的是
　　A. 赖氨酸和丝氨酸
　　B. 丝氨酸和苏氨酸
　　C. 苏氨酸和甲硫氨酸
　　D. 甲硫氨酸和组氨酸
　　E. 组氨酸和赖氨酸

【精析】C，苏氨酸和甲硫氨酸属于必需氨基酸。必需氨基酸包括赖氨酸、色氨酸、苯丙氨酸、甲硫氨酸、苏氨酸、亮氨酸、异亮氨酸和缬氨酸。故本题答案是 C。

47. 下列属于糖酵解途径关键酶的是
　　A. 6 - 磷酸葡萄糖酶
　　B. 柠檬酸缩合酶
　　C. 丙酮酸激酶
　　D. 异柠檬酸脱氢酶
　　E. 葡萄糖 - 6 - 磷酸脱氢酶

【精析】C，糖酵解途径关键酶有：己糖激酶、磷酸果糖激酶 -1 和丙酮酸激酶。中间都含有“激”。故本题答案是 C。

48. 血糖的主要去路不包括
　　A. 转变成糖皮质激素
　　B. 在细胞内氧化分解供能
　　C. 转变成其他单糖及衍生物
　　D. 在肝、肌肉等组织合成糖原
　　E. 转变成非必需氨基酸、三酰甘油等非糖物质

【精析】A，血糖可氧化供能，转变其他单糖，合成糖原，

转变非必需氨基酸、脂肪等，但无合成糖皮质激素的去路。千万注意不是名字含“糖”的物质都来源于葡萄糖。故本题答案是 A。

49. 有关蛋白质二级结构叙述正确的是指
　　A. 氨基酸的排列顺序
　　B. 每一氨基酸侧链的空间构象
　　C. 局部主链的空间构象
　　D. 亚基间相对的空间位置
　　E. 每一原子的相对空间位置

【精析】C，蛋白质分子的二级结构是指多肽链骨架中原子的局部空间构象，并不涉及侧链的构象。氨基酸的排列顺序是一级结构。故本题答案是 C。而 A、B、D、E 为干扰项。本题考查概念，为常考点，应该牢固掌握。

50. 有关酶 K_m 值的叙述正确的是
　　A. K_m 值是酶 - 底物复合物的解离常数
　　B. K_m 值与酶的结构无关
　　C. K_m 值与底物的性质无关
　　D. K_m 值并不反映酶与底物的亲和力
　　E. K_m 值在数值上是达到最大反应速度一半时所需要的底物浓度

【精析】E，K_m 为米氏常数，其值等于反应速度为最大速度一半时的底物浓度。注意不是产物浓度，很容易记错。故本题答案是 E。

51. 有关氧化磷酸化的叙述，错误的是
　　A. 物质在氧化时伴有 ADP 磷酸化生成 ATP
　　B. 氧化磷酸化过程在线粒体内进行
　　C. 氧化磷酸化过程有三个耦联部位
　　D. 氧化磷酸化过程涉及两种呼吸链
　　E. 两种呼吸链均产生 3 分子 ATP

【精析】E，NADH 呼吸链产生 3 分子 ATP，琥珀酸呼吸链产生 2 分子 ATP。在电子传递反应中伴有电位降。在电子传递链的 FMN→辅酶 Q、Cytb→Cytc 和 Cytaa$_3$→O$_2$ 的三个部位各自的电位降所释放的能量足以合成 1 分子 ATP，所以 NADH 电子传递链可合成 3 分子 ATP。而 FADH$_2$ 电子传递链没有 FMN→辅酶 Q，所以只能合成 2 分子 ATP。故本题答案是 E。首先注意本题问的是哪项“错误”，其次还要掌握其他四项正确的选项以便全面掌握本题的考点。

52. 与 tRNA 反密码子 CAG 配对的 mRNA 密码子是
　　A. GUC　　　　　　　　B. CUG
　　C. CTG　　　　　　　　D. GTC
　　E. GAC

【精析】B，反密码子与密码子的配对是反方向的核酸之间的配对，即反密码子的第 1 个碱基与密码子的第 3 个碱基配对，反密码子的第 3 个碱基与密码子的第 1 个碱基配对，因而反密码子 CAG 与密码子 CUG 配对。答题时候注意方向性。另外 tRNA 上存在反密码子，而密码子存在于 mRNA

上，不要搞错。故本题答案是 B。而 A、C、D、E 为干扰项。

53. 与抗代谢药 5 – FU 化学结构相似的物质是
- A. 腺嘌呤
- B. 鸟嘌呤
- C. 胸腺嘧啶
- D. 尿嘧啶
- E. 胞嘧啶

【精析】C，与抗代谢药 5 – FU 化学结构相似的物质是胸腺嘧啶。5 – FU 5 位上的 – F 与胸腺嘧啶 5 位上的 – CH_3 相似。故本题答案是 C。

54. 自然界最常见的单核苷酸是
- A. $1'$ – 核苷酸
- B. $2'$ – 核苷酸
- C. $3'$ – 核苷酸
- D. $4'$ – 核苷酸
- E. $5'$ – 核苷酸

【精析】E，自然界最常见的单核苷酸是 $5'$ – 核苷酸。故本题答案是 E。容易错选 C。

55. 体内脂肪大量动员时，肝内乙酰 CoA 主要生成的物质是
- A. 葡萄糖
- B. 酮体
- C. 胆固醇
- D. 脂肪酸
- E. 二氧化碳和水

【精析】B，正常情况下，血中酮体含量很少，约为 0.03 ~ 0.5 mmol/L（0.5 ~ 5 mg/dl）。在饥饿、高脂低糖膳食及糖尿病时，葡萄糖利用减少，脂肪动员加强，脂肪酸分解增多，乙酰 CoA 大量生成而逐渐堆积，造成肝中酮体生成过多。故本题答案是 B。

56. 正常细胞糖酵解途径中，利于丙酮酸生成乳酸的条件是
- A. 缺氧状态
- B. 酮体产生过多
- C. 缺少辅酶
- D. 糖原分解过快
- E. 酶活性降低

【精析】A，糖酵解途径产生的丙酮酸在缺氧状态下还原为乳酸。

57. 机体可以降低外源性毒物毒性的反应是
- A. 肝生物转化
- B. 肌糖原磷酸化
- C. 三羧酸循环
- D. 乳酸循环
- E. 三酰甘油分解

【精析】A，非营养物质，如物质代谢过程所产生的终产物、生物活性物质（如激素）、外界进入机体的各种异物（如药物及其他化学物质）、毒物或从肠道吸收的腐败产物等在肝脏经代谢转变，使极性弱的脂溶性物质变为极性强的水溶性物质，使易于经胆汁或尿液排出体外，这一过程称肝脏的生物转化作用。

58. 在底物足量时，生理条件下决定酶促反应速度的因素是
- A. 酶含量
- B. 钠离子浓度
- C. 温度
- D. 酸碱度
- E. 辅酶含量

【精析】A，酶浓度、底物浓度、pH、温度、抑制剂、激活剂都会影响酶促反应速度。在生理条件下决定酶促反应速度的是酶含量。辅酶含量和辅基决定酶促反应的类型和性质，并不决定速度。应注意题目给出的条件。

59. 蛋白质中对 280nm 紫外光吸收最强的氨基酸残基是
- A. 谷氨酸
- B. 赖氨酸
- C. 丙氨酸
- D. 组氨酸
- E. 色氨酸

【精析】E，色氨酸、酪氨酸的最大吸收峰在 280 nm 附近。

60. 直接参与葡萄糖合成糖原的核苷酸是
- A. UTP
- B. TTP
- C. GTP
- D. ADP
- E. CTP

【精析】A，在 UDPG – 焦磷酸化酶的催化下，1 – 磷酸葡萄糖与三磷酸尿苷（UTP）作用释放出焦磷酸，生成二磷酸尿苷葡萄糖（UDPG）。糖原合成是个耗能过程。UDPG 可看作"活性葡萄糖"，在体内充作葡萄糖供体。

61. 原核生物基因表达调控的基本结构单元是
- A. 增强子
- B. 密码子
- C. 沉默子
- D. 启动子
- E. 操纵子

【精析】E，操纵子是原核生物的转录单位。

62. 患者女，48 岁，近 2 年来出现关节炎症状和尿路结石，进食肉类食物时病情加重。该患者发生的疾病涉及的代谢途径是
- A. 氨基酸代谢
- B. 脂代谢
- C. 嘌呤核苷酸代谢
- D. 核苷酸代谢
- E. 糖代谢

【精析】C，嘌呤核苷酸分解代谢的最终产物是尿酸，当此代谢途径异常时，可导致血中尿酸含量增高，导致痛风症。

63. 一碳单位代谢的辅酶是
- A. NADPH
- B. 二氢叶酸
- C. 四氢叶酸
- D. 叶酸
- E. NADH

【精析】C，提供一碳单位的氨基酸是：丝氨酸、甘氨酸、色氨酸和组氨酸。一碳单位的载体（辅酶）是四氢叶酸，主要作为体内合成嘌呤及嘧啶的原料。

64. 有关变性蛋白质的主要特点是
- A. 不易被蛋白酶水解
- B. 共价键被破坏
- C. 溶解性增加
- D. 生物学活性丧失
- E. 分子量降低

【精析】D，蛋白质变性后，溶解度降低、黏度增加、结晶能力消失、生物活性丧失，易被蛋白酶水解。

65. 蛋白质变性的结果是
- A. 溶解度增加
- B. 化学性质不变

C. 生物活性丧失　　　　D. 氨基酸序列重构

E. 肽键断裂

【精析】C。在某些物理和化学因素作用下，其特定的空间构象被破坏，即有序的空间结构变成无序的空间结构，从而导致其理化性质的改变和生物学活性的丧失，这一现象称为蛋白质变性。

66. 胆汁中胆汁酸盐在消化道的主要作用是

A. 促进蛋白质吸收　　　B. 促进核酸吸收

C. 促进脂质吸收　　　　D. 促进矿物质吸收

E. 促进维生素吸收

【精析】C。脂类的消化产物又与胆汁酸盐结合，并汇入磷脂等形成直径只有 $20~\mu m$ 的混合微团，利于通过小肠黏膜的表面水层，促进脂类物质的吸收。

B1 型题

(1~2 题共用备选答案)

A. 粮谷类　　　　　　　B. 酱菜类

C. 绿叶菜　　　　　　　D. 干豆、花生

E. 动物肝、肾、牛奶

1. 膳食中维生素 A 的主要来源是

2. 膳食中维生素 B_1 的主要来源是

【精析】E、A。维生素 A 的食物来源主要为动物性食品，如动物肝脏、肾、蛋类、奶油和鱼肝油中。绿叶菜含维生素 A 的前体 β - 胡萝卜素。维生素 B_1 富含在粮谷种子外皮和胚芽中。

二、考点拓展

1. hnRNA 剪接过程中：形成套索结构。

2. RNA 转录的原料是：ATP、GTP、CTP、UTP。

3. 比较真核生物与原核生物的 DNA 复制，它们的相同之处是：合成方向自 $5' \rightarrow 3'$。

4. 丙二酸对琥珀酸脱氢酶的抑制效应是：V_{max} 不变，K_m 增加。

5. 不能补充血糖的代谢过程是：肌糖原分解。

6. 成熟 HDL 含量最多的物质是：蛋白质。

7. 成熟红细胞的能量来源是：糖酵解。

8. 蛋白质二级结构是指分子中：局部主链的空间构象。

9. 蛋白质合成时，每掺入 1 个氨基酸需消耗：4 个高能磷酸键。

10. 多肽链中主链骨架的组成是：—CONHCONHCONH—。

11. 反密码子 ICG 的相应密码子是：CGA。

12. 冈崎片段产生的原因是：复制与解链方向不同。

13. 关于滚环复制，论述正确的是：是原核生物的一种复制形式。

14. 关于结合胆红素的叙述，错误的是：和白蛋白结合。

15. 关于酶与酶原的论述正确的是：酶原激活过程的实质是酶的活性中心形成或暴露的过程。

16. 关于糖原合酶的活性，正确的是：糖原合酶α是活性形式。

17. 关于原癌基因的叙述，下列哪项是正确的：参与细胞增殖的关键基因。

18. 核酸在紫外线区域的最大吸收峰出现在哪个波段附近：260 nm。

19. 核酸中核苷酸之间的连接方式是：$3', 5'$ - 磷酸二酯键。

20. 呼吸链位于：线粒体内膜。

21. 基因工程中实现目的基因与载体。DNA 共价拼接的酶是：DNA 连接酶。

22. 激活的 PKC 能磷酸化的氨基酸残基是：丝氨酸/苏氨酸。

23. 结合胆汁酸中的牛磺酸是下列哪种氨基酸脱羧基的产物：半胱氨酸。

24. 聚合酶链反应可表示为：PCR。

25. 聚合酶链反应扩增 DNA 片段的大小决定于：引物。

26. 可能是癌基因表达产物的是：酪氨酸蛋白激酶。

27. 利用病毒癌序列作为探针在人、哺乳动物基因组探测到的同源序列是：细胞癌基因。

28. 能激活卵磷脂胆固醇脂酰转移酶（LCAT）的载脂蛋白是：ApoA I。

29. 能抑制脂肪动员的激素是：胰岛素。

30. 神经递质的信息传递方式：突触分泌。

31. 生物基因表达调节的意义在于：适应环境。

32. 通过蛋白激酶 A（PKA）通路发挥作用的是：肾上腺素。

33. 铜蓝蛋白的主要功用是：运输铜。

34. 维系蛋白质分子中 α - 螺旋结构的主要化学键是：氢键。

35. 关于 G 蛋白的叙述，错误的是：位于线粒体内膜。

36. 关于谷胱甘肽的描述正确的是：谷胱甘肽参与体内氧化 - 还原反应。

37. 关于细胞色素 P450 的描述错误项是：与 N_2 结合后在 450 nm 处有最大吸收峰。

38. 哪种碱基只存在于 RNA 而不存在于 DNA 中：尿嘧啶。

39. 哪种物质不能成为糖异生原料的是：丙酮。

40. 哪一种化合物不是在嘌呤与嘧啶核苷酸的合成过程中都使用的物质：氨基甲酰磷酸。

41. 有关糖、脂肪、蛋白质互变的叙述中，错误的是：脂肪可转变为蛋白质。

42. 血红素合成的原料是：琥珀酰辅酶 A、甘氨酸、铁离子。

43. 乙酰 CoA 的代谢去路不包括：异生为糖。

44. 影响氧化磷酸化作用流量的因素中，最主要的因素是：ATP/ADP。

45. 有关竞争性抑制剂的叙述，错误的是：该抑制不能解除。

46. 有关细胞色素的叙述，错误的是：不能将电子传给氧。

47. 与脂肪酸合成无关的物质是：CO_2。

48. 原核生物识别转录起始点的是：σ 因子。

49. 在蛋白质分子中，哪种氨基酸没有遗传密码子：羟脯氨酸。

50. 只存在于脱氧核糖核酸中的碱基是：胸腺嘧啶。

51. 属于直接胆红素的是：葡萄糖醛酸 – 胆红素。

52. 氨基转移酶的辅酶中含有：维生素 B_6。

第四章　医学微生物学

1. 细胞壁中含大量脂类的细菌是
   A. 白喉棒状杆菌
   B. 淋病奈瑟菌
   C. 金黄色葡萄球菌
   D. 伤寒沙门菌
   E. 结核分枝杆菌

【精析】E，结核分枝杆菌的致病作用主要与菌体成分，特别是胞壁中所含的大量脂质，以及蛋白质、多糖和荚膜等有关（E 对）。

2. 流行性脑脊髓膜炎病原体的特点是
   A. 革兰染色阳性双球菌
   B. 革兰染色阴性双球菌
   C. 革兰染色阳性杆菌
   D. 革兰染色阴性弧菌
   E. 革兰染色阴性杆菌

【精析】B，流行性脑脊髓膜炎病原体为脑膜炎球菌，属奈瑟菌属，呈卵圆形或肾形，多成对排列，革兰染色阴性。我国流行菌群以 A 群为主，但 B 群感染有逐年上升趋势。

3. 与胃黏膜相关淋巴组织淋巴瘤（胃 MALT 淋巴瘤）发病有关的感染是
   A. Hp 感染
   B. HPV 感染
   C. HIV 感染
   D. EBV 感染
   E. HTLV – I 感染

【精析】A，与胃黏膜相关淋巴组织淋巴瘤（胃 MALT 淋巴瘤）发病有关的感染是 Hp 感染；与成人 T 淋巴细胞白血病（ATL）有关的感染是 HTLV – I 感染；与传染性单核细胞增多症、Blorkitt 淋巴瘤、鼻咽癌有关的感染是 EBV 感染。

4. 细菌内毒素的特征是
   A. 只有革兰阴性细菌产生
   B. 少数革兰阳性细菌产生
   C. 细菌在生活状态下释放
   D. 抗原性强
   E. 不耐热

【精析】A，内毒素是革兰阴性菌的细胞壁成分，只能由革兰阴性菌产生。

5. 革兰阳性菌和革兰阴性菌细胞壁的共同成分是
   A. 磷壁酸
   B. 脂多糖
   C. 脂蛋白
   D. 脂质
   E. 肽聚糖

【精析】E，肽聚糖又称黏肽或糖肽。为革兰阳性菌和革兰阴性菌细胞壁的共同成分。

第五章　医学免疫学

1. 女，28 岁，腹痛，发热，呕吐 1 天。查体：T 38.9℃，P 120 次/分，双肺呼吸音清，未闻及干湿性啰音，心率 120 次/分，律齐。右下腹麦氏点压痛，反跳痛（+）。血常规：Hb 120g/L，WBC 10.2×10^9/L，N 0.85，Plt 202×10^9/L。行阑尾切除术，手术标本病理可见阑尾壁各层大量弥漫性浸润的细胞是
   A. 淋巴细胞
   B. 巨噬细胞
   C. 嗜碱性粒细胞
   D. 嗜酸性粒细胞
   E. 中性粒细胞

【精析】E，人外周血中性粒细胞的正常值范围是 $(2.5 \sim 7.5) \times 10^9$/L，外周血中性粒细胞大量增加提示急性感染（E 对）。典型的转移性右下腹痛伴恶心、呕吐，查体右下腹麦氏点压痛，实验室检查白细胞升高是诊断急性阑尾炎重要的依据。

2. 可释放组胺引起哮喘反应的白细胞是
   A. 单核细胞
   B. 嗜酸性粒细胞
   C. 中性粒细胞
   D. 淋巴细胞
   E. 嗜碱性粒细胞

【精析】E，参与 I 型超敏反应的细胞包括肥大细胞、嗜碱性粒细胞以及在 Th2 细胞辅助下产生 IgE 的 B 细胞。肥大

细胞和嗜碱性粒细胞（E 对）中的嗜碱性颗粒储存有肝素、白三烯、组胺和嗜酸性粒细胞趋化因子（B 错）等生物活性介质。常见的呼吸道过敏性疾病包括过敏性鼻炎和过敏性哮喘。抗组胺药可缓解其临床症状。

3. 急性 B 淋巴细胞白血病（B - ALL）最常出现的免疫分子标志是
   A. CD2　　　　　　　　B. CD34
   C. CD19　　　　　　　D. CD4
   E. CD8

【精析】C，B 细胞表面的 CD19 与 CD21 及 CD81（TAPA - 1）非共价相联，形成 B 细胞活化的共受体，能提高 B 细胞对抗原刺激的敏感性。

4. CD4$^+$T 细胞发挥抗病毒作用的主要机制不包括
   A. 辅助抗体产生
   B. 杀伤被感染细胞
   C. 产生免疫记忆
   D. 辅助 CD8$^+$T 细胞
   E. 分泌细胞因子

【精析】B，CD4$^+$T 细胞是辅助 T 细胞，不能直接杀死感染细胞，而是分泌细胞因子，调节免疫功能。

5. 艾滋病患者最常见的机会感染是
   A. 隐球菌脑膜炎　　　　B. 带状疱疹
   C. 念珠菌肺炎　　　　　D. 肺孢子菌肺炎
   E. 巨细胞病毒食管炎

【精析】D，肺孢子菌属真菌也是重要的机会致病真菌，在 AIDS 等免疫力低下患者中，常可引起肺孢子菌肺炎。

6. 干扰素抗病毒作用的机制是
   A. 通过诱导细胞合成抗病毒蛋白发挥效应
   B. 抑制病毒体成熟释放
   C. 阻止病毒体与细胞表面受体特异结合
   D. 增强机体适应性免疫应答
   E. 直接灭活病毒

【精析】A，IFN 不是直接作用于病毒，而是作用于宿主细胞的基因，诱导合成 20 多种抗病毒蛋白。这些抗病毒蛋白质可抑制病毒核酸的复制及病毒蛋白质的合成，使病毒不能增殖。IFN 除了抗病毒作用外，还有免疫调节功能和抑制肿瘤细胞生长的功能。

第六章　药理学

志在必得

　　一个好的外科医生必须具有老鹰的眼，狮子的心和女人的手。

　　　　　　　　　　　　　　——托·富勒

一、考点精析

A1/A2 型题

1. 新斯的明最强的药理作用是
   A. 兴奋胃肠道平滑肌
   B. 兴奋膀胱平滑肌
   C. 缩小瞳孔
   D. 兴奋骨骼肌
   E. 增加腺体分泌

【精析】D，新斯的明具有抗胆碱酯酶作用，但对中枢神经系统的毒性较毒扁豆碱弱；因能直接作用于骨骼肌细胞的胆碱能受体，故对骨骼肌作用较强，缩瞳作用较弱。

2. 下列不属于抗甲状腺药物副作用的是
   A. 乳酸性酸中毒　　　　B. 血管炎
   C. 粒细胞缺乏症　　　　D. 皮疹
   E. 中毒性肝病

【精析】A，乳酸性酸中毒是二甲双胍的副作用，不是抗甲状腺药物的副作用。故本题选 A。

3. 不属于缓解哮喘急性发作药物的是
   A. 静脉用糖皮质激素
   B. 抗胆碱能药物
   C. 短效茶碱
   D. 速效 β$_2$ 受体激动剂
   E. 白三烯受体阻断剂

【精析】E，白三烯受体阻断剂起效缓慢，不宜应用于急性发作的治疗。故本题选 E。

4. 属于糖皮质激素类药物临床应用适用证的是
   A. 消化性溃疡　　　　　B. 感染性休克
   C. 骨质疏松　　　　　　D. 水痘
   E. 糖尿病

【精析】B，感染性休克可选用大剂量的糖皮质激素（10 ~ 20 倍）治疗，用药不宜超过 3 日。故本题选 B。

5. 抗结核药物中，可引起血尿酸增高的药物是
   A. 异烟肼　　　　　　　B. 吡嗪酰胺
   C. 链霉素　　　　　　　D. 乙胺丁醇
   E. 利福平

【精析】B，吡嗪酰胺不良反应常见关节痛（由于高尿酸血症引起），较少见发热、乏力、皮肤黄染、畏寒等。故本题选 B。

6. 患者男，35 岁，间断上腹痛 5 年。空腹时出现，餐后缓

解。^{13}C – 尿素呼吸试验阳性，最适合患者治疗的药物是

  A. 法莫替丁   B. 奥美拉唑

  C. 颠茄   D. 铝碳酸镁

  E. 多潘立酮

【精析】B，该患者为 Hp 阳性，感染了幽门螺杆菌，故可选用奥美拉唑治疗。

7. 吗啡的适应证为

  A. 急性严重创伤疼痛

  B. 分娩止痛

  C. 颅脑外伤疼痛

  D. 哺乳期妇女止痛

  E. 诊断未明急腹症疼痛

【精析】A，吗啡对多种原因引起的疼痛均有效，可缓解或消除严重创伤、烧伤、手术等引起的剧痛和晚期癌症疼痛；吗啡能通过胎盘或乳汁抑制胎儿或婴儿呼吸，同时能降低子宫对催产素的敏感性延长产程，故不可应用于分娩止痛和哺乳期妇女；吗啡因抑制呼吸，可引起脑血管扩张和阻力降低，导致脑血流增加和颅内压增高，故不可用于颅脑外伤止痛；急腹症诊断未明时不可使用止痛镇静药品，以免掩盖病情。久用易成瘾，除癌症剧痛外，一般仅短期应用于其他镇痛药无效时。

8. 高血压合并支气管哮喘的患者，不宜使用的药物是

  A. 美托洛尔   B. 贝那普利

  C. 硝苯地平   D. 氢氧噻嗪

  E. 哌唑嗪

【精析】A，β受体阻断剂（例如美托洛尔）可引起支气管痉挛，禁用于哮喘患者。支气管哮喘的首选药物为β受体激动剂，如沙丁胺醇、特布他林。

9. 不属于糖皮质激素类药物抗休克作用机制的是

  A. 抑制炎性细胞因子释放

  B. 增强心肌收缩力

  C. 扩张痉挛收缩的血管

  D. 稳定溶酶体膜

  E. 中和细菌外毒素

【精析】E，糖皮质激素类药物抗休克作用的机制：①抑制某些炎症因子的产生，减轻全身炎症反应及组织损伤。②稳定溶酶体膜，减少心肌抑制因子（MDF）的形成，加强心肌收缩力。③抗毒作用，GCS 本身为应激激素，可大大提高机体对细菌内毒素的耐受能力，保护机体度过危险期而赢得抢救时间。但对细菌外毒素无效。④解热作用，GCS 可直接抑制体温调节中枢，降低其对致热原的敏感性，又能稳定溶酶体膜而减少内热原的释放，对严重感染，如败血症、脑膜炎等具有良好退热和改善症状作用。⑤降低血管对某些缩血管活性物质的敏感性，使微循环血流动力学恢复正常，改善休克。

10. 苯二氮䓬类药物（地西泮）作用为

  A. 没有明显的抗焦虑作用

  B. 对快波睡眠影响小

  C. 没有中枢性肌松作用

  D. 可引起全身麻醉

  E. 没有抗癫痫作用

【精析】B，地西泮（苯二氮䓬类药物）有明显的抗焦虑作用、中枢性肌松作用及抗癫痫、抗惊厥作用。对快动眼睡眠影响较小、安全范围大，过量也不会引起全身麻醉。故本题答案是 B。容易错选 E。

11. 丁卡因的作用或用途为

  A. 亲脂性高   B. 穿透力弱

  C. 作用时间短   D. 毒性较小

  E. 作用较弱

【精析】A，局麻药有亲脂性和亲水性双重特性，丁卡因穿透力强，麻醉强度比普鲁卡因强 10 倍，毒性大 10 ~ 12 倍，作用持续时间为 2 ~ 3 小时，用于表面麻醉。故本题答案是 A。容易错选 C。

12. 呋塞米的特点不包括

  A. 降低肾脏的稀释与浓缩功能

  B. 排出大量等渗尿液

  C. 过度利尿可导致低血钾

  D. 长期大量静脉给药可致耳毒性

  E. 具有抗尿崩症的作用

【精析】E，呋塞米为高效能利尿药，作用在肾髓袢升支粗段，抑制 NaCl 的重吸收，因而降低了肾脏的稀释与浓缩功能，排出大量等渗尿液。过度利尿可导致低血钾，引起耳鸣、听力减退或暂时性耳聋等耳毒性，无抗尿崩症作用。故本题答案是 E。

13. 对青霉素易产生耐药性的细菌是

  A. 白喉杆菌   B. 肺炎链球菌

  C. 脑膜炎球菌   D. 溶血性链球菌

  E. 金黄色葡萄球菌

【精析】E，金黄色葡萄球菌对青霉素较易产生耐药性，破坏青霉素的β–内酰胺酶，使青霉素的β–内酰胺环裂解而失去抗菌性。故本题答案是 E。而 A、B、C、D 为干扰项。

14. 对生物利用度概念的叙述，错误的是

  A. 可作为确定给药间隔时间的依据

  B. 可间接判断药物的临床疗效

  C. 是指药物制剂被机体利用的程度和速度

  D. 可评价药物制剂的质量

  E. 能反映机体对药物吸收的程度

【精析】A，生物利用度是指药物吸收进入血液循环的速度和程度，生物利用度高，说明药物吸收良好，也是检验药品质量的重要指标之一。但不能作为确定给药间隔时间的依据。故本题答案是 A。半衰期可作为确定给药间隔时间的依据。

15. 关于毒性反应的描述正确的是

A. 与药物剂量无关

B. 与药物的使用时间无关

C. 一般不造成机体的病理性损害

D. 大多为难以预知的反应

E. 有时也与机体高敏性有关

【精析】E，毒性反应是用药剂量过大，疗程过长或药物蓄积过多引起的危害性反应，有时与特异性体质所致高敏性有关。急性毒性反应多损害胃肠道、循环、呼吸及神经系统功能，造成机体损害。故本题答案是 E。

16. 环丙沙星的抗菌谱不包括

A. 铜绿假单胞菌　　　B. 伤寒沙门菌

C. 放线菌　　　　　　D. 沙眼衣原体

E. 金黄色葡萄球菌

【精析】C，环丙沙星为喹诺酮类药物，对革兰阴性菌如伤寒杆菌和铜绿假单胞菌、支原体、衣原体、金黄色葡萄球菌有较强抗菌作用。故本题答案是 C。

17. 既有较强平喘作用，又具有强心利尿作用，并可用于心源性哮喘的药物是

A. 吗啡　　　　　　　B. 氨茶碱

C. 哌替啶　　　　　　D. 肾上腺素

E. 特布他林

【精析】B，氨茶碱具有较强的松弛气道平滑肌作用，还能增强心肌收缩力，增加心排血量，降低右心房压力等，还有利尿作用，治疗支气管哮喘和心源性哮喘。故本题答案是 B。

18. 具有广谱抗菌作用的抗结核药是

A. 异烟肼（INH）　　B. 链霉素（SM）

C. 利福平（RFP）　　D. 吡嗪酰胺（PZA）

E. 乙胺丁醇（EMB）

【精析】C，利福平有广谱抗菌作用，对结核杆菌、麻风杆菌和革兰阳性球菌如肺炎链球菌、金黄色葡萄球菌等和革兰阴性球菌如淋球菌、脑膜炎球菌等均有效。故本题答案是 C。容易错选 A 或者 B。

19. 具有抗幽门螺杆菌作用，并可抑制胃酸分泌的药物是

A. 法莫替丁　　　　　B. 西咪替丁

C. 雷尼替丁　　　　　D. 哌仑西平

E. 奥美拉唑

【精析】E，奥美拉唑抑制质子泵（H^+，K^+ - ATP 酶），抑制胃酸分泌，作用强。也可使幽门螺杆菌生长抑制。故本题答案是 E。A、B、C 属于 H_2 受体拮抗剂。哌仑西平是一种具有选择性的抗胆碱能药物。

20. 可用于治疗尿崩症的利尿药为

A. 呋塞米　　　　　　B. 依他尼酸

C. 氨苯蝶啶　　　　　D. 氢氯噻嗪

E. 螺内酯

【精析】D，氢氯噻嗪（噻嗪类利尿药）主要因排 Na^+，使血浆渗透压降低而减轻尿崩症患者的口渴感，并明显减少患者的尿量，治疗肾源性尿崩症。故本题答案是 D。容易错选 E。

21. 雷尼替丁属于

A. M 受体阻断药

B. H^+，K^+ - ATP 酶抑制药

C. H_1 受体阻断药

D. 胃泌素受体阻断药

E. H_2 受体阻断药

【精析】E，雷尼替丁为选择性 H_2 受体阻断药，抑制组胺的促胃酸分泌作用，抑制夜间胃酸分泌等，主要用于胃酸分泌过多的疾病。注意以"替丁"为词尾的属于该类药。故本题答案是 E。

22. 螺旋体感染首选

A. 头孢噻肟　　　　　B. 青霉素

C. 庆大霉素　　　　　D. 异烟肼

E. 甲硝唑

【精析】B，青霉素（青霉素 G）是治疗溶血性链球菌、肺炎球菌和螺旋体感染首选药物。故本题答案是 B。

23. 吗啡的适应证是

A. 肺源性心脏病　　　B. 支气管哮喘

C. 心源性哮喘　　　　D. 分娩止痛

E. 颅脑损伤颅内高压

【精析】C，吗啡的适应证是心源性哮喘，小剂量吗啡扩张外周血管，降低外周阻力，减轻心脏负担，吗啡的镇静作用可减少耗氧量，降低呼吸中枢对 CO_2 的敏感性，从而减弱了过量的呼吸兴奋。故本题答案是 C。本题考查"适应证"，为常考点，应该牢固掌握。

24. 能加重氯丙嗪所致的迟发性运动障碍程度的药物是

A. 抗躁狂药　　　　　B. 抗癫痫药

C. 抗胆碱药　　　　　D. 抗抑郁药

E. 抗焦虑药

【精析】C，氯丙嗪的锥体外系不良反应中迟发性运动障碍，是由于多巴胺受体长期被阻滞，受体敏感性增加所致，抗胆碱药反而可使症状加重。在青年女性患者中更易发生。故本题答案是 C。

25. 能阻断组胺 H_2 受体且不良反应较少的药物是

A. 西咪替丁　　　　　B. 氯苯那敏

C. 雷尼替丁　　　　　D. 奥美拉唑

E. 哌仑西平

【精析】C，H_2 受体阻断药的主要作用是减少胃酸分泌，常用药物如西咪替丁、雷尼替丁等。长期服用西咪替丁的男性青年可引起勃起障碍、性欲消失及乳房发育等。西咪替丁尚能抑制肝药酶，易引起药物相互作用，如抑制华法林代谢，雷尼替丁这一作用很弱。选项 B、D、E 不是 H_2 受体阻断药。故本题答案是 C。注意题干中的两个限制条

件。不然容易错选 A。

26. 升压作用可被 α 受体阻断药翻转的药物是
    A. 去甲肾上腺素　　　　 B. 苯丙肾上腺素
    C. 肾上腺素　　　　　　 D. 麻黄碱
    E. 多巴胺

【精析】C，事先给予 α 受体阻断药（如酚妥拉明等），肾上腺素的升压作用可被翻转为明显的降压作用，也就是表现为单纯的血管 $β_2$ 受体的激活作用。故本题答案是 C。本题考查"作用"，为常考点，应该牢固掌握。

27. 胎儿 4 小时后方能娩出的分娩止痛药可用
    A. 吗啡　　　　　　　　 B. 阿司匹林
    C. 二氢埃托啡　　　　　 D. 芬太尼
    E. 盐酸哌替啶

【精析】E，盐酸哌替啶，人工合成，镇痛作用约相当于吗啡的 1/10，作用维持时间约 2~4 小时，对呼吸抑制的时间较短。故生产前 2~4 小时后分娩者可用于分娩止痛。故本题答案是 E。药物的作用自然是常考点。

28. 糖皮质激素类药不具有的作用是
    A. 抗炎　　　　　　　　 B. 抗菌
    C. 兴奋中枢　　　　　　 D. 免疫抑制
    E. 抗休克

【精析】B，糖皮质激素无抗菌作用。有免疫抑制作用、抗炎作用及抗休克作用，还能提高中枢神经系统的兴奋性。故本题答案是 B。激素不是抗生素，要牢记。

29. 通过阻滞钙通道，使血管平滑肌细胞内 Ca^{2+} 量减少的降压药是
    A. 卡托普利　　　　　　 B. 氢氯噻嗪
    C. 利血平　　　　　　　 D. 硝苯地平
    E. 可乐定

【精析】D，利尿药如氢氯噻嗪。钙通道阻滞药如硝苯地平。血管紧张素转化酶抑制药如卡托普利以及 β 受体阻断药都可以用来降低血压。可乐定为中枢降压药，利血平为去甲肾上腺素能神经末梢阻滞药，因不良反应多，目前已不单独使用。故本题答案是 D。

30. 胺碘酮的药理作用是
    A. 增加心肌耗氧量
    B. 明显延长心肌不应期
    C. 增加心肌自律性
    D. 加快心肌传导
    E. 收缩冠状动脉

【精析】B，胺碘酮对心脏多种离子通道均有抑制作用，降低窦房结、浦肯野纤维的自律性和传导性，明显延长 APD 和 ERP，延长 Q-T 间期和 QRS 波。胺碘酮延长 APD 的作用不依赖于心率的快慢，无翻转使用依赖性。此外，胺碘酮尚有非竞争性拮抗 α、β 肾上腺素能受体作用和扩张血管平滑肌作用，能扩张冠状动脉，增加冠脉血流量，减少心肌耗氧量。

31. 既能治疗风湿性关节炎，又有抗血栓形成作用的药物是
    A. 肝素　　　　　　　　 B. 布洛芬
    C. 阿司匹林　　　　　　 D. 喷他佐辛
    E. 哌替啶

【精析】C，阿司匹林的临床应用

（1）解热镇痛及抗风湿：有较强的解热、镇痛作用。用于头痛、牙痛、肌肉痛、痛经及感冒发热等，能减轻炎症引起的红、肿、热、痛等症状，迅速缓解风湿性关节炎的症状。

（2）影响血小板的功能：低浓度阿司匹林能减少血小板中血栓素 A_2（TXA_2）的生成，而影响血小板的聚集及抗血栓形成，达到抗凝作用。因此，临床上采用小剂量阿司匹林治疗缺血性心脏病、脑缺血病、房颤、人工心脏瓣膜、动静脉瘘或其他手术后的血栓形成。

32. 维生素 K 不用于治疗
    A. 凝血因子 Ⅱ、Ⅶ、Ⅸ、Ⅹ 缺乏所致的出血
    B. 新生儿出血
    C. 梗阻性黄疸引起的出血
    D. 香豆素类药物过量所致的出血
    E. 外伤出血

【精析】E，维生素 K 参与肝脏合成凝血因子 Ⅱ、Ⅶ、Ⅸ、Ⅹ 等，临床主要用于梗阻性黄疸、早产儿、新生儿出血以及香豆素、水杨酸类引起的出血，不用于外伤出血。故本题答案是 E。

33. 血管紧张素 Ⅰ 转化酶抑制药卡托普利降压作用不包括
    A. 抑制局部组织中肾素 – 血管紧张素 – 醛固酮系统
    B. 抑制循环中的肾素 – 血管紧张素 – 醛固酮系统
    C. 减少缓激肽的降解
    D. 阻滞钙通道，抑制 Ca^{2+} 内流
    E. 抑制体内醛固酮和肾上腺素的释放

【精析】D，血管紧张素 Ⅰ 转化酶抑制药卡托普利降压作用为抑制局部组织和血液循环中的肾素 – 血管紧张素 – 醛固酮系统，使血管紧张素 Ⅱ 生成减少，使体内醛固酮和肾上腺素的释放减少。减少缓激肽的降解而发挥扩张血管作用。故本题答案是 D。

34. 药物产生副作用的药理学基础为
    A. 药物的安全范围小
    B. 机体对药物过敏
    C. 药物的选择性低
    D. 用药剂量过大
    E. 用药时间过长

【精析】C，产生药物副作用与药物选择性低有关，当药物的某一效应用作治疗目的时，其他效应就成为副作用。故本题答案是 C。

35. 一般不宜使用糖皮质激素类药物的疾病为
　　A. 败血症　　　　　　B. 过敏性休克
　　C. 支气管哮喘　　　　D. 腮腺炎
　　E. 多发性心肌炎

【精析】D，病毒感染性疾病一般不主张使用糖皮质激素，因用药后可抑制机体免疫系统功能反使病毒感染扩散和加剧。腮腺炎为病毒感染引起的疾病。故本题答案是 D。

36. 一般不宜用糖皮质激素类药物治疗的疾病是
　　A. 败血症　　　　　　B. 中毒性肺炎
　　C. 重症伤寒　　　　　D. 艾滋病
　　E. 中毒性菌痢

【精析】D，病毒感染性疾病一般不主张使用糖皮质激素，因用药后可抑制机体免疫系统功能反使病毒感染扩散和加剧。艾滋病为病毒感染引起的疾病。故本题答案是 D。

37. 以下不会阻碍钙吸收的因素是
　　A. 草酸　　　　　　　B. 植酸
　　C. 氨基酸　　　　　　D. 过多脂肪酸
　　E. 膳食纤维

【精析】C，氨基酸不会阻碍钙的吸收。食物中的植酸和草酸可与钙结合成不溶性钙盐影响钙的吸收。膳食纤维中的糖醛酸残基与钙结合形成不溶物也影响钙的吸收。食物中含有的脂肪酸和钠盐也影响钙的吸收。故本题答案是 C。容易错选 E。

38. 以下能抑制胃壁细胞 H^+, K^+-ATP 酶活性的药物是
　　A. 奥美拉唑　　　　　B. 氯苯那敏
　　C. 呋塞米　　　　　　D. 雷尼替丁
　　E. 普鲁卡因

【精析】A，奥美拉唑抑制胃壁细胞 H^+, K^+-ATP 酶的活性，治疗消化性溃疡和反流性食管炎，与其他药物联用可用于幽门螺杆菌的根除治疗。故本题答案是 A。注意 D 项是 H_2 受体对抗剂。

39. 异烟肼的抗菌作用特点是
　　A. 对静止期结核杆菌无抑菌作用
　　B. 对其他细菌也有效
　　C. 对细胞内的结核杆菌也有杀菌作用
　　D. 单用不易产生耐药性
　　E. 与其他同类药间有交叉耐药性

【精析】C，异烟肼对结核杆菌有强大的抗菌作用，对其他细菌无作用，单用异烟肼时，结核杆菌易产生耐药性。能渗入细胞内，对细胞内的结核杆菌有杀菌作用，对静止期结核杆菌也有作用。故本题答案是 C。

40. 引起药物副作用的原因是
　　A. 药物的毒性反应大
　　B. 机体对药物过于敏感
　　C. 药物对机体的选择性高
　　D. 药物对机体的作用过强

E. 药物的作用广泛

【精析】E，产生药物副作用的原因是由于药物效应选择性低，表现为药物的作用广泛，当某一效应用作治疗目的时，其他效应就成为副作用。故本题答案是 E。

41. 治疗闭角型青光眼应选择
　　A. 新斯的明　　　　　B. 去甲肾上腺素
　　C. 加兰他敏　　　　　D. 阿托品
　　E. 毛果芸香碱

【精析】E，闭角型青光眼为急、慢性充血性青光眼，由于前房角间隙狭窄，房水回流受阻，眼压升高，导致头痛、视力减退等。毛果芸香碱用药后眼压迅速降低，从而缓解或消除青光眼的多种症状。故本题答案是 E。容易错选 A 或 D。

42. 停药后血浆中药物浓度已降至降至阈浓度以下时仍显现的药理作用称为
　　A. 耐受性　　　　　　B. 后遗效应
　　C. 特异质反应　　　　D. 副作用
　　E. 停药反应

【精析】B，后遗效应是指药物停用后，血药浓度已降至阈浓度以下时，仍残存的药理效应。停药反应是指患者长期用药，突然停药后原有疾病加剧。

43. 可引起周围神经炎的药物是
　　A. 吡嗪酰胺　　　　　B. 异烟肼
　　C. 阿昔洛韦　　　　　D. 利福平
　　E. 卡那霉素

【精析】B，长期服用异烟肼可致周围神经炎，表现为手脚麻木、肌肉震颤和步态不稳，严重者可导致中毒性脑病和精神病。

44. 解热镇痛药的解热作用机制是
　　A. 增加中枢 PG 释放　　B. 抑制外周 PG 合成
　　C. 增加中枢 PG 合成　　D. 抑制外周 PG 降解
　　E. 抑制中枢 PG 合成

【精析】E，解热镇痛药的解热作用机制是抑制下丘脑环氧化酶的活性，减少 PG（前列腺素）的生物合成，使体温调定点恢复到正常水平，从而降低体温。

45. 下列对心房颤动无治疗作用的药物是
　　A. 维拉帕米　　　　　B. 奎尼丁
　　C. 利多卡因　　　　　D. 强心苷
　　E. 普萘洛尔

【精析】C，利多卡因主要用于室性心律失常的治疗，对房性心律失常（如心房颤动）的疗效差。

B1 型题

（1～3 题共用备选答案）

　　A. 环丙沙星　　　　　B. 利福平
　　C. 多西环素　　　　　D. 磺胺嘧啶

E. 庆大霉素

1. 治疗流行性脑脊髓膜炎首选的药物是

2. 有广谱抗菌作用的抗结核药物是

3. 有明显的肠肝循环特点，维持时间较长的抗生素是

【精析】D、B、C，磺胺嘧啶的血浆蛋白结合率为该类药物中最低的，故易透过血－脑屏障，在脑脊液中药物浓度高。是治疗流行性脑脊髓膜炎的首选药物。利福平有广谱抗菌作用，对结核杆菌、麻风杆菌和革兰阳性球菌如肺炎球菌、金黄色葡萄球菌等，和革兰阴性球菌如淋球菌、脑膜炎球菌等均有效。多西环素（强力霉素）口服给药后大部分药物由胆汁进入肠腔，存在明显的肠肝循环过程，消除半衰期可长达 14～22 小时，维持时间长，1 次/日用药即可。

（4～6 题共用备选答案）

　　A. 上消化道出血

　　B. 预防支气管哮喘

　　C. 休克伴尿量减少

　　D. 各种原因心脏骤停

　　E. 房室传导阻滞

4. 肾上腺素主要用于

5. 多巴胺主要用于

6. 去甲肾上腺素主要用于

【精析】D、C、A，肾上腺素具有较强的强心作用，是用于各种原因心跳骤停复苏的首选药。多巴胺可兴奋心脏，还可引起血管收缩，升高血压，并使肾血管扩张，肾血流量和肾小球滤过率增加，故用于休克伴尿量减少者。去甲肾上腺素兴奋血管平滑肌的 α 受体，使血管收缩，以皮肤、黏膜血管收缩最明显，故适当稀释后口服，可使食管或胃黏膜血管收缩而治疗上消化道出血。

（7～9 题共用备选答案）

　　A. 乙胺嘧啶　　　　　　B. 氨苄西林

　　C. 特布他林　　　　　　D. 红霉素

　　E. 甲硝唑

7. 用于疟疾病因性预防的首选药是

8. 选择性的 β_2 受体激动剂是

9. 治疗厌氧菌感染的首选药是

【精析】A、C、E，乙胺嘧啶对各型疟原虫的速发型红细胞外期有抑制作用，是病因性预防首选药。特布他林为选择性激动 β_2 受体，使支气管等平滑肌松弛，对心脏 β 受体作用弱，用于支气管哮喘。甲硝唑对厌氧菌有明显的杀灭作用，用于厌氧菌引起的败血症、腹膜炎、中耳炎、口腔感染和牙周炎等。

（10～12 题共用备选答案）

　　A. 异丙肾上腺素　　　　B. 特布他林

　　C. 肾上腺素　　　　　　D. 氨茶碱

E. 吗啡

10. 既能用于支气管哮喘，又能用于心源性哮喘的药物是

11. 既能扩张支气管平滑肌，又能减轻支气管黏膜水肿的药物是

12. 只能用于心源性哮喘，不能用于支气管哮喘的药物是

【精析】D、C、E，氨茶碱具有较强的松弛气道平滑肌作用，还能增强心肌收缩力，增加心排出量，降低右心房压力等，故既能治疗支气管哮喘，又能用于心源性哮喘。肾上腺素对 α 和 β 受体均有强大的激动作用，激动呼吸道平滑肌的 β_2 受体，舒张支气管平滑肌，激动呼吸道黏膜血管的 α 受体，减少气道黏膜充血和水肿，用于控制哮喘急性发作。心源性哮喘是由于左心衰竭而突发的急性肺水肿，使肺换气功能降低，体内缺氧、CO_2 潴留而引起的呼吸困难。小剂量吗啡扩张外周血管，降低外周阻力，减轻心脏负担，镇静作用可减少耗氧量，降低呼吸中枢对 CO_2 的敏感性，减弱了过度的呼吸兴奋，因而用于心源性哮喘。

二、考点拓展

1. ACEI 类药物治疗慢性心功能不全并降低其死亡率的根本作用：逆转左心室肥大。

2. 阿托品滴眼引起：扩瞳、眼内压升高、调节麻痹。

3. 阿托品抗休克的机制是：扩张血管、改善微循环。

4. 胺碘酮的药理作用不包括：有翻转使用依赖性。

5. 苯妥英钠不宜用于：癫痫小发作。

6. 不宜与肌松药合用的药物是：庆大霉素。

7. 部分激动剂的特点除外：单独应用时可引起很强的生理效应。

8. 关于胰岛素的药理作用，错误的描述是：促进糖原分解。

9. 具有缩瞳作用的药物除外：筒箭毒碱。

10. 可激动骨骼肌 N_2 受体的药物是：新斯的明。

11. 快速型室性心律失常首选：利多卡因。

12. 氯丙嗪临床应用除外：晕动病。

13. 评定一个药物的安全性主要取决于：治疗指数。

14. 普萘洛尔降压机制除外：扩张外周血管。

15. 强心苷禁用于：室性心动过速。

16. 青霉素 G 的抗菌谱不包括：铜绿假单胞菌。

17. 碳酸锂主要用于治疗：躁狂症。

18. 细胞癌基因产物的功能不包括：提高病毒癌蛋白的转化作用。

19. 药物的 LD_{50} 值愈大，表示其：毒性愈小。

20. 因开胸手术、洋地黄中毒或心肌梗死导致的室性心律失常，可选用：利多卡因。

21. 治疗肺炎链球菌性肺炎首选：青霉素。

第二篇　医学人文综合

第七章　医学心理学

人命至重，有贵千金，一方济之，德逾于此，故以为名也。
——唐·孙思邈《备急千金要方·序》

一、考点精析

A1/A2 型题

1. 根据沙赫特有关情绪研究的观点，对个体情绪的性质和程度起决定性作用的是
   A. 心理应对方式
   B. 认知过程
   C. 智力的水平
   D. 社会支持程度
   E. 人格的特点

【精析】B，沙赫特提出，任何一种情绪的产生，都是由外界环境刺激、机体的生理变化和对外界刺激的认识过程三者相互作用的结果，而认知过程又起着决定的作用。故本题选 B。

2. 人正常生活的最基本的心理条件是
   A. 人际和谐
   B. 情绪稳定
   C. 人格完整
   D. 智力正常
   E. 适应环境

【精析】D，智力正常是人进行生活、学习、工作的最基本的心理基础。故本题选 D。

3. 患者女，28 岁，在与恋人的一次激烈争吵之后，倍感气愤、烦闷，次晨出现双下肢瘫痪、无法起立行走的症状，经查无神经系统器质性病变的临床依据。如欲对该患者实施尝试性心理治疗，首选的方法为
   A. 认知疗法
   B. 暗示疗法
   C. 支持疗法
   D. 放松训练
   E. 自由联想

【精析】B，应激后出现肢体活动障碍，此为典型的分离（转换）性障碍。首选暗示疗法。故本题选 B。

4. 患者女，22 岁，医学生，最近与男友发生激烈的争执，以致两人分手，情绪极度低落，也十分愤恨，来找学校心理咨询师寻求帮助。心理咨询师针对其情绪的调节提出的办法中不合适的是
   A. 不断宣泄
   B. 改变认知
   C. 放松训练
   D. 心理应对

   E. 降低期望

【精析】A，对于情绪调节可采用：改变认知、心理应对、降低期望、放松训练等。不断宣泄不是调节情绪的方法。故本题选 A。

5. 有助于患者记忆的信息沟通方式不包括
   A. 重要医嘱首先提出
   B. 归纳总结医嘱内容
   C. 指导问题力求具体
   D. 语言表达通俗易懂
   E. 规范使用医学缩略术语

【精析】E，医患之间有时虽有信息往来，但是这些信息并未被对方理解，甚至造成双方误解。例如患者对医务人员经常使用的"行话"难以理解。如像"流脑"（流行性脑脊髓膜炎），"传单"（传染性单核细胞增多症），"腔梗"（腔隙性脑梗死）等缩略语令患者不知所云。当然，患者用土话、方言描述症状也常使医生困惑不解，以致无法在病历中用规范的文字记录，如"脑袋迷糊"（北方话，指头晕）等。对同一医学名词由于双方认识上的差异，可能产生不同的理解；医生书写病历字迹潦草，可能产生误解，甚至导致意外事故的发生。

6. 关于青少年情绪、情感的特点，以下说法不正确的是
   A. 情绪稳定
   B. 情绪敏感
   C. 情绪心境化
   D. 情绪反应强烈
   E. 情感丰富

【精析】A，青年人的情绪是强烈而不稳定的，有时欢快，有时不愉快或愤怒，容易从一个极端走向另一个极端。

7. 依据个体的心理和行为是否符合其社会生活环境与行为规范来判断心理是否健康的研究角度属于
   A. 生理学角度
   B. 经验学角度
   C. 文化学角度
   D. 认知学角度
   E. 行为学角度

【精析】C，心理学家研究心理健康与否常常从以下几个方面观察。①病理学角度：例如出现幻觉、妄想等症状，也可认定有心理异常存在。②统计学角度：许多在变态心理学看来属于异常的现象，在正常人身上也会或多或少地有所表现，与心理异常患者之间的差别只是程度上差异而已。③"文化学"角度：人总是在一定的社会文化环境中生

活。因此，可以从人的心理和行为是否符合其生活环境提出的要求，是否符合社会行为规范、道德准则等方面来判断。

8. 女，22岁。每逢路过商店时就会有被售货员怀疑偷窃的想法，无法自制，十分痛苦，到心理门诊寻求帮助。心理治疗师指导其每当出现该想法时就用力拉弹手腕上的橡皮筋，使其产生疼痛，从而逐步消除强迫症状。这种治疗方法属于
   A. 厌恶疗法　　　　　　　B. 代币疗法
   C. 系统脱敏疗法　　　　　D. 习惯转换法
   E. 冲击疗法

【精析】A，厌恶疗法是将令患者厌恶的刺激与对患者有吸引力的不良刺激相结合形成条件反射，以消退不良刺激对患者的吸引力，使症状消退。常用的厌恶刺激有电击法、橡皮筋法、氨水法、阿扑吗啡法、厌恶想象法等。

9. "受试者根据自己的理解和感受对一些意义不明的图像、墨迹作出回答，借以诱导出受试者的经验、情绪或内心冲突"称为一种
   A. 智力测验　　　　　　　B. 投射测验
   C. 运动测验　　　　　　　D. 感知测验
   E. 人格测验

【精析】B，"受试者根据自己的理解和感受对一些意义不明的图像、墨迹作出回答，借以诱导出受试者的经验、情绪或内心冲突"称为一种投射测验。人格测验的主要两种方法是自陈量表式人格测验和人格投射测验。故本题答案是B。

10. 采用问卷法的心理测验是
   A. 韦克斯勒测验　　　　　B. MMPI
   C. 洛夏测验　　　　　　　D. TAT
   E. H－R成套测验

【精析】B，韦克斯勒测验为量表法；MMPI为问卷法；洛夏测验为投射法；TAT为投射法；H－R成套测验为心理测验法。故本题答案是B。

11. 对于心理的解释，不正确的是
   A. 客观现实是心理的源泉
   B. 心理是人脑对客观现实的反映
   C. 心理是对客观现实主观的反映
   D. 心理是对现实的客观反映
   E. 心理反映具有能动性

【精析】D，心理是对现实的主观反映。故本题答案是D。易误选C。

12. 规范全世界精神科学医生行为准则的文献是
   A. 《东京宣言》
   B. 《赫尔辛基宣言》
   C. 《夏威夷宣言》
   D. 《纽伦堡法典》

   E. 《希波克拉底誓言》

【精析】C，规范全世界精神科学医生行为准则的文献是《夏威夷宣言》，是专门针对精神科医生的道德标准。故本题答案是C。专著在医学伦理学是常考点，所以要记住每部伦理学文献的意义以避错。

13. 认为"焦虑症的症状产生是由于错误学习养成易焦虑的人格后，一旦遇到生活事件便产生焦虑的条件反射"，持这种观点的理论是
   A. 精神分析理论
   B. 心理生理理论
   C. 人本主义理论
   D. 行为理论
   E. 认知理论

【精析】D，认为"焦虑症的症状产生是由于错误学习养成易焦虑的人格后，一旦遇到生活事件便产生焦虑的条件反射"，持这种观点的理论是行为理论。故本题答案是D。易误选C。

14. 日常生活和工作中，对某些事物有"食之无味，弃之可惜"之感，这属于心理上的
   A. 双趋冲突　　　　　　　B. 双避冲突
   C. 趋避冲突　　　　　　　D. 双重趋避冲突
   E. 多重趋避冲突

【精析】C，日常生活和工作中，对某些事物有"食之无味，弃之可惜"之感，这属于心理上的趋避冲突，对同一目标既向往又拒绝的心理冲突，是趋避冲突。故本题答案是C。易误选B，双避冲突，指对两种及以上目标都想要回避，但只能回避其中之一时的内心冲突。

15. 下列疾病中属于心身疾病的是
   A. 抑郁症
   B. 消化性溃疡
   C. 精神分裂症
   D. 大叶性肺炎
   E. 精神发育迟滞

【精析】B，消化性溃疡属于心身疾病。故本题答案是B。

16. 心理评估的常用方法，不包括
   A. 前瞻法　　　　　　　　B. 观察法
   C. 会谈法　　　　　　　　D. 作品分析法
   E. 心理测验法

【精析】A，心理评估常用方法有调查法、观察法、会谈法、作品分析法和心理测验法，不包括前瞻法。其他选项均正确。故本题答案是A。

17. 医患关系是一种
   A. 主从关系　　　　　　　B. 商品关系
   C. 信托关系　　　　　　　D. 单纯的技术关系
   E. 陌生人关系

【精析】C，医患关系是一种信托关系。故本题答案是C。

18. 以下不属于行为疗法的是
    A. 系统脱敏　　　　　　　B. 厌恶疗法
    C. 冲击疗法　　　　　　　D. 自由联想
    E. 前提控制

【精析】D，自由联想是精神分析学派的治疗手段。其他都是行为疗法。故本题答案是 D。易误选 C。

19. 智力发展的关键期在
    A. 3 岁前　　　　　　　　B. 4 岁前
    C. 5 岁前　　　　　　　　D. 6 岁前
    E. 7 岁前

【精析】E，智力发展的关键期在 7 岁前。故本题答案是 E。数据要牢记。

20. "来访者，男，18 岁，大学生，求助的问题是，多年来不能感知自己内心的感受，更不知如何向其他人包括自己的家人讲述自己内心的感受，从而来寻求帮助。"对于这样的来访者，心理治疗师首选的方法为
    A. 人本主义　　　　　　　B. 精神分析
    C. 生物反馈　　　　　　　D. 厌恶治疗
    E. 催眠治疗

【精析】A，多年来不能感知自己内心的感受，更不知如何向其他人包括自己的家人讲述自己内心的感受，从而来寻求帮助。心理治疗师首选的方法为人本主义。人本主义治疗可以帮助个体对自己有直接、充分的体验，并接纳自己、相信自己的情感，使个体变得和谐一致。故本题答案是 A。

21. 皑皑白雪，在晚霞的映照下显现出一片红色，但人们仍然对雪地知觉为白色，这是因为人的知觉具有
    A. 整体性　　　　　　　　B. 选择性
    C. 理解性　　　　　　　　D. 恒常性
    E. 多维性

【精析】D，皑皑白雪，在晚霞的映照下显现出一片红色，但人们仍然对雪地知觉为白色，这是因为人的知觉具有恒常性。知觉条件在一定范围内变化时，知觉仍保持相对不变，属于知觉的恒常性特征。故本题答案是 D。易误选 C。

22. 某病人，13 岁。在生活中养成不良的抽烟习惯，父母非常恼火，心理医生建议其采取的较有效的行为治疗是
    A. 条件刺激和非条件刺激相结合
    B. 环境因素和操作动作相结合
    C. 厌恶刺激与不良行为相结合
    D. 通过对不良行为的认识来矫正
    E. 用转变注意力的方法来矫正

【精析】C，成瘾行为厌恶疗法较好。故本题答案是 C。易误选 B。

23. 某男，40 岁。经常盲目行动，处理问题优柔寡断，办事虎头蛇尾，半途而废，这种一贯行为特征为
    A. 行为特征　　　　　　　B. 理智特征
    C. 情绪特征　　　　　　　D. 态度特征
    E. 意志特征

【精析】E，经常盲目行动，处理问题优柔寡断，办事虎头蛇尾，半途而废，这种一贯行为特征为意志特征。个体的行为缺乏自觉性、果断性、坚韧性，属于行为控制方面的意志特征。故本题答案是 E。易误选 A。

24. 某职工，竞争意识强，总想胜过他人；老觉时间不够用，说话快、走路快；脾气暴躁，容易激动，常与他人意见不一致。其行为类型属于
    A. A 型行为　　　　　　　B. B 型行为
    C. C 型行为　　　　　　　D. AB 混合型行为
    E. BC 混合型行为

【精析】A，A 型行为的典型特征：竞争意识强，对他人有敌意，过分抱负，易紧张和冲动等。故本题答案是 A。C 型行为好发癌症，而 A 型行为好发溃疡。往往容易记错，提醒大家注意。

25. 男，19 岁，无业青年，父亲是生意人。该青年 5 年来一直在购买收藏女性的高跟鞋而感到满足，而且晚上要抱着高跟鞋睡觉，在心理咨询门诊诊断为"恋物癖"，对此类患者的治疗方法最好选择
    A. 人本主义　　　　　　　B. 厌恶治疗
    C. 自由联想　　　　　　　D. 系统脱敏
    E. 梦的分析

【精析】B，恋物行为厌恶疗法较好。故本题答案是 B。

26. 女，19 岁，大学一年级新生。从山区来到城市上学，自述不能见马路上的汽车，当汽车经过时，总感觉汽车很可能撞上自己，因此十分恐惧，来心理门诊就诊，最好采用的方法是
    A. 自由联想　　　　　　　B. 厌恶治疗
    C. 生物反馈　　　　　　　D. 系统脱敏
    E. 梦的分析

【精析】D，可能是生活环境改变造成。系统脱敏对于恐惧症有很好的效果。故本题答案是 D。易误选 C。

27. 常用的心理评估方法不包括
    A. 观察法　　　　　　　　B. 调查法
    C. 实验法　　　　　　　　D. 会谈法
    E. 测验法

【精析】C，心理评估的常用方法包括：
    （1）调查法是借助于各种问卷、调查表和晤谈等方式了解被评估者的心理特征的一种研究方法。
    （2）观察法是心理学研究中最基本的方法，也是心理评估的基本方法之一。
    （3）会谈法的基本形式是评估者与被评估者面对面的谈话方式而进行的评估。
    （4）作品分析法：所谓"作品"是指被评估者在日常

生活中创作的日记、书信、图画、手工艺品等，也包括生活和劳动中所做的事情和生产的其他物品。

（5）心理测验法是在实验心理学的基础上形成和发展起来的一种测量工具。

28. 心理冲突的类型不包括

    A. 双避冲突   B. 双趋冲突

    C. 趋避冲突   D. 多重趋避冲突

    E. 矛盾冲突

【精析】E，心理冲突基本类型有：

（1）趋－趋冲突又称"双趋冲突"，是指在一个人的面前同时有两个具有同样吸引力的目标，而引起同样程度的动机，但必须从中抉择其一时发生的心理冲突。常形容为"鱼和熊掌不可兼得"。

（2）避－避冲突又称"双避冲突"，是指一个人同时面临着两件不欢迎或令人讨厌的事物，产生同等的逃避动机，要回避其一就必然遭遇另一件时产生的心理冲突。"前遇断崖，后有追兵"，便是一种严重的双避冲突情境。

（3）趋－避冲突这种动机冲突是指一个人对同一目标采取矛盾的态度，既向往（喜欢），又拒绝（厌恶）时发生的心理冲突。由于人生中遭遇的许多目标，往往既有吸引力，又要求付出一定的代价，或接受目标时具有一定的危险性，因此，趋－避冲突是最常见的心理冲突。

（4）双重或多重趋－避冲突是指必须在两个或两个以上的各有优缺点的事物或目标间抉择时产生的心理冲突。

29. 心理社会因素在发病、发展过程中起重要作用的躯体器质性疾病称为

    A. 心理疾病   B. 神经症

    C. 转换性障碍   D. 心身病

    E. 躯体疾病

【精析】D，心身疾病是心理社会因素在发病、发展过程中起重要作用的躯体器质性疾病。

30. 思维是属于心理活动的

    A. 情感过程   B. 认知过程

    C. 意志过程   D. 人格倾向

    E. 人格特征

【精析】B，思维是人脑对客观现实概括的、间接的反映，是认识的高级形式。认知过程是指人们获得知识或应用知识的过程，是对客观世界的认识和察觉。因此思维是属于心理活动的认知过程。

31. 患者被诊断患病时否认自己得病，难以进入患者角色的情形称为

    A. 角色行为异常   B. 角色行为冲突

    C. 角色行为减退   D. 角色行为强化

    E. 角色行为缺如

【精析】E，患者角色行为缺如是指病人未能进入病人角色，不承认自己是病人，虽然医生已做出疾病的诊断，但病人尚未意识到自己患病或不愿承认自己是病人。

32. 男，53岁，在最近的一次体检中发现背部皮下有一黄豆大小的包块，体检报告建议他去相关科室行进一步检查。专科检查后，医生告诉他不是大问题，如不放心可以观察一段时间，看此包块是否增大再作处理。为此患者吃不下饭睡不好觉，出现了焦虑反应。调整其不良情绪的方法中，不恰当的为

    A. 调整期望目标   B. 改变生活环境

    C. 学习放松方法   D. 改变认知方式

    E. 应用心理防御

【精析】A，患者心理问题的基本干预方法：①支持疗法：帮助患者建立社会支持系统，树立战胜疾病的信心（B对）；②认知治疗（D对）；③行为治疗技术：常用的方法有放松训练（C对）、生物反馈法和系统脱敏疗法等，通过学习和训练，提高自我控制能力，消除和减轻症状；④健康教育和咨询（E对）：调整期望目标不适合该患者缓解不良情绪（A错，为正确答案）。

A3 型题

（1~3题共用题干）

男，8岁，因有胫骨平台骨折术后感染1月余入院治疗。骨科主治医师王来建议进行专家会诊。会诊后决定采用保守治疗，既避免手术治疗造成软组织的进一步损伤，又能节约费用。治疗期间患者经常出现紧张、焦虑情绪，害怕出现组织坏死甚至截肢等严重后果，影响睡眠和康复。

1. 针对该患者的紧张、焦虑情绪，最适合的心理干预技术是

    A. 冲击疗法   B. 梦的分析

    C. 厌恶疗法   D. 系统脱敏法

    E. 放松训练

【精析】E，精神分析疗法主张通过内省的方式，以自由联想、精神疏泄和分析解释的方法，把压抑在"无意识"中的某些幼年时期的精神创伤或痛苦体验挖掘或暴露出来，从中发现焦虑根源，启发并帮助患者彻底领悟而重新认识它，从而改变原有的病理模式，重建自己的人格，达到治疗目的，包括自由联想和梦的分析（B错）。冲击疗法与系统脱敏法都是将患者置于他所惧怕的情境中，消除恐惧的方法（A、D错）。厌恶疗法是将令患者厌恶的刺激与对患者有吸引力的不良刺激相结合形成条件反射，以消退不良刺激对患者的吸引力，使症状消退（C错）。放松训练又称松弛训练，是按一定的练习程序，学习有意识地控制或调节自身的心理生理活动，以达到降低机体唤醒水平，调整因紧张刺激而紊乱了的功能（E对）。

2. 本案例中，专家会诊决定的治疗方案体现的临床诊疗伦理原则是

    A. 保密守信原则   B. 患者至上原则

C. 公平公正原则　　　　　D. 知情同意原则

E. 最优化原则

【精析】E，患者至上原则是指医务人员在诊疗过程中应始终以患者为中心，把患者的利益放在首位（B错）。最优化原则是指在选择诊疗方案时以最小的代价获得最大效果的决策（E对）。知情同意原则是指医务人员在选择和确定疾病的诊疗方案时要取得患者知情和自由选择与决定，对于一些特殊检查、特殊治疗和手术，还要以患者或患者家属（无家属者由监护人）签字为据（D错）。保密守信原则是指医务人员在对患者疾病诊疗的过程中及以后要保守患者的秘密和隐私，并遵守诚信的伦理准则（A错）。

3. 骨科主治医师应当对患者实施的医学措施是

A. 精神障碍治疗　　　　　B. 心理健康指导

C. 精神障碍鉴定　　　　　D. 精神障碍诊断

E. 精神障碍检查

【精析】B，骨科主治医师应当对患者实施心理健康指导。

二、考点拓展

1. 不适合采取心理治疗的心理障碍是：精神分裂症急性发作期。

2. 不属于医学心理学分支学科的是：教育心理学。

3. 从事研究不同年龄人的心理发展特点，运用教育和培训手段，帮助人们形成健全的人格和正常的心理过程，适应社会环境，预防疾病，消除不良行为的专业是：心理卫生学。

4. 错误的心理治疗概念是：劝说是基本技能。

5. 根据韦氏智力测验结果，个体智商在多少以上叫极优秀，智商小于多少为智力缺损：130，70。

6. 合理化机制是为摆脱痛苦而给自己找理由，是最常见的一种防御机制，表现为：酸葡萄机制。

7. 价值观形成和发展的关键期是：青少年期。

8. 简单的工作因情绪压力而提高学习效率，复杂的工作则受压力而降低效率是：叶克斯－杜德生法则。

9. 经典精神分析疗法常用的技术是：自由联想。

10. 某种心理测验在某一人群中测查结果的标准量数是：常模。

11. 强调丘脑作用的情绪学说是：坎农－巴德理论。

12. 情绪相对于情感而言，具有如下特点：是情感的外在表现。

13. 人对客观现实稳定的态度和与之相适应的习惯化的行为方式是指：性格。

14. 认为个体的行为是理性评价的结果，而非本能和外界刺激决定，这种观点符合：认知理论。

15. 手术前患者最常见的情绪反应是：焦虑。

16. 提出"生物医学逐渐演变为生物、心理、社会医学是医学发展的必然"这一观点的是：恩格尔。

17. 提出应对分为情绪关注应对和问题关注应对的学者是：拉扎勒斯。

18. 投射是让受试者在一种情境中，按情境对其意义和感受做出的反应，采用投射原理编制的心理测验是：主题统觉测验。

19. 韦氏量表诊断智力缺损的智商临界值是：69。

20. 不是心身疾病的是：焦虑症。

21. 行为符合交叉配血技术规范的是：遇到交叉配血不合的情况时必须作抗体筛选试验。

22. 现代心理学中研究大脑神经生理功能与个体行为及心理活动关系的分支学科是：神经心理学。

23. 心理过程包括：认知、情绪、意志。

24. 心理应激概念的核心概念强调：适应和应对"过程"。

25. 心理治疗奏效的重要前提条件是：良好的治疗关系。

26. 行为主义理论认为心理障碍的心理学原因是：获得性学习结果。

27. 一般能力指完成各种活动都需要的共同能力，就是智力，不包括：音色分辨力。

28. 由治疗学家创造一种充满关怀与信任的氛围，使患者原已被扭曲了的自我得到自然恢复，使自我完善的潜能得到发挥，从而使他们能更好地适应生活。这种治疗要旨属于：患者中心疗法。

29. 在患者中心疗法中，设身处地理解和分享患者内心世界的感情是指：通情。

30. 在心理应激中起关键作用的因素是：认知评价。

31. 在心理治疗工作中，治疗对象有伤害他人的情况时，应该采取的措施是：向有关部门报告。

32. 在医学心理学的主要理论学派中，"第三势力"是指：人本主义学派。

33. 直接影响活动效果，使活动顺利完成的个性特征是：能力。

34. 中年人心理卫生的重点是：处理心理矛盾，保持心理健康。

35. 自我意识和自然人成为社会人标志着：人格形成。

36. 最常见和有效的心理咨询方式是：门诊咨询。

第八章 医学伦理学

一、考点精析

A1/A2 型题

1. 中医典籍中有"天人合一""天人相应"的观点。该观点所反映的医学模式为
   A. 自然哲学医学模式
   B. 神灵主义医学模式
   C. 生物 – 心理 – 社会医学模式
   D. 整体医学模式
   E. 生物医学模式

【精析】A，中医典籍中有"天人合一""天人相应"的观点，该观点所反映的医学模式为自然哲学医学模式（A对）。故本题选 A。现在的医学模式是生物 – 心理 – 社会医学模式。

2. 医师在旅途中救治了1位突发心脏病的旅客，该医师履行的是
   A. 政治义务   B. 道德义务
   C. 医师职权   D. 法律义务
   E. 岗位职责

【精析】B，医师在旅途救治突发心脏病的旅客，该医师履行的是道德义务，是医德高尚的表现。故本题选 B。

3. 对疑似甲类传染病患者予以隔离体现的公共卫生伦理原则是
   A. 社会公益原则
   B. 社会公正原则
   C. 互助协同原则
   D. 信息公开原则
   E. 全社会参与原则

【精析】A，在医疗卫生保健活动中，有时患者个人的利益与社会公益会发生矛盾或冲突，如稀有卫生资源的分配、对传染病患者（甚至疑似传染病患者及与传染病患者密切接触者）实施隔离等，此时医务人员应向患者或家属耐心解释或说明，希望他们服从社会公益，同时使患者的利益损失降低到最低限度。

4. 《医疗机构从业人员行为规范》中"以人为本，践行宗旨"的具体要求不包括
   A. 发扬大医精诚理念
   B. 发扬人道主义精神
   C. 积极维护社会公益，促进人类健康
   D. 以患者为中心，全心全意为人民健康服务
   E. 坚持救死扶伤、防病治病的宗旨

【精析】C，"以人为本，践行宗旨"包括：坚持救死扶伤、防病治病的宗旨，发扬大医精诚理念和人道主义精神，以患者为中心，全心全意为人民健康服务。

5. 李某，因妊娠异常需行剖宫产术，经治医师在告知孕妇丈夫手术相关信息并取得签字后实施手术。胎儿被取出后发现产妇患有双侧卵巢畸胎瘤，遂告知其丈夫并建议切除双侧卵巢。李某丈夫立即打电话与其他家属商议，医师在尚未得到家属商议结果的情况下，继续手术并切除双侧卵巢，于是发生医患纠纷。此案例中，医师侵犯了患方的
   A. 疾病认知权   B. 健康权
   C. 知情同意权   D. 生命权
   E. 隐私保护权

【精析】C，知情同意是尊重患者自主性的具体体现，是指在临床过程中，医务人员为患者作出诊断和治疗方案后，应当向患者提供包括诊断结论、治疗决策、病情预后以及诊治费用等方面真实、充分的信息，尤其是诊疗方案的性质、作用、依据、损伤、风险以及不可预测的意外等情况，使患者或其家属经过深思熟虑自主地做出选择，并以相应的方式表达其接受或者拒绝此种诊疗方案的意愿和承诺。在得到患方明确承诺后，才可最终确定和实施拟定的诊治方案。知情同意权包括知情权和同意权两个方面，单纯的知情或单纯的同意都不能称为知情同意。

6. 我国卫生部制定的《医务人员医德规范及实施办法》颁布于
   A. 1949 年   B. 1958 年
   C. 1966 年   D. 1988 年
   E. 2000 年

【精析】D，1988 年，我国卫生部制定并颁布了《医务人员医德规范及实施办法》，以规范医务人员的医疗行为活动。故本题答案是 D。数据要牢记。

7. 下列不属于医学伦理学基本原则的是
   A. 团结协作原则   B. 不伤害原则
   C. 有利原则   D. 尊重原则
   E. 公正原则

【精析】A，医学伦理学的基本原则是不伤害原则、有利原则、尊重原则和公正原则，团结协作原则主要是处理医务人员之间关系的行为原则，但不是医学伦理学的基本原则。

故本题答案是 A。

8. 医德修养的根本途径和方法是

A. 不断地学习医德理论知识

B. 经常地闭门思过

C. 坚持医疗卫生保健实践

D. 认真开展批评

E. 向医德优秀的医务人员学习

【精析】C，医德修养源于医疗卫生保健实践，又服务于医疗卫生保健实践。坚持医疗卫生保健实践是医德修养的根本途径和方法。故本题答案是 C。易误选 B。

9. 医生的责任感具有

A. 稳定性　　　　B. 冲动性

C. 强制性　　　　D. 灵活性

E. 全民性

【精析】A，医德情感的内容包括同情感、责任感和事业感。其中责任感是起主导作用的医德情感，其已经上升到职业责任的高度，是一种自觉道德意识。责任感的理性成分较大，其使医务人员的行为具有稳定性，并能真正履行对患者的道德责任。故本题答案是 A。

10. 在慢性病诊治过程中，医患关系最理想的模式是

A. 主动 – 被动型

B. 共同参与型

C. 指导 – 合作型

D. 主动 – 主动型

E. 被动 – 主动型

【精析】B，医患关系模式有三种：主动 – 被动型、指导 – 合作型和共同参与型。其中主动 – 被动型是医患关系的传统模式，其要点和特征是"为患者做什么"，主要适用于急症抢救治疗的情况，比如患者受重伤或意识丧失而难于表述主观意识。指导合作型是现代医学实践中医患关系的基础模式，其要点和特征是"告诉患者做什么"，指导合作型医患关系适用于头脑清醒、能够表述病情并与医生合作的患者。共同参与型是现代医疗期待发展的医患关系新模式，其要点和特征是"帮助患者自疗"，适用于患慢性病且具有一定的医学科学知识水平的患者。故本题答案是 B。

11. 在下列各项中，能反映医学本质特征的是

A. 技术　　　　B. 设备

C. 人才　　　　D. 医德

E. 管理

【精析】D，"医乃仁术"，道德是医学的本质特征，是医疗卫生工作的目的。医学工作的特殊性质要求医生具有高尚的职业道德，历代医家都认为，道德高尚是医师角色的重要特征，只有品德高尚的人才能做医生，故能够反映医学本质特征的不是人才、技术、设备和管理，而是医德。故本题答案是 D。易误选 C。

12. 在医患双方的道德关系中，起主导作用的是

A. 患者的就医心理

B. 医生的道德修养

C. 患者的文化水平

D. 医生的职称高低

E. 患者的情绪

【精析】B，医患关系中，医生处于主导地位，社会和人们对医生的道德要求比较高，因此道德关系既是双向的、平等的，医生的道德修养又是起主导作用的。故本题答案是 B。

13. 尊重病人的自主权，下述提法中错误的是

A. 尊重病人的理性决定

B. 履行帮助、劝导，甚至限制患者的选择

C. 提供正确、易于理解、适量、有利于增强病人信心的信息

D. 当患者的自主选择有可能危及生命时，劝导病人作出最佳选择

E. 当患者的自主选择与他人、社会利益发生冲突时，仅仅履行对患者的义务

【精析】E，尊重病人的自主权是医务人员履行尊重原则的重要形式。指医务人员要尊重病人及其做出的理性决定，包括帮助、劝导、甚至限制患者进行选择，为帮助患者选择诊治方案，必须向患者提供正确且易于理解的、适量、有利于增强病人信心的信息；当患者的自主选择有可能危及其生命时，医生应当积极劝导患者做出最佳选择；当患者（或家属）的自主选择与他人或社会的利益发生冲突时，医生要履行对他人、社会的责任。故本题答案是 E。易误选 A。

14. 患者林某，男，34 岁。因患有不育症到某医院泌尿科诊治。为使医生更加了解病情，患者将自己曾有过不检点的性行为告诉了医生，希望医生能结合病史确定不育症的原因。然而，该医生不知出于何种动机，将此话传播到患者妻子的耳中，致使患者妻子不能谅解丈夫而离婚，以致发生患者始终不能谅解医生的纠纷案。从医生伦理学的角度分析，在该纠纷中医生违背了下列哪一项医德范畴

A. 权利　　　　B. 情感

C. 良心　　　　D. 保密

E. 荣誉

【精析】D，在医疗活动中，医生在问诊过程中可能会获知患者的一些隐私，对于这些隐私，医务人员负有为患者保密的义务，即保守病人隐私的道德义务，除非这些隐私是有法律规定要求医务人员必须上报的，且会给他人和社会利益带来伤害的，而本案例中的患者隐私不属于此列，医生违背了为患者保守秘密的义务。故本题答案是 D。

15. 男，25 岁。外地民工，车祸后昏迷被送某医院急诊室，

诊断为多发性骨折伴出血，需马上手术。医生要求患者家属签字并缴纳手术押金后方能手术，因此延误了病人的治疗。医生的做法明显侵犯了病人的

A. 平等权   B. 监督权

C. 知情权   D. 隐私保密权

E. 生命健康权

【精析】E，患者的权利包括平等的医疗权、知情同意和选择权、保护隐私权、获得休息和免除社会责任的权利等。本案例主要涉及的是公民的医疗权利，或可以说是生命健康权。我国《民法通则》第89条规定："公民享有生命健康权"，生命权是以自然人的性命维持和安全利益为内容的人格权，这里的生命健康权，实际上是生命权、健康权与身体权的总称。故本题答案是E。易误选A。

16. 一糖尿病患者，足部有严重溃疡，经治疗病情未减轻，并且有发生败血症的危险。根据会诊意见，主管医生在征得患者同意的前提下，对患者实施截肢术。术后，患者情况良好。这种处置符合

A. 公益原则   B. 公正原则

C. 有利原则   D. 不伤害原则

E. 经济价值原则

【精析】D，医学伦理学基本原则有不伤害原则、有利原则、尊重原则和公正原则，从案例内容看不涉及公正原则，主要看是否符合不伤害和有利原则。有利原则是指医务人员的诊疗行为以保护病人的利益、促进患者的健康、增进其幸福感为目的。不伤害原则指在诊治过程中不使病人的身心受到损伤，但不伤害原则不是绝对的，临床上的许多诊断治疗具有双重效应，但一个行动的有害效应并不是直接的、有益的效应，而是间接的、可预见的。从本案例的情况看，医生对患者的截肢行为似乎是一种伤害，但从保住患者生命的角度来说，并不能算是伤害，故医务人员的处治是符合不伤害原则的。故本题答案是D。

17. 下列符合临终关怀伦理要求的做法是

A. 优先考虑临终患者家属的权益

B. 尽力满足临终患者的生活需求

C. 帮助临终患者抗拒死亡

D. 满足临终患者结束生命的要求

E. 建议临终患者选择安乐死

【精析】B，临终关怀的道德要求：

（1）认识和理解临终患者：医务人员在认识临终患者的生理、心理特点及行为反应的基础上，对患者的某些行为失常、情绪变化要予以理解。虽然医务人员的辛勤劳动也改变不了患者死亡的命运，但是面对身心承受巨大痛苦的患者仍应积极履行道德义务，并以最真挚、亲切、慈爱的态度对待他们。同时，还要宽容大度，满足其合理要求，使患者始终得到精神上的安抚，在生命的最后时刻享受到优良的照护，在极大的宽慰中逝去。

（2）保护临终患者的权益：有些临终患者未进入昏迷状态，仍具有情感、思维和想象力等，仍有自己的个人利益和权利。因此，医务人员应格外注意尊重与维护他们的利益和权利，如允许保留自己的生活方式，参与治疗、护理方案的决定，在允许的范围内选择死亡方式，保守隐私的权利等。即使患者已处于昏迷状态，医务人员也要尊重临终患者清醒时留下的意愿和家属的代理或监护权。

（3）尊重临终患者的生活：临终患者仍有生活的权利，任何人都有尊重他们生活的道德义务。临终也是生活，只不过是一种特殊的生活状态。尊重临终患者最后生活的需求实质是对患者人格的尊重，不能认为临终患者只是等待死亡而生活毫无价值。因此，医务人员要认识患者最后阶段生活的意义，并利用频繁与患者接触的机会进行交谈，指导患者理解生命弥留之际的意义，安慰和鼓励患者，使希望充满他们的最后生活。同时，医务人员要照顾临终患者的日常生活，给他们更多地选择自由，尽量满足合理要求；增加或安排患者与家属会面的机会和时间，让他们说完自己的心里话；让他们力所能及的参加活动，尽量帮助实现自我护理，以增加生活的乐趣，至死保持人的尊严等。总之，医务人员要像对待其他可治愈的患者一样，平等地对待临终患者，赋予他们临终生活的价值。

（4）同情和关心临终患者的家属：在临终关怀中，医务人员有时会面对家属的应激情绪和行为，此时要能够设身处地地予以理解和同情，使他们的伤感情绪得以缓解。

18. 下列说法符合我国人类辅助生殖技术伦理原则的是

A. 对已婚女性可以实施商业性代孕技术

B. 对离异单身女性可以实施商业性代孕技术

C. 对任何女性都不得实施代孕技术

D. 对自愿的单身女性可以实施代孕技术

E. 对已婚女性可以实施亲属间的代孕技术

【精析】C，保护后代的原则：①医务人员有义务告知受者通过人类辅助生殖技术出生的后代与自然受孕分娩的后代享有同样的法律权利和义务，包括后代的继承权、受教育权、赡养父母的义务、父母离异时对孩子监护权的裁定等；②医务人员有义务告知接受人类辅助生殖技术治疗的夫妇，他们通过对该技术出生的孩子（包括对有出生缺陷的孩子）负有伦理、道德和法律上的权利和义务；③如果有证据表明实施人类辅助生殖技术将会对后代产生严重的生理、心理和社会损害，医务人员有义务停止该技术的实施；④医务人员不得对近亲间及任何不符合伦理、道德原则的精子和卵子实施人类辅助生殖技术；⑤医务人员不得实施代孕技术；⑥医务人员不得实施胚胎赠送助孕技术；⑦在尚未解决人卵胞浆移植和人卵核移植技术安全性问题之前，医务人员不得实施以治疗不育为目的的人卵胞浆移植和人卵核移植技术；⑧同一供者的精子、卵子最多只能使5名妇女受孕；⑨医务人员不得实施以生育为目的的嵌合体胚

胎技术。

19. 提出"大医精诚"的我国古代医学家是
　　A. 张仲景　　　　　　B. 陈实功
　　C. 孙思邈　　　　　　D. 扁鹊
　　E. 华佗

【精析】C，"大医精诚"是孙思邈在《备急千金要方》中提出的。

20. 《新世纪的医师职业精神——医师宣言》提出"信任是医患关系的核心，而利他主义是这种信任的基础"。该观点揭示的医患关系性质是
　　A. 信托关系　　　　　B. 互助关系
　　C. 利益关系　　　　　D. 合同关系
　　E. 契约关系

【精析】A，医患关系是以诚信为基础的具有契约性质的信托关系。

21. 对医务人员进行道德评价的首要标准是看其医疗行为是否有利于
　　A. 患者疾病的缓解和康复
　　B. 医学科学的发展和社会的进步
　　C. 人类生存环境的保护和改善
　　D. 减轻患者及其家庭的经济负担
　　E. 优生和人群的健康、长寿

【精析】A，医学道德评价可参考以下具体标准：①是否有利于患者疾病的缓解和康复；②是否有利于人类生存和环境的保护和改善；③是否有利于优生和人群的健康、长寿；④是否有利于医学科学的发展和社会的进步。其中"是否有利于患者疾病的缓解和康复"是医学道德评价的首要、至上标准。

22. 医务人员遵从临终患者和家属的意愿，不给予减轻痛苦的维持治疗，直至生命终止。这种做法属于
　　A. 积极安乐死　　　　B. 他杀
　　C. 医助自杀　　　　　D. 消极安乐死
　　E. 主动安乐死

【精析】D，根据安乐死实施中"作为"与"不作为"又分为积极安乐死和消极安乐死。前者是指对符合安乐死条件的患者，医生用药物等尽快结束患者痛苦的生命，让其安宁、舒适地死去；后者是指对符合安乐死条件的患者，停止或撤销其治疗和抢救措施，任其自然死亡，即不以人工干预方法来延长患者痛苦的死亡过程。

23. "人际和谐"的特点一般不包括
　　A. 乐于助人　　　　　B. 乐于交往
　　C. 宽以待人　　　　　D. 自我完善
　　E. 不卑不亢

【精析】D，人际和谐表现在：乐于与人交往，既有稳定而广泛的人际关系，又有知己的朋友；在交往中保持独立而完整的人格，有自知之明，不卑不亢；能客观评价别人，

取人之长补己之短，宽以待人，友好相处，乐于助人；交往中积极态度多于消极态度。

24. 在选择和确定疾病的诊疗方案时，告知患者病情并最终由其决定，体现的是
　　A. 协同一致原则　　　　B. 有利原则
　　C. 保密守信原则　　　　D. 知情同意原则
　　E. 最优化原则

【精析】D，知情同意原则是指医务人员在选择和确定疾病的诊疗方案时要取得患者知情和自由选择与决定，对于一些特殊检查、特殊治疗和手术以患者或患者家属（无家属者由监护人）签字为据。

25. 从公共卫生伦理的角度，为防止环境污染而对产生工业污染的企业采取限制政策式正当性进行伦理辩护的理论是
　　A. 福利主义　　　　　　B. 境遇主义
　　C. 自由主义　　　　　　D. 功利主义
　　E. 社群主义

【精析】E，对于社群主义者来说，坚持善优先于权利的观点，主张社群是构成个人的基本因素即人首先是社会的人，公共利益优先于个人权利，国家应在伦理和道德问题上负起责任。在社群主义者看来，采取健康的生活方式是一种美德，而不仅仅是改善健康状况的一种方式；吸烟、酗酒、静脉注射毒品等行为是在伦理上应予以否定的不道德的行为方式，而不仅仅是不健康的问题。在公共卫生实践中，社群主义的观点具有方向性的指导意义。

26. 医疗机构从业人员的基本行为规范不包括
　　A. 以人为本　　　　　B. 人道行医
　　C. 大医精诚　　　　　D. 坚持使用最新技术
　　E. 为人民健康服务

【精析】D，《医疗机构从业人员行为规范》中"医疗机构从业人员基本行为规范"的具体内容是：①以人为本，践行宗旨。坚持救死扶伤、防病治病的宗旨，发扬大医精诚理念和人道主义精神，以病人为中心，全心全意为人民健康服务。②遵纪守法，依法执业。自觉遵守国家法律法规，遵守医疗卫生行业规章和纪律，严格执行所在医疗机构各项制度规定。③尊重患者，关爱生命。遵守医学伦理道德，尊重患者的知情同意权和隐私权，为患者保守医疗秘密和健康隐私，维护患者合法权益；尊重患者被救治的权利，不因种族、宗教、地域、贫富、地位、残疾、疾病等歧视患者。④优质服务，医患和谐。言语文明，举止端庄，认真践行医疗服务承诺，加强与患者的交流与沟通，积极带头控烟，自觉维护行业形象。⑤廉洁自律，恪守医德。弘扬高尚医德，严格自律，不索取和非法收受患者财物，不利用执业之便谋取不正当利益；不收受医疗器械、药品、试剂等生产、经营企业或人员以各种名义、形式给予的回扣、提成，不参加其安排、组织或支付费用的营业性娱乐

活动;不骗取、套取基本医疗保障资金或为他人骗取、套取提供便利;不违规参与医疗广告宣传和药品医疗器械促销,不倒卖号源。⑥严谨求实,精益求精。热爱学习,钻研业务,努力提高专业素养,诚实守信,抵制学术不端行为。⑦爱岗敬业,团结协作。忠诚职业,尽职尽责,正确处理同行同事间关系,互相尊重,互相配合,和谐共事。⑧乐于奉献,热心公益。积极参加上级安排的指令性医疗任务和社会公益性的扶贫、义诊、助残、支农、援外等活动,主动开展公众健康教育。

27. 医学伦理学的研究对象是

    A. 医德基本实践   B. 医德基本理论

    C. 医学道德关系   D. 医学道德难题

    E. 医德基本规范

【精析】C,医学伦理学是研究医学道德关系的科学,其研究对象为医学领域中医务人员的医德意识和医德活动。

28. 对涉及人的生物医学研究进行伦理审查的根本目的是

    A. 保护受试者的尊严和权利

    B. 维护研究机构的科研利益

    C. 尊重研究者的基本权利

    D. 确保医学科研的规范性

    E. 保护受试者的经济利益

【精析】A,在涉及人的生物医学研究中进行伦理审查的目的:保护所有受试者的尊严、权利、安全和福利,保障研究结果的可信性,促进社会公正;同时在某种意义上对科研人员也有一定的保护作用。

29. 某研究员在其发表的一篇论文中使用了他人的部分图表及数据,但未加注明,后被杂志社撤稿。该研究员的做法违背的医学科研伦理要求是

    A. 知情同意   B. 敢于怀疑

    C. 知识公开   D. 诚实严谨

    E. 团结协作

【精析】D,医学科研伦理的要求:①动机纯正(A错);②诚实严谨;③敢于怀疑(B错);④公正无私;⑤团结协作(E错);⑥知识公开(C错)。不尊重他人的劳动违背了诚实严谨原则(D对)。

30. 某患者,因原发性醛固酮增多症住院治疗,科室医护人员在其床头卡上的姓名标注为"原醛症"。医护人员的做法违背的医学伦理学基本原则是

    A. 尊重原则   B. 不伤害原则

    C. 公益原则   D. 公正原则

    E. 有利原则

【精析】A,尊重原则要求医务人员平等尊重患者及其家属的人格与尊严(A对)。不伤害原则强调医务人员不应当有故意伤害患者的行为(B错)。有利原则要求医务人员的行为对患者确有助益,而且在利害共存的情况下要进行权衡(E错)。公正原则是指以形式公正与内容公正的有机统一

为依据分配和实现医疗和健康利益的伦理原则(D错)。

B1 型题

(1~2 题共用备选答案)

    A. 知情同意   B. 医德境界

    C. 内心信念   D. 追求慎独

    E. 医德良心

1. 属于病人和受试者医德权利的是

2. 属于医务人员医德修养的途径和方法的是

【精析】A、D,患者道德权利有:基本的医疗权、知情同意权和知情选择权、保护隐私权、获得休息和免除社会责任的权利;人体实验受试者的基本权利有知情同意、维护受伤者的利益,故从本题给提供的选项中可以看到属于患者和受伤者医德权利的是 A 选项。医务人员的医德修养的途径和方法主要有坚持医疗卫生保健实践、坚持自觉和不断地学习医德理论知识、有的放矢、持之以恒、追求慎独,所以从上述提供的选项看属于医务人员医德修养的途径和方法的是 D 选项。

(3~4 题共用备选答案)

    A. 知情同意   B. 支持医学发展

    C. 患者利益至上   D. 医德境界

    E. 内心信念

3. 属于病人权利的是

4. 属于病人义务的是

【精析】A、B,患者的道德权利有:基本的医疗权、知情同意权和知情选择权、保护隐私权、获得休息和免除社会责任的权利;病人的道德义务有:如实提供病情和有关信息、在医师指导下接受和积极配合医生诊疗、遵守医院规章制度,支持医学生的医学学习和医学发展;故从本题给提供的选项中可以看到属于病人权利的 A 选项,属于病人义务的是 B 选项。

二、考点拓展

1. 1946 年诞生的人体实验的医学伦理文件是:《纽伦堡法典》。

2. 1948 年,世界医学大会以希波克拉底誓词为蓝本,形成了著名的:《医学伦理学日内瓦协议法》。

3. 不同发展阶段的医学伦理学:都是以前一阶段的医学伦理学为基础发展而来的。

4. 关于单身妇女的人工授精,正确的是:不得为单身妇女实施人工授精。

5. 关于患者的知情同意权,正确的是:只要患者有知情同意的能力,就要首先考虑患者自己的意志。

6. 关于临终关怀,正确的是:临终关怀是 24 小时的全程服务。

7. 患者的基本医疗权不包括:能够选择自己应该得到何种医疗的权利。

8. 患者权利受到普遍关注的原因是：人们已意识到医源性疾病所致的严重危害性。

9. 基因诊断和基因治疗中争论最激烈的伦理难题是：生殖细胞的基因治疗是否可行。

10. 目前，国际上从立法角度认可安乐死的国家是：荷兰。

11. 人类辅助生殖技术的目的是：治疗、补偿已婚夫妇的生育功能。

12. 人们对医疗行为进行道德价值判断是通过：医德评价。

13. 人体试验：只要课题组上报完整、严谨的报告，经专家组及上级主管部门经规定程序审批后就可进行。

14. 生殖技术的合理使用必须遵循维护社会公益原则，其中规定同一供精者的精子最多只能：提供给 5 名妇女受孕。

15. 为了达到目的和手段的一致，必须遵循的原则不包括：医学原则。

16. 稀有卫生资源分配的医学标准不包括：是否利于医学科技进步。

17. 现代医学伦理学中，对生命的看法已转变为：生命神圣与生命质量、生命价值相统一的理论。

18. 现实中的医疗伤害现象，依据其与医方主观意愿的关系，可以分为：有意伤害、可知伤害、可控伤害和责任伤害。

19. 医德良心对每个医务人员有：评价作用。

20. 医德修养的方法是：追求慎独，坚持自觉地学习医德理论知识，有的放矢，持之以恒。

21. 医德义务的特点是：不以获得权力为前提，依靠非权力强制力量维系，涉及的范围广泛。

22. 医德与医术的关系是：医德与医术密不可分，医学道德以医学技术为依托，医学技术以医学道德为指导。

23. 医患关系出现物化趋势的最主要原因是：医学高技术手段的大量应用。

24. 医患关系的性质是：医患关系是在信托关系基础上的契约关系。

25. 医疗伤害带有一定的：必然性。

26. 医务人员应当保守的医疗秘密是：医务人员的家庭住址。

27. 医学伦理学是：研究医务人员的医德意识和医德活动的科学。

28. 医学模式转变对医务人员提出的要求是：改变传统的医德观念。

29. 由于伦理方面的原因，目前尚未在人类身上成为现实的辅助生殖技术是：无性生殖。

30. 在人体实验中下列做法合乎伦理的是：受试者有权获知有关实验目的、性质、方法、预期好处、潜在危险等的详细信息。

31. 在人体试验中下列做法不合乎伦理的是：研究者应将有关信息向伦理委员会提供以供审查，如果来不及报告，可以补审。

32. 在自己独处、无人监督的情况下，仍能按照医学道德规范的要求行事是指：慎独。

第九章 卫生法规

志在必得

好人如果受到恶人攻击，不必沮丧，也不必在意；石头虽能撞碎一只金杯，金杯仍有价值，石头仍旧低微。

——萨迪

一、考点精析

A1/A2 型题

1. 根据《突发公共卫生事件应急条例》，卫生行政部门应当对医疗机构责令改正、通报批评、给予警告处理的情形是
   A. 未对突发事件开展流行病学调查
   B. 未及时诊断不明原因的疾病
   C. 未建立突发事件信息发布制度
   D. 未履行突发事件报告职责
   E. 未向社会发布突发事件信息

【精析】D，《突发公共卫生事件应急条例》规定，国家建立突发事件的信息发布制度（C错）。国务院卫生行政主管部门负责向社会发布突发事件的信息（E错）。《突发公共卫生事件应急条例》规定，医疗卫生机构有下列行为之一的，由卫生行政主管部门责令改正、通报批评、给予警告。①未依照规定履行报告职责（D对），隐瞒、缓报或者谎报的；②未依照规定及时采取控制措施的；③未依照规定履行突发事件监测职责的；④拒绝接诊病人的；⑤拒不服从突发事件应急处理指挥部调度的。

2. 医务人员收受药品生产企业财物，情节尚不严重，依法应对其给予的处罚是
   A. 追究刑事责任   B. 吊销营业证书
   C. 罚款   D. 没收违法所得
   E. 警告

【精析】D，医疗机构的负责人、药品采购人员、医师等有关人员收受药品生产企业、药品经营企业或者其代理人给

予的财物或者其他利益的，由卫生行政部门或者本单位给予处分，没收违法所得；对违法行为情节严重的执业医师，由卫生行政部门吊销其执业证书，构成犯罪的，依法追究刑事责任。

3. 某医师给住院患者开具了药物医嘱后，很快发现自己的医嘱有误，但判断其不会给患者造成严重后果。此时该医师的最佳做法是
   A. 不告知患者失误的实情，后续治疗中适当弥补
   B. 纠正医嘱，并对出现的失误予以积极补救
   C. 失误不会造成严重后果，可隐瞒以避免纠纷
   D. 不告知其他人，对患者进行密切观察
   E. 先不告知患者，若其知情再为自己的失误辩护

【精析】B，医师医嘱有误，无论是否会给患者造成后果，均应该纠正医嘱，并对出现的失误积极补救，故本题选 B。

4. 依据《精神卫生法》，给予吊销精神科医师执业证书处罚的情形是
   A. 故意将非精神障碍患者诊断为精神障碍患者的
   B. 未及时对有伤害自身危险的患者进行检查评估的
   C. 对实施住院治疗的患者未根据评估结果作出处理的
   D. 精神障碍患者对再次诊断结论有异议的
   E. 拒绝对送诊的疑似精神障碍患者作出诊断的

【精析】A，医疗机构及其工作人员有下列行为之一的，由县级以上人民政府卫生行政部门责令改正，对直接负责的主管人员和其他直接责任人员依法给予或者责令给予降低岗位等级或者撤职的处分；对有关医务人员，暂停 6 个月以上 1 年以下执业活动；情节严重的，给予或者责令给予开除的处分，并吊销有关医务人员的执业证书：①违反规定实施约束、隔离等保护性医疗措施的；②违反规定，强迫精神障碍患者劳动的；③违反规定对精神障碍患者实施外科手术或者实验性临床医疗的；④违反规定，侵害精神障碍患者的通讯和会见探访者等权利的；⑤违反精神障碍诊断标准，将非精神障碍患者诊断为精神障碍患者的。

5. 医疗卫生机构发现重大食物中毒事件后，应当在规定的时限内向所在地县级卫生行政部门报告。该时限是
   A. 2 小时   B. 6 小时
   C. 1 小时   D. 12 小时
   E. 24 小时

【精析】A，有下列情形之一的，省、自治区、直辖市人民政府应当在接到报告 1 小时内，向国务院卫生行政主管部门报告：①发生或者可能发生传染病暴发、流行；②发生或者发现不明原因的群体性疾病；③发生传染病菌种、毒种丢失；④发生或者可能发生重大食物和职业中毒事件。国务院卫生行政主管部门对可能造成重大社会影响的突发事件，立即向国务院报告。突发事件监测机构、医疗卫生机构和有关单位发现上述需要报告情形之一的，应当在 2 小时内向所在地县级人民政府卫生行政主管部门报告；接

到报告的卫生行政主管部门应当在 2 小时内向本级人民政府报告，并同时向上级人民政府卫生行政主管部门和国务院卫生行政主管部门报告。县级人民政府应当在接到报告后 2 小时内向设区的市级人民政府或者上一级人民政府报告；设区的市级人民政府应当在接到报告后 2 小时内向省、自治区、直辖市人民政府报告。

6. 医师在执业活动中违反卫生行政规章制度造成严重后果的，卫生健康主管部门可以责令其暂停一定期限的执业活动，该期限是
   A. 1 年以上 1 年半以下
   B. 3 个月以上 6 个月以下
   C. 1 个月以上 3 个月以下
   D. 1 年以上 2 年以下
   E. 6 个月以上 1 年以下

【精析】E，《中华人民共和国医师法》规定，医师在执业活动中，违反本法规定，有下列行为之一的，由县级以上人民政府卫生健康主管部门给予警告或者责令暂停六个月以上一年以下执业活动；情节严重的，吊销其执业证书；构成犯罪的，依法追究刑事责任：（一）违反卫生行政规章制度或者技术操作规范，造成严重后果的；（二）造成医疗事故或者医疗损害的；（三）严重违反医师职业道德、医学伦理规范的；（四）未经亲自诊查、调查，签署诊断、治疗、流行病学等证明文件或者有关出生、死亡等证明文件的；（五）隐匿、伪造、篡改或者擅自销毁医学文书及有关资料的；（六）使用未经批准或备案的药品、消毒药剂、医疗器械的；（七）不按照规定使用麻醉药品、医疗用毒性药品、精神药品和放射性药品的；（八）未经患者或者其近亲属同意，对患者进行医学研究和试验性临床医疗的；（九）泄露患者隐私，造成严重后果的；（十）利用职务之便，索取、非法收受患者及其家属财物或者牟取其他不正当利益的；（十一）遇有自然灾害、事故灾难、公共卫生事件和社会安全事件等严重威胁人民生命健康的紧急情况以及国防动员需求时，擅自离岗或者不服从卫生健康主管部门调遣的；（十二）发生本法第三十条规定的情形，不按照规定报告的；（十三）开展禁止类医疗技术临床应用的；（十四）开展限制类医疗技术临床应用未按规定履行备案程序或者未履行告知义务的；（十五）使用假药或者劣药的；（十六）法律、法规规定的其他情形的。

7. 违背保护病人隐私原则的是
   A. 在查房中报告与患者疾病有关的既往治疗史
   B. 在病历摘要中记录患者的姓名、年龄和住院号
   C. 将患者的基因异常报告通知其工作单位
   D. 将遗传病患者的检查结果通知患者的近亲
   E. 在隐去真实姓名后，将患者的情况病情作为课堂教学的例证

【精析】C，医务人员应严格遵守医疗保密制度，不得向无

关人员或单位提供任何检测情况或被检查人情况，因此违背保护病人隐私原则的是将患者的基因异常报告通知其工作单位。故本题答案是C。易误选B。

8. 医疗保健人员未按规定报告传染病疫情，造成传染病传播、流行或者其他严重后果，尚未构成犯罪的，由卫生行政部门给予的行政处分是
   A. 警告、记过或记大过
   B. 记过、记大过或降级
   C. 记大过、降级或撤职
   D. 降级、撤职或开除
   E. 撤职、开除或拘留

【精析】D，《中华人民共和国传染病防治法》第六十九条医疗机构违反本法规定，有下列情形之一的，由县级以上人民政府卫生行政部门责令改正，通报批评，给予警告；造成传染病传播、流行或者其他严重后果的，对负有责任的主管人员和其他直接责任人员，依法给予降级、撤职、开除的处分，并可以依法吊销有关责任人员的执业证书；构成犯罪的，依法追究刑事责任：（一）未按照规定承担本单位的传染病预防、控制工作、医院感染控制任务和责任区域内的传染病预防工作的；（二）未按照规定报告传染病疫情，或者隐瞒、谎报、缓报传染病疫情的；（三）发现传染病疫情时，未按照规定对传染病病人、疑似传染病病人提供医疗救护、现场救援、接诊、转诊的，或者拒绝接受转诊的；（四）未按照规定对本单位内被传染病病原体污染的场所、物品以及医疗废物实施消毒或者无害化处置的；（五）未按照规定对医疗器械进行消毒，或者对按照规定一次使用的医疗器具未予销毁，再次使用的；（六）在医疗救治过程中未按照规定保管医学记录资料的；（七）故意泄露传染病病人、病原携带者、疑似传染病病人、密切接触者涉及个人隐私的有关信息、资料的。故本题答案是D。易误选C。

9. 医疗机构的医务人员违反《献血法》规定，将不符合国家标准的血液用于患者，尚未构成犯罪的，由卫生行政部门给予的行政处罚是
   A. 警告   B. 罚款
   C. 责令改正   D. 吊销执业证书
   E. 没收非法所得

【精析】C，医疗机构的医务人员违反《献血法》规定，将不符合国家标准的血液用于患者，尚未构成犯罪的，由卫生行政部门给予的行政处罚是责令改正。故本题答案是C。易误选B。

10. 医疗事故争议由双方当事人自行协商解决的，医疗机构应当自协商解决之日起在法定期限内向所在地卫生行政机关做出书面报告，其法定期限是
   A. 3天内   B. 7天内

C. 10天内   D. 15天内
E. 30天内

【精析】B，《医疗事故处理条例》规定，医疗事故争议由双方当事人自行协商解决的，医疗机构应当自协商解决之日起7日内向所在地卫生行政部门作出书面报告，并附具协议书。第四十四条医疗事故争议经人民法院调解或者判决解决的，医疗机构应当自收到生效的人民法院的调解书或者判决书之日起7日内向所在地卫生行政部门作出书面报告，并附具调解书或者判决书。故本题答案是B。数据要牢记。

11. 医师在执业活动中享有的权利之一是
   A. 宣传普及卫生保健知识
   B. 尊重患者隐私权
   C. 参加专业培训，接受继续医学教育
   D. 努力钻研业务，及时更新知识
   E. 爱岗敬业，努力工作

【精析】C，《中华人民共和国医师法》规定，医师在执业活动中享有下列权利：（一）在注册的执业范围内，按照有关规范进行医学诊查、疾病调查、医学处置、出具相应的医学证明文件，选择合理的医疗、预防、保健方案；（二）获取劳动报酬，享受国家规定的福利待遇，按照规定参加社会保险并享受相应待遇；（三）获得符合国家规定标准的执业基本条件和职业防护装备；（四）从事医学教育、研究、学术交流；（五）参加专业培训，接受继续医学教育；（六）对所在医疗卫生机构和卫生健康主管部门的工作提出意见和建议，依法参与所在机构的民主管理；（七）法律、法规规定的其他权利。故本题答案是C。易误选D。

12. 医师中止执业活动2年以上，当其中止的情形消失后，需要恢复执业活动的，应当经所在地县级以上卫生健康主管部门委托的机构或其委托的医疗卫生机构、行业组织考核合格，并依法申请办理
   A. 准予注册手续   B. 中止注册手续
   C. 重新注册手续   D. 变更注册手续
   E. 注销注册手续

【精析】C，《中华人民共和国医师法》规定，中止医师执业活动二年以上或者本法规定不予注册的情形消失，申请重新执业的，应当由县级以上人民政府卫生健康主管部门或者其委托的医疗卫生机构、行业组织考核合格，并依照本法规定重新注册。故本题答案是C。

13. 医务人员在医疗活动中发生医疗事故争议，应当立即向
   A. 所在科室报告
   B. 所在医院医务部门报告
   C. 所在医疗机构医疗质量监控部门报告
   D. 所在医疗机构的主管负责人报告

E. 当地卫生行政机关报告

【精析】A，医务人员在医疗活动中发生医疗事故争议，应当立即向所在科室报告。故本题答案是A。易误选B。

14. 依照《中华人民共和国医师法》的规定，不予注册的情形是

　　A. 不如实向患者或其家属介绍病情的

　　B. 违反技术操作规范的

　　C. 受吊销医师执业证书行政处罚不满两年的

　　D. 变更执业地点和范围的

　　E. 使用未经批准的药品或医疗器械的

【精析】C，有下列情形之一的，不予注册：（一）不具有完全民事行为能力的；（二）因受刑事处罚，自刑罚执行完毕之日起至申请注册之日止不满二年的；（三）受吊销医师执业证书行政处罚，自处罚决定之日起至申请注册之日止不满二年的；（四）严重违反医师职业道德、医学伦理的；（五）因医师考核不合格被注销执业注册不满一年的；（六）有国务院卫生健康主管部门规定不宜从事医疗卫生服务的其他情形的。受理申请的卫生健康主管部门对不符合条件不予注册的，应当自收到申请之日起三十日内书面通知申请人，并说明理由。申请人有异议的，可以依法申请行政复议或者向人民法院提起行政诉讼。故本题答案是C。

15. 在下列各项中，对病人不会造成伤害的是

　　A. 医务人员的知识和技能低下

　　B. 医务人员的行为疏忽和粗枝大叶

　　C. 医务人员强迫病人接受检查和治疗

　　D. 医务人员对病人呼叫或置之不理

　　E. 医务人员为治疗疾病适当地限制或约束病人的自由

【精析】E，对病人不会造成伤害的是医务人员为治疗疾病适当地限制或约束病人的自由。故本题答案是E。易误选A。

16. 甲药厂销售代表和某医院多名医师约定，医师在处方时使用甲药厂生产的药品，并按使用量的多少给予提成。事情曝光以后，按《药品管理法》的规定，对甲药厂可以作出行政处罚的部门是

　　A. 药品监督管理部门

　　B. 工商行政管理部门

　　C. 税务管理部门

　　D. 医疗保险部门

　　E. 卫生行政部门

【精析】A，《中华人民共和国药品管理法》第一百四十一条：药品上市许可持有人、药品生产企业、药品经营企业或者医疗机构在药品购销中给予、收受回扣或者其他不正当利益，药品上市许可持有人、药品生产企业、药品经营企业或者代理人给予使用其药品的医疗机构的负责人、药品采购人员、医师、药师等有关人员财物或者其他不正当利益的，由市场监督管理部门没收违法所得，并处三十万元以上三百万元以下的罚款；情节严重的，吊销药品上市许可持有人、药品生产企业、药品经营企业营业执照，并由药品监督管理部门吊销药品批准证明文件、药品生产许可证、药品经营许可证。故本题答案是A。

17. 患儿于某因发热3日到县医院就诊，接诊医生林某检查后拟诊断为流行性出血热。因县医院不具备隔离治疗条件，林某遂嘱患儿的家长带于某去市传染病医院就诊。按照传染病防治法的规定，林某应当

　　A. 请上级医生会诊，确诊后再转诊

　　B. 请上级医生会诊，确诊后隔离治疗

　　C. 向医院领导报告，确诊后对于某就地进行隔离

　　D. 向当地疾病控制机构报告，并复印病历资料转诊

　　E. 向当地疾病控制机构报告，由疾病控制机构转诊

【精析】A，《中华人民共和国传染病防治法》第五十二条医疗机构应当对传染病病人或者疑似传染病病人提供医疗救护、现场救援和接诊治疗，书写病历记录以及其他有关资料，并妥善保管。医疗机构应当实行传染病预检、分诊制度；对传染病病人、疑似传染病病人，应当引导至相对隔离的分诊点进行初诊。医疗机构不具备相应救治能力的，应当将患者及其病历记录复印件一并转至具备相应救治能力的医疗机构。具体办法由国务院卫生行政部门规定。《医疗机构传染病预检分诊管理办法》第六条医疗机构不具备传染病救治能力时，应当及时将病人转诊到具备救治能力的医疗机构诊疗，并将病历资料复印件转至相应的医疗机构。故本题答案是A。

18. 某病人于2003年6月1日因胆囊炎住院手术治疗，术中曾输血300 ml，住院22天后出现全身乏力、纳差，伴肝区疼痛，经诊断为乙肝。你认为该患者是

　　A. 院内感染　　　　　　B. 院外感染

　　C. 自身感染　　　　　　D. 接触感染

　　E. 住院感染

【精析】B，窗口期指指病毒感染人体后，尚未引起人体免疫系统的"重视"尚未产生抗体的时期。在"窗口期"，即使病人已感染了病毒，但由于针对病毒的抗体并不稳定，所以检查抗病毒的抗体的结果却是阴性，容易造成漏诊。乙肝的窗口期为1～6个月，丙肝的窗口期为3～6个月。患者在输血后22天即被确诊为乙肝，所以患者的感染应该是发生在医院输血之前。故本题答案是B。易误选D。

19. 内科医生王某，在春节探家的火车上遇到一位产妇临产，因车上无其他医务人员，王某遂协助产妇分娩。在分娩过程中，因牵拉过度，导新生儿左上肢臂丛神经损伤。王某行为的性质为

　　A. 属于违规操作，构成医疗事故

　　B. 属于非法行医，不属医疗事故

C. 属于超范围执业，构成医疗事故

D. 属于见义勇为，不构成医疗事故

E. 属于采取紧急医疗措施，虽造成不良后果，但不属医疗事故

【精析】E，无因管理有三个重要法律特点：①紧急情况，法律上不要求管理人有技术能力或资质，例如无医师资格的经产妇也可以帮助分娩，不可以非法行医论处；②除非管理人存在"故意过错"或"重大责任性过失过错"外，否则管理人均可以免除管理行为造成的人身、财产损失，也就是管理人如果是由于技能技巧方面存在过错使得产妇死亡，在法律上可以免责，但是如果管理人是出于故意过错（即行为人期盼损害结果发生，例如仇杀或伤害），或严重责任性过失（例如牙科医生为产妇接生了一半，胎盘剥离不完整，出血不止，牙科医生一害怕就将产妇放在一边不再实施救助了，最终产妇失血性休克死亡了），法律是要追究其一定责任的；③管理人有权要求受益人给予经济补偿。故本题答案是 E。易误选 A。

20. 医师为同一个患者申请一天备血达到或超过一定数量时，必须报医院医务部门批准，该血量是

A. 1600 ml　　　B. 1400 ml

C. 800 ml　　　D. 1000 ml

E. 1200 ml

【精析】A，医师为同一个患者申请一天备血达到或超过 1600 ml 时，必须报医院医务部门批准。

21. 对精神障碍患者实施住院治疗须经监护人同意的情形是

A. 医疗费用需要自理

B. 没有办理住院手续能力

C. 发生伤害自身行为

D. 患者家属提出医学鉴定要求

E. 有危害他人安全危险

【精析】C，精神障碍患者发生伤害自身行为或有发生伤害自身的危险情形，经监护人同意医疗机构应当对患者实施住院治疗，未经监护人同意的，不得对患者进行治疗。

22. 可授予特殊使用级抗菌药物处方权的医务人员是

A. 主治医师　　　B. 住院医师

C. 乡村医生　　　D. 副主任医师

E. 实习医生

【精析】D，可授予特殊使用级抗菌药物处方权的医务人员是高级专业技术职称的医师。

23. 医疗机构应当设置电离辐射醒目警示标志的场所是

A. 放射性工作人员办公室

B. 放射性检查报告单发放处

C. 接受放射诊疗患者的病房

D. 医学影像科候诊区

E. 放射性废物储存场所

【精析】E，医疗机构应当对下列设备和场所设置醒目的警示标志：

（1）装有放射性核素和放射性废物的设备、容器，设有电离辐射标志。

（2）放射性核素和放射性废物储存场所，设有电离辐射警告标志及必要的文字说明。

（3）放射诊疗工作场所的入口处，设有电离辐射警告标志。

（4）放射诊疗工作场所应当按照有关标准的要求分为控制区、监督区，在控制区进出口及其他适当位置，设有电离辐射警告标志和工作指示灯。

24. 对未取得第一类精神药品处方资格擅自开具该类药品处方、尚未造成严重后果的医师，应当给予的行政处罚是

A. 吊销医师执业证书

B. 没收违法所得

C. 警告，暂停其执业活动

D. 罚款

E. 限制其处方权

【精析】C，未取得麻醉药品和第一类精神药品处方资格的执业医师擅自开具麻醉药品和第一类精神药品处方，由县级以上人民政府卫生主管部门给予警告，暂停其执业活动；造成严重后果的，吊销其执业证书；构成犯罪的，依法追究刑事责任。

25. 医疗机构执业许可证应于校验期满前一定期限内向登记机关申请办理校验手续，该期限是

A. 1 个月　　　B. 半年

C. 15 天　　　D. 3 个月

E. 10 天

【精析】D，医疗机构应当于校验期满前 3 个月向登记机关申请办理校验手续。

26. 每张西药、中成药处方开具的药品种类上限是

A. 5 种　　　B. 3 种

C. 6 种　　　D. 4 种

E. 8 种

【精析】A，处方管理条例规定，每张处方不得超过 5 种药品。

27. 医疗机构临床用血文书不包括

A. 输血过程和输血后疗效评价意见

B. 献血员信息

C. 输血记录单

D. 患者输血适应证的评估

E. 输血治疗知情同意书

【精析】B，《医疗机构临床用血管理办法》规定，医疗机构应当建立临床用血医学文书管理制度，确保临床用血信息客观真实、完整、可追溯。医师应当将患者输血适应证的评估、输血过程和输血后疗效评价情况记入病

历；临床输血治疗知情同意书、输血记录单等随病历一起保存。

28. 某县药品监督管理部门接到某药店将保健食品作为药品出售给患者的举报后，立即对该药店进行了查处，并依照《药品管理法》的规定，将其销售给患者的保健食品认定为

A. 按劣药论处的药　　　　B. 假药

C. 食品　　　　D. 劣药

E. 按假药论处的药

【精析】B，有以下情形之一的可被认定为假药：①药品所含成分与国家药品标准规定的成分不符；②以非药品冒充药品或者以他种药品冒充此种药品的；③变质的药品；④药品所标明的适应证或者功能主治超出规定范围。

29. 国家建立突发公共卫生事件的信息发布制度。负责向社会发布突发公共卫生事件信息的部门是

A. 国务院卫生行政主管部门

B. 外交部

C. 信息产业部

D. 国务院

E. 中国疾病预防控制中心

【精析】A，《突发公共卫生事件应急条例》规定，国家建立突发事件的信息发布制度。国务院卫生行政主管部门（A对）负责向社会发布突发事件的信息。必要时，可以授权省、自治区、直辖市人民政府卫生行政主管部门向社会发布本行政区域内突发事件的信息。

30. 不符合《精神卫生法》规定条件的医疗机构擅自从事精神障碍诊断的，应罚款

A. 处 5 千元以上

B. 处 5 千元以上 1 万元以下

C. 处 1 千元以上 2 万元以下

D. 处 2 万元以上

E. 处 5 万元以上

【精析】B，不符合《精神卫生法》规定条件的医疗机构擅自从事精神障碍诊断、治疗的，由县级以上人民政府卫生行政部门责令停止相关诊疗活动，给予警告，并处 5 千元以上 1 万元以下罚款（B对），有违法所得的，没收违法所得。

31. 根据《突发公共卫生事件应急条例》，卫生行政部门应当对医疗机构责令改正、通报批评、给予警告处理的情形是

A. 未对突发事件开展流行病学调查

B. 未及时诊断不明原因的疾病

C. 未建立突发事件信息发布制度

D. 未依照规定履行报告职责

E. 未向社会发布突发事件信息

【精析】D，《突发公共卫生事件应急条例》规定，国家建立突发事件的信息发布制度。国务院卫生行政主管部门负责向社会发布突发事件的信息。《突发公共卫生事件应急条例》规定，医疗卫生机构有下列行为之一的，由卫生行政主管部门责令改正、通报批评、给予警告。①未依照规定履行报告职责，隐瞒、缓报或者谎报的；②未依照规定及时采取控制措施的；③未依照规定履行突发事件监测职责的；④拒绝接诊病人的；⑤拒不服从突发事件应急处理指挥部调度的。

32. 刘某有家族遗传病史，怀孕后担心胎儿健康，到某医疗机构进行遗传病诊断。后因医疗纠纷投诉至卫生监督机构。经查，该医疗机构未取得遗传病诊断资质。根据规定，负责遗传病诊断许可的卫生行政部门是

A. 县级卫生行政部门

B. 设区的市级卫生行政部门

C. 各级卫生行政部门

D. 国务院卫生行政部门

E. 省级卫生行政部门

【精析】E，《母婴保健法实施办法》规定，从事遗传病诊断、产前诊断的医疗保健机构，须经省、自治区、直辖市人民政府卫生行政部门许可。

A3 型题

（1~3 题共用题干）

女，28 岁，妊娠 2 个月，到某大学医院妇产科接受人工流产手术。接诊医师给患者检查时，旁边有 10 多位男女见习。患者要求见习医学生出去，被接诊医生拒绝。随后医师边操作边给医学生讲解。术后患者质问医师为何示教未事先告知，医师认为患者在医院无隐私，后患者以隐私权被侵犯为由，要求当地卫生行政部门进行处理。

1. 基于该案例，下列说法符合伦理的是

A. 临床教学观摩应征得患者同意

B. 患者应无条件配合接诊医师的教学工作

C. 对于不接受临床示教的患者不应做人工流产手术

D. 教学医院的患者没有拒绝临床教学观摩的权利

E. 教学医院就诊的患者没有要求保护隐私的权利

【精析】A，患者的道德义务：支持临床实习和医学发展的义务。但是，作为一种道德义务必须以患者的知情同意为前提。医学实践中任何人都不能假借社会、医学的名义，侵犯他人的人身权利（A对）。

2. 基于该案例，该患者就诊期间未被满足的心理需要为

A. 尊重的需要　　　　B. 生理的需要

C. 归属与爱的需要　　　　D. 自我实现的需要

E. 安全的需要

【精析】A，知情同意是尊重患者自主性的具体体现。

3. 基于该案例，卫生行政部门给予当事医师警告处分。处分的依据是

A. 医师法   B. 药品管理法
C. 行政处罚法   D. 母婴保健法
E. 精神卫生法

【精析】A，医师在执业活动中履行的义务：关心、爱护、尊重患者，保护患者的隐私（A对）。

B1 型题

（1~2 题共用备选答案）

A. 3 小时内   B. 6 小时内
C. 12 小时内   D. 24 小时内
E. 48 小时内

1. 因抢救危急患者，未能及时书写病历的，有关医务人员应当在抢救结束后法定时限内据实补记，并加以注明。其法定时限是

2. 患者死亡，医患双方当事人不能确定死因或者对死因有异议，应当在患者死亡后法定时限内进行尸检。其法定时限是

【精析】B、E，《医疗事故处理条例》第八条　因抢救急危患者，未能及时书写病历的，有关医务人员应当在抢救结束后 6 小时内据实补记，并加以注明。第十八条　患者死亡，医患双方当事人不能确定死因或者对死因有异议的，应当在患者死亡后 48 小时内进行尸检；具备尸体冻存条件的，可以延长至 7 日。尸检应当经死者近亲属同意并签字。尸检应当由按照国家有关规定取得相应资格的机构和病理解剖专业技术人员进行。承担尸检任务的机构和病理解剖专业技术人员有进行尸检的义务。医疗事故争议双方当事人可以请法医病理学人员参加尸检，也可以委派代表观察尸检过程。拒绝或者拖延尸检，超过规定时间，影响对死因判定的，由拒绝或者拖延的一方承担责任。

（3~4 题共用备选答案）

A. 5 年   B. 10 年
C. 15 年   D. 20 年
E. 30 年

3. 《医疗事故处理条例》规定，残疾生活补助费应根据伤残等级，自定残之月起最长赔偿

4. 《医疗事故处理条例》规定，对 60 周岁以上的患者因医疗事故致残的，赔偿其残疾生活补助费的时间最长不超过

【精析】E、C，医疗事故赔偿，按照下列项目和标准计算：（一）医疗费：按照医疗事故对患者造成的人身损害进行治疗所发生的医疗费用计算，凭据支付，但不包括原发病医疗费用。结案后确实需要继续治疗的，按照基本医疗费用支付。（二）误工费：患者有固定收入的，按照本人因误工减少的固定收入计算，对收入高于医疗事故发生地上一年度职工年平均工资 3 倍以上的，按照 3 倍计算；无固定收入的，按照医疗事故发生地上一年度职工年平均工资

计算。（三）住院伙食补助费：按照医疗事故发生地国家机关一般工作人员的出差伙食补助标准计算。（四）陪护费：患者住院期间需要专人陪护的，按照医疗事故发生地上一年度职工年平均工资计算。（五）残疾生活补助费：根据伤残等级，按照医疗事故发生地居民年平均生活费计算，自定残之月起最长赔偿 30 年；但是，60 周岁以上的，不超过 15 年；70 周岁以上的，不超过 5 年。（六）残疾用具费：因残疾需要配置补偿功能器具的，凭医疗机构证明，按照普及型器具的费用计算。（七）丧葬费：按照医疗事故发生地规定的丧葬费补助标准计算。（八）被扶养人生活费：以死者生前或者残疾者丧失劳动能力前实际扶养且没有劳动能力的人为限，按照其户籍所在地或者居所地居民最低生活保障标准计算。对不满 16 周岁的，扶养到 16 周岁。对年满 16 周岁但无劳动能力的，扶养 20 年；但是，60 周岁以上的，不超过 15 年；70 周岁以上的，不超过 5 年。（九）交通费：按照患者实际必需的交通费用计算，凭据支付。（十）住宿费：按照医疗事故发生地国家机关一般工作人员的出差住宿补助标准计算，凭据支付。（十一）精神损害抚慰金：按照医疗事故发生地居民年平均生活费计算。造成患者死亡的，赔偿年限最长不超过 6 年；造成患者残疾的，赔偿年限最长不超过 3 年。

二、考点拓展

1. 《医疗机构管理条例》规定，医疗机构不得使用非卫生技术人员从事的工作为：医疗卫生技术。

2. 传染病暴发、流行时，所在地县级以上地方人民政府应当：立即组织力量，按照预防、控制预案进行防治，切断传染病的传播途径。

3. 从事母婴保健工作的人员，违反母婴保健法的规定有下列行为，情节严重的，依法取消执业资格：胎儿性别鉴定的。

4. 对不予医师执业注册有异议的可以：申请复议或起诉。

5. 发生重大医疗过失行为时，医疗机构应向所在地卫生行政部门报告的是：可能是二级医疗事故的。

6. 根据《母婴保健法》，医疗保健机构可以开展活动，除了：非医学需要的胎儿性别鉴定。

7. 根据《母婴保健法》，婚前医学检查的主要内容是指：对严重遗传疾病、指定传染病等的检查。

8. 根据我国的《献血法》，有关医疗机构采血说法正确的是：为保证应急用血，医疗机构可临时采集血液，但应遵守献血法的有关规定。

9. 构成医疗事故的要件之一是：行为主体主观上是过失。

10. 国家对传染病管理实行的方针是：预防为主、防治结合、分类管理、依靠科学、依靠群众。

11. 具有高等学校医学专业本科学历，参加执业医师资格考试的条件是：在执业医师的指导下，在医疗机构中

试用期满1年。

12. 任何单位或者个人开展诊疗活动，必须依法取得：《医疗机构执业许可证》。

13. 申请医师执业注册时，可以注册的情形是：受刑事处罚，自刑罚执行完毕之日起至申请注册之日已2年的。

14. 受理执业医师注册申请的机构是：所在地县级以上卫生行政部门。

15. 受血者配血试验的血标本必须是输血前：3天之内的。

16. 未经批准擅自开办医疗机构行医或非医师行医的：给患者造成损害的，承担赔偿责任。

17. 我国法定的传染病分为：甲、乙、丙三类37种。

18. 传染病采取甲类传染病预防、控制措施的是：传染性非典型肺炎、人感染高致病性禽流感、肺炭疽、鼠疫。

19. 关于病历资料说法正确的是：发生医疗事故争议时，可封存病历资料的复印件。

20. 情形属于医疗事故的是：过错输血感染造成不良后果的。

21. 有关医疗事故鉴定错误的是：当事人对首次医疗事故技术鉴定结论不服的，可以申请复议。

22. 新生儿溶血病如需要换血疗法的：由经治医师申请并经患儿家属签字同意。

23. 医患双方当事人对患者死因有异议的，应当尸检。当地不具备尸体冻存条件的，尸检的期限是：在患者死亡后48小时内进行。

24. 医疗机构出售无偿献血的血液所承担的法律责任是：构成犯罪的，依法追究刑事责任。

25. 医疗机构发现甲类传染病时应当采取下列措施，除了：对疑似患者，确诊前在指定场所隔离治疗。

26. 医疗机构工作人员上岗工作，必须佩戴：载有本人姓名、职务或者职称的标牌。

27. 医疗机构配制制剂，应是本单位临床需要而市场上没有供应的品种，并须经所在地下列部门批准后方可配制：省级药品监督管理部门。

28. 医疗机构施行特殊检查时：征得患者同意，并取得其家属或关系人同意及签字后实施。

29. 医疗机构药品的管理应遵守规定：购进药品，必须建立执行进货检查验收制度。

30. 医疗机构用血应符合的规定不包括：医疗机构在供血充足的情况下可以将无偿献血者的血液出售给血液制品生产单位。

31. 医疗事故的行为主体在医疗活动中违反了：医疗卫生管理法律、行政法规、部门规章和诊疗护理规范、常规。

32. 医师的业务水平、工作成绩和职业道德状况，依法享有定期考核权的单位是：受县级以上人民政府卫生行政部门委托的机构或者组织。

33. 医师进行实验性临床医疗，应当：经医院批准并征得患者本人或者其家属同意。

34. 医师在执业活动中，按执业规则可以：发现患者非正常死亡时，向有关部门报告。

35. 医师注册后有下列情形，应由卫生行政部门注销注册，收回其执业证书：受吊销医师执业证书行政处罚的。

36. 医务人员违反《献血法》规定，将不符合国家规定标准的血液用于患者的可承担法律责任，除了：由县级以上卫生行政部门处以罚款。

37. 疑似输血引起不良后果，需要对血液进行封存保留的，医疗机构应通知到场的是：提供该血液的采供血机构的人员。

38. 以不正当手段取得医师执业证书的：对负有直接责任的主管人员依法给予行政处分。

39. 血袋可以发出的情况是：标签完整、字迹清晰。

40. 有关《传染病防治法》适用的对象正确的是：我国境内的一切单位和一切个人。

第三篇　预防医学综合

第十章　预防医学

一、考点精析

A1/A2 型题

1. 预防乙型肝炎最有效的措施是

A. 严格管理血制品

B. 应用一次性医疗器械

C. 饮食饮水卫生

D. 接种乙肝疫苗

E. 注射丙种球蛋白

【精析】D，预防乙型肝炎最有效的措施是接种乙肝疫苗。故本题选 D。

2. 对血液进行辐照用于预防输血相关移植物抗宿主病，下列成分需要进行辐照的是

A. 普通冰冻血浆　　　　B. 新鲜冰冻血浆

C. 洗涤红细胞　　　　　D. 冷沉淀

E. 冰冻红细胞

【精析】C，洗涤红细胞中包含有免疫活性的淋巴细胞的血液或血液成分，输入后可导致移植物抗宿主病，用 γ 射线照射后，可灭活血中的免疫活性的淋巴细胞，但不损伤红细胞的功能。故本题选 C。

3. 预防接种异常反应是指

A. 接种单位违反计划免疫方案给受种者造成损害

B. 受种者在接种时正处于某种疾病的前驱期，接种后偶合发病

C. 疫苗本身特性引起的接种后一般反应

D. 心理因素引起的个体心因性反应

E. 合格疫苗在实施规范接种过程中给受种者造成损害

【精析】E，预防接种异常反应是指合格疫苗在实施规范接种过程中给受种者造成损害。故本题选 E。

4. 临床预防服务的特点

A. 重点是影响健康的因素与人群的关系

B. 与临床医学的交叉主要在三级预防

C. 目的是治疗疾病，促进健康

D. 是医学的一门基础学科

E. 服务对象是健康人及无症状患者

【精析】E，临床预防服务指医务人员在临床场所对"健康者"和"无症状患者"的健康危险因素进行评估，实施个性化的预防干预措施来预防疾病和促进健康。故本题选 E。

5. 下列不属于统计表必备结构的是

A. 数字　　　　　　　　B. 线条

C. 备注　　　　　　　　D. 标目

E. 标题

【精析】C，统计表必备结构的是数字、线条、标目、标题，有补充说明的时候才加备注。故本题选 C。

6. 流行病学区别其他学科最显著的特点是

A. 预防为主原则　　　　B. 对比原则

C. 代表性原则　　　　　D. 现场原则

E. 群体原则

【精析】E，流行病学区别其他学科最显著的特点是群体原则，强调人群的预防。故本题选 E。

7. 以下不属于突发公共卫生事件的是

A. 某食堂发生有死亡病例的食物中毒

B. 某核电站发生核泄漏

C. 某城市发生甲型肝炎暴发流行

D. 某研究所发生烈性传染病菌株丢失

E. 某城市严重大气污染造成居民肺癌死亡率上升

【精析】E，某食堂发生有死亡病例的食物中毒、某核电站发生核泄漏、某城市发生甲肝暴发流行、某研究所发生烈性传染病菌株丢失都属于突发公共卫生事件；某城市严重大气污染造成居民肺癌死亡率上升属于公共卫生事件，但不属于突发公共卫生事件。故本题选 E。

8. 按照居民门牌号，机械地每隔 4 户抽取一户的抽样方法是

A. 整群抽样　　　　　　B. 分层抽样

C. 系统抽样　　　　　　D. 单纯随机抽样

E. 多级抽样

【精析】C，按照一定间隔的抽样方法属于系统抽样。故本题选 C。

9. 随机现象是指观察的结果

A. 为社会经济现象

B. 可能发生亦可能不发生的现象

C. 一定不会发生的现象

D. 一定要发生的现象

E. 为客观存在的现象

【精析】B，随机现象是指观察的结果在一定的条件下，可能发生亦可能不发生的现象。故本题选B。

10. 某年某社区年初人口数 8500 人，年末人口数 11500 人，年末有糖尿病患者 136 人，该年内有 12 名患者死于糖尿病并发症，则该社区普查当年的糖尿病患病率为

A. 148/10000   B. 124/10000

C. 148/11500   D. 136/11500

E. 136/8500

【精析】D，患病率＝新旧病例人数/总人口数＝136/11500。故本题选D。

11. 100 名高血压患者接受某种药物治疗，1 个月后有 65 名患者高血压明显下降，正确的说法为

A. 样本量小，尚不能做结论

B. 未设对照组，无法做结论

C. 该药物降压效果好

D. 观察时间短，疗效可疑

E. 该药物无降压效果

【精析】B，对照是实验控制的手段之一，目的在于消除无关变量对实验结果的影响，增强实验结果的可信度。

12. 某吸烟者，烟龄 15 年，尼古丁依赖评分为高成瘾性，且以往尝试戒烟后出现明显戒断症状。经医生劝说后决定本周起戒烟，对于此吸烟者应立即采取的措施为

A. 宣传戒烟的好处

B. 提供戒烟方法咨询，必要时推荐戒烟药物

C. 强制戒烟

D. 采用 5R 动机访谈

E. 约定随访日期

【精析】B，没有意愿的采用 5R 动机访谈；已经决定戒烟的应该提供戒烟方法咨询，必要时推荐戒烟药物。

13. 某中年男性，因胸闷不适就诊，诊断冠心病，经询问，患者吸烟。医生告知患者吸烟对心血管系统的危害后，问患者"你想戒烟吗？"这属于 5A 戒烟法中的哪一步骤

A. 建议吸烟者戒烟

B. 安排随访

C. 提供行为咨询治疗

D. 询问吸烟情况

E. 评估吸烟者的戒烟意愿

【精析】D，5A 戒烟法：询问患者吸烟情况－建议所有吸烟者戒烟－评估患者的戒烟意愿－帮助患者戒烟－安排随

访。问患者"你想戒烟吗"这个属于询问吸烟情况（D对），故本题选D。

14. 属于现况研究特点的是

A. 可确定因果关联

B. 随访观察

C. 人为施加干预措施

D. 不需设立对照组

E. 随机分组

【精析】D，现况研究又称横断面研究或患病率研究，是描述性研究中应用最为广泛的一种方法。它是在某一人群中，应用普查或抽样调查的方法收集特定时间内、特定人群中疾病、健康状况及有关因素的资料，并对资料的分布状况、疾病与因素的关系加以描述。现况研究的特点是：①不需设立对照组；②不能确定因果关联。

15. 等距离抽样或机械抽样方法又称为

A. 多阶段抽样   B. 系统抽样

C. 单纯抽样   D. 整群抽样

E. 分层抽样

【精析】B，系统抽样又称等距离抽样或机械抽样。

16. 产生温室效应的主要化学物质是

A. O_3 B. CO_2

C. N_2 D. NO_3

E. SO_2

【精析】B，由于燃料大量的燃烧，产生出大量 CO_2，使大气中 CO_2 含量增加，CO_2 能吸收红外线等长波辐射，使气温变暖，并在空间起到温室保护层的作用，直接妨碍地面热量向大气中放散，致使地球表面气温上升，这种现象称为温室效应。

17. 为了了解某城市儿童近视眼的流行情况，某机构拟进行普查，要说明调查结果，可用的指标是

A. 患病率   B. 病残率

C. 累积发病率   D. 罹患率

E. 发病率

【精析】A，普查：在特定时间对特定范围内人群中的每一成员进行的调查。普查分为以了解人群中某病的患病率、健康状况等为目的的普查和以早期发现患者为目的的筛检。患病率指某特定时间内，总人口中现患某病者（包括新、旧病例）所占的比例。患病率的分子包括调查期间被观察人群中所有的病例，分母为被观察人群的总人口数或该人群的平均人口数。

18. 疾病的三间分布是指

A. 年龄、性别和种族分布

B. 职业、家庭和环境分布

C. 时间、地区和人间分布

D. 短期波动、季节性和周期性分布

E. 国家、地区和城乡分布

【精析】C，疾病的分布是指疾病在时间、空间和人间的存在方式及其发生、发展规律，又称疾病的三间分布。

19. 属于第二级预防措施的是
    A. 疾病筛检　　　　　　B. 健康促进
    C. 接种疫苗　　　　　　D. 病后康复
    E. 遗传咨询

【精析】A，①第一级预防：是针对病因所采取的预防措施。它既包括针对健康个体的措施，也包括针对整个公众的社会措施。在第一级预防中，如果在疾病的因子还没有进入环境之前就采取预防性措施，则称为根本性预防。②第二级预防：在疾病的临床前期做好早期发现、早期诊断、早期治疗的"三早"预防工作，以控制疾病的发展和恶化。对于传染病，除了"三早"，尚需做到疫情早报告及患者早隔离，即"五早"。③第三级预防：对已患某些疾病者，采取及时的、有效的治疗和康复措施，使患者尽量恢复生活和劳动能力，能参加社会活动并延长寿命。

20. 在流行病学研究中，属于现况研究特点的是
    A. 随访观察研究对象
    B. 可确定因果关联
    C. 人为施加干预措施
    D. 研究对象随机分组
    E. 不需特设对照组

【精析】E，现况研究又称横断面研究或患病率研究，是描述性研究中应用最为广泛的一种方法。它是在某一人群中，应用普查或抽样调查的方法收集特定时间内、特定人群中疾病、健康状况及有关因素的资料，并对资料的分布状况、疾病与因素的关系加以描述。根据研究目的，现况研究可以采用普查也可以采用抽样调查。一般不设对照组。

21. 已知某省山区、丘陵、湖区婴幼儿体格发育有较大的差异，现需制订该省婴幼儿体格发育有关指标的参考值范围，抽样方法最好采取
    A. 系统抽样　　　　　　B. 单纯随机抽样
    C. 整群抽样　　　　　　D. 分层抽样
    E. 机械抽样

【精析】D，分层抽样适用于总体由差异明显的几部分组成时。

22. "平衡膳食宝塔"提示，每日每人大豆类摄入量相当于干豆50g，其目的的主要是
    A. 保证水苏糖的摄入
    B. 补充人体必要氨损失
    C. 提高必需脂肪酸摄入水平
    D. 提高膳食蛋白质质量
    E. 保证膳食纤维素摄入

【精析】D，谷类蛋白质由于赖氨酸含量较少，生理价值较低，大豆蛋白质却富含赖氨酸，如豆米或豆面同食则可互补有无，提高膳食的蛋白质利用率（蛋白质互补作用）。

23. 某医师为评价某新药对流感的治疗效果，共收治100例流感患者，1周后治愈的有90例，由此认为该新药对流感疗效显著。针对此试验，正确的观点是
    A. 结论不能肯定，因为未作统计学处理
    B. 结论不能肯定，因为试验样本含量较少
    C. 结论正确，因为治愈率达90%
    D. 结论不能肯定，因为未作重复试验
    E. 结论不能肯定，因为未设对照组

【精析】E，实验设计包括：①合理选择观察对象及确定其数量；②将观察对象随机分到实验组与对照组；③挑选合适的指标进行观察或测量。设计阶段要严格遵循对照、随机和重复的原则。

24. 我国发生的严重急性呼吸综合征（SARS），很快波及到许多省市，这种发病情况称为
    A. 暴发　　　　　　　　B. 流行
    C. 季节性升高　　　　　D. 周期性流行
    E. 长期变异

【精析】B，我国发生的严重急性呼吸综合征（SARS），很快波及到许多省市，这种发病情况称为流行。暴发是指在一个局部地区或集体单位中，短时间内突然有许多相同的病人出现。某病在某地区发病率显著超过该病历年的散发病率水平时称为流行。季节性升高、周期性以及长期变异是疾病的时间分布特征而不是疾病流行的强度指标。故本题答案是B。易误选D。

25. 下列资料中属于定量资料的是
    A. 性别　　　　　　　　B. 年龄
    C. 民族　　　　　　　　D. 职业
    E. ABO血型

【精析】B，属于定量资料的是年龄。计量资料是指变量值是定量的，表现为数值的大小，有度量衡单位，本例年龄是计量资料。计数资料是指变量值是定性的，表现为互不相容的类别或属性，本例性别、民族、职业和ABO血型都是计数资料。故本题答案是B。易误选D。

26. 现况调查的目的是通过调查研究了解一个地区人群当前
    A. 患病情况　　　　　　B. 发病情况
    C. 死亡情况　　　　　　D. 病死情况
    E. 罹患情况

【精析】A，现况调查的目的是通过调查研究了解一个地区人群当前患病情况。故本题答案是A。

27. 样本含量足够大，总体阳性率与阴性率均不接近于0和1，总体率95%可信区间的估计公式为
    A. $P \pm 2.58 S_P$　　　　　B. $P \pm 1.96 S_P$
    C. $P \pm 1.9 S_{\bar{x}}$　　　　　D. $P \pm 2.58 S_{\bar{x}}$

E. $P \pm 1.96 S_{\bar{X}}$

【精析】B，样本含量足够大，总体阳性率与阴性率均不接近于0和1，总体率95%可信区间的估计公式为 $P \pm 1.96 S_p$。用样本率推论总体率，要考虑抽样误差的影响，样本率的抽样误差，即样本率的标准误用 $S_{\bar{X}}$ 表示。故本题答案是B。易误选D。

28. 医疗机构发现发生或者可能发生传染病暴发流行时，应当
    A. 在1小时内向所在地县级人民政府卫生行政主管部门报告
    B. 在2小时内向所在地县级人民政府卫生行政主管部门报告
    C. 在4小时内向所在地县级人民政府卫生行政主管部门报告
    D. 在6小时内向所在地县级人民政府卫生行政主管部门报告
    E. 在8小时内向所在地县级人民政府卫生行政主管部门报告

【精析】B，医疗机构发现发生或者可能发生传染病暴发流行时，应当在2小时内向所在地县级人民政府卫生行政主管部门报告。《突发公共卫生事件与传染病疫情监测信息报告管理办法》规定：医疗机构发现发生或可能发生传染病暴发流行时，应当在2小时内向所在地县级人民政府卫生行政主管部门报告。故本题答案是B。易误选D。

29. 医疗机构发现甲类传染病时，对疑似病人在明确诊断前，应在指定场所进行
    A. 访视   B. 留验
    C. 医学观察   D. 就地诊验
    E. 单独隔离治疗

【精析】E，医疗机构发现甲类传染病时，对疑似病人在明确诊断前，应在指定场所进行单独隔离治疗。故本题答案是E。易误选A。

30. 以下对钙吸收说法错误的是
    A. 人体吸收率一般为20%~40%
    B. 草酸、植酸与钙形成不溶性的盐，降低钙吸收率
    C. 赖氨酸、色氨酸增加钙吸收
    D. 膳食纤维降低钙吸收
    E. 乳糖与钙形成络合物降低钙吸收

【精析】E，由于乳糖和钙形成低分子可溶性络合物，促进了钙的吸收。故本题答案是E。易误选A。

31. 在自然疫源地和可能是自然疫源地的地区兴办的大型建设项目开工前，建设单位应当申请当地卫生防疫机构对施工环境进行
    A. 环保调查   B. 卫生调查
    C. 卫生资源调查 D. 环境资源调查
    E. 危害因素调查

【精析】B，在自然疫源地和可能是自然疫源地的地区兴办的大型建设项目开工前，建设单位应当申请当地卫生防疫机构对施工环境进行卫生调查。《中华人民共和国传染病防治法》明确规定：在国家确认的自然疫源地计划兴建水利、交通、旅游、能源等大型建设项目的，应当事先由省级以上疾病预防控制机构对施工环境进行卫生调查。故本题答案是B。易误选D。

32. 男性，55岁。自述头痛、乏力、声音嘶哑、吞咽困难。查体：视力下降，眼睑下垂，瞳孔散大，对光反射迟钝。据悉近2周以来，进食过自制的臭豆腐及鱼制品，该患者最可能的诊断是
    A. 致病性大肠埃希菌中毒
    B. 沙门菌属食物中毒
    C. 毒蕈中毒
    D. 肉毒毒素中毒
    E. 副溶血性弧菌中毒

【精析】D，从该患者的临床表现看，主要是神经系统症状，少有胃肠道症状，据患者进食史可以看出，引起患者中毒的主要食品为臭豆腐和鱼制品，这些食品多为发酵食品，很容易滋生厌氧菌肉毒杆菌。故本题答案是D。易误选C。

33. 在环境化学污染物中，一次污染物是指
    A. 从污染源排入环境后，理化特性发生了变化的污染物
    B. 从污染源直接排入环境后，理化性质未发生变化的污染物
    C. 从污染源排入环境后，其毒性增大的污染物
    D. 多个污染物同时排出的同一类污染物
    E. 多种环境介质中都存在的同一类污染物

【精析】B，一次污染物是指从污染源直接进入环境，其理化性质未发生改变的污染物；二次污染物是指排入到环境中一次污染物在环境物理、化学、生物因素作用下本身发生变化，或在环境中与其他化学物质发生化学反应，形成理化性质与一次污染物不同的新污染物。

34. 以强制参保为原则，参保范围涵盖城镇所有用人单位和职工的保险为
    A. 城镇职工基本医疗保险
    B. 补充医疗保险
    C. 城镇居民基本医疗保险
    D. 社会医疗救助
    E. 商业医疗保险

【精析】A，(1) 城镇职工基本医疗保险：参保范围涵盖城镇所有用人单位和职工。基本医疗保险费由用人单位和职工个人双方共同缴纳。基本医疗保险的资金使用管理实行社会统筹和个人账户相结合的管理模式。保障范围是基本医疗，根据"以收定支，收支平衡"的原则，确定基本医

疗保险可以支付的医疗服务范围和支付标准。

（2）城镇居民基本医疗保险：参保范围涵盖不属于城镇职工基本医疗保险制度覆盖范围的中小学阶段的学生（包括职业高中、中专、技校学生）、少年儿童和其他非从业城镇居民。资金筹集原则是自愿参加，保险费以家庭交费为主，政府给予适当补助；政府也鼓励有条件的用人单位对职工家属参保交费给予补助。保障范围是重点用于参保居民住院和门诊大病医疗支出。

（3）社会医疗救助：是在政府支持下，依靠社会力量建立的针对特殊困难群体的医疗费用实施补助的制度。社会医疗救助的资金筹集包括政府财政和政策支持，但以社会捐赠为主，没有强制性，同时不强调权利与义务的对等。根据建立社会医疗救助制度的目的，救助对象包括无固定收入、无生活依靠、无基本医疗保险的老龄者，失业者、残疾者以及生活在最低生活保障线以下的贫困者。

（4）新型农村合作医疗：是由政府组织、引导、支持，农民自愿参加，个人、集体和政府多方筹资，以大病统筹为主的农民医疗互助共济制度。新型农村合作医疗的覆盖对象为所有农村居民，乡镇企业职工（不含以农民家庭为单位参加新型农村合作医疗的人员）是否参加新型农村合作医疗由县级人民政府确定。新型农村合作医疗制度实行个人缴费、集体扶持和政府资助相结合的筹资机制。

35. 属于大气中二次污染物的是

　　A. 酸雨　　　　　　　B. SO_2

　　C. CO　　　　　　　D. NO

　　E. 苯并（a）芘

【精析】A，由污染源直接排入环境，其物理和化学性状都未发生改变的污染物，称为一次污染物，如汞、SO_2、可吸入颗粒物、NO_x、CO、CO_2等。由一次污染物造成的环境污染称一次污染。如果一次污染物，在物理、化学、生物等因素作用下发生变化，或与环境中的其他物质发生反应，形成物理、化学性状与一次污染物不同的新污染物称为二次污染物，也称继发性污染物，如光化学烟雾、酸雨、甲基汞等。由二次污染物造成的环境污染称为二次污染。二次污染物对健康的危害通常比一次污染物严重。

36. 以下属于评价筛查试验本身的真实性的一组指标是

　　A. 特异度、标准差

　　B. 灵敏度、特异度

　　C. 灵敏度、变异系数

　　D. 约登指数、预测值

　　E. 正确指数、变异系数

【精析】B，评价试验真实性的指标有灵敏度、特异度、假阳性率、假阴性率、约登指数和粗一致性。①灵敏度：指金标准确诊的病例中被评试验也判断为阳性者所占的百分

比。②特异度：指金标准确诊的非病例中被评试验也判断为阴性者所占的百分比。③假阳性率：指金标准确诊的非病例中被评试验错判为阳性者所占的百分比。④假阴性率：指金标准确诊的病例中被评试验错判为阴性者所占的百分比。⑤约登指数：是灵敏度和特异度之和减1。⑥粗一致性：是试验所检出的真阳性和真阴性例数之和占受试人数的百分比。

37. 卫生保健的公平性是指卫生服务的分配

　　A. 以市场经济规律为导向

　　B. 以社会阶层为导向

　　C. 以收入多少为导向

　　D. 以支付能力为导向

　　E. 以需要为导向

【精析】E，卫生领域中的公平性是指生存机会的分配应以需要为导向，而不是取决于社会特权或者收入差异。卫生保健公平性和健康公平性要求努力降低社会各类人群之间在健康和卫生服务利用上的不公正和不应有的社会差距，力求使每个社会成员能够达到基本生存标准。要达到卫生服务公平性，就是要在卫生服务资源的分布、卫生服务的利用以及卫生费用的筹资方面实现公平，最终追求健康水平的公平分布。

38. 流行病学三角模型中的"三角"是指

　　A. 生物环境、社会环境和物质环境

　　B. 遗传、宿主和环境

　　C. 致病因素、宿主和环境

　　D. 传染源、传播途径和易感人群

　　E. 遗传、环境和病原微生物

【精析】C，该模型考虑引起疾病发生的致病因素、宿主和环境三个要素。

39. 描述暴发疫情严重性的最佳指标是

　　A. 死亡率　　　　　　B. 续发人数

　　C. 发病人数　　　　　D. 罹患率

　　E. 患病人数

【精析】A，死亡率反映一个人群总的死亡水平，是衡量人群因病死、伤亡危险度大小的指标，是个国家或地区卫生、经济和文化水平的综合反映。

40. 属于第二级预防措施的是

　　A. 病后康复　　　　　B. 疾病筛检

　　C. 遗传咨询　　　　　D. 健康促进

　　E. 接种疫苗

【精析】B，二级预防是指在疾病的临床前期，通过采取早发现、早诊断、早治疗的"三早"预防措施，以控制疾病的发展与恶化。疾病筛检是早发现的措施之一，属于二级预防措施。

41. 说明样本均数抽样误差大小的指标是

　　A. 标准差　　　　　　B. 四分位数间距

C. 极差
D. 变异系数

E. 标准误差

【精析】E，由抽样造成的样本统计量与总体参数的差异，称为抽样误差。抽样误差的大小可用样本均数的标准误差来衡量。

42. 某幼儿园，有300名儿童，近一周内有50名儿童相继出现发热，手心、脚心出疹子，口腔有溃疡等症状。经诊断均为手-足-口病。提示该病流行强度为

A. 聚集
B. 散发

C. 流行
D. 大流行

E. 暴发

【精析】E，短时间内一个单位（幼儿园）中出现大量相同病人，称为暴发。

43. 下列对病因不明的疾病，描述性研究的主要任务是

A. 验证病因
B. 研究发病机制

C. 确定病因
D. 因果推断

E. 寻找病因的线索，提出病因假设

【精析】E，描述流行病学主要是揭示人群中疾病或健康状况的分布现象，旨在描述某些因素与疾病或健康状况之间的关联，以逐步建立病因假设。

44. 在自然疫源地和可能是自然疫源地的地区兴办的大型建设项目开工前，建设单位应当申请当地卫生防疫机构对施工环境进行

A. 环保调查
B. 卫生调查

C. 卫生资源调查
D. 环境资源调查

E. 危害因素调查

【精析】E，健康危险因素评估是一种用于描述和评估个体的健康危险因素所导致的某一特定疾病或因为某种特定疾病而死亡可能性方法或工具。这类因素有很多，概括起来有环境危险因素（E对）、行为危险因素、生物遗传因素和卫生服务的危险因素。

A3/A4 型题

（1~2题共用题干）

有五个不同职业人群的冠心病患病率资料，若比较不同职业人群的冠心病患病率是否相同。

1. 统计学检验的无效假设应是

A. $H_0: P_1 = P_2 = P_3 = P_4 = P_5$

B. $H_0: P_1 = P_2 = P_3 = P_4 > P_5$

C. $H_0: \pi_1 = \pi_2 = \pi_3 = \pi_4 = \pi_5$

D. $H_0: \pi_1 \neq \pi_2 \neq \pi_3 \neq \pi_4 \neq \pi_5$

E. $H_0: \pi_1 = \pi_2 \neq \pi_3 = \pi_4 = \pi_5$

2. 若图示对比不同职业人群的冠心病患病率的高低，应绘制

A. 普通线图
B. 直条图

C. 直方图
D. 圆图

E. 散点图

【精析】C、B，不同职业人群冠心病患病率是否相同是多个样本率比较，采用用 χ^2 检验。无效假设是假设比较样本所对应的总体率相等，即多个样本率来自总体率相同的总体，检验假设 $H_0: \pi_1 = \pi_2 = \pi_3 = \pi_4 = \pi_5$。彼此相互独立的现象间相同指标的比较用直条图。

（3~5题共用题干）

某病2008年共发现200例病人，在2008年年初已知有800例病人，年内因该病死亡40例，年中人口数1000万。

3. 如果该病的发生和因该病死亡的事件均匀分布在全年中，则2008年该病的发病率（1/10万）是

A. 2.0
B. 8.0

C. 10.0
D. 1.6

E. 0.4

【精析】A，发病率指在一定期间内（一般为1年）、特定人群中某病新病例出现的频率。患病率指某特定时间内，总人口中现患某病者（包括新、旧病例）所占的比例。死亡率指在一定期间（通常为1年）内，某人群中死于某病（或死于所有原因）的频率。2008年该病的发病率（1/10万）= 200/1000万 = 2.0（1/10万）。

4. 如果该病的发生和因该病死亡的事件均匀分布在全年中，则2008年期间该病的患病率（1/10万）是

A. 2.0
B. 8.0

C. 10.0
D. 1.6

E. 0.4

【精析】C，发病率指在一定期间内（一般为1年）、特定人群中某病新病例出现的频率。患病率指某特定时间内，总人口中现患某病者（包括新、旧病例）所占的比例。死亡率指在一定期间（通常为1年）内，某人群中死于某病（或死于所有原因）的频率。患病率（1/10万）=（200 + 800）/1000万 = 10（1/10万）。

5. 如果该病的发生和因该病死亡的事件均匀分布在全年中，则2008年期间该病的死亡率（1/10万）是

A. 2.0
B. 8.0

C. 10.0
D. 1.6

E. 0.4

【精析】E，发病率指在一定期间内（一般为1年）、特定人群中某病新病例出现的频率。患病率指某特定时间内，总人口中现患某病者（包括新、旧病例）所占的比例。死亡率指在一定期间（通常为1年）内，某人群中死于某病（或死于所有原因）的频率。2008年期间该病的死亡率（1/10万）= 40/1000万 = 0.4（1/10万）。

B1 型题

（1~2题共用备选答案）

A. π
B. S

C. $S_{\bar{x}}$　　　　　　　　　D. M

E. G

1. 当资料呈正态分布，反映集中趋势的指标用

2. 反映抽样误差大小的指标用

【精析】A、C，均数是描述一组正态分布资料数据集中趋势的指标。标准误是反映均数抽样误差大小的指标，用 $S_{\bar{x}}$ 表示。

（3～4题共用备选答案）

　　A. 各种制剂传播　　　　B. 诊疗手术传播

　　C. 虫媒传播　　　　　　D. 接触传播

　　E. 水和食物传播

3. 不是主要的医院内感染常见的传播途径是

4. 可引起疾病暴发的传播途径是

【精析】C、E，接触传播、诊疗手术传播、水和食物传播以及各种制剂传播是医院内感染常见的传播途径，其中水和食物传播可以引起疾病的暴发。

（5～6题共用备选答案）

　　A. 个人简化口腔卫生指数

　　B. 牙龈指数

　　C. 菌斑指数

　　D. 龈沟指数

　　E. 社区牙周指数

5. 将每个受检牙面的软垢或牙石记分相加，用以评价人群口腔卫生状况

6. 根据牙面菌斑的量和厚度计分，用以评价口腔卫生状况和牙周病防治效果

【答案】A、C

二、考点拓展

1. WHO龋病流行程度评价的标准是：龋均。

2. 调查表中2位数标记法描述左上第二乳磨牙应为：65。

3. 对于医源性感染污染的途径，错误的是：交叉感染。

4. 衡量人群中在短时间内新发病例的频率，采用的指标为：发病率。

5. 健康的概念是：身体和心理处于良好状态。

6. 可使人群易感性升高的因素除了：隐性感染发生后。

7. 提高宿主抵抗力的措施是：补充维生素和钙磷等营养。

8. 错误的说法是：对疫源地进行彻底的消毒后就可宣布疫源地被消灭。

9. 一个理想的流行病学指数应符合标准，除了：能确定样本含量。

10. 预防地方性甲状腺肿最方便、可靠的措施是：碘化食盐或食油。

11. 在恶性肿瘤的主要危险因素中最主要的是：化学因素。

第十一章　口腔预防医学

志在必得

人不穷理，不可以学医；医不穷理，不可以用药。

——清·陈士铎《洞天奥旨卷十六劝医六则》

一、考点精析

A1/A2 型题

1. 口腔医疗保健中，主要经接触传播的微生物是

　　A. 丙肝病毒　　　　　　B. 水痘病毒

　　C. 麻疹病毒　　　　　　D. 风疹病毒

　　E. 流行性腮腺炎病毒

【精析】A，乙肝病毒、丙肝病毒、丁肝病毒、单纯疱疹病毒、HIV、淋病双球菌、梅毒螺旋体、铜绿假单胞菌、金黄/白色葡萄球菌和破伤风杆菌是主要经由接触传播的微生物（A对）。水痘病毒、麻疹病毒、风疹病毒、流行性腮腺炎病毒、流感病毒、腺病毒、结核分枝杆菌、化脓性链球菌是主要经由空气传播的微生物（B、C、D、E错）。

2. 牙膏成分中起到降低表面张力作用的是

　　A. 摩擦剂　　　　　　　B. 胶粘剂

C. 防腐剂　　　　　　　　D. 洁净剂

E. 润湿剂

【精析】D，摩擦剂可帮助清洁与磨光牙面，使牙面清洁、光滑、发亮，去除色素沉着、菌斑（A错）。洁净剂可以降低表面张力，穿通与松解表面沉积物与色素，乳化软垢（D对）。润湿剂作用是保持湿润，防止接触空气而硬化并使剂型保持稳定（E错）。胶粘剂作用是防止在贮存期间固体与液体成分分离，保持均质性（B错）。防腐剂作用是防止细菌生长，延长贮存期限，并使其他成分相溶（C错）。

3. 医生告知糖尿病患者坚持吃药，多运动，注意饮食，属于

　　A. 一级预防　　　　　　B. 二级预防

　　C. 三级预防　　　　　　D. 四级预防

　　E. 以上均错

【精析】C，（1）一级预防：是针对病因所采取的预防措施（A错）。（2）二级预防：在疾病的临床前期做好早期发现、早期诊断、早期治疗的"三早"预防工作，以控制疾病的发展和恶化（B错）。（3）三级预防：对已患某些疾病者，采取及时、有效的治疗和康复措施，使患者尽量恢

复生活和劳动能力，能参加社会活动并延长寿命（C 对）。

4. WHO 推荐的口腔流行病学牙周健康调查是
 A. 牙龈指数
 B. 社区牙周指数
 C. 龈沟出血指数
 D. 简化口腔卫生指数
 E. 菌斑指数

【精析】B，牙周病流行病学诊断标准：WHO 推荐使用社区牙周指数（CPI），判断牙龈出血、牙石积聚和牙周袋深度（B 对）。

5. 主要通过接触传播的疾病是
 A. 疱疹　　　　　　　B. 结核
 C. 麻疹　　　　　　　D. 水痘
 E. 风疹

【精析】A，病毒性肝炎、疱疹、艾滋病、淋病、梅毒、铜绿假单胞菌和金黄/白色葡萄球菌所致化脓感染和破伤风是主要经由接触传播传染的疾病（A 对）：水痘（D 错）、麻疹（C 错）、风疹（E 错）、流行性腮腺炎、流感、结核（B 错）和化脓性链球菌所致化脓性感染是主要经由空气传播传染的疾病。

6. 医护人员个人防护措施不包括
 A. 护手霜　　　　　　B. 手套
 C. 工作服　　　　　　D. 口罩
 E. 帽子

【精析】A，常用的个人防护用品包括手套（B 对）、口罩（D 对）、面罩、防护眼镜、工作服（C 对）和工作帽（E 对）。护手霜不属于口腔医务人员使用的个人防护用品（A 错，为正确答案）。

7. 我国 12 岁儿童龋均为 0.68，WHO 龋病流行程度评价为
 A. 很低　　　　　　　B. 低
 C. 中　　　　　　　　D. 高
 E. 很高

【精析】A，WHO 龋病流行程度的评价指标（12 岁）：龋均 0.0～1.1，等级很低（A 对）；龋均 1.2～2.6，等级低（B 错）；龋均 2.7～4.4，等级中（C 错）；龋均 4.5～6.5，等级高（D 错）；龋均 6.6 以上，等级很高（E 错）。

8. 可作为判断牙周组织炎症的临床指标
 A. 牙齿松动　　　　　B. 牙龈退缩
 C. 探诊深度　　　　　D. 探诊出血
 E. 附着丧失

【精析】D，龈沟出血是龈炎活动期的表现。探诊出血可作为判断牙周组织炎症的临床指标（D 对）。

9. 关于预防性树脂充填，描述正确的是
 A. C 型暴露的牙本质不需要垫底
 B. C 型仅用流动树脂材料充填
 C. A 型不需要进行酸蚀

 D. A 型用不含填料的封闭剂充填
 E. B 型仅用复合树脂材料充填

【精析】D，类型 A 用不含填料的封闭剂充填（D 对）。类型 B 通常用流动树脂材料充填（E 错）。类型 C 用复合树脂材料充填（B 错）。操作步骤：C 型酸蚀前将暴露的牙本质用氢氧化钙垫底（A 错）。酸蚀殆面及窝洞（C 错）。

10. 主要通过空气传播的疾病是
 A. 腺病毒　　　　　　B. 艾滋病
 C. 梅毒　　　　　　　D. 病毒性肝炎
 E. 疱疹

【精析】A，经由接触传播的疾病是病毒性肝炎（D 错）、疱疹（E 错）、艾滋病（B 错）、菌淋病、梅毒（C 错）、铜绿假单胞菌和金黄/白色葡萄球菌所致化脓感染及破伤风。经由空气传播的疾病是水痘、麻疹、风疹、流行性腮腺炎、流感、腺病毒（A 对）、结核和化脓性链球菌所致化脓性感染。

11. 牙酸蚀症的预防方法有
 A. 多吃水果　　　　　B. 嚼服酸性药物
 C. 进食酸性食物　　　D. 拒绝口香糖
 E. 减少喝碳酸饮料

【精析】E，饮食因素：在牙酸蚀症的发病中占重要地位，各类酸性水果（A 错）、果汁、各种碳酸类饮料（E 对）不仅与牙酸蚀症的发生发展有关，而且与这些食物（C 错）和饮料的摄入时间、频率及方式等关系密切。对一些 pH 较低的药物则应尽量避免嚼服（B 错）。咀嚼无糖口香糖，促进唾液分泌，发挥唾液的缓冲作用，预防牙酸蚀症发生（D 错）。

12. 下列口腔癌的流行特征，正确的是
 A. 东南亚地区发病率最高
 B. 发病情况与时间变化无关
 C. 患病年龄有偏低的趋势
 D. 男女患病比例接近 1∶1
 E. 不同种族发病率相似

【精析】A，口腔癌以东南亚地区发病率最高（A 对）。不同国家和地区的口腔癌发病随时间而变化（B 错）。患病年龄都有偏老的趋势（C 错），主要原因可能与人群的平均寿命延长有关。男性明显高于女性，比例接近 2∶1（D 错）。口腔癌在不同种族发病率不同（E 错）。

13. 光辐射是引起皮肤癌的主要原因，其中波长多见
 A. 200～300nm　　　B. 320～400nm
 C. 320～450nm　　　D. 350～450nm
 E. 350～550nm

【精析】B，光辐射（波长 320～400nm）是引起皮肤癌的主要危险因素（B 对）。

14. 易于为年幼儿童学习和掌握的刷牙方法是
 A. Bass 刷牙法　　　B. 水平颤动拂刷法

C. Fones 刷牙法　　　　D. Smith 刷牙法

E. 改良 Smith 刷牙法

【精析】C，①水平颤动拂刷法（改良 Bass 刷牙法）：水平颤动拂刷法是一种有效清除龈沟内和牙面菌斑的刷牙方法（B错）。②圆弧刷牙法：圆弧刷牙法又称 Fones 刷牙法，这种方法最易为年幼儿童学习理解和掌握（C对）。

15. 有关社区口腔卫生服务的基本原则，表述不正确的是

A. 因地制宜，分类指导，以点带面

B. 社区口腔卫生服务与社区发展相结合

C. 以社区卫生规划为指导，引进竞争机制

D. 治疗为主，提供综合性口腔卫生服务

E. 政府领导，各部门协同，社会广泛参与

【精析】D，社区口腔卫生服务的基本原则：①坚持政府领导，各部门协同，社会广泛参与，多方集资，公有制为主导的原则（E对）。②坚持预防为主，防治结合的方针，提供综合性口腔卫生服务，促进社区居民口腔健康（D表述错误，为正确答案）。③坚持以区域卫生规划为指导，引进竞争机制（C对）。④坚持社区口腔卫生服务与社区发展相结合，保证社区口腔卫生服务可持续发展（B对）。⑤坚持因地制宜，分类指导，以点带面，逐步完善的工作方针（A对）。

16. 下列不属于牙膏成分的是

A. 摩擦剂　　　　　　　B. 湿润剂

C. 凝固剂　　　　　　　D. 胶粘剂

E. 防腐剂

【精析】C，牙膏的基本成分包括摩擦剂（A对）、洁净剂、湿润剂（B对）、胶粘剂（D对）、防腐剂（E对）、甜味剂、芳香剂、色素和水。凝固剂不属于牙膏的基本成分（C错，为正确答案）。

17. 检查某班15岁学生50名，其中患龋病者10人，龋失补牙数为：D－70，M－2，F－8。龋失补牙面数为：D－210，M－10，F－15。该班学生龋面均为

A. 0.8　　　　　　　　B. 1.4

C. 1.6　　　　　　　　D. 4.2

E. 4.7

【精析】E，龋均＝龋、失、补牙之和/受检人数（C错）。龋面均＝龋、失、补牙面之和/受检人数。故本题中龋面均＝（210＋10＋15）÷50＝4.7（E对）。龋均＝（70＋2＋8）÷50＝1.6（C错）。

18. 排龈刀属于

A. 高危器械　　　　　　B. 中危器械

C. 低危器械　　　　　　D. 中水平消毒器械

E. 高水平消毒器械

【精析】A，高危器械指接触患者口腔伤口、血液、破损黏膜，或进入口腔无菌组织，或穿破口腔软组织进入骨组织或牙齿内部的各类口腔器械（A对）；中危器械指仅接触完整的黏膜或破损的皮肤，而不进入无菌组织器官的口腔器械（B错）；低危器械指不接触患者口腔或间接接触患者口腔，参与口腔诊疗服务，虽有微生物污染，但在一般情况下无害，只有受到一定量的病原微生物污染时才造成危害的口腔器械（C错）。

19. 单纯的刷牙能平均清除菌斑的

A. 40%左右　　　　　　B. 50%左右

C. 60%左右　　　　　　D. 70%左右

E. 80%左右

【精析】B，单纯的刷牙通常只能清除口内50%左右的菌斑，而难以消除邻面菌斑（B对）。

20. 一般情况，含氟涂料应用的频率是

A. 1次/年　　　　　　　B. 2次/年

C. 3次/年　　　　　　　D. 4次/年

E. 5次/年

【精析】B，含氟涂料需定期使用，一般情况下一年2次即可达到有效的预防效果（B对）。而对易患龋人群，一年可用2～4次。

21. 检查患者牙石覆盖牙面2/3以上，标记为

A. （±）　　　　　　　B. （＋＋＋）

C. 4　　　　　　　　　D. 3

E. 2

【精析】D，CLS：0＝龈上、龈下无牙石，1＝龈上牙石覆盖面积占牙面1/3以下，2＝龈上牙石覆盖面积在牙面1/3～2/3之间，或牙颈部有散在龈下牙石，3＝龈上牙石覆盖面积占牙面2/3以上，或牙颈部有连续而厚的龈下牙石（D对）。

22. 下列不属于菌斑控制药物的是

A. 氯己定　　　　　　　B. 三氯羟苯醚

C. 氟化亚锡　　　　　　D. 香精油

E. 碱性品红

【精析】E，常用的菌斑染色剂有：2%碱性品红（E错，为正确答案）、2%～5%藻红、酒石黄、1.0%～2.5%孔雀绿、荧光素钠。化学性控制菌斑措施：①氯己定（A对）；②酚类化合物，酚类化合物又称香精油（D对）；③季铵化合物；④氟化亚锡（C对）；⑤三氯羟苯醚（B对）。

23. 最小号圆钻适用于预防充填

A. 类型 A　　　　　　　B. 类型 B

C. 类型 C　　　　　　　D. 类型 I

E. 类型 II

【精析】A，类型 A 需用最小号圆钻去除脱矿牙釉质，用不含填料的封闭剂充填（A对）。

24. 下列器械只需消毒无须灭菌的是

A. 洁牙机　　　　　　　B. 机头加车针

C. 橡皮障和打孔器　　　D. 拔牙钳

E. 根锉

【精析】C，消毒：指清除或杀灭物品上的致病微生物，使之达到无害化的处理，橡皮障和打孔器只需消毒无须灭菌（C对）。灭菌：指杀灭物品上的一切致病和非致病微生物，包括芽孢，使之达到无菌程度（A、B、D、E错）。

25. WHO推荐捷径调查年龄组不包括
　　A. 5岁　　　　　　　B. 35～44岁
　　C. 45～54岁　　　　D. 12岁
　　E. 65～74岁

【精析】C，捷径调查是WHO推荐的调查方法。由于这种方法只调查有代表性的指数年龄组的人群（5、12、15、35～44、65～74岁），因此，这种方法经济实用，节省时间和人力，故称为捷径调查（C错，为正确答案）。

26. 口腔医务人员使用的个人防护用品不包括
　　A. 手套　　　　　　B. 工作服
　　C. 面罩　　　　　　D. 口罩
　　E. 鞋套

【精析】E，常用的个人防护用品包括手套（A对）、口罩（D对）、面罩（C对）、防护眼镜、工作服（B对）和工作帽。鞋套不属于口腔医务人员使用的个人防护用品（E错，为正确答案）。

27. 某市卫生行政部门计划对该市65周岁以上老年人进行口腔健康状况调查，并依据调查结果制定今后的口腔疾病控制规划。进行标准一致性检验后，某检查者的Kappa值为0.61，说明可靠度为
　　A. 不可靠　　　　　B. 不合格
　　C. 中等　　　　　　D. 优
　　E. 完全可靠

【精析】D，Fleiss规定Kappa值的大小与可靠度的关系为：0.40以下可靠度不合格；0.41～0.60可靠度中等；0.61～0.80可靠度优（D对）；0.81～1.0完全可靠。

28. 在口腔健康教育计划中，确定与口腔健康有关的问题不包括
　　A. 确定有关的社会行为问题
　　B. 确定有关口腔健康的管理问题
　　C. 确定口腔健康教育的问题
　　D. 分析流行病学调查资料
　　E. 调查有关的法律法规问题

【精析】E，确定与口腔健康有关的问题：分析流行病学调查资料和病案材料（D对），确定有关的文化背景和社会行为问题（A对），确定口腔健康教育的问题（C对），确定有关口腔健康的管理问题（B对）。在口腔健康教育计划中确定与口腔健康有关的问题，不包括调查有关的法律法规问题（E错，为正确答案）。

29. 关于口腔流行病学作用的描述，不正确的是
　　A. 研究疾病预防措施并评价其效果
　　B. 监测口腔疾病流行趋势

C. 了解人群口腔健康和疾病的分布状况
D. 为口腔健康促进的实施提供保障
E. 研究口腔疾病的病因

【精析】D，口腔流行病学即用流行病学的原则、基本原理和方法，研究人群中口腔疾病发生、发展和分布的规律及其影响因素（C对），同时研究口腔健康及其影响因素，为探讨口腔疾病的病因（E对）和流行因素（B对）、制订口腔保健计划、选择防治策略和评价服务效果打下良好基础（A对）。口腔流行病学与"为口腔健康促进的实施提供保障"无关（D错，为正确答案）。

30. 有关口腔流行病学的描述，不正确的是
　　A. 制定口腔疾病的诊疗常规
　　B. 研究口腔健康及其影响因素
　　C. 为探讨口腔疾病的病因和流行因素提供依据
　　D. 研究口腔疾病发生、发展和分布规律
　　E. 为选择预防策略提供依据

【精析】A，口腔流行病学即用流行病学的原则、基本原理和方法，研究人群中口腔疾病发生、发展和分布的规律（D对）及其影响因素，同时研究口腔健康及其影响因素（B对），为探讨口腔疾病的病因和流行因素（C对）、制订口腔保健计划、选择防治策略和评价服务效果打下良好基础（E对）。口腔流行病学不包括制定口腔疾病的诊疗常规（A错，为正确答案）。

31. 不属于预防性树脂充填适应证的是
　　A. 窝沟有龋，能卡住探针
　　B. 深的窝沟有患龋倾向
　　C. 窝沟有早期龋迹象
　　D. 对侧牙有患龋倾向
　　E. 无邻面龋损

【精析】D，对侧牙有患龋倾向属于窝沟封闭适应证。

32. 关于氟的安全性，说法错误的是
　　A. 6～7岁后才进入高氟区生活，不会出现氟牙症
　　B. 氟牙症多发生在恒牙，乳牙很少见
　　C. 患氟牙症牙数多少取决于牙发育矿化期在高氟区生活的长短
　　D. 氟牙症是由于氟的急性中毒造成的
　　E. 氟牙症属于地方性慢性氟中毒

【精析】D，氟牙症与氟骨症一样，均属于慢性氟中毒范畴。

33. 出生后，第一次需做口腔检查的时间是
　　A. 3个月，乳牙未萌出
　　B. 6个月，第一颗乳牙萌出
　　C. 1岁，下中、侧切牙萌出
　　D. 2岁，多数乳牙已萌出
　　E. 2岁半，乳牙全部萌出

【精析】B，出生后，第一次需做口腔检查的时间是6个

月,第一颗乳牙萌出。第一颗乳牙萌出后推荐进行第一次口腔检查。

34. 1981年WHO制订的人口腔健康标准是
A. 牙无松动、无龋洞、无疼痛感,颌面部无异常
B. 牙及牙周组织、口腔邻近部位及颌面部均无组织结构与功能性异常
C. 牙清洁、无龋洞、无疼痛感,牙龈颜色正常,无出血现象
D. 牙无松动、无龋洞、黏膜无异常
E. 牙清洁、无龋洞,牙周无溢脓,颌面部无异常

【精析】C,1981年WHO制订的人口腔健康标准是牙清洁、无龋洞、无疼痛感,牙龈颜色正常,无出血现象。故本题答案是C。易误选D。

35. 为了比较各国家,各地区龋齿的患病情况,WHO规定的龋齿患病水平衡量标准是
A. 12岁儿童的患龋率
B. 15岁儿童的患龋率
C. 12岁儿童的龋均
D. 15岁儿童的龋均
E. 儿童的龋病发病率

【答案】C

36. 2010年全球口腔健康目标中,15岁组的目标是
A. 95%无龋
B. 龋均不超过1
C. 至少有5个牙周健康区段,其余CPI记分为1或2
D. 无因龋病或牙周病缺失之牙
E. 无牙颌不超过2%,CPI记分为4,不超过0.1个区段

【精析】C,2010年全球口腔健康目标(WHO,1994)5~6岁:90%无龋;12岁:DMFT<1;15岁:至少5个健康区段,CPITN=1或2;18岁:无因龋或牙周病缺失的牙;35~44岁:无牙颌<2%,20颗功能牙>90%,CPITN记分为4的区段<0.1;65~74岁:无牙颌<5%,20颗功能牙>75%,CPITN记分为4的区段<0.5。故本题答案是C。该题属于数据题,只有牢固记忆才能避错。

37. 2010年全球口腔健康目标中15岁人群的牙周状况
A. 至少有5个牙周健康区段,其余CPI记分小于或等于2
B. 至少有5个牙周健康区段,其余CPI记分等于3
C. 至少有4个牙周健康区段,其余CPI记分小于或等于2
D. 至少有4个牙周健康区段,其余CPI记分等于3
E. 至少有3个牙周健康区段,其余CPI记分小于或等于2

【答案】A

38. 2010年全球口腔健康目标中35~44岁的无牙颌率为

A. 不超过2%
B. 不超过4%
C. 不超过8%
D. 不超过10%
E. 不超过12%

【精析】A,2010年全球口腔健康目标中35~44岁的无牙颌率为不超过2%。

39. 95℃时杀灭HBV需要的时间是
A. 5分钟
B. 10分钟
C. 15分钟
D. 20分钟
E. 25分钟

【精析】A,乙肝病毒(HBV)感染(简称乙肝)是世界上主要导致急慢性肝炎、肝硬化和肝癌的主要原因。HBV是一种耐热的病毒,在95℃时要5分钟才能将其杀灭,这种病毒在工作台表面可存活几周,较污染器械上的存活期长。在血液和血制品中可以发现HBV,唾液、血液、痰、母乳、眼泪、伤口分泌的液体、尿、精液及月经中都可以发现HBV,仅需极少量的病毒就可以导致感染。

40. CPI指数说法中,错误的是
A. 是牙周病流行病学调查指数
B. 15岁以下者需检查牙周袋深度
C. 20岁以上者需检查10颗指数牙
D. 检查内容为牙龈出血、牙石、牙周袋深度
E. 每个区段内必须有2颗或2颗以上功能牙

【精析】B,CPI指数是社区牙周指数,是WHO推荐使用的牙周健康指数,适合于大规模的口腔流行病学调查,操作简单,重复性好。使用世界卫生组织推荐的CPI牙周探针,检查牙龈出血情况,探测龈下牙石,并探测牙龈沟或牙周袋的深度。检查指数牙,以探诊为主,结合视诊。20岁以上者需检查10颗指数牙,20岁以下者需检查6颗指数牙,15岁以下者不检查牙周袋深度。故本题答案是B。

41. Dean分类依据中不包括
A. 釉质的光泽
B. 釉质的颜色
C. 釉质缺损的面积
D. 釉质的硬度
E. 釉质的透明度

【精析】D,Dean分类依据中不包括釉质的硬度。Dean分类主要依据:颜色,光泽,透明度,缺损面积。故本题答案是D。易误选C。

42. PTD是指
A. 成人日总摄氟量
B. 儿童日总摄氟量
C. 氟的成人致死量
D. 氟的儿童致死量
E. 氟的很可能中毒剂量

【精析】E,PTD是指氟的很可能中毒剂量,用以确定需接受急诊治疗的指征。故本题答案是E。易误选A。

43. 不能清洁牙邻面菌斑的口腔保健用品是
A. 牙间刷
B. 牙签

C. 漱口液　　　　　　　　D. 牙线

　　E. 橡胶按摩器

【精析】C，不能清洁牙邻面菌斑的口腔保健用品是漱口液。其他选项都可以清洁牙邻面菌斑。橡胶按摩器主要是按摩牙龈，同时可以通过机械作用去除邻面牙颈部的牙菌斑。

44. 不能与氟化亚锡同时使用的药物是

　　A. 四环素　　　　　　　　B. 甲硝唑

　　C. 氯已定（洗必泰）　　　D. 螺旋霉素

　　E. 多西环素

【精析】C，氟化亚锡具有化学反应性和不稳定性，易水解。当与氯已定一同使用时，应间隔至少半小时再使用，以防作用相互抵消。故本题答案是C。易误选D。

45. 对第一恒磨牙进行窝沟封闭的适宜年龄是

　　A. 6～7 岁　　　　　　　B. 8～9 岁

　　C. 10～11 岁　　　　　　D. 12～13 岁

　　E. 14～15 岁

【精析】A，对第一恒磨牙进行窝沟封闭的适宜年龄是6～7岁。故本题答案是A。该题属于数据题，只有牢固记忆才能避错。

46. 对乳磨牙实施窝沟封闭的最适宜年龄为

　　A. 2～3 岁　　　　　　　B. 3～4 岁

　　C. 5～6 岁　　　　　　　D. 7～8 岁

　　E. 9～10 岁

【精析】B，对乳磨牙实施窝沟封闭的最适宜年龄为3～4岁。第一恒磨牙在6～7岁，第二恒磨牙在11～13岁。故本题答案是B。数据要牢记。

47. 2 岁以下的婴幼儿补氟应首选

　　A. 氟片　　　　　　　　　B. 氟化饮水

　　C. 氟滴剂　　　　　　　　D. 氟化食盐

　　E. 氟化牛奶

【精析】C，2岁以下幼儿适用于氟滴剂。故本题答案是C。本题考查"首选"，为常考点，应该牢固掌握。

48. 反映受检人群龋病严重程度的指数是

　　A. 龋均　　　　　　　　　B. 无龋率

　　C. 患龋率　　　　　　　　D. 充填比率

　　E. 龋病发病率

【精析】A，反映受检人群龋病严重程度的指数是龋均。故本题答案是A。

49. 氟化钠溶液每周含漱一次的氟浓度应为

　　A. 0.5%　　　　　　　　　B. 0.2%

　　C. 0.1%　　　　　　　　　D. 0.05%

　　E. 0.02%

【精析】B，氟化钠溶液每周含漱一次的氟浓度应为0.2%。故本题答案是B。数据要牢记。

50. 氟化物的防龋机制不包括

　　A. 降低牙釉质溶解度

B. 改变牙本质性状

　　C. 促进牙釉质再矿化

　　D. 抑制细菌酶

　　E. 影响牙体外形

【精析】B，氟化物的防龋机制包括：①影响牙体外形；②通过降低牙齿的溶解度，加速初始龋损的再矿化；③阻止菌斑中的细菌产生足够使牙齿表面脱矿的有机酸来控制龋病。

51. 氟水漱口防龋，正确的使用方法是

　　A. 6 岁以上每次用 15 ml 含漱 1 分钟

　　B. 6 岁以上每次用 10 ml 含漱 1 分钟

　　C. 6 岁以上每次用 10 ml 含漱 2 分钟

　　D. 6 岁及以下每次用 10 ml 含漱 1 分钟

　　E. 6 岁及以下每次用 10 ml 含漱 1 分钟

【精析】B，氟水漱口防龋，正确的使用方法是6岁以上每次用10 ml，5～6岁儿童每次用5 ml，含漱1分钟，半小时不进食，不漱口。故本题答案是B。易误选D。

52. 氟牙症是牙发育矿化过程中摄入过量氟引起的

　　A. 釉质着色　　　　　　　B. 牙齿外形异常

　　C. 釉质发育不全　　　　　D. 牙本质缺陷

　　E. 牙骨质异常

【精析】C，氟牙症是牙发育矿化过程中摄入过量氟引起釉质发育不全。故本题答案是C。易误选D。

53. 根据 Smith 氟牙症分类标准，中度氟牙症表现为牙面

　　A. 失去正常光泽，出现不透明斑块

　　B. 出现不透明斑块及浅窝

　　C. 出现黄色及黄褐色

　　D. 出现黄褐色及实质性缺损

　　E. 出现黄褐色及浅窝

【精析】D，根据 Smith 氟牙症分类标准，中度氟牙症表现为牙面出现黄褐色及实质性缺损。故本题答案是D。易误选C。

54. 根据以往的口腔流行病学调查结果，下面说法正确的是

　　A. 根面龋最多　　　　　　B. 咬合面龋最多

　　C. 颊舌面龋最多　　　　　D. 近中面龋最多

　　E. 远中面龋最多

【精析】B，咬合面窝沟龋最多。故本题答案是B。易误选D。

55. 关于口腔流行病学的主要作用错误的是

　　A. 用于口腔疾病发展趋势的监测

　　B. 用于口腔疾病预防措施和预防方法的研究

　　C. 研究口腔疾病的病因和影响流行的因素

　　D. 研究口腔疾病治疗的新材料和新技术

　　E. 制订口腔卫生保健计划并评价其进展

【精析】D，口腔流行病学的主要作用有：描述人群口腔健康与疾病状态的分布规律，研究口腔疾病的病因和影响流

行的因素，用于研究疾病预防措施并评价其效果，用于疾病监测，制定口腔卫生保健规划并评价其进展。

56. 进行窝沟封闭时乳牙酸蚀时间是
　　A. 20 秒　　　　　　　　B. 30 秒
　　C. 40 秒　　　　　　　　D. 50 秒
　　E. 60 秒

【精析】E，恒牙酸蚀半分钟，乳牙需 1 分钟。故本题答案是 E。该题属于数据题，只有牢固记忆才能避错。

57. 具有突出的公共卫生特征的全身氟防龋措施是
　　A. 食盐加氟　　　　　　　B. 含氟牙膏
　　C. 牛奶加氟　　　　　　　D. 口服氟片
　　E. 饮水氟化

【精析】E，具有突出的公共卫生特征的全身氟防龋措施是饮水氟化。故本题答案是 E。易误选 A。

58. 口腔流行病学指数应具备的条件不包括
　　A. 简单　　　　　　　　　B. 价廉
　　C. 有效　　　　　　　　　D. 灵活
　　E. 能进行统计学处理

【精析】D，口腔流行病学指数应具备的条件不包括灵活。口腔流行病学指数要求：简单、价廉、有效、可靠、能进行统计学处理。故本题答案是 D。易误选 C。

59. 口腔流行病学主要研究
　　A. 牙病在人群中分布规律
　　B. 口腔疾病在人群中分布规律
　　C. 口腔疾病和健康规律
　　D. 口腔疾病预防规律
　　E. 口腔保健计划

【精析】B，口腔流行病学主要研究口腔疾病在人群中分布规律。同时研究口腔健康及其影响因素。故本题答案是 B。易误选 D。

60. 口腔器材灭菌中安全系数最大的方法是
　　A. 化学蒸汽压力灭菌法
　　B. 高压蒸汽灭菌法
　　C. 干热灭菌法
　　D. 玻璃球灭菌法
　　E. 化学试剂浸泡法

【精析】B，这类灭菌法能有效破坏细菌及芽孢。口腔器材灭菌中安全系数最大的方法是高压蒸汽灭菌法。故本题答案是 B。易误选 D。

61. 口腔医师在诊治过程中使用口罩时应注意
　　A. 使用超声波洁牙器应戴较厚的口罩
　　B. 接待每个患者都应更换口罩
　　C. 在高湿度的环境下只能使用两小时
　　D. 治疗结束不能立即摘除口罩
　　E. 应将口罩湿润后再使用

【精析】A，口腔医师在诊治过程中使用口罩时应注意使用

超声波洁牙器应戴较厚的口罩。日常佩戴口罩时，应注意的事项包括：佩戴口罩前后必须清洁双手；应依照包装指示佩戴口罩，固定紧口罩的系绳，让口罩紧贴面部，严格区分里面与外面；如有颜色，应使有颜色的一面向外，一般人的口罩应每天更换清洗，清洗后应用沸水煮烫，然后挂在太阳下暴晒。与"非典"患者或疑似患者经常接触者，如医务人员，口罩需 4 小时更换一次，并经消毒处理；当口罩有污损时，应立即更换；弃置的口罩应封好后放进有盖的垃圾桶。故本题答案是 A。

62. WHO 规定，老年人口腔健康的目标不包括
　　A. 没有龋坏和牙周疾病
　　B. 保持 20 颗功能牙
　　C. 尽可能康复口腔功能
　　D. 保持老年人独立生活处理能力
　　E. 提高老年人生活质量

【精析】A，WHO 规定，老年人口腔健康的目标：至少保持 20 颗功能牙，维持最基本的口腔功能状态，或者通过最低限度的修复，尽可能恢复口腔功能，把维持老年人的独立生活自理能力、提高老年人的生活质量，作为口腔保健的基本目标。不包括没有龋坏和牙周疾病。故本题答案是 A。

63. 理想的牙刷刷毛应具有的特点是
　　A. 易吸水变软　　　　　　B. 刷毛端有孔
　　C. 具有适当弹性　　　　　D. 防霉
　　E. 直径与长度成比例

【精析】C，理想的刷毛应具有适当的弹性、硬度，表面光滑、不易吸收水分，容易洗涤及干燥，无臭无味。

64. 慢性汞中毒最早出现的症状是
　　A. 口腔炎　　　　　　　　B. 神经衰弱综合征
　　C. 消化功能障碍　　　　　D. 性功能下降
　　E. 接触性皮炎

【精析】A，慢性汞中毒最早出现的症状是口腔炎。口腔炎是慢性汞中毒的早期症状之一，口内有金属味，唾液量多而黏稠，全口腔黏膜充血，牙龈水肿剥脱，继而可出现牙槽骨萎缩、牙齿松动脱落，后期可发生骨坏死，牙龈上可出现汞线，但并不常见。汞中毒患者的神经精神症状较明显，其特征为"汞毒性震颤"。故本题答案是 A。

65. 龋病初级预防内容不包括
　　A. 早期龋充填　　　　　　B. 涂布防龋涂料
　　C. 封闭窝沟　　　　　　　D. 饮食控制
　　E. 氟化物应用

【精析】A，龋病初级预防内容不包括早期龋充填，早期龋充填属于二级预防。故本题答案是 A。

66. 属于龋病一级预防的是
　　A. 早期诊断　　　　　　　B. 防止龋并发症
　　C. 修复牙的缺失　　　　　D. 窝沟封闭

E. 早期龋的充填

【精析】D，属于龋病一级预防的是窝沟封闭。A、C、E为龋的二级预防。B属于龋的三级预防。故本题答案是D。易误选C。

67. 人体氟最主要的来源是

　　A. 空气　　　　　　　　B. 饮水
　　C. 植物性食物　　　　　D. 动物性食物
　　E. 氟化物的局部应用

【精析】B，人体氟最主要的来源是饮水占人体氟来源的65%。故本题答案是B。易误选D。

68. 社区四级水平牙周保健中复杂治疗的指征是

　　A. 牙周袋≥2 mm　　　　B. 牙周袋≥3 mm
　　C. 牙周袋≥4 mm　　　　D. 牙周袋≥5 mm
　　E. 牙周袋≥6 mm

【精析】E，社区四级水平牙周保健中复杂治疗的指征是牙周袋≥6 mm。故本题答案是E。而A、B、C、D为干扰项。

69. 使用氟滴剂补氟的适宜年龄是

　　A. 2岁以下　　　　　　B. 3~4岁
　　C. 5~6岁　　　　　　　D. 7~8岁
　　E. 9~10岁

【精析】A，使用氟滴剂补氟的适宜年龄是2岁以下。故本题答案是A。数据要牢记。

70. 使用含氟牙膏防龋，正确的是

　　A. 氟牙膏的防龋功效与含氟浓度的高低无关
　　B. 在饮水含氟量高的地区，7岁以下儿童推荐使用含氟牙膏
　　C. 儿童使用含氟牙膏不会引起氟牙症
　　D. 老年人不宜使用含氟牙膏
　　E. 6岁以下的儿童使用含氟浓度低的牙膏

【精析】E，使用含氟牙膏防龋，正确的是6岁以下的儿童使用含氟浓度低的牙膏。故本题答案是E。易误选A。

71. 适宜做非创伤性修复治疗的是

　　A. 浅龋　　　　　　　　B. 深龋
　　C. 牙髓炎　　　　　　　D. 牙髓坏死
　　E. 根尖炎

【精析】A，浅龋适宜做非创伤性修复治疗。故本题答案是A。

72. 通用保健牙刷，尼龙刷毛直径应为

　　A. 0.20 mm　　　　　　B. 0.25 mm
　　C. 0.30 mm　　　　　　D. 0.35 mm
　　E. 0.40 mm

【精析】A，通用保健牙刷，尼龙刷毛直径一般为0.18~0.20 mm。故本题答案是A。数据要牢记。

73. 窝沟封闭剂的组分中不包括

　　A. 树脂基质　　　　　　B. 引发剂
　　C. 稀释剂　　　　　　　D. 磷酸

E. 填料

【精析】D，窝沟封闭剂的组分中不包括磷酸。封闭剂通常由树脂、稀释剂、引发剂和一些辅助剂（如溶剂、填料、氟化物、涂料等）组成。故本题答案是D。易误选C。

74. 我国发生的严重急性呼吸综合征（SARS），很快波及到许多省市，这种发病情况称为

　　A. 暴发　　　　　　　　B. 流行
　　C. 季节性升高　　　　　D. 周期性流行
　　E. 长期变异

【精析】B，我国发生的严重急性呼吸综合征（SARS），很快波及到许多省市，这种发病情况称为流行。暴发一词是指一个集体或一定的小范围人群中，短期内某病的病例数突然增多的现象。时点流行往往用于较大人群。疾病短期波动的社会影响大，原因容易判明，应不失时机地进行调查研究和控制流行。某病在某地区发病率显著超过该病历年的散发发病率水平时称为流行。季节性升高、周期性流行以及长期变异是疾病的时间分布特征而不是疾病流行的强度指标。故本题答案是B。易误选D。

75. 下列改变中应视为口腔癌警告标志的是

　　A. 复发性口腔黏膜溃疡
　　B. 牙龈反复红肿出血
　　C. 口腔黏膜的红色斑块
　　D. 患牙根尖区黏膜上反复肿胀流脓的瘘口
　　E. 下唇反复发作的黏液腺囊肿

【精析】C，应视为口腔癌警告标志的是口腔黏膜的红色斑块。口腔癌的癌前病变最重要的是白斑、红斑以及扁平苔藓。故本题答案是C。易误选D。

76. 下列食品中含氟量最高的是

　　A. 猪肉　　　　　　　　B. 羊肉
　　C. 茶叶　　　　　　　　D. 苹果
　　E. 鸡蛋

【精析】C，题干中含氟量最高的是茶叶。故本题答案是C。易误选D。

77. 下列选项中属于口腔一级预防的是

　　A. 义齿修复　　　　　　B. 充填治疗
　　C. 窝沟封闭　　　　　　D. 牙周深刮
　　E. 正畸矫治

【精析】C，窝沟封闭属于龋的初级预防。故本题答案是C。易误选D。

78. 需要证明一种中药牙膏对牙周疾病的预防效果，实验设计中不包括

　　A. 人群选择　　　　　　B. 样本含量
　　C. 实验分组　　　　　　D. 空白剂选择
　　E. 历史常规资料分析

【精析】E，需要证明一种中药牙膏对牙周疾病的预防效果，实验设计中不包括历史常规资料分析。实验设计的主

要内容和步骤包括：①选择研究对象；②估计样本量；③设立对照组；④随机化分组；⑤控制干预措施质量；⑥注意伦理问题；⑦盲法试验；⑧确定实验周期。故本题答案是 E。易误选 A。

79. 饮水的适宜氟浓度一般应保持在

    A. 2.1～2.5 mg/L　　　　B. 1.6～2.0 mg/L

    C. 1.1～1.5 mg/L　　　　D. 0.5～1.0 mg/L

    E. 0.1～0.4 mg/L

【精析】D，饮水的适宜氟浓度一般应保持在 0.5～1.0 mg/L。故本题答案是 D。数据要牢记。

80. 由饮水中获得的氟约占人体氟来源的

    A. 45%　　　　B. 55%

    C. 65%　　　　D. 75%

    E. 85%

【精析】C，由饮水中获得的氟约占人体氟来源的 65%。故本题答案是 C。该题属于数据题，只有牢固记忆才能避错。

81. 预防龋病的关键环节是

    A. 控制菌斑　　　　B. 控制糖的摄入

    C. 氟化物的应用　　　　D. 增强机体免疫力

    E. 增强牙的抗龋能力

【精析】A，预防龋病的关键环节是控制菌斑。故本题答案是 A。

82. 避免用高压蒸汽灭菌法消毒灭菌的器械是

    A. 优质不锈钢器械

    B. 耐高温消毒手机

    C. 布类

    D. 玻璃杯

    E. 针头

【精析】E，优质不锈钢器械、耐高温消毒手机、布类、玻璃杯、大吸唾管、包扎的器械以及耐热塑料器械适用于高压蒸汽灭菌。针头、油类、粉类、蜡类不应高温灭菌。该题考查高压蒸汽灭菌法的适用物品。

83. 孕妇进行口腔疾病治疗的适宜时期是妊娠的

    A. 1 个月内　　　　B. 2～3 个月

    C. 4～6 个月　　　　D. 7～8 个月

    E. 9～10 个月

【精析】C，孕妇进行口腔疾病治疗的适宜时期是妊娠的 4～6 个月。故本题答案是 C。数据要牢记。

84. 在调查期间某人群中患龋病的频率是指

    A. 龋病发病率　　　　B. 龋失补指数

    C. 患龋率　　　　D. 龋面均

    E. 龋均

【精析】C，在调查期间某人群中患龋病的频率是指患龋率，常以百分数表示。故本题答案是 C。而 A、B、D、E 为干扰项。

85. 在动物性食品中含氟量最高的是

    A. 表皮　　　　B. 脂肪

    C. 内脏　　　　D. 肌腱

    E. 肌肉

【精析】D，在动物性食品中含氟量最高的是肌腱。故本题答案是 D。易误选 C。

86. 在口腔健康调查中由于调查对象的代表性差，导致调查结果与实际情况不符，这属于

    A. 随机误差　　　　B. 无应答偏倚

    C. 选择性偏倚　　　　D. 检查者之间偏性

    E. 检查者本身偏性

【精析】C，在口腔健康调查中由于调查对象的代表性差，导致调查结果与实际情况不符，这属于选择性偏倚。选择性偏倚是指，样本数据的形成不是来源于真正的随机抽样，而是具有选择性的。这种选择性或者是来源于数据采集者自觉或非自觉的选择，或者是源于数据生成主体的自我决策（也即自选择问题），同时也可能源于制度性约束。故本题答案是 C。易误选 D。

87. 在牙科设备缺乏地区，世界卫生组织推荐的龋病治疗方法是

    A. 窝沟封闭　　　　B. 银汞合金充填

    C. 非创伤性充填　　　　D. 复合树脂充填

    E. 预防性树脂充填

【精析】C，在牙科设备缺乏地区，世界卫生组织推荐的龋病治疗方法是非创伤性充填。故本题答案是 C。易误选 D。

88. 属于龋病二级预防措施的是

    A. 氟化物防龋

    B. 口腔健康教育

    C. X 线片等辅助检查

    D. 牙髓病的治疗

    E. 根尖周病的治疗

【精析】C，属于龋病二级预防措施的是 X 线片等辅助检查。故本题答案是 C。易误选 D。

89. 属于窝沟封闭适应证的是

    A. 患较多窝沟龋

    B. 牙面自洁作用好

    C. 患较多光滑面龋

    D. 牙面窝沟可疑龋

    E. 牙面窝沟已作充填

【精析】D，属于窝沟封闭适应证的是牙面窝沟可疑龋。窝沟封闭适用于：深窝沟，尤其是可以卡住探针的（包括可疑龋）；患者其他牙齿，特别是对侧同名牙患龋或有患龋倾向的人应当行窝沟封闭；儿童牙齿萌出后到达咬合面即适宜做窝沟封闭，一般在萌出 4 年之内。故本题答案是 D。易误选 C。

90. 属于学校预防保健基本工作的是

    A. 监测学生口腔健康情况

B. 培养良好的卫生习惯

C. 预防和治疗常见口腔疾病

D. 口腔健康教育

E. 身体意外事故的预防

【精析】D，口腔健康教育属于学校预防保健基本工作。故本题答案是D。易误选C。

91. 2岁前生活在高氟区的儿童，以后随父母迁居低氟区，观察到氟牙症病变的恒牙是

A. 前牙和第一磨牙

B. 第一前磨牙和第一磨牙

C. 前牙、第一前磨牙和第一磨牙

D. 尖牙

E. 全部牙均有病变

【精析】A，患氟牙症牙数的多少取决于牙发育矿化的时期在高氟区生活时间的长短，出生至出生后在高氟区居住多年，可使全口牙受侵袭；如2岁前生活在高氟区，以后迁移至非高氟区，在恒牙氟斑牙可表现在前牙和第一恒磨牙；如果6~7岁以后再迁入高氟区，则不出现氟斑牙。

92. 6岁儿童，第一恒磨牙完全萌出，检查发现𬌗面窝沟深，窝沟点隙似有初期龋损，此时适宜采取的防治措施是

A. 应做窝沟封闭

B. 应做充填

C. 应做预防性充填

D. 尚不能做窝沟封闭

E. 口服氟片

【精析】A，6岁儿童，第一恒磨牙完全萌出，检查发现𬌗面窝沟深，窝沟点隙似有初期龋损，此时适宜采取的防治措施是应做窝沟封闭。窝沟封闭适用于：深窝沟，尤其是可以卡住探针的（包括可疑龋）；患者其他牙齿，特别是对侧同名牙患龋或有患龋倾向的人应当行窝沟封闭；儿童牙齿萌出后到达咬合面即适宜做窝沟封闭，一般在萌出4年之内。故本题答案是A。

93. 对含氟牙膏的防龋效果进行研究。将若干名学生随机分成2组，一组用含氟牙膏，另一组用普通牙膏，3年后观察其防龋效果。这种研究方法为

A. 历史常规资料分析

B. 病例对照研究

C. 横断面研究

D. 实验研究

E. 群组研究

【精析】D，将若干名学生随机分成2组，一组用含氟牙膏，另一组用普通牙膏，3年后观察其防龋效果。为实验研究。故本题答案是D。易误选C。

94. 某班15岁学生50名，其中患龋病者40人，龋失补牙数为：D=70，M=2，F=8，龋失补牙面数为：D=

210，M=10，F=15，龋面均应为

A. 0.8　　　　　　　　　B. 1.4

C. 1.6　　　　　　　　　D. 4.2

E. 4.7

【精析】E，(210+10+15)/50=4.7。故本题答案是E。数据要牢记。

95. 某地区12岁儿童DMFT为4.8，按照WHO对龋病流行程度的评价标准，该地区龋病流行等级为

A. 很低　　　　　　　　B. 低

C. 中　　　　　　　　　D. 高

E. 很高

【精析】D，以12岁龋均为衡量标准，0.0~1.1为很低，1.2~2.6为低，2.7~4.4为中，4.5~6.5为高，6.6以上为很高。故本题答案是D。易误选C。

96. 某患者，47岁，7̄龋坏尚未充填，6̄因龋丧失，6̲因龋已做充填，61̲|16̲因牙周病失牙。计算DMFT时，按照世界卫生组织的记录方法，其M即失牙数为

A. 1　　　　　　　　　　B. 2

C. 3　　　　　　　　　　D. 4

E. 5

【精析】E，45岁以上者，不再区分是龋病还是牙周病导致的失牙，M数按口内实际丧失牙数计。

97. 受检查某颗指数牙的龈上牙石覆盖面积为牙面的1/3~2/3，根据简化牙石指数，应记为

A. 0　　　　　　　　　　B. 1

C. 2　　　　　　　　　　D. 3

E. 4

【精析】C，受检查某颗指数牙的龈上牙石覆盖面积为牙面的1/3~2/3，根据简化牙石指数，应记为2。故本题答案是C。数据要牢记。

98. 为了解12岁学生患龋情况，某市准备开展一次口腔健康调查。从既往资料中，已知该市12岁学生恒牙患龋率为50%，要求抽样误差为10%，需要调查的人数为

A. 300　　　　　　　　　B. 350

C. 400　　　　　　　　　D. 450

E. 500

【精析】C，N=400×(1-0.5)/0.5。故本题答案是C。数据要牢记。

99. 为了解某地区50岁中年人患牙周炎的情况，要求抽样误差为10%，从该地区中心医院病历中随机抽取1000份病历进行调查，得患病率80%，最后发现检查结果与实际情况不符，这种误差属于

A. 随机误差　　　　　　　B. 信息偏倚

C. 选择性偏性　　　　　　D. 检查者偏性

E. 无应答偏性

【精析】C，选择性偏倚指样本数据的形成不是来源于真正

的随机抽样，而是具有选择性的。这种选择性或者是来源于数据采集者自觉或非自觉的选择，或者是源于数据生成主体的自我决策（也即自选择问题）。同时也可能源于制度性约束。故本题答案是C。易误选B。

100. 为了在短时间内了解某市人群口腔健康情况，并估计在该人群中开展口腔保健工作所需的人力、物力，检查有代表性的指数年龄组（5、12、15、35~44、65~74岁）人群的调查方法称为
   A. 预调查
   B. 试点调查
   C. 捷径调查
   D. 普查
   E. 抽样调查

【精析】C，为了在短时间内了解某市人群口腔健康情况，并估计在该人群中开展口腔保健工作所需的人力、物力，检查有代表性的指数年龄组（5、12、15、35~44、65~74岁）人群的调查方法称为捷径调查。试点调查指大型调查研究开始前选择调查范围内某一局部进行典型个案调查或小范围抽样调查，为正式调查的预演。故本题答案是C。易误选B。

101. 一个牙齿健康的15岁儿童，如果由饮水氟浓度为0.4 mg/L地区迁至浓度为2.0 mg/L地区，其氟牙症发生的可能性为
   A. 0%
   B. 25%
   C. 50%
   D. 75%
   E. 100%

【精析】A，一个牙齿健康的15岁儿童，如果由饮水氟浓度为0.4 mg/L地区迁至浓度为2.0 mg/L地区，其氟牙症发生的可能性为0。只有在牙齿发育矿化期间居住于高氟区才会得氟牙症。故本题答案是A。数据要牢记。

102. 一位年轻的家长想为其乳牙刚萌出的孩子预防龋病，牙医推荐的适宜措施是
   A. 氟片
   B. 氟滴剂
   C. 氟化牙膏
   D. 氟水漱口
   E. 氟化凝胶

【精析】B，2岁以下幼儿适用于氟滴剂。

103. 在对小学生进行口腔健康检查前，4名研究人员做了标准一致性检验，他们的Kappa值都在0.75~0.80之间。4名研究人员的检查可靠度为
   A. 不合格
   B. 中等
   C. 优等
   D. 完全可靠
   E. 不能判断

【精析】C，一般认为Kappa值在0.4以下为可靠度不合格；0.41~0.60为可靠度中等；0.61~0.80为可靠度优；0.81~1.0为完全可靠。故本题答案是C。易误选B。

104. 在学校口腔健康检查时，发现1名7岁男生的第一恒磨牙已经萌出达到𬌗平面，有深的窝沟但无龋，乳磨牙均有𬌗面龋且已经充填，应建议该生
   A. 重新充填乳磨牙
   B. 预防错𬌗畸形
   C. 第一恒磨牙窝沟封闭
   D. 尽早拔除乳磨牙
   E. 拍摄X线片

【答案】C

105. 对酚类消毒剂描述正确的是
   A. 能杀灭芽孢
   B. 不能用作表面消毒
   C. 需每周配制
   D. 浸泡消毒需30分钟接触时间
   E. 能损坏塑料和橡皮

【精析】E，对细菌、病毒、结核菌都有杀灭作用，但对芽孢无此作用。作为表面和浸泡消毒，需10分钟接触时间，应每日新鲜配制，无臭，但可能损坏塑料和橡皮。该题考查酚类消毒剂的特性。

106. 氯己定和氟化亚锡联合用于控制菌斑时，正确的使用方法是
   A. 应用氯己定后15~20分钟再用氟化亚锡
   B. 应用氯己定后90分钟再用氟化亚锡
   C. 应用氯己定后5分钟再用氟化亚锡
   D. 应用氯己定后6~10分钟再用氟化亚锡
   E. 应用氯己定后30~60分钟再用氟化亚锡

【精析】E，当与氟化亚锡一起用于预防项目时，应在用洗必泰液含漱后30min至1h再用氟化物，以防止作用相互抵消。

107. 牙膏中含量最多的成分是
   A. 摩擦剂
   B. 洁净剂
   C. 湿润剂
   D. 胶粘剂
   E. 芳香剂

【精析】A，牙膏是由摩擦剂、湿润剂、洁净剂、胶粘剂、防腐剂、甜味剂、芳香剂、色素和水构成的。摩擦剂是牙膏中含量最多的成分（约20%~60%）。故本题选A。

108. 下列指数中常用来描述牙周状况的是
   A. DMFT
   B. dmfs
   C. CPI
   D. Dean分类
   E. DNFS

【精析】C，常用的龋病指数有DMFT、DMFS（A、B错）等，牙周健康状况用CPI（C对），氟牙症用Dean分类法（D错）。

109. 以下哪项不是口腔预防医学研究的基本要素
   A. 群体的口腔疾病患病情况
   B. 群体预防措施
   C. 个人预防方法
   D. 地区流行状况
   E. 个人保健方法

【精析】D，口腔预防医学以人群为主要研究对象，以研究群体的口腔疾病患病情况（A 对）、群体预防措施（B 对）和个人预防保健方法（C、E 对）为基本要素，通过研究发现并掌握预防口腔疾病发生与发展的规律，促进整个社会口腔健康水平的提高，地区流行状况不是口腔预防医学研究的基本要素（D 错，为正确答案）。

110. 下列不属于预防口腔医学初级预防的是

    A. 口腔健康教育　　　　B. 口腔卫生指导

    C. 控制牙菌斑　　　　　D. 固定修复

    E. 消除致病因素

【精析】D，第一级预防：消除致病因素（E 对），防止各种致病因素对人体的危害。如口腔健康教育（A 对）、口腔卫生指导（B 对）、控制牙菌斑的措施（C 对）等。固定修复属于第三级预防，又称临床预防（D 错，为正确答案）。

111. 关于儿童龋病预防中窝沟封闭的操作，下列说法错误的是

    A. 恒牙酸蚀的时间为 20 ~ 30 秒

    B. 乳牙酸蚀的时间为 60 秒

    C. 干燥牙面使用压缩空气吹干 10 ~ 15 秒

    D. 自凝封闭剂涂布后 1 ~ 2 分钟自行固化

    E. 光固化封闭剂的照射时间一般为 60 秒

【精析】E，恒牙酸蚀的时间一般为 20 ~ 30 秒（A 对），乳牙酸蚀的时间为 60 秒（B 对）。随后用无油无水的压缩空气吹干牙面约 15 秒（C 对）。自凝封闭剂固化时间一般为 1 ~ 2 分钟（D 对）。照射时间要根据采用的产品类型与可见光源性能决定，一般为 20 ~ 40 秒（E 错，为正确答案）。

112. 对于牙齿龋病的预防，儿童时期的窝沟封闭能够起到非常好的效果。关于窝沟封闭的年龄限制，以下说法正确的是

    A. 一般为牙齿萌出后 4 年内可以进行

    B. 乳磨牙一般 5 ~ 6 岁左右进行

    C. 第一恒磨牙在 8 岁左右进行

    D. 第二恒磨牙在 10 岁左右进行

    E. 乳磨牙在 7 岁左右进行

【精析】A，牙萌出后达咬合平面即适宜做窝沟封闭，一般是在牙萌出后 4 年之内（A 对）。乳磨牙在 3 ~ 4 岁（B、E 错），第一恒磨牙在 6 ~ 7 岁（C 错），第二恒磨牙在 11 ~ 13 岁为最适宜封闭的年龄（D 错）。

A3/A4 型题

(1 ~ 3 题共用题干)

    实验流行病学研究是口腔流行病学常用的一种研究方法，现拟进行一项实验研究，在饮水中加入氟，以观察氟防龋的效果。

1. 要开始本实验，首先要确定样本量，说法不正确的是

    A. 要以龋齿在一般人群中的发生率高低为依据

    B. 样本量大小与检验的显著性水平有关

    C. 单尾检验和双尾检验对样本量的大小要求无差别

    D. 样本量过小，检验效能偏低，所得结论不可靠

    E. 可以参照样本量计算公式进行计算

2. 在实验的实施过程中，一定要遵循一些必要的原则，但不包括

    A. 随机　　　　　　　　B. 随意

    C. 对照　　　　　　　　D. 盲法

    E. 依从性

3. 有关这项实验，最少得持续多长时间

    A. 2 周　　　　　　　　B. 2 个月

    C. 2 年　　　　　　　　D. 5 年

    E. 10 年

【精析】C、B、C，确定试验样本量依据：事件在一般人群中的发生率高低；试验组与对照组之间差异的大小程度；检验的显著性水平与检验功效；以及单尾或双尾检验。样本量过小，检验效能偏低，结论不可靠；过大，会造成不必要的人力、物力、财力和时间的浪费。实验需遵循随机、对照与盲法。氟防龋效果观察，至少应持续 2 年，一般为 2 ~ 3 年。牙周病预防措施的效果观察可以为 2 周到 18 个月。

(4 ~ 6 题共用题干)

    学校医务室大夫在五年级二班上口腔健康教育课，演示如何使用保健牙刷并介绍刷牙方法。

4. 刷牙最主要的目的是

    A. 起按摩作用，促进牙周组织健康

    B. 可提高牙龈对有害刺激的抵抗力

    C. 去除牙面菌斑及软垢

    D. 能避免龋病发生

    E. 能防治龋炎的发生和发展

5. 刷牙应注意的问题是

    A. 至少应每天刷牙 1 次

    B. 至少应每天刷牙 2 次

    C. 刷牙应使用含氟牙膏

    D. 刷牙可不用牙膏

    E. 家长应监督刷牙

6. 能有效去除龈缘附近及龈沟内菌斑的刷牙方法是

    A. 横刷法　　　　　　　B. 竖刷法

    C. 横竖结合法　　　　　D. 水平颤动法

    E. 随意刷

【答案】C、B、D

(7 ~ 9 题共用题干)

    在含氟牙膏的研讨会上，对低氟地区学龄前儿童使用含氟牙膏的问题提出了不同的意见，请选择最佳答案。

7. 含氟牙膏的浓度

    A. 浓度越高越好

    B. 500 mg/kg 较为合适

C. 城市和农村使用含氟牙膏浓度应该不同

D. 选用市售 1000 mg/kg 的含氟牙膏即可

E. 儿童最好不使用含氟牙膏

8. 幼儿园儿童

A. 适宜选用氟化钠牙膏

B. 适宜选用单氟磷酸的牙膏

C. 可以与成人一样使用市售一般含氟牙膏

D. 每次使用牙膏的用量要小

E. 适宜选用氟化亚锡牙膏

9. 使用含氟牙膏的同时

A. 不能再使用全身用氟措施

B. 可以结合具体情况同时使用其他氟防龋措施

C. 只能与窝沟封闭配合使用

D. 要定期更换其他类型的牙膏

E. 不能再采用其他局部用氟措施

【精析】B、D、B，一般每次刷牙膏量仅为 1g 左右，含氟量大约 1 mg，成人刷牙后基本吐出。成人的氟安全耐受剂量为 150～350 mg，儿童为 60～100 mg。采取防龋措施越早效果越好。儿童从 3 岁开始刷牙为宜，使用儿童含氟牙膏，但必须加强管理。由于学龄前儿童吞咽功能发育不完善，刷牙可误吞牙膏用量的 20%～40%，6 岁以前的儿童为恒牙牙冠矿化阶段，吞咽过量的氟化物有可能导致慢性氟中毒（氟牙症）。含氟牙膏刷牙每天不超过 3 次，每次用量不超过 0.5g 或 5 mm 长（黄豆大小）（0.5 mg 氟）。刷牙时不要吞咽，刷牙后清水漱口，尽量吐净。

（10～11 题共用题干）

男，8 岁，左下后牙表面发黑就诊。1 年前右下后牙因浅龋在口腔诊所接受充填治疗。检查见 3|6 牙合面深窝沟卡探针，沟内有黑色沉着，质地硬，无软化。4|6 牙合面银汞合金充填物完好，牙龈正常，叩诊（-），无松动。|6 牙合面深窝沟，可以插入探针，釉质脱矿呈白垩色。

10. 3|6 最适合的治疗措施是

A. 银汞充填　　　　B. 树脂充填

C. 观察随访　　　　D. 窝沟封闭

E. 非创伤性修复

【精析】D，深的窝沟，特别是可以插入或卡住探针的牙（包括可疑龋）。若对侧同名牙患龋或有患龋倾向的牙可考虑进行窝沟封闭（D 对）。

11. |6 接受龋病充填治疗属于龋病预防的

A. 病因预防　　　　B. 一级预防

C. 临床预防　　　　D. 二级预防

E. 三级预防

【精析】D，龋病：①一级预防：进行口腔健康教育，控制及消除危险因素。②二级预防：早期诊断早期处理，定期进行临床检查及 X 线辅助检查，发现早期龋及时充填。③三级预防：防止龋病的并发症，恢复功能。

B1 型题

（1～2 题共用备选答案）

A. 0.55　　　　B. 0.45

C. 0.35　　　　D. 0.25

E. 0.00

1. 饮水氟浓度为 0.3～0.7 mg/L 的地区，按儿童每日供氟计量（mg/d）标准（英国），一岁儿童供氟量为

2. 在饮水氟浓度 0.3～0.7 mg/L 的地区，按儿童每日供氟计量（mg/d）标准（英国），3 岁儿童供氟量为

【答案】E、D

（3～4 题共用备选答案）

A. 个别交谈　　　　B. 小型讨论会

C. 大众传媒渠道　　D. 组织社区活动

E. 健康大讲堂

3. 口腔健康教育中针对性强的双向交流是

4. 口腔健康教育中能较快吸引公众注意力的是

【精析】A、C。口腔健康教育一般采取 4 种方法：个别交谈：针对性强，讨论深入，效果好；组织小型讨论会；借助大众传播渠道：覆盖面大，能较快地吸引公众注意力；组织社区活动。

（5～6 题共用备选答案）

A. 含氟牙膏　　　　B. 氟饮水

C. 氟盐　　　　　　D. 氟片

E. 氟滴剂

5. 1 岁以下儿童最适宜选择的氟防龋措施是

6. 较易推广的氟防龋措施是

【答案】E、B

（7～9 题共用备选答案）

A. 防止贮存期间固液成分分离

B. 降低表面张力，乳化软垢

C. 防止细菌生长，延长贮存期限

D. 保持湿润，防止膏体硬化

E. 使牙面光洁，去除色素沉着、菌斑

7. 牙膏中胶粘剂的作用是

8. 牙膏中摩擦剂的作用是

9. 牙膏中洁净剂的作用是

【精析】A、E、B。摩擦剂可帮助清洁与磨光牙面，使牙面清洁、光滑、发亮，去除色素沉着、菌斑。洁净剂可以降低表面张力，穿通与松解表面沉积物与色素，乳化软垢。润湿剂作用是保持湿润，防止接触空气而硬化并使剂型保持稳定。胶粘剂作用是防止在贮存期间固体与液体成分分离，保持均质性。防腐剂：作用是防止细菌生长，延长贮存期限，并使其他成分相容。

（10～11 题共用备选答案）

A. 合理局部用氟

B. 对龋病引起牙髓炎的治疗

C. 及时修复牙齿缺失

D. 不能保留的牙及时拔除

E. 发现早期龋及时充填

10. 龋病的一级预防是

11. 龋病的二级预防是

【精析】A、E。龋病的三级预防：（1）一级预防：①进行口腔健康教育：普及口腔健康知识，了解龋病发生的知识，树立自我保健意识，养成良好口腔卫生习惯。②控制及消除危险因素：对口腔内存在的危险因素，应采取可行的防治措施。在口腔医师的指导下，合理使用各种氟化物的防龋方法，如窝沟封闭、防龋涂料等。（2）二级预防：早期诊断早期处理，定期进行临床检查及 X 线辅助检查，发现早期龋及时充填。（3）三级预防：①防止龋病的并发症：对龋病引起的牙髓炎、根尖周炎应进行恰当治疗，防止炎症继续发展（牙槽脓肿、骨髓炎及间隙感染等）。对不能保留的牙应及时拔除。②恢复功能：对牙体缺损及牙列缺失，及时修复，恢复口腔正常功能，保持身体健康。

（12～14 题共用备选答案）

A. 婴儿　　　　　　　B. 幼儿

C. 老年人　　　　　　D. 中年人

E. 学龄儿童

12. 第一恒磨牙窝沟封闭的适宜人群是

13. 易患根面龋的人群是

14. 行首次口腔检查应在

【精析】E、C、A。婴儿：进行首次口腔检查。幼儿：家长及保育人员应加强对儿童活动时的监护，防止意外跌倒造成的乳牙外伤。学龄儿童：在小学时期应特别关注第一恒磨牙的健康，在完全萌出后的 6 个月内进行窝沟封闭是保护它的最佳方法。老年人：可选用含氟牙膏，帮助预防根面龋。老年人由于牙缝较宽、牙稀松、牙根暴露，应使用间隙刷、牙线和牙签清除存留在邻面及牙根面的食物残渣及牙菌斑。定期口腔检查的目的在于及早发现疾病。检查的内容包括龋病（尤其是根面龋）、牙周病、口腔黏膜病等。

二、考点拓展

1. “社区牙周指数”不包括：牙槽骨吸收。

2. 1981 年 WHO 制定的口腔健康标准是：牙清洁、无龋洞、无疼痛感，牙龈颜色正常、无出血现象。

3. Kappa 值可靠度优的范围是：0.61～0.8。

4. Knutson 使用局部涂氟所用氟化钠溶液的浓度为：2%。

5. WHO 口腔健康标准中，错误的是：牙无松动。

6. WHO 评价龋病流行程度的标准年龄组为：12 岁。

7. WHO 龋病流行程度评价标准为：龋均。

8. WHO 龋病流行程度属低的标准是：1.2～2.6。

9. WHO 推荐的用于成年人口腔健康状况的指数年龄组是：35～44 岁。

10. WHO 推荐杀灭乙肝病毒污染物的消毒剂戊二醛的浓度是：2.0%。

11. WHO 制定口腔健康的 5 条标准是在：1981 年。

12. 艾滋病病毒的特点是：不耐高温。

13. 保护性工作服应：每日更换。

14. 被人体吸收最快的含氟物质是：氟化饮水。

15. 不能添加到含氟牙膏中的氟化物是：氟硅酸钠。

16. 第二恒磨牙窝沟封闭的适宜年龄：11～13 岁。

17. 对口腔健康教育不正确的认识是：是争取领导支持的方法。

18. 对口腔科医生最危险的疾病是：乙型病毒性肝炎。

19. 对口腔医学、公共卫生医学最有意义的氟浓度值是：血浆氟。

20. 对牙周健康状况影响最大的不良习惯是：吸烟。

21. 防止检查者偏性的方法不包括：经常做质量抽查。

22. 非传染源包括：健康人群。

23. 酚类化合物控制菌斑的主要作用是：清除菌斑内毒素。

24. 酚类消毒剂配制频率为：每天配制。

25. 氟的防龋机制不包括：釉质溶解性增加。

26. 氟的吸收机制中不正确的是：肠黏膜吸收与 pH 正比。

27. 氟化食盐的氟浓度一般是：90～350 mg/kg。

28. 氟水漱口一般推荐使用的氟化物主要是：氟化钠。

29. 氟牙症的临床特点是：牙釉质耐磨性差，抗酸能力强。

30. 沟裂狭窄而长，底部膨大朝向釉牙本质界的窝沟是：Ⅰ 型窝沟。

31. 关于菌斑中的氟，正确的是：在非氟化区，菌斑中的氟主要来源于饮水。

32. 关于氯己定，正确的说法是：对细菌表面有亲和力。

33. 关于氯己定的副作用，错误的说法是：不能用于口内手术后。

34. 关于氯己定的抗菌机制，正确的说法是：能阻碍唾液细菌对牙面的吸附。

35. 急性氟中毒的主要症状不包括：头痛。

36. 急性氟中毒抢救处理的不恰当方法是：人工呼吸。

37. 季铵化合物控制菌斑的主要作用是：改变细菌细胞膜的渗透性。

38. 简化口腔卫生指数要检查：6 颗指数牙。

39. 健康促进中起主导作用的是：主要行政领导。

40. 将特定编码蛋白的外源基因直接导入动物细胞内，诱导宿主对目的基因表达的蛋白，产生免疫反应，达到防龋作用的疫苗是：核酸疫苗。

41. 菌斑指数与软垢指数的相同点是：使用镰形探针。

42. 可见光固化器手柄消毒选用：碘伏。

43. 可能引起氟中毒的人体摄入剂量是：5 mg/kg。

44. 控制空气飞溅传播的方法不包括：开大高速手机和洁牙机的出水量。

45. 口腔分级预防的概念正确的是：X 线辅助检查属于二级预防。

46. 口腔健康促进范围不包括：增长人们的口腔保健知识。

47. 口腔健康促进范围不包括：宣传口腔健康知识。

48. 口腔健康调查的工作步骤不包括：上报结果。

49. 口腔健康调查方法中没有：随机调查。

50. 口腔健康教育的方法一般是：个别交谈、小型讨论会、大众传播渠道、组织社区活动。

51. 口腔健康教育的最终目的是：建立口腔健康行为。

52. 口腔健康教育者应采取的方式：良师益友。

53. 口腔科感染控制的最突出问题是：是对控制感染的正确估价。

54. 口腔科医生个人防护有：戴口罩。

55. 口腔科医生最易受染的途径是：被污染器械刺伤皮肤。

56. 口腔流行病学研究方法没有：计算机统计。

57. 口腔医生操作中最易感染的是：病毒。

58. 口腔医务人员感染乙肝病毒的几率是普通人的：5 倍。

59. 利用基因工程技术构建的疫苗免疫动物，获得特异性的抗体是：基因重组免疫。

60. 美国环境保护署推荐的表面消毒液是：次氯酸钠溶液。

61. 目前广泛使用的糖代用品是：木糖醇。

62. 目前控制菌斑最常用的方法是：刷牙。

63. 目前世界龋病分布的特点可能与之有关的因素是：生活水平和饮食习惯。

64. 哪种消毒液使用期最长：戊二醛。

65. 哪种药物不适宜长期使用作为控制菌斑预防牙周病的方法：抗生素。

66. 器械预清洁首要的步骤是：化学浸泡。

67. 龋病的一级预防包括：窝沟封闭、氟防龋。

68. 龋病二级预防的内容包括：早期诊断、定期口腔检查、X 线辅助检查、早期充填。

69. 龋病流行特征不包括：氟化物分布。

70. 龋病资料整理一般不以哪项分组：文化程度。

71. 去除龈下结石属于社区人群牙周健康的哪一级水平：三级水平。

72. 去除龈下菌斑与牙结石属于社区牙周保健：三级水平。

73. 全国第二次口腔流行病学调查显示，12 岁儿童窝沟龋与平滑面龋的患龋比例是：9：1。

74. 人体氟排泄的主要途径是：尿液。

75. 人体每天从食物中摄入的氟是全身氟来源的：25%。

76. 人体最主要的氟来源是：饮水。

77. 社区人群牙周健康的重要判断标准是：牙龈出血。

78. 世界范围内使用氟化物防龋，估计人数最多的措施是：含氟牙膏。

79. 适用于干热灭菌的医疗用品有：金属。

80. 首选的灭菌方法中有：高压蒸汽。

81. 统计方法中标准误一般表示为：抽样误差。

82. 窝沟封闭剂脱落的最主要原因是：酸蚀后唾液污染。

83. 窝沟龋比平滑面龋发展迅速，其最主要原因是：窝沟底部牙釉质较平滑面薄。

84. 污染手机消毒的方法最好用：高温高压灭菌。

85. 关于牙周病三级预防正确的说法是：去除不良修复体属于二级预防。

86. 不能体现"口腔健康教育口腔是全身的一个组成部分"的原则的是：发挥领导部门的主导作用。

87. 哪种方法不能改变地方性氟中毒：建立良好的口腔卫生习惯。

88. 属于低效水平消毒剂的是：酒精。

89. 关于牙线的描述正确的是：使用牙线前应去除邻面充填体的悬突。

90. 不属于控制菌斑的药物的特点是：能长时间停留在口腔中发挥作用。

91. 关于菌斑的描述是不正确的的是：菌斑会在去除至少 12 小时后在牙面重新形成。

92. 不是窝沟封闭的适应证的是：萌出 5 年后无龋的牙。

93. 学校饮水氟浓度是公共饮水氟浓度的多少倍：4.5 倍。

94. 牙周病发生的始动因素是：牙菌斑。

95. 牙周疾病二级预防的内容中不包括：义齿修复失牙。

96. 医疗单位走怎样的道路才是口腔健康的根本所在：以群体为对象，以健康为中心。

97. 乙肝经皮肤传播的途径不包括：性接触。

98. 乙烯基手套常在什么情况下使用：手部过敏。

99. 以往牙周疾病流行病学资料少的重要原因是：缺乏明确的标准和指数。

100. 哪种方法没有去除菌斑的作用：漱口。

101. 哪个部位的菌斑与牙周组织的破坏关系最为密切：龈下菌斑。

102. 不属于牙周病的三级预防的措施是：纠正不良习惯。

103. 用具中没有清洁牙齿邻面菌斑作用的是：牙间冲洗器。

104. 不属于牙周病先天性危险因素的是：年龄。

105. 饮水加氟的适宜浓度是：0.7 ~ 1.0 mg/L。

106. 影响龋病流行的人群分布因素中不包括：民族。

107. 影响龋病流行的相关因素不包括：钙的摄入量。

108. 影响牙周疾病流行的因素不包括：饮酒。

109. 影响牙周疾病流行的最主要因素是：口腔卫生状况。

110. 用碘伏消毒表面，喷射后湿润应保持：10 分钟。

111. 用于预清洁时理想的浸泡溶液是：1：32 的合成酚溶液。

112. 由尿排出的氟占机体总排泄量的：75%左右。

113. 正常人每千克体重每天适宜摄氟量的范围是：0.05~0.07 mg。

114. 主要与获得性膜黏蛋白中富脯酸结合，阻止细菌附着的物质是：五倍子。

115. 主要作用是凝集致龋菌，减少菌斑形成，解脱已黏附菌斑，防止口腔 pH 下降的物质是：甲壳素类。

116. 属于化学性控制菌斑的方法是：氯己定。

117. 装有蘸有血液污染的材料的废物容器，容量不能超过多少就应立即运走：2/3。

118. 自来水加氟的不足是：易造成氟浪费。

119. 综合治疗台的表面感染控制最好选用：塑料布覆盖。

第四篇　口腔临床医学综合

第十二章　牙体牙髓病学

一、考点精析

A1/A2 型题

1. 根管预备器械中旋转易折断的是
   A. 拔髓针　　　　　　　　B. H锉
   C. C+锉　　　　　　　　 D. K型扩大针
   E. K锉

【精析】B，H锉不能做旋转运动，以避免折断（B对）。

2. 急性浆液性根尖周炎的病理变化是
   A. 少量中性粒细胞浸润
   B. 根尖部牙槽骨增生
   C. 病变间增生的鳞状上皮条索
   D. 病变中大量肉芽组织形成
   E. 根尖部牙骨质吸收

【精析】A，急性根尖周炎的浆液期是根尖周炎发生的初期，临床过程非常短，病变集中于根尖部的牙周膜内，主要表现为血管扩张、充血、血浆渗出等组织水肿变化，随即多形核白细胞开始浸润（A对），此刻的根尖部牙骨质及其周围的牙槽骨尚无明显变化。

3. 内源性酸蚀症主要引起的牙体缺损的部位是
   A. 舌侧尖　　　　　　　　B. 前牙唇面
   C. 边缘嵴　　　　　　　　D. 中央窝
   E. 颊侧尖

【精析】A，内源性酸蚀症的特点是酸蚀部位发生在牙齿的内侧，即腭、舌面（A对）。

4. 菌斑成熟的关键成分是
   A. 葡糖醛酸　　　　　　　B. 蔗糖
   C. 葡聚糖　　　　　　　　D. 果糖
   E. 糖基转移酶

【精析】C，牙菌斑中的致龋菌有不同于其他非致龋菌的一些特性。致龋菌可产生糖基转移酶，以蔗糖为底物合成胞外多糖，主要是葡聚糖（C对），它能加速菌斑的形成。

5. 有关牙酸蚀症，描述不正确的是

A. 用含氟牙膏刷牙可以预防
B. 一种多因素疾病
C. 有细菌参与
D. 增强牙对酸的抵抗力可以预防
E. 慢性病理性的牙体硬组织丧失

【精析】C，酸蚀症是牙齿受酸侵蚀，硬组织发生进行性丧失（E对）的一种疾病。酸蚀症的致病因素主要是酸性物质对牙组织的脱矿作用，而宿主的因素可以影响酸性物质导致牙酸蚀症的作用（B对）。酸蚀症其脱矿过程与酸的关系明确，与细菌无关（C错，为正确答案）。

6. 欠填是指根管内充填物距根尖端
   A. 0.5~2mm　　　　　　　B. 1~2mm
   C. >2mm　　　　　　　　 D. >3mm
   E. 超出根尖孔

【精析】C，①恰填：根管内充填物恰好严密填满根尖狭窄部以上的空间，充填物距根尖端0.5~2mm，根尖部根管内无任何X线透射影像。②欠填：根管内充填物距根尖端2mm以上（C对），或根尖部根管内仍遗留有X线透射影像。③超填：有两种情况，一是根管内充填致密，根充物超出根尖孔；二是根管内充填不致密，根充物超出根尖孔。

7. 有关口腔致龋菌，描述正确的是
   A. 乳杆菌是牙本质龋的初级致龋菌
   B. 轻链球菌是牙菌斑中最常分离到的细菌
   C. 变异链球菌代谢的终末产物是葡萄糖
   D. 丝状菌是最早定植在牙面上的细菌
   E. 放线菌合成的多糖有高度致龋性

【精析】B，血链球菌：是最早在牙面定居的细菌之一（D错）。轻链球菌：是牙菌斑中最常分离到的细菌（B对）。乳杆菌是口腔正常的菌群，多数学者认为，乳杆菌不是龋齿发生的初始致病菌，但参与龋病的发展（A错）。变异链球菌的终产物是有机酸（C错）。放线菌合成的多糖仅有低度致龋性（E错）。

8. 龋齿的发病特点是牙体硬组织呈
   A. 急性间歇性破坏　　　　B. 急性进行性破坏
   C. 慢性间歇性破坏　　　　D. 慢性进行性破坏
   E. 持续性脱矿

【精析】D。龋病为牙体硬组织的进行性破坏疾病，病变发展缓慢。

9. 静止龋出现的条件是
   A. 机体抵抗力增加
   B. 龋损处致龋的环境消失
   C. 口腔内致龋菌数量减少
   D. 口腔唾液流量增加
   E. 摄糖总量减少

【精析】B。静止龋出现的条件是龋损处致龋的环境消失。龋病发展到某一阶段时，由于病变环境发生变化，隐蔽部位变得开放，原有致病条件发生变化，龋病不再继续进行，但损害仍保持原状，即发生静止龋。

10. Ⅱ类洞制备时鸠尾峡应位于
    A. 窝洞轴髓线角处
    B. 窝洞轴髓线角边缘嵴侧
    C. 窝洞轴髓线角中线侧
    D. 𬌗面的中央
    E. 窝洞的中央

【精析】C。Ⅱ类洞鸠尾峡宽度不得少于1.5 mm，且位于轴髓线角的近中线侧。

11. 临床上去除龋坏组织的标准主要根据
    A. 洞壁牙体组织的颜色深浅
    B. 洞壁牙体组织的硬度
    C. 洞底的位置
    D. 预计剩余牙体组织的多少
    E. 患者的敏感程度

【精析】B。龋坏组织即腐质和感染的软化牙本质，因此临床上去除龋坏组织的标准主要根据洞壁牙体组织的硬度。

12. 用复合树脂修复的窝洞预备洞缘斜面的目的是
    A. 提高抗力性
    B. 去除无基釉
    C. 增加树脂的聚合收缩
    D. 减小树脂的聚合收缩
    E. 增加粘结面积

【精析】E。洞缘斜面是横断釉柱，釉柱的末端较轴向酸蚀对提高粘接力更有效，使粘接树脂可以更深入地渗入到柱间质中，同时增加了牙釉质的酸蚀面积，使树脂和牙釉质间的结合更牢固。故本题选E。

13. 畸形中央尖最常发生的牙位是
    A. 上颌第二侧切牙　　B. 上颌第一前磨牙
    C. 上颌第二前磨牙　　D. 下颌第一前磨牙
    E. 下颌第二前磨牙

【精析】E。畸形中央尖多见于下颌前磨牙，以下颌第二前磨牙最多见，偶见于上颌前磨牙，常对称发生。

14. 口腔检查进行探诊时，应该
    A. 只检查主诉牙
    B. 动作轻巧有支点

C. 用力探入露髓孔
D. 选择尖锐探针查窦道
E. 选择圆钝探针查龋齿

【精析】B。口腔检查进行探诊时，应注意：①有稳固支点，用力不可过大；②邻面龋病的检查；③探测龈沟或牙周袋时选择钝头牙周探诊，窦道选用偏钝软质窦道探针缓慢顺势探诊。

15. 刃天青纸片法检测致龋菌的原理是
    A. 直接计数培养基上变形链球菌的每毫升菌落数
    B. 直接计数培养基上乳酸杆菌的每毫升菌落数
    C. 以变形链球菌消耗蔗糖的氧化还原反应程度判断细菌数量
    D. 以乳酸杆菌消耗蔗糖的氧化还原反应程度判断细菌数量
    E. 以致龋菌产生乳酸的量来判断细菌数量

【精析】C。刃天青纸片法检测致龋菌的原理是以变形链球菌与纸片上的蔗糖发生氧化还原反应程度显示不同的颜色，判断细菌数量。此法为实验室检测变形链球菌的方法之一。

16. 激光防龋的主要功能不包括
    A. 促使牙釉质形成抗酸性强的玻璃样物质
    B. 减少脱钙量
    C. 抑制变形链球菌的生长
    D. 通过解吸附作用使菌斑脱落
    E. 与氟化物结合，可促进牙本质小管钙化

【精析】C。激光防龋的主要功能不包括抑制变形链球菌的生长。激光不直接作用于细菌而产生防龋作用。

17. 窝洞制备的设计原则之一是
    A. 外形的范围应小于龋坏的范围
    B. 外形不需做预防性扩展
    C. 切削时不必避让牙尖
    D. 外形线应为圆钝曲线
    E. 洞的点线角清晰锐利

【精析】D。窝洞制备的外形设计，G. V. Black提出以下原则：①外形的范围根据龋坏的范围而定；②外形应作预防性扩展，但应尽量保留健康的牙体组织；③外形应保留紧邻病变区不易患龋的健康牙体，切削时，应尽量避让牙尖、牙嵴部位；④外形线的总体观，应为圆钝曲线，圆钝的转角具有减少应力集中的效果外形线应有一定长度和宽度，以便于材料的填充。

18. 多发生在双尖牙上的形态发育异常是
    A. 畸形舌侧尖　　　　B. 畸形中央尖
    C. 畸形舌侧窝　　　　D. 牙中牙
    E. 特纳牙

【精析】B。畸形舌侧尖、畸形舌侧窝、牙中牙为好发生于上颌侧切牙的形态异常；特纳牙为发生于前磨牙的结构异常。

19. 急性牙髓炎的诊断步骤是
    A. 先麻醉止痛，后查患牙和问诊
    B. 先温度测验，后查患牙和问诊
    C. 先问诊，后做麻醉止痛和检查
    D. 先问诊，再查牙，后温度测验
    E. 先查患牙，后问诊做温度测验

【精析】D。急性牙髓常规诊断"三步曲"：首先由问诊得知患者疼痛的性质，考虑是否有牙髓炎的可能性，其次是检查出可疑患牙，最后用温度测验确定患牙。

20. 成人患牙三氧化二砷封药时间为
    A. 30～40分钟　　　　B. 24～48小时
    C. 3天　　　　　　　D. 半个月
    E. 1个月

【精析】B。成人患牙三氧化二砷封药时间为24～48小时。三氧化二砷有毒性，不宜封药时间过长。金属砷为7～10天。

21. 牙髓失活法最严重的并发症是
    A. 封药后疼痛　　　　B. 亚砷酸烧伤牙周组织
    C. 急性牙髓炎　　　　D. 急性根尖周炎
    E. 牙龈乳头炎

【精析】B。失活剂尤其是亚砷酸制剂放置于邻面龋洞内，如果封闭不严，封药外溢，可造成牙龈乳头及其深层组织的坏死。

22. 导致根尖周病的主要感染途径是
    A. 牙髓途径　　　　　B. 牙周病变
    C. 血源途径　　　　　D. 邻牙疾病波及
    E. 颌骨疾病波及

【精析】A。绝大多数由牙髓途径造成根尖周组织的感染；少数情况下经由牙周病变、邻牙的根尖周病变或血源途径。

23. 根尖脓肿与骨膜下脓肿鉴别点是
    A. 疼痛程度不同　　　B. 脓肿部位不同
    C. 牙髓有无活力　　　D. 松动度的有无
    E. 扣诊有无波动感

【精析】E。根尖脓肿与骨膜下脓肿鉴别点是扣诊有无波动感。当根尖脓肿发展至骨膜下脓肿阶段时，可触及黏骨膜下肿胀及波动感。

24. 根尖囊肿的诊断依据不包括
    A. 牙髓电测无活力
    B. 无叩诊和扣诊异常
    C. 根管内浅黄透明液体
    D. 囊液中见到胆固醇结晶
    E. 根尖周X线透射区周边白线

【精析】B。叩诊及扣诊用于评价根尖周炎症状态，并非根尖囊肿的诊断依据。

25. 下列临床表现可诊断为冠龋的是
    A. 窝沟探针可伸入，但底部坚硬

B. 着色的不平坦区
C. 中度氟牙症的牙釉质凹陷
D. 底部发软的窝沟
E. 牙釉质上的白斑

【精析】D。牙的窝沟或光滑面有底部发软的病损，牙釉质有潜在损害或沟底软化者即诊断为龋。对于其他选项中面熟的临床表现，均不诊断为龋。

26. 急性根尖周脓肿时，医生建立最佳的引流通道是
    A. 根尖孔——根管——龋洞
    B. 根尖部——牙周袋
    C. 根尖部——齿槽骨——黏膜下
    D. 根尖部——齿槽骨——皮肤下
    E. 根尖部——牙周间隙——龈袋

【精析】A。经由"根尖孔——根管——冠部缺损"途径引流为急性根尖周脓肿时对患牙创伤最小的引流通道。

27. 评定根管预备器械性能的指标不包括
    A. 穿透力　　　　　　B. 器械弹性
    C. 侧壁切割力　　　　D. 带碎屑能力
    E. 工作端的长短

【精析】E。工作端的长度与根管器械机械性能无关。

28. 根管机械预备的目的不包括
    A. 清除主根管内感染
    B. 清除根管壁的感染
    C. 扩大根尖孔以利引流
    D. 减少弯曲根管的弯曲度
    E. 预备根管形态以利充填

【精析】C。根管机械预备的目的包括：清除根管内病变的牙髓组织及其分解产物、细菌及各种毒素；除去根管壁表层感染的牙本质、制备成一个在根管口直径最大、牙本质骨质界处直径最小的平滑的、锥形的根管；冲洗洁净，除去根管内残余的物质及碎屑。预备后应保持自然根尖孔的位置和形态。

29. 根管预备时，前牙的工作长度具体指
    A. 前牙的根管长度
    B. X线片上牙齿长度
    C. 前牙髓腔实际长度
    D. 根管口到根尖狭窄部长度
    E. 切缘到根尖狭窄部长度

【精析】E。根管预备时，前牙的工作长度具体指切缘到根尖狭窄部长度。此为通常应用于前牙的工作长度测量方式。

30. 根管消毒药的性能要求是
    A. 渗透性能弱　　　　B. 消毒作用短暂
    C. 不使管壁染色　　　D. 弱的杀菌作用
    E. 对根尖周组织无刺激

【精析】E。根管消毒药物的性能要求有广谱杀菌、渗透力强、效果持续、对根尖周组织无明显的刺激和损害等特点。

31. 目前已知效果最确切的防菌斑药物是
    A. 2%盐水
    B. 1%过氧化氢液
    C. 0.01%甲硝唑液
    D. 0.05%利凡诺液
    E. 0.12%氯己定液

【精析】E。0.12%氯己定是目前已知的效果最确切的抗菌斑药物，它通过吸附于细菌表面，改变细胞膜的结构，破坏其渗透平衡从而杀菌，发挥高效、广谱杀菌的作用。

32. 就病因角度而言，龋病也可称为牙齿硬组织的
    A. 酸蚀破坏性疾病
    B. 化学溶解性疾病
    C. 物理损伤性疾病
    D. 免疫性疾病
    E. 细菌感染性疾病

【精析】E。就病因角度而言，龋病也可称为牙齿硬组织的细菌感染性疾病。龋齿是由产酸致龋菌引起的发生于牙体硬组织的感染性疾病。

33. 急性龋的临床表现是
    A. 洞内病变组织颜色较深
    B. 病变组织质地松软而且湿润
    C. 多见于成年人
    D. 修复性牙本质多
    E. 牙髓不易受影响

【精析】B。急性龋的临床表现是病变组织质地松软且湿润。急性龋病变进展速度快，脱矿牙体组织来不及再矿化，导致病变组织质地湿润、松软。

34. 倒凹固位主要是防止
    A. 充填体垂直方向脱位
    B. 充填体折断
    C. 充填体翘动
    D. 充填体水平方向脱位
    E. 充填体侧方移动

【精析】A。倒凹固位是在洞底的侧髓线角或点角处平洞底向侧壁牙本质作出的潜入小凹，有时也可沿线角作固位沟。充填体突入倒凹或固位沟内，形成洞底略大于洞口的形态，从而防止充填体与洞底呈垂直方向的脱位。

35. 四环素牙的临床表现不包括
    A. 前牙着色比后牙明显
    B. 四环素的疗程数与着色程度成正比
    C. 乳牙着色比恒牙明显
    D. 牙釉质着色较牙本质深
    E. 在牙着色的同时，还有骨组织的着色

【精析】D。四环素牙牙本质着色较牙釉质深。

36. 关于牙震荡的描述，正确的是
    A. 对牙震荡的患牙做牙髓活力测试，其反应不一
    B. 年轻恒牙在受震荡后，牙髓不会丧失活力
    C. 年轻恒牙在受震荡后，活力很快丧失
    D. 牙齿受震荡后，一般有移位
    E. 牙震荡一般都伴有牙体组织的缺损

【精析】A。对牙震荡的患牙做牙髓活力测试，其反应不一。一些患牙在就诊时，牙髓活力测试无反应，是牙髓在外伤时血管和神经受损伤所引起的"休克"所致，但6~8周后可出现反应。

37. 属于牙体慢性损伤的组别是
    A. 磨损、氟牙症、牙内陷
    B. 楔状缺损、牙脱位、四环素牙
    C. 牙隐裂、楔状缺损、磨损
    D. 畸形中央尖、牙内陷、四环素牙
    E. 氟牙症、磨损、牙脱位

【精析】C。属于牙体慢性损伤包括牙隐裂、楔状缺损、磨损、牙酸蚀症、牙根纵裂、轻创伤性牙根横断。牙脱位属于牙外伤；畸形中央尖、牙内陷属于发育异常，四环素和氟牙症是导致釉质发育不全的诱因。

38. 不属于龋病的预防措施是
    A. 定期复查
    B. 定期使用氟化物
    C. 少吃致龋食品
    D. 培养刷牙习惯
    E. 服用抗生素类药物

【精析】E。龋齿的预防不提倡全身使用抗生素。

39. 临床最多见的牙髓疾病是
    A. 急性牙髓炎
    B. 慢性牙髓炎
    C. 牙髓充血
    D. 牙髓钙变
    E. 牙内吸收

【精析】B。慢性牙髓炎是临床上最常见的一种牙髓炎，它的临床症状有时很不明显，也不典型。

40. 下列患牙适合用间接盖髓术的是
    A. 冠折露髓
    B. 中龋备洞后
    C. 备洞意外穿髓
    D. 活髓牙全冠预备后
    E. 深龋去腐未净近髓

【精析】E。间接盖髓术适用于深龋引起的可复性牙髓炎；无自发性痛，除腐质后未见穿髓而难以判断的慢性牙髓炎。直接盖髓术适用于意外穿髓、穿髓孔直径不超过0.5 mm者；年轻恒牙的急性牙髓炎；无明显自发痛的患牙，在除腐质穿髓时，其穿髓孔小，牙髓组织鲜红而敏感者。

41. 导致龋病发生的全面因素为
    A. 细菌因素
    B. 宿主因素
    C. 食物因素
    D. 时间因素
    E. 四联因素

【精析】E。龋病病因四联因素理论：（1）细菌：细菌的存在是龋病发生的先决条件。（2）食物：食糖消耗水平与龋病发病呈正相关关系。（3）宿主：与唾液的流速，牙的形态与结构，机体的全身状况有关。（4）时间：龋病发病的每个过程都需要一定时间才能完成。正确答案应为四联因素，其他任何单项都不全面。

42. 慢性根尖肉芽肿具特征的临床特点是
    A. 叩痛异样感
    B. 扣诊略不适

C. 无明显松动　　　　D. 电活力测验无反应

E. X 线透射区界限清楚

【精析】E。慢性根尖周肉芽肿特征性的表现为来自于 X 线片，表现为直径不超过 1 cm 的边界清楚的透射影。

43. 根管治疗术的适应证不包括

A. 牙髓坏死　　　　　B. 急性根尖周炎

C. 慢性根尖周炎　　　D. 牙周 – 牙髓联合病变

E. 根管闭锁的根尖周炎

【精析】E。根管治疗的适应证：①牙髓疾病：不能保存治髓的各型牙髓炎；牙髓坏死；牙内吸收；牙髓钙化（仅指可以除去钙化物后根管通畅达根尖部者）；②根尖周疾病：各型慢性根尖周炎和急性症状缓解后的急性根尖周炎（尤其适于根管未闭锁患牙）。③牙周 – 牙髓联合病变。④外伤牙：牙根已发育完成，牙冠折断牙髓暴露者；牙冠折断未露髓但需进行全冠或桩核修复者；根折患牙断根尚可保留用于修复者。⑤某些非龋牙体硬组织疾病：重度牙发育异常患牙需行全冠或桩核冠修复者；重度磨损牙出现严重牙本质敏感无法缓解者；隐裂牙需行全冠修复前；牙根纵裂患牙需行截根手术的非裂根管。⑥意向性摘除牙髓的患牙；错位、扭转或过长牙，修复时需大量磨改牙冠，可能累及牙髓；颌骨手术涉及的牙齿；移植牙、再植牙。

44. 根管工作长度确定的时间是

A. 打开髓腔之后　　　B. 拔除牙髓之前

C. 根管预备之前　　　D. 根管预备之后

E. 根管充填之前

【精析】C。根管工作长度确定的时间是根管预备之前。根管预备一定要在有准确的根管工作长度之后进行。

45. 牙髓塑化治疗不能用于

A. 成人后牙牙髓炎

B. 成人后牙根尖周炎

C. 年轻恒牙根尖周炎

D. 成人后牙弯曲根管

E. 年轻人后牙细窄根管

【精析】C。牙髓塑化治疗不能用于乳牙和年轻恒牙、前牙、根尖狭窄区已被破坏的患牙。年轻恒牙根尖孔未闭合，塑化治疗易损伤牙乳头，妨碍牙根继续发育。

46. 根分叉病变的主要病因是

A. 咬合创伤　　　　　B. 根柱过长

C. 龋病　　　　　　　D. 磨牙症

E. 菌斑

【精析】E。根分叉病变为根分叉区域的牙周炎表现，菌斑微生物为主要病因。

47. 恒牙根尖发育完成的时间是

A. 萌出时　　　　　　B. 萌出后半年

C. 萌出后 1 ~ 2 年　　D. 萌出后 3 ~ 5 年

E. 萌出后 6 ~ 8 年

【精析】D。恒牙萌出后 2 ~ 3 年牙根才达到应有长度，3 ~ 5 年后根尖才发育完成。

48. 龋病病因中化学细菌学说的不足之处在于

A. 没有阐明细菌与碳水化合物的关系

B. 没有阐明牙面细菌存在的形式

C. 没有为龋病病因的现代理论奠定基础

D. 缺乏病理学、生物化学的实验依据

E. 只提出无机物脱矿溶解，未提出有机物的分解

【精析】B。龋病病因中化学细菌学说的不足之处在于没有阐明牙面细菌存在的形式。由 Miller 在 1890 年在酸脱矿理论的基础上提出的"化学细菌学说"此学说认为龋病的发生是由于寄生在牙面上的细菌与口腔内碳水化合物作用，发酵产酸，使牙齿硬组织内的无机物脱矿溶解，而后蛋白溶解酶的分泌，将有机物分解，最终使牙体组织崩溃，形成缺损。此学说不足之处在于没有阐明牙面细菌存在的形式，没有明确在龋病的感染过程和由此激发的机体反应与身体其他部位的细菌感染性疾病可能完全不同。尽管如此，这一学说首次明确提出龋病的发生与口腔致龋细菌、致龋食物糖及酸溶解的关系，为龋病病因的现代理论奠定基础。

49. 龋病按发病情况分类为

A. 窝沟龋、平滑面龋、根面龋

B. 急性龋、慢性龋、继发龋

C. 儿童龋、成年龋、老年龋

D. 牙釉质龋、牙本质龋、牙骨质龋

E. 浅龋、中龋、深龋

【精析】B。龋齿按照发病状况和进展速度可分为急性龋、慢性龋和继发龋。

50. 不符合浅龋的临床表现是

A. 龋损部位透出墨浸状

B. 一般无主观症状

C. 呈白垩色或斑

D. 探诊时卡住探针尖端

E. 探诊时损害局部硬而光亮

【精析】E。浅龋一般无自觉症状。牙釉质平滑面浅龋的病损表面呈白垩色点或斑，随着时间延长和龋损继续发展，可变为黄褐色或褐色斑点，可见表面组织破损，探诊时可以感觉到牙表面粗糙、质软。点隙窝沟的浅龋，窝沟色素沉着重，色黑或呈墨浸状，探诊可能卡住探针。根面浅龋呈棕色，探针粗糙、质软，缺损不明显。邻面浅龋在 X 线轻片上可见牙釉质丧失锐利的边缘影响，模糊变毛，牙釉质层内出现局限透射影像。牙髓活力测验结果正常。

51. 修复发生于前牙邻面并损伤切角的龋损应制备的洞形是

A. Ⅰ类洞　　　　　　B. Ⅱ类洞

C. Ⅲ类洞　　　　　　D. Ⅳ类洞

E. Ⅴ类洞

【精析】D。（1）Ⅰ类洞：为发生于所有牙齿的发育窝、沟点隙内的龋损所制备的窝洞，称为Ⅰ类洞，包括磨牙验面洞，磨牙颊（舌）面的颊（舌）洞，前磨牙的验面洞，上前牙的腭面洞。（2）Ⅱ类洞：为发生于后牙邻面的龋损所制备的窝洞，称为Ⅱ类洞，包括磨牙和前磨牙的邻面洞、邻牙验面洞和邻颊（舌）面洞。（3）Ⅲ类洞：为发生于前牙邻面未累及切角的龋损所制备的窝洞，称为Ⅲ类洞，包括切牙、尖牙的邻面洞、邻腭（舌）面洞、邻唇面洞。（4）Ⅳ类洞：为发生于前牙邻面并累及切角的龋损所制备的窝洞，包括切牙和尖牙的邻唇、邻腭。

52. 氟牙症临床表现的特点不包括
    A. 牙釉质白垩或褐色斑块
    B. 牙釉质的实质性缺损
    C. 恒牙和乳牙均受累
    D. 重症有骨骼的增生性变化
    E. 发生于同一时期萌出的牙

【精析】C。乳牙的发育分别在胚胎期和婴儿期，胎盘对氟可形成屏障保护作用，一般不发生氟牙症。

53. 牙体磨损过重且伴有颞下颌关节疾病时，应
    A. 去除病理性磨损原因
    B. 调磨磨损不均的牙尖
    C. 进行牙髓病的治疗
    D. 恢复正常验接触关系
    E. 恢复颌间垂直距离

【精析】D。对重度磨耗的患牙，恢复正常的咬合关系可有效缓解颞下颌关节疾病症状。

54. 牙髓电活力测验是通过检查
    A. 牙髓血流来反映牙髓的病理状态
    B. 牙髓血流来反映牙髓的病变过程
    C. 牙髓血流来反映牙髓的活力状态
    D. 牙髓神经的兴奋性来反映牙髓的病理状态
    E. 牙髓神经的兴奋性来反映牙髓的活力状态

【精析】E。牙髓电活力测验用来验证牙髓神经对电流刺激的反应，对于判断牙髓是否有活力较为可靠。

55. 急性根尖周炎的骨膜下脓肿阶段又可称为
    A. 牙槽骨骨膜炎　　　B. 牙槽骨骨髓炎
    C. 颌骨骨髓炎　　　　D. 化脓性骨炎
    E. 致密性骨炎

【精析】A。急性根尖周炎的骨膜下脓肿阶段又可称为牙槽骨骨膜炎。

56. 对于感染根管的治疗更强调
    A. 根管清创的质量　　B. 根管成形的形态
    C. 根管冲洗的频率　　D. 根管封药的时间
    E. 根管充填的方法

【精析】A。根管治疗时有效进行根管清理以去除细菌感染病因，是根管治疗成功的首要前提之一。

57. 根管治疗术中确定工作长度的方法不包括
    A. 选冠部参照点　　　B. 手感法
    C. X线片法　　　　　D. 根管器械探测法
    E. 工作长度电测法

【精析】A。工作长度指冠方参照物至根尖狭窄部的距离，测量的是根管内的长度，与选取冠部参照点无关。

58. 深龋患牙的临床表现是
    A. 食酸、甜食物不痛
    B. 食物嵌入洞内痛
    C. 偶在夜间隐痛
    D. 温度测验一过性敏感
    E. 牙髓电活力测验迟钝

【精析】B。A选项肯定不是深龋的临床表现，因为中龋时，患者已有食酸、甜食物痛的主诉，深龋时患者不仅食酸甜食物痛，而且有冷热食痛的主诉；C选项意味着患牙有自发痛，已非深龋的临床表现，而是牙髓炎的临床表现；D、E选项均不是深龋的临床表现，临床诊断为深龋，则意味着患牙牙髓尚未累及，因此牙髓的温度测验和电活力测验结果均应为正常的反应。

59. 患者女，23岁，要求前牙美观治疗。自述牙齿从小就有花斑，而且同村居民也有类似表现。检查见全口牙釉面均可见不同程度的散在黄褐色及白垩状斑，探硬，无实质性缺损。该患者的牙病诊断是
    A. 猛性龋　　　　　　B. 氟斑牙
    C. 静止性龋　　　　　D. 四环素牙
    E. 牙釉质发育不全症

【精析】B。患者全口牙从小就有散在的黄褐色及白垩状斑且同村居民也有类似表现，故应诊断为氟斑牙。病损探硬，无实质性缺损，表明不是龋病；题中未提供四环素牙和牙釉质发育不全症的诊断依据。

60. 患者女，50岁，左侧上后牙诊断为牙隐裂引起的急性根尖周炎，其隐裂为近远中走向，现已完成根管治疗，下一步必须做的治疗是
    A. 银汞充填　　　　　B. 树脂充填
    C. 嵌体修复　　　　　D. 桩冠修复
    E. 全冠修复

【精析】E。近远中走向的隐裂牙极易发生完全劈裂，根管治疗后应尽快做全冠修复，防止牙齿劈裂。其他治疗均不可能达此目的。

61. 某患者，主诉近三个月来左上后牙咬物痛。一天来，喝热水可引起剧痛，并牵涉到左侧头颞部，带冷水瓶来就诊。检查：见 |6° 有深龋洞，无探痛，叩痛（+），牙龈未见异常。应诊断为
    A. 可复性牙髓炎　　　B. 急性上颌窦炎
    C. 急性化脓性根尖炎　D. 慢性闭锁性牙髓炎
    E. 急性化脓性牙髓炎

【精析】E。患牙髓炎时如果牙髓已有化脓，患牙可表现为所谓的"热痛冷缓解"。根尖炎疼痛范围局限，不引起放散。

62. 患者男，50岁，半年前右上后牙患龋病做充填治疗后一直食物嵌塞，近一周来出现持续性自发性钝痛并有牙龈出血。最可能的原因是
    A. 充填时未垫底
    B. 备洞时产热过多
    C. 深龋使用刺激性较强的消毒药物
    D. 充填时接触点恢复不良
    E. 备洞时意外穿髓

【精析】D。持续性自发性钝痛并有牙龈出血，最可能的原因是充填时接触点恢复不良。因为接触点恢复不良导致长期食物嵌塞，以至造成急性龈乳头炎。

63. 患者女，50岁，左上第二磨牙𬌗面龋深达牙本质中层。备洞时发现洞内软化牙本质少而干，呈棕色，不易被挖除，挖除时呈粉状。该患牙应诊断为
    A. 浅龋
    B. 中龋
    C. 猖獗龋
    D. 慢性龋
    E. 静止龋

【精析】D。慢性龋病变组织着色深，病变部位质地稍硬，不易用手用器械去除，用旋转器械钻磨时呈粉末状。

64. 患者女，40岁，因右下第一中切牙缺失要求修复。临床检查时发现右下侧切牙近中面牙釉质呈白垩色及黄褐色斑点，牙釉质有缺损，诊断为光滑面浅龋。应做的治疗是
    A. 药物治疗
    B. 再矿化治疗
    C. 玻璃离子水门汀充填
    D. 复合树脂充填
    E. 银汞合金充填

【精析】B。平滑面浅龋与牙颈部浅龋的治疗：（1）控制菌斑。（2）氟化物治疗：局部涂擦、含漱、使用含氟牙膏、嚼含氟口香糖。（3）再矿化法：再矿化液能促进已脱矿的硬组织再矿化，与控制菌斑同时用于治疗白垩斑，可使病变缩小或停止发展。（4）饮食控制：应指导患者不要在两餐之间频繁摄入黏稠的含蔗糖较多的饮食。

65. 患者女，26岁，三年前 1| 曾受外伤，未经任何治疗，近一个月来发现 1| 唇侧略有膨隆，无明显疼痛。专科检查：1| 牙冠色泽变暗，Ⅰ度松动，叩痛（＋）；扪诊 1| 唇侧乒乓球感，无波动感；牙髓活力测定无反应。首选的诊断是
    A. 牙槽脓肿
    B. 角化囊肿
    C. 根尖周炎
    D. 根尖囊肿
    E. 牙瘤

【精析】D。根尖囊肿多无自觉症状，叩诊可有不适感，温度测试患牙无反应。囊肿发展较大时，根尖部牙龈呈半球形隆起，牙龈不红，扪诊时有乒乓球感。X线片示：患牙

根尖有圆形或椭圆形密度降低区，直径大于 1 mm，周围有骨白线。囊肿长大压迫周围牙根时，可发生外吸收。

66. 患者男，45岁，教师，进食时牙酸疼。检查见牙龈萎缩，无龋，牙颈部楔状缺损，牙清洁，每日刷牙 2 次。造成楔状缺损的原因，不必考虑
    A. 刷牙方法不正确
    B. 牙刷毛太硬
    C. 刷牙用力过大
    D. 喜进甜食
    E. 牙膏中摩擦剂粗糙

【精析】D。造成楔状缺损的原因，不必考虑喜进甜食。影响楔状缺损的发生发展的因素有不恰当的刷牙方法、酸的作用、牙颈部结构的特点和应力疲劳。

67. 患者男，25岁，上前牙变黑要求治疗。查：左上侧切牙近中邻面龋，切角不完整，探诊不敏感，叩痛（－），温度测试同对照牙，患牙应制备成的洞型是
    A. Ⅰ类洞
    B. Ⅱ类洞
    C. Ⅲ类洞
    D. Ⅳ类洞
    E. Ⅴ类洞

【精析】D。（1）Ⅰ类洞：任何牙面的窝沟点隙处发生病损时形成的窝洞，如磨牙和前磨牙的𬌗面窝沟、切牙的舌侧窝、下磨牙的颊沟和上磨牙的舌沟处的龋损。（2）Ⅱ类洞：前磨牙和磨牙的邻面病损形成的窝洞。（3）Ⅲ类洞：切牙和尖牙的邻面病损，未累及切角时形成的窝洞。（4）Ⅳ类洞：切牙与尖牙的邻面病损，已累及切角时形成的窝洞。（5）Ⅴ类洞：所有牙齿唇（颊）或舌面近龈 1/3 处的病损形成的窝洞。

68. 患者男，9岁，右下后牙冷热痛。查：右下第一磨牙𬌗面深龋，探略敏感，未见穿髓点，温度测试敏感，刺激去除后症状即消失。临床治疗应选择
    A. 开髓止痛
    B. 间接盖髓术
    C. 直接盖髓术
    D. 活髓切断术
    E. 干髓术

【精析】B。间接盖髓术适用于深龋引起的可复性牙髓炎、外伤冠折或牙体预备后的大面积牙本质暴露。

69. 患者女，35岁，近3天来左上后牙持续性痛。检查见 4|D 有深龋洞，牙髓无活力，叩痛（＋＋＋），龈红肿扪痛，右面颊相应处肿胀痛。诊断时应考虑的疾病是
    A. 急性牙髓炎
    B. 慢性牙髓炎
    C. 急性化脓性根尖周炎
    D. 急性上颌窦炎
    E. 急性蜂窝织炎

【精析】C。病例中"近3天来左上后牙持续性痛。检查见 4|D 有深龋洞，牙髓无活力，叩痛（＋＋＋），龈红肿扪痛，右面颊相应处肿胀痛"表明患者已由牙髓炎发展为急性化脓性根尖周炎，但并无急性上颌窦炎和急性蜂窝织炎的症状和体征。

70. 患者女，45岁，上前牙不敢碰触1天。检查见 $\overline{1^D}$ 深龋洞，牙髓无活力，叩痛（＋＋＋），牙龈轻度红肿，扪痛不明显。当日的主要治疗是
    A. 备洞充填　　　　　　B. 开髓开放
    C. 开髓拔髓　　　　　　D. 根管预备
    E. 消炎止痛药

【精析】C。根尖周炎时，经根管通道引流对周围组织破坏最小，因此治疗不仅要打开髓腔，而且要拔髓通畅引流通路，方可达到消炎止痛的目的。消炎止痛药只是辅助治疗。根尖周急性炎症期间，不宜做根管预备。

71. 患者男，30岁，3个月前因左上后牙龋坏去医院做充填治疗。现自觉胀痛，咬物痛。检查：$\overline{6^{MD}}$ 充填体表面完好，叩诊（＋），探充填体龈缘处不平，下方龈乳头探痛、出血。医师诊断为龈乳头炎。其最可能的原因是充填体
    A. 未垫底　　　　　　　B. 高点
    C. 折断　　　　　　　　D. 松脱
    E. 悬突

【精析】E。复面洞充填后，出现龈乳头炎，检查探充填体龈缘处不平，下方龈乳头探痛，这是充填体悬突所致的临床表现。未提供充填体高点、折断和松脱的表现。充填体未垫底是引起牙髓疾病可能的原因，而不会引起龈乳头炎。

72. 患者男，35岁，2个月前开始右上后牙遇冷热酸痛，咀嚼不适，咬到牙齿某一点时引起剧痛，近一周出现阵发性自发痛。检查发现 $\underline{6}$ 叩痛明显，牙齿不松动，遇冷热引起疼痛，未发现龋坏，咬诊出现定点疼痛。根据患者的症状和临床检查，引起患牙疼痛的最可能原因是
    A. 牙周炎　　　　　　　B. 牙隐裂
    C. 牙震荡　　　　　　　D. 重度磨损
    E. 咬合创伤

【精析】B。表浅的隐裂常无明显症状，较深时遇冷热刺激敏感或有咬合不适。深的隐裂因已达牙本质深层，多有慢性牙髓炎症状，有时也可急性发作，并出现定点性咀嚼剧痛。凡出现上述症状而未能发现患牙有深的龋洞或深的牙周袋，牙面上探不到过敏点时，应考虑牙隐裂存在。

73. 某患者，右侧牙剧痛来急诊。查：右上第一磨牙咬合面龋深，叩痛（＋）。要做温度测验时，对照牙宜选
    A. 右下第一磨牙　　　　B. 左上第一磨牙
    C. 左下第一磨牙　　　　D. 右上第二磨牙
    E. 左上第二磨牙

【精析】B。温度测试对照牙首选对侧同名牙。

74. 患儿男，10岁，右下后牙疼痛多日。查：右下第一磨牙龋病，已穿髓，探痛明显，叩（±），温度测验敏感，牙龈未见瘘道。临床治疗宜采用
    A. 塑化术　　　　　　　B. 干髓术

C. 盖髓术　　　　　　　D. 活髓切断术
    E. 牙髓摘除术

【精析】E。根据题干可知患牙牙髓已经感染，因此要进行牙髓摘除，实行根管治疗。

75. 患者女，20岁，因左下后牙冷热痛而就诊，无自发痛。检查发现 $\overline{6^O}$ 深龋，探痛，但未穿髓，无叩痛。在治疗该深龋时，错误的操作是
    A. 由于窝洞较深，洞壁不必修直
    B. 为避免穿髓，可保留少量软化牙本质
    C. 用大球钻以先中央后四周的方式逐步去除腐质
    D. 可疑有牙髓暴露而又不能肯定时应做安抚治疗观察
    E. 接近髓角时，如患者特别敏感，应注意检查有无牙髓暴露

【精析】C。深龋治疗时，要了解和熟悉牙体结构、髓腔解剖形态和牙齿增龄性变化；进行洞形设计时，要避开髓角部位；去腐时，先去除离牙髓较远部位的腐质，及时清理磨除的牙本质碎屑，保持视野清楚；在去除大部分感染物质后，再去除较深部位的病变组织。近髓时，避免向髓腔加压；备洞时，间断磨除，勿加压。注意有效冷却，避免持续吹干窝洞。大球钻以先中央后四周的方式去除腐质易致穿髓。

76. 患者女，28岁，左下后牙进食痛已半年，平时食物进洞后痛。查左下第一磨牙咬合面龋深，洞内粉红色息肉状物，探略敏感，叩痛（＋），冷测迟钝，可探及牙周袋。该患牙诊断最可能是
    A. 深龋　　　　　　　　B. 牙周息肉
    C. 慢性根尖周炎　　　　D. 慢性增生性牙髓炎
    E. 慢性溃疡性牙髓炎

【精析】D。该患牙诊断最可能是慢性增生性牙髓炎。龋洞内粉红色息肉状物以及疼痛症状支持慢性增生性牙髓炎诊断。

77. 患者上颌前牙因外伤折断就医。查：右上颌中切牙横向折断，断面位于龈下3mm，根稳固，X线片显示根面高于牙槽突1mm，根管治疗完善。在修复前还需要做何适当处理
    A. 洁治术　　　　　　　B. 刮治术
    C. 牙冠延长术　　　　　D. 摄咬合片
    E. 牙槽骨修整

【精析】C。牙冠延长术的目的是在符合牙周生物学宽度的原则下，暴露更多的健康牙体组织，通过手术的方法，去除一定的牙龈和牙槽骨，使牙齿的暴露量增加，以进行下一步的修复或改善牙龈形态的美观。该患者牙折断达龈下，可行牙冠延长术。

78. 患者男，15岁，左下后牙遇冷、热、甜、酸痛，无自发痛。检查发现 $\overline{7^O}$ 深龋，去腐时敏感，未穿髓，无叩痛。在治疗过程中正确的方法是

A. 用球钻去软龋比挖匙去软龋安全

B. 窝洞制备要求做成壁直底平

C. 可酌情保留少许软龋,用药物处理

D. 洞底用磷酸锌粘固粉垫底

E. 用挖匙以先中央后四周的方式去除腐质

【精析】C。因为年轻恒牙的修复能力强,其深龋治疗必要时可考虑二次去腐修复。治疗分两次完成。首次去除腐质时,近髓处的软化牙本质不去除,洞底覆盖氢氧化钙制剂,之后垫底充填;10~12周后再次治疗,去除残留的软化牙本质后做永久性充填。

79. 患者男,55岁,右上后牙咬物酸痛近一个月。自述咬硬物敏感点明确,无其他不适。检查:牙齿咬合面中度磨损。⑤缺失,有固定桥修复。最合适的诊断方法是

A. 探诊　　　　B. 叩诊

C. 咬诊　　　　D. 温度测试

E. 电活力测试

【精析】A。因其自述咬硬物敏感点明确,可通过探诊找到敏感点进行脱敏治疗。

80. 患者男,26岁,右下后牙胀跳痛,不敢触碰3天,近日工作劳累,身体不适。检查:体温37.8℃,面部对称,④中央见一牙本质轴,叩痛(+++),Ⅰ度松动,对温度测验和电活力测验均无反应,颊侧牙龈充血,尚无局限性膨隆,扪痛较重,深部有波动感。该患牙急性根尖周炎的阶段是

A. 浆液期　　　　B. 根尖脓肿期

C. 骨膜下脓肿期　　D. 骨髓腔脓肿期

E. 黏膜下脓肿期

【精析】C。(1)初期根尖脓肿阶段:自发性持续性剧烈跳痛,叩痛(+++),松动Ⅲ度,轻度扪痛,根尖部牙龈潮红。(2)骨膜下脓肿阶段:仍有剧烈跳痛、叩痛、松动等症状,患者呈痛苦面容,根尖区牙龈潮红、肿胀,黏膜转折处变浅、变平,扪痛并有深部波动感,相应面颊部软组织呈反应性水肿,区域淋巴结肿大、扪痛,下磨牙患病时可伴有开口受限;全身不适,体温升高,白细胞计数增高,严重病例可伴发颌面相应处的蜂窝组织炎。(3)黏膜下脓肿阶段:疼痛减轻,叩痛减轻,根尖区黏膜呈局限的半球形隆起,扪诊有明显波动感,全身症状缓解。

81. 患儿男,8岁,右下后牙吃饭时疼痛一周。⑥深龋洞,腐质黄软,大部分腐质去除,再去髓顶上方腐质时疼痛,冷水一过性敏感,此时处理方法是

A. 去净腐质露髓后牙髓摘除术

B. 局麻下去净腐质如果露髓行活髓切断术

C. 氧化锌丁香酚粘固粉充填窝洞安抚2周

D. 氢氧化钙间接盖髓充填3个月后再治疗

E. 玻璃离子粘固粉充填,有症状后再根管治疗

【精析】D。因为年轻恒牙的修复能力强,其深龋治疗必要时可考虑二次去腐修复。治疗分两次完成。首次去除腐质时,近髓处的软化牙本质不去除,洞底覆盖氢氧化钙制剂,之后垫底充填;10~12周后再次治疗,去除残留的软化牙本质后做永久性充填。

82. 急性牙髓炎患者,因疼痛剧烈夜不能眠,来院就诊。医师接待患者后,不应该先做的一件事情是

A. 问诊　　　　B. 检查患牙

C. 温度测验　　D. X线片

E. 麻醉止痛

【精析】E。麻醉止痛后,临床检查无法检出阳性体征,无法明确诊断,指导治疗。

83. 患者女,38岁,3天前④在外院用复合树脂充填楔状缺损,术后出现冷热刺激激发痛,自发痛阵发加重,昨晚疼痛影响睡眠。此时该患牙的牙髓状态最可能处于

A. 正常　　　　B. 坏死

C. 急性炎症　　D. 慢性炎症

E. 变性

【精析】C。病史短暂,且出现自发痛、夜间痛症状,可明确急性炎症的诊断。

84. 患者女,30岁,右下后牙进食嵌塞痛2周,偶有喝冷水疼痛,无自发痛。检查发现右下第一磨牙𬌗面深龋洞,冷测验反应正常,冷刺激入洞可有一过性敏感,叩痛(-),去净腐质后洞底无穿髓孔。该患牙应做的治疗是

A. 双层垫底后充填

B. 安抚治疗以消除症状

C. 活髓切断

D. 直接盖髓术

E. 根管治疗

【精析】A。诊断为“深龋”,双层垫底直接充填为最佳治疗方法。

85. 患者女,27岁,左上第一磨牙深龋,去腐质后未穿髓,需垫底做银汞合金充填,最适合的垫底材料是

A. 聚羧酸锌水门汀

B. 磷酸锌水门汀

C. 氧化锌丁香酚水门汀

D. EDTA

E. 氢氧化钙

【精析】A。聚羧酸锌水门汀:(1)具有粘接、垫底、充填功能。适用于深龋的直接垫底、不必再使用磷酸锌水门汀。(2)有较高粘结强度和低溶解性,特别适用于金属与牙本质、牙釉质的粘结;对牙髓刺激小,适用于敏感牙齿的单冠的粘结。(3)适用于作窝洞基底和恒牙龋齿的暂封,儿童龋齿的治疗。

86. 患者男，55岁，主诉左下后牙嵌塞食物，有时遇冷热刺激敏感。检查：$\overline{6}^{DO}$龋病，去腐后未见穿髓，拟做成远中𬌗洞充填，制洞时邻面部分应设计的主要固位形是

　　A. 侧壁固位　　　　　　B. 牙本质钉固位

　　C. 倒凹固位　　　　　　D. 梯形固位

　　E. 鸠尾固位

【精析】D。邻面洞制备时，颊、舌壁略向咬合方聚合，形成龈方大于咬合方的梯形，防止邻面在垂直分力作用下向咬合方移位。

87. 患者男，30岁，半年前因左下第一磨牙咀嚼痛到某医院充填过，但一直咀嚼不适，两周前又发生明显咀嚼痛，根尖处牙龈红肿、压痛，叩诊（++），X片示充填体已进入髓室内，根尖周有豌豆大小之透射区，该患牙最准确的诊断是

　　A. 急性牙髓炎　　　　　B. 急性根尖周炎

　　C. 慢性根尖周炎　　　　D. 慢性牙髓炎急性发作

　　E. 慢性根尖周炎急性发作

【精析】E。X线片检查可见根尖部和根分歧部牙槽骨破坏的透射影像，是诊断慢性根尖周炎或慢性根尖周炎急性发作的重要指标。急性根尖周炎时X线片根尖部无明显改变或仅有牙周间隙增宽现象。另外X线片检查中，还需注意牙囊骨壁和恒牙胚是否受损。

88. 某患者，一天来右侧后牙自发性痛，夜间加重。查见右上第二前磨牙近中深龋。确定患牙诊断的检查方法是

　　A. 叩诊　　　　　　　　B. 探诊

　　C. 温度测试验　　　　　D. 电活力测验

　　E. X线片检查

【精析】C。患者有自发痛和夜间痛，检查有深龋，怀疑是慢性牙髓炎急性发作。确定牙位用温度测试，患牙表现为敏感。慢性牙髓炎急性发作叩诊和探诊有一定帮助，但没有温度测验更有诊断意义。

89. 患者女，36岁，右上后牙遇冷水痛5天，平时无其他不适；查右上第一前磨牙咬合面龋深达牙本质中层，叩诊（-）。冷测验引起尖锐痛，刺激去除后疼痛持续十多秒。考虑最可能的诊断是

　　A. 深龋　　　　　　　　B. 牙本质敏感症

　　C. 可复性牙髓炎　　　　D. 急性牙髓炎

　　E. 慢性牙髓炎

【精析】E。由题目可知，患者无自发痛，冷刺激痛，查右上第一前磨牙咬合面龋深达牙本质中层，冷测引起尖锐痛，刺激去除后痛持续数十秒，所以诊断为慢性牙髓炎，故E正确。深龋无冷测敏感，所以A错误。牙本质过敏症为激发痛，刺激消失，疼痛立即消失，所以B错误。可复性牙髓炎冷测表现为一过性敏感，所以C错误。急性牙髓炎有

自发痛，所以D错误。故此题选E。

90. 患者男，30岁，下前牙龈处有瘘管口，通向根尖区，探诊深度5 mm，牙齿松动I度，X线片显示有典型的烧瓶形病变，根尖区阴影与牙槽骨吸收相连。最可能的诊断是

　　A. 慢性牙周炎　　　　　B. 根尖周炎

　　C. 牙周脓肿　　　　　　D. 根折

　　E. 牙周-牙髓联合病变

【精析】E。牙周-牙髓联合病变即同一个牙并存牙周病变和牙髓病变，且互相融合联通。感染可源于牙髓，也可源于牙周，或两者独立发生，相互影响导致联合病变。

91. 患儿女，8岁，右下后牙酸甜刺激痛。检查：右下第一恒磨牙近中面沟墨浸状，探针被卡住。此牙诊断是

　　A. 浅龋　　　　　　　　B. 中龋

　　C. 深龋　　　　　　　　D. 牙髓炎

　　E. 根尖炎

【精析】B。酸甜敏感为典型的中龋症状，结合临床表现牙近中面墨浸状、卡探针，可明确中龋诊断。

92. 患者女，50岁，右下后牙充填后一周出现自发性钝痛，可以定位。疼痛与温度无关。咀嚼时可加重疼痛。X线片示$\overline{6}^{MO}$中龋，已做了复合树脂充填。引起上述症状的原因，最不可能的是

　　A. 充填物形成颈部悬突

　　B. 接触不良引起食物嵌塞

　　C. 充填体过高

　　D. 备洞时意外穿髓

　　E. 邻面接触点恢复过凸

【精析】E。不适症状可由牙髓炎、咬合创伤、充填物悬突或食物嵌塞所致的牙龈乳头炎引起。

93. 患者女，17岁，左下后牙冷水敏感已两周。检查见$\overline{5|}$无缺损，咬合面中央窝处圆形深色环，中央有黑色小点，冷测敏感，叩诊（±），医师建议行根管治疗。该患牙疾病的感染途径应考虑是

　　A. 龋齿　　　　　　　　B. 磨损

　　C. 外伤　　　　　　　　D. 酸蚀症

　　E. 发育畸形

【精析】E。畸形中央尖多见于下颌前磨牙，尤以第二前磨牙最多见；偶见于上颌前磨牙。常见对称性发生，一般均位于𬌗面中央窝处，成圆锥形突起，故称中央尖。此外，该尖也可出现于颊嵴、舌嵴、近中窝和远中窝。形态可为圆锥形、圆柱形或半球形等；高度1~3 mm。有半数的中央尖有髓角伸入。一般认为发生此种畸形是由于牙齿发育期，牙乳头组织向造釉器突起，在此基础上形成牙釉质和牙本质。中央尖折断或被磨损后，临床上表现为圆形或椭圆形黑环，中央有浅黄色或褐色的牙本质釉；在轴中央有时可见到黑色小点，此点就是髓角。

94. 患者男，33 岁，右下后牙遇冷刺激敏感 3 个月，近 2 日出现自发痛，放散到右侧面颊部，阵阵加重，至晚上不能入睡。检查：$\overline{8}$ 前倾阻生，$\overline{7^D}$ 颈部深洞，探诊腐多，无露髓孔。冷测反应迟缓，热测激发剧痛，叩痛（±），牙龈正常。最佳的治疗为
    A. 麻醉下 $\overline{7}$ 开髓开放
    B. 麻醉下 $\overline{7}$ 开髓封失活剂
    C. 麻醉下 $\overline{7}$ 行牙髓摘除术
    D. 麻醉下即刻拔除 $\overline{8}$
    E. 择期拔除 $\overline{8}$ 后再治疗 $\overline{7}$

【精析】B。该患者诊断为第二磨牙慢性牙髓炎急性发作，可在麻醉下行开髓封失活剂处理。

95. 患者男，36 岁，左上前牙遇冷刺激敏感 1 个月，无明显自发痛。检查：$\overline{1^{DL}}$ 龋洞，冷测一过性敏感。叩痛（-），牙龈无异常。去除腐质后，龈壁宽度止于牙本质中层，髓角处的轴壁较薄，未露髓。该患牙的临床处理是
    A. 脱敏治疗
    B. 盖髓治疗
    C. 充填治疗
    D. 塑化治疗
    E. 根管治疗

【精析】B。该患者诊断为"深龋"，应予间接盖髓术治疗。

96. 患者女，16 岁，1 周前偶然发现牙齿变色，且唇侧牙龈有小脓包。1 年前打篮球撞断两个中切牙，未予治疗。目前应做的最重要的检查是
    A. 探查是否露髓
    B. 温度测验
    C. 查松动度
    D. 拍根尖 X 线片
    E. 牙周探诊

【精析】D。对慢性根尖周炎需拍 X 线片，了解根尖周骨质破坏状况。

97. 患者男，60 岁，右下后牙床不适感多年。检查：$\overline{6}$ 颊、舌侧中央探诊深度均为 6 mm，从颊、舌侧可水平探入根分叉区，但并不贯通。对该牙的根分叉病变的诊断应为
    A. 0 度
    B. Ⅰ度
    C. Ⅱ度
    D. Ⅲ度
    E. Ⅳ度

【精析】C。可水平探入，但尚未贯通，该牙的根分叉病变的诊断应为Ⅱ度。（1）Ⅰ度：从牙周袋内能探到根分叉的外形，但不能水平探入分叉内；X 线片上看不到改变。（2）Ⅱ度：根分叉区的骨质吸收仅限于颊或舌侧，但未相通；X 线片显示此区仅有牙周膜增宽，或骨质密度降低。（3）Ⅲ度：病变波及整个根分叉区，根尖牙槽骨全部吸收，探针可通过，但仍有牙龈覆盖；X 线片可见该区骨质消失呈透射区。（4）Ⅳ度：根间骨隔完全破坏，且牙龈退缩而使病变的根分叉区完全开放而能直视；X 线片所见与

Ⅲ度相似。

98. 患者男，17 岁，半年前上前牙外伤冠折露髓未治，现因唇侧龈肿包就诊，医师应做的最重要的检查项目是
    A. 叩诊
    B. 松动度
    C. X 线片
    D. 温度测验
    E. 牙周袋探诊

【精析】C。患者上前牙外伤冠折露髓已半年，现唇侧龈肿包，考虑最大的可能性是患慢性根尖周炎，最重要的可以确诊的检查项目是 X 线片检查，其他答案项目仅供诊断参考。

99. 患者男，30 岁，$\overline{4}$ 深龋引起急性根尖周炎在某院开髓治疗后，仍有剧烈疼痛，而且面部开始肿胀。检查见髓腔开放，开髓孔大，根管内无腐屑和渗出物，叩（+++），龈轻红肿，已服消炎药。分析原因最可能是
    A. 开髓孔过小
    B. 根管不通畅
    C. 有其他感染源
    D. 抗感染力不强
    E. 根尖孔不通畅

【精析】E。题干说明患牙急性根尖周炎髓腔已开放，开髓孔大、根管内无腐屑，排除 A、B 选项。服消炎药表明已加强了抗感染处理，病例未提示有其他感染源的可能排除 C、D 选项。患牙叩（+++）和龈轻红肿提示急性根尖周炎仍处于急性根尖周脓肿阶段，根管内无渗出物，因此，根尖孔不通畅使根尖部积聚的脓液得不到引流是最可能的原因。

100. 患者女，16 岁，3 天前右上中切牙外伤，现咬物痛，要求治疗。检查：$\overline{1}$ 牙冠完整，叩痛（+），电测验无活力，Ⅰ度松动，龈无红肿、扣痛未见异常，X 线片见根折线在根尖 1/3 处。该患牙第一次的处理是
    A. 调𬌗观察
    B. 盖髓治疗
    C. 活髓切断
    D. 根管治疗
    E. 固定结扎

【精析】A。患牙 3 天前外伤，$\overline{1}$ 牙冠完整，虽然发生了根折，但在根尖 1/3 处，因此第一次的处理是调𬌗，减轻患牙咬合力负担，定期观察。患牙Ⅰ度松动不需要做固定结扎。牙髓治疗应该在观察发现有可复性牙髓炎时做盖髓治疗；牙髓坏死时做根管治疗。

101. 患者男，65 岁，因下前牙急性骨膜下脓肿就诊，第一次的处理方法不包括
    A. 开髓拔髓
    B. 荡洗封药
    C. 根管机械预备
    D. 脓肿切开引流
    E. 使用消炎和止痛药

【精析】C。老年人急性骨膜下脓肿第一次就诊，患者痛苦较大，常伴有全身症状，不宜做根管机械预备，应在炎症控制后做。

102. 患者女，28 岁，右上后牙遇热水痛 3 天，咬物不用此侧已 3 个月。检查：$\overline{5^0}$ 银色充填物边缘探龋洞达牙

本质深层，叩痛（＋）。热测引起痛，并持续数十秒。该患牙诊断应是

A. 深龋　　　　　　　B. 继发龋

C. 慢性牙髓炎　　　　D. 可复性牙髓炎

E. 牙本质敏感症

【精析】C。题干中"龋洞达牙本质深层"和"热测引起疼痛，并持续数十秒"提示患牙已有牙髓炎症状，排除A、B和E选项。而且题干中并未提及有自发性疼痛，且叩痛（＋），表明为慢性牙髓炎。

103. 患者男，17岁，右上后牙3天来遇甜酸痛，平时无其他不适。查见 4| 近中边缘嵴约小米大小透暗色区，建议充填用材料是

A. 复合体　　　　　　B. 复合树脂

C. 银汞合金　　　　　D. 磷酸锌水门汀

E. 玻璃离子水门汀

【精析】B。题干中" 4| 近中边缘嵴约小米大小透暗色区"及"3天来遇甜酸痛"提示患牙为中龋，应给予充填治疗。该部位充填材料不但要求强度，而且要求美观，因此首选复合树脂。

104. 患者女，45岁，主诉左下后牙食物嵌塞痛。医生检查做左下第二磨牙温度测验后，患牙感觉疼痛且持续一段时间。温度测验的记录应为

A. 痛　　　　　　　　B. （＋＋）

C. 敏感　　　　　　　D. 中等痛

E. 持续痛

【精析】C。牙髓温度测验结果是患牙与患者本人正常牙的牙髓对温度的反应比较后的结果。常规应用"正常、敏感、迟钝、迟缓痛"等记录结果，该患牙温度测验的记录应为"敏感"。

105. 患者男，50岁，右下后牙冷酸食及刷牙时酸痛感，刺激去除后酸痛感立即消失。检查：右下颌第一磨牙殆面磨损，暴露牙本质，探诊颊殆斜面有酸痛区，叩痛（－）。考虑该患者的疾病是

A. 浅龋　　　　　　　B. 牙隐裂

C. 磨牙症　　　　　　D. 酸蚀症

E. 牙本质敏感症

【精析】E。题干中"左下颌第一磨牙殆面磨损，暴露牙本质，探诊颊殆斜面有酸痛区，叩痛（－）"均为牙本质敏感症的临床表现。凡能使牙釉质完整性受到破坏，牙本质暴露的各种牙体疾病，如磨耗、楔状缺损、牙折、龋病以及牙周萎缩致牙颈部暴露等均可发生牙本质敏感症。主要表现为刺激痛，当刷牙、吃硬物、酸、甜、冷、热等刺激时均引起酸痛，尤其对机械刺激最敏感。最可靠的诊断方法是用尖锐的探针在牙面上滑动，可找到1个或数个过敏区。

106. 患者女，23岁，上前牙充填体后3天出现自发痛，不敢咬合。检查：1|D 牙色充填体，叩痛（＋＋），松动

I度，牙龈轻红肿，热测无反应，该患牙的诊断应是

A. 牙髓坏死　　　　　B. 急性牙髓炎

C. 慢性牙髓炎　　　　D. 急性根尖周炎

E. 可复性牙髓炎

【精析】D。1|D 牙色充填后3天出现了根尖周炎症状，应该诊断为急性根尖周炎，而叩痛（＋＋）可排除牙髓炎和牙髓坏死。

107. 患者男，34岁，1天来右后牙夜间痛影响睡眠，痛放散到右半侧头面部。检查见右下第一前磨牙咬合面畸形中央尖折断痕迹，冷测引起剧痛，叩痛（－）。医师诊断为

A. 畸形中央尖　　　　B. 可复性牙髓炎

C. 急性牙髓炎　　　　D. 慢性牙髓炎

E. 急性根尖周炎

【精析】C。该患牙咬合面畸形中央尖折断后，通过暴露了的髓角感染牙髓，引起牙髓炎症。患者出现了典型的急性牙髓炎的症状，炎症尚未涉及根尖周组织。

108. 患者女，50岁，因左上后牙咬物痛3个月就诊。自述咬在某一特定位置时引起较强烈的疼痛。检查：|6 咬合面磨损可见牙本质暴露，颊尖高陡，近中边缘嵴至舌尖方向似有隐裂。进一步确定隐裂的检查方法是

A. 叩诊检查　　　　　B. 温度测验

C. 碘酊染色　　　　　D. 电活力测验

E. X线片检查

【精析】C。牙隐裂是发生在牙面上微小的、临床不易查出的牙体硬组织裂纹。到牙本质后，染色剂就可以渗入裂纹，显示清晰的隐裂。其他方法不能清晰显示牙面上的隐裂纹。

109. 患者女，16岁，要求治疗右上前牙。3个月前，右上中切牙外伤未及时就诊。检查：1| 近中切角缺损，牙冠暗灰色，叩痛（－），电测验无活力。X线片未见根折线。该患牙的诊断应是

A. 外伤冠折　　　　　B. 急性牙髓炎

C. 慢性牙髓炎　　　　D. 牙髓坏死

E. 急性根尖周炎

【精析】D。任何类型的牙外伤都可能损伤牙髓，而牙髓坏死的明确诊断常在一段时间之后才可作出。病例中"牙冠暗灰色，叩痛（－），电测验无活力，X线片未见根折线。"表明患牙外伤后已经引起牙髓坏死，无其他疾病的临床表现。

110. 患者男，26岁，左下后牙遇冷水痛2周。平时无不适。检查左下第一恒牙咬合面龋洞深，叩痛（－）。冷水入洞痛，冷测同对照牙。该患牙最可能的诊断是

A. 中龋　　　　　　　B. 深龋

C. 慢性牙髓炎　　　　D. 可复性牙髓炎

E. 牙本质敏感症

【精析】B。患牙咬合面龋洞深，冷水入洞痛，冷测无异

常，表明患牙所患龋较中龋深，但牙髓尚未受累，应诊断为深龋。题干内无牙本质敏感症表现的提示。

111. 根尖肉芽肿的上皮主要来源于

    A. 缩余釉上皮   B. Malassez 上皮剩余

    C. 牙龈上皮   D. 牙板上皮

    E. 腺上皮

【精析】B，根尖肉芽肿内的上皮可来自：牙周膜的 Malassez 上皮剩余、瘘管口的口腔上皮、牙周袋壁上皮、呼吸道上皮。

112. 以下不属于复合树脂修复禁忌证的是

    A. 不能有效隔离治疗区者

    B. 修复体延伸到根面时

    C. 前牙Ⅴ类窝洞的修复

    D. 深度磨耗或磨牙症患者

    E. 如果所有的咬合都位于修复体上时

【精析】C。复合树脂修复广义适应证包括Ⅰ～Ⅴ类窝洞的修复。禁忌证：复合树脂修复的禁忌证与隔离和咬合等因素有关，即：①如果不能有效隔离治疗区者；②如果所有的咬合都位于修复体上时；③深度磨耗或磨牙症患者；④修复体延伸至根面时。

113. 以下有关聚羧酸锌粘固剂的论述中，不恰当的是

    A. 对釉质和牙本质都有较大的黏着力

    B. 能刺激修复性牙本质的形成

    C. 可作为垫底材料

    D. 聚羧酸锌粘固剂在唾液中的溶解度大于磷酸锌粘固剂

    E. 对牙髓的刺激性较小

【精析】B。聚羧酸锌粘固剂对釉质和牙本质都有较大的黏着力，对牙髓的刺激性较小，但不能刺激修复性牙本质的形成（B错，为正确答案）。聚羧酸锌粘固剂在唾液中的溶解度大于磷酸锌粘固剂。可作为良好的垫底材料。

114. 以下有关氢氧化钙制剂的论述中，不恰当的是

    A. 对牙髓的刺激性小

    B. 可促进修复性牙本质的生成

    C. 有一定的抗菌、抗炎性能

    D. 溶解度是垫底材料中最大者

    E. 有良好的隔垫性，能隔绝电的传导

【精析】E。氢氧化钙对牙髓的刺激性小，可促进修复性牙本质的生成。强碱性，有一定的抗菌、抗炎性能；有良好的隔垫性，但不能隔绝电的传导（E错，为正确答案）；溶于唾液，溶解度是垫底材料中最大者。

115. 对于"意外穿髓"，其原则上的补救方法为

    A. 安抚治疗   B. 直接充填

    C. 垫底充填   D. 不做治疗

    E. 根据情况选择直接盖髓术或根管治疗

【精析】E。意外穿髓处理：根据患者的年龄、牙位、穿髓

孔的大小选择直接盖髓术或进行根管治疗。

116. 以下不属于釉质发育不全病因的是

    A. 严重营养障碍   B. 婴儿和母体的疾病

    C. 局部因素   D. 重度磨耗

    E. 内分泌失调

【精析】D。牙釉质发育不全病因：①遗传因素；②严重营养障碍；③内分泌失调；④婴儿和母体的疾病；⑤局部因素。重度磨耗不属于釉质发育不全的病因。

117. 在牙齿发育期间，由于全身疾病、营养障碍或严重的乳牙根尖周感染，导致的釉质结构异常称为

    A. 四环素牙   B. 牙本质发育不全

    C. 牙釉质发育不全   D. 桑葚牙

    E. 牙内陷

【精析】C。在牙齿发育期间，由于全身疾病、营养障碍或严重的乳牙根尖周感染，导致的釉质结构异常称为牙釉质发育不全。

118. 乳牙氟斑牙少见的原因如下

    A. 所有乳牙发育矿化在胚胎期完成

    B. 母体含氟量低

    C. 乳牙抗氟能力强

    D. 母乳中不含氟

    E. 胎盘对氟有一定的屏障作用

【精析】E。氟斑牙多见于恒牙，发生在乳牙者甚少，程度亦较轻。这是由于乳牙的发育分别在胚胎期和哺乳期，胎盘对氟有一定的屏障作用（E对）。母亲乳汁中的氟含量较稳定，并不因母体摄氟量高而增高。

119. 氟牙症最理想的预防方法是

    A. 家长监督刷牙方法

    B. 含氟量适宜的水源

    C. 每天至少刷两次牙

    D. 从小使用含氟牙膏

    E. 幼儿园使用含氟凝胶

【精析】B。氟牙症最理想的预防方法是改善水源，降低氟摄入量。

120. 四环素牙内脱色法说法错误的是

    A. 一般临床效果很满意

    B. 远期疗效可靠

    C. 有效地去除原来结合在牙本质中的四环素含量

    D. 缺点是使活髓牙变成死髓牙

    E. 适用于迫切要求美观而又不伴有釉质缺陷者

【精析】B。四环素牙内脱色法能有效地去除或改变原来结合在牙本质中的四环素含量，荧光水平明显降低，临床效果非常满意。对因职业关系，迫切要求美观而又不伴有牙釉质缺陷者，可试用此法。它的缺点是使活髓牙变成死髓牙。近期疗效虽可靠，其远期疗效尚待观察（B错，为正确答案）。

121. 四环素牙外脱色法一疗程共
    A. 1~2次　　　　　　　B. 2~4次
    C. 5~8次　　　　　　　D. 6~10次
    E. 10~12次

【精析】C。四环素牙外脱色法一疗程共5~8次。

122. 关于根尖1/3根折，不正确的描述是
    A. 是最常见的根折类型
    B. 6~8周后牙髓活力可能恢复
    C. 活力尚存的患牙应定期复查
    D. 需做预防性牙髓治疗
    E. 复诊牙髓坏死时做根管治疗术

【精析】D。若日后发生牙髓坏死，再做根管治疗。根尖1/3处根折的患牙，如牙髓状况良好，可调𬌗后观察（D错，为正确答案）。

123. 根尖1/3处折断的患牙处理为
    A. 固定并定期观察　　　B. 冠修复
    C. 不治疗　　　　　　　D. 牙髓治疗
    E. 定期观察

【精析】A。对根尖1/3处折断，在许多情况下，只上夹板固定，无需牙髓治疗，但是当牙髓坏死时，则应迅速进行根管治疗术。

124. 楔状缺损不常见于牙齿的
    A. 唇侧　　　　　　　　B. 颊侧
    C. 牙颈部　　　　　　　D. 舌侧
    E. 釉质牙骨质界处

【精析】D。楔状缺损这种牙颈部缺损主要发生在唇、颊侧，少见于舌侧。

125. 创伤性牙隐裂治疗上应首先
    A. 开髓失活　　　　　　B. 全冠修复
    C. 备洞充填　　　　　　D. 调整咬合
    E. 拔除患牙

【精析】D。牙隐裂治疗原则：对因治疗调除创伤性𬌗力，调磨过陡的牙尖。

126. 以下关于根管治疗术的叙述，不正确的是
    A. 术前拍摄X线片了解根尖周病变和牙根吸收情况
    B. 在局麻下或牙髓失活后，将全部牙髓摘除
    C. 适用于牙髓炎症涉及根髓，不宜行牙髓切断术的患牙
    D. 去除髓室和根管内坏死牙髓组织，适当扩锉根管
    E. 充分冲洗、消毒根管，采用5%过氧化氢溶液

【精析】E。根管治疗适应证：不能保存活髓的各型牙髓炎。治疗前的准备：必须拍摄患牙前根尖X线片。要能反映患牙、根尖周组织和根尖病变的全貌。根管治疗使用的根管冲洗剂可为3%过氧化氢（E错，为正确答案）。

127. 下列不能作为根管消毒药物的是
    A. 氢氧化钙　　　　　　B. 甲醛甲酚
    C. 樟脑酚　　　　　　　D. 木榴油
    E. 氧化锌

【精析】E。常用的根管消毒药物：①氢氧化钙；②樟脑酚；③甲醛甲酚。木榴油含有愈创木酚、木馏油酚、苯酚、甲酚等成分，属于酚类混合物，有消毒防腐作用。氧化锌丁香酚属于窝洞暂封材料（E错，为正确答案）。

128. 患牙X线根尖片显示髓室壁边缘不规则，根管中1/3呈椭圆形扩大，可以诊断为
    A. 急性牙髓炎　　　　　B. 慢性溃疡性牙髓炎
    C. 牙内吸收　　　　　　D. 牙髓钙化
    E. 慢性增生性牙髓炎

【精析】C。牙髓钙化X线片显示髓腔内有阻射的钙化物（髓石）或呈弥漫性阻射而致髓腔的透射影像消失。牙内吸收X线片显示髓腔内有局限性不规则的膨大透影区域（C对）。

129. 急性牙髓炎患牙疼痛部位的特点是
    A. 患者能指出患牙部位
    B. 下颌疼痛患牙为下牙
    C. 上颌疼痛患牙为上牙
    D. 患牙疼痛多无放散性
    E. 上颌疼痛患牙可为下牙

【精析】E。急性牙髓炎自觉症状：①阵发性的自发性痛；②温度刺激引起或加重疼痛；③疼痛不能定位（A、B、C错），有放散性痛（沿三叉神经分布区放散）（D错）；④疼痛常在夜间发作或加重。

130. 急性牙髓炎自发痛时间最明显的特点为
    A. 吃饭痛　　　　　　　B. 饭后痛
    C. 遇冷痛　　　　　　　D. 遇热痛
    E. 夜间痛

【精析】E。急性牙髓炎疼痛常在夜间发作或加重。

131. 根尖周脓肿的脓液自然引流的主要途径为
    A. 根尖孔－根管内－龋洞
    B. 根尖周－骨膜下－黏膜下
    C. 骨髓腔－面部间隙－皮下
    D. 根尖周－骨髓腔－鼻腔
    E. 根尖周－骨髓腔－上颌窦

【精析】B。根尖部的炎症细胞迅速在牙槽骨骨髓腔内蔓延，脓液穿过骨松质到达骨外板，再通过骨皮质上的营养孔到达骨膜下。骨膜下的脓液不断积聚，终致骨膜破裂，脓液流注于黏膜下或皮肤下，构成黏膜下脓肿或皮下脓肿。这种排脓方式是急性根尖周炎最典型的自然发展过程。

132. 咬紧患牙时疼痛有所缓解的病变为
    A. 急性浆液性根尖周炎
    B. 急性化脓性根尖周炎
    C. 慢性化脓性根尖周炎
    D. 根尖周肉芽肿

E. 根尖周囊肿

【精析】A。急性根尖周炎的浆液期有时用力咬紧患牙反而稍感舒服。

A3/A4 型题

（1～3 题共用题干）

患者女，35 岁，因左下后牙对冷热刺激敏感 1 周，前来就诊。检查发现左下第一磨牙殆面深龋洞，探诊洞底感酸痛，冷测反应一过性敏感，叩痛（－）。牙龈无异常。

1. 该患牙的诊断是
   A. 深龋　　　　　　　　B. 可复性牙髓炎
   C. 急性牙髓炎　　　　　D. 慢性牙髓炎
   E. 牙髓钙化变性

2. 做鉴别诊断时，最有价值的检查方法是
   A. X 线检查　　　　　　B. 温度测试
   C. 探诊　　　　　　　　D. 咬诊
   E. 视诊

3. 其处理方法应是
   A. 安抚治疗
   B. 磷酸锌粘固粉垫底永久充填
   C. 聚羧酸锌粘固粉垫底永久充填
   D. 氧化锌丁香酚粘固粉垫底永久充填
   E. 直接永久充填

【精析】B，B，A。该患者温度测验一过性敏感，无自发痛，扣痛（－），可诊断为可复性牙髓炎。温度测验可用于评估患牙牙髓状态。对可复性牙髓炎可先予以安抚治疗。

（4～6 题共用题干）

患者男，50 岁，1 周来右侧后牙咬物不适，冷水引起疼痛。近 2 日来，夜间疼痛影响睡眠，并引起半侧头、面部痛，痛不能定位。检查时见右侧上、下第一磨牙均有咬合面龋洞。

4. 为确定患牙牙位进行的一项检查是
   A. 探诊　　　　　　　　B. 叩诊
   C. 松动度检查　　　　　D. 温度测验
   E. X 线片检查

5. 患牙的诊断最可能的诊断是
   A. 深龋　　　　　　　　B. 可复性牙髓炎
   C. 急性牙髓炎　　　　　D. 慢性牙髓炎
   E. 牙髓坏死

6. 如经检查后不能确定患牙的牙位，应做
   A. 咬诊　　　　　　　　B. 麻醉测试
   C. 温度测验　　　　　　D. 牙周袋探诊
   E. X 线片检查

【精析】D，C，B。温度测验用于急性牙髓炎患牙的定位。该患者患牙病程短，具有典型急性牙髓炎疼痛表现，如自发痛、温度刺激痛、放散性痛和夜间痛等。如经检查后不

能确定患牙的牙位，优先进行下牙槽槽神经阻滞麻醉。

（7～10 题共用题干）

某患者，25 岁，口腔卫生情况不佳，左下第一恒磨牙患有牙髓－牙周联合病变，疼痛剧烈，但患牙无松动。

7. 首先应采取的措施是
   A. 早期充填
   B. 开髓引流，阻止炎症扩展
   C. 消炎止痛
   D. 促进牙周软组织健康
   E. 使用氟化物

8. 上述治疗措施属于
   A. 口腔健康教育　　　　B. 特殊防护措施
   C. 一级预防　　　　　　D. 二级预防
   E. 三级预防

9. 同时还应对其采取
   A. 左下第一恒磨牙脱敏
   B. 左下第一恒磨牙充填
   C. 左下第一恒磨牙牙周治疗
   D. 左下第一恒磨牙调殆
   E. 左下第一恒磨牙拔除

10. 另外，还应嘱咐患者做好口腔保健，除了
    A. 学习口腔健康知识
    B. 养成良好卫生习惯
    C. 合理使用氟化物
    D. 定期口腔检查
    E. 经常自我检查龋活性

【精析】B，E，C，E。开髓引流、防止炎症扩散为急性牙髓炎的处理原则。根管治疗属于龋齿的三级预防策略。牙周－牙髓联合病变需在牙髓治疗的同时予以牙周治疗。龋活性试验患者自身无法完成。

（11～13 题共用题干）

患者女，60 岁，主诉：左侧牙齿阵发性剧痛一天。现病史：半年多来，左侧下牙遇冷热均痛，食物嵌入洞内后痛，近一周来时有自发疼痛。昨夜阵发性剧痛，并觉左耳后部痛。检查时发现左下第二磨牙远中龋洞深，叩痛（＋）。左下第三磨牙低位阻生，远中牙龈红肿，探轻痛。开口不受限。

11. 为明确诊断进一步的重要检查是
    A. 探诊　　　　　　　　B. 温度测验
    C. 牙周袋探诊　　　　　D. 电活力测验
    E. X 线片检查

12. 主诉牙最可能的诊断为
    A. 深龋　　　　　　　　B. 冠周炎
    C. 急性中耳炎　　　　　D. 慢性牙髓炎
    E. 慢性牙髓炎急性发作

13. 该患者的治疗设计如下，除外

A. 根管治疗

B. 冲洗局部上药

C. 根管治疗后垫底永久充填

D. 消炎后拔除

E. 耳鼻喉科就诊

【精析】B，E，E。温度测验用于评估牙髓状态，进行牙髓炎诊断及鉴别诊断。该患者病史长、近期出现急性牙髓炎症状可明确诊断。患者耳部疼痛为牙源性三叉神经放散性痛，而非耳部病灶疾患。

(14～16题共用题干)

患者男，42岁，3天来右上后磨牙痛重，冷热加剧，夜间痛前来就诊。近1年多来，右上磨牙进食时咬到某特定位置时出现撕裂样痛，冷热敏感，平时咬物不适。检查：6| 咬合面似有近远中方向越过边缘嵴的细裂纹，颊尖高陡，无龋洞，不松动，叩痛（＋）。

14. 为明确诊断而做的重要检查是

　　A. 染色检查　　　　　　B. 温度测验

　　C. 咬合关系检查　　　　D. 电活力测试

　　E. X线片检查

15. 最可能的诊断是

　　A. 可复性牙髓炎

　　B. 急性牙髓炎

　　C. 慢性牙髓炎急性发作

　　D. 急性根尖周炎

　　E. 慢性根尖周炎

16. 为明确致病因素所作的检查不包括

　　A. 咬诊　　　　　　　　B. 染色检查

　　C. 咬合关系检查　　　　D. 温度测验

　　E. 电活力测验

【精析】B，C，E。患者主诉有自发痛和温度敏感，为牙髓炎的疼痛特点，明确诊断必须用温度测验确定患牙。另外，患者牙痛的病史长达1年多，3天前右上后磨牙开始痛重，冷热加剧，夜间痛而来就诊，检查叩痛（＋），表明患牙的诊断应是慢性牙髓炎急性发作。患牙检查结果"6| 咬合面似有近远中方向越过边缘嵴的细裂纹，颊尖高陡，无龋洞，不松动"表明牙髓的感染不是通过龋损和牙周疾病引起。病史提供的"近1年多来，右上磨牙进食时咬到某特定位置时出现撕裂样痛，冷热敏感，平时咬物不适"均提示患牙可能有牙隐裂，电活力测验对明确致病因素没有帮助。

(17～20题共用题干)

患者男，40岁，半年来左上后牙遇冷热痛，但无自发痛，近一个月来，除冷热过敏外隐隐作痛，近一周出现自发痛，阵发加剧，夜间痛。检查发现左上第二磨牙近中𬌗面龋深穿髓，探痛明显，叩痛（±）。

17. 该患牙的确切诊断是

A. 急性根尖周炎

B. 慢性根尖周炎急性发作

C. 急性牙髓炎

D. 慢性牙髓炎急性发作

E. 慢性牙髓炎

18. 最佳治疗方法是

　　A. 活髓切断　　　　　　B. 直接盖髓

　　C. 干髓治疗　　　　　　D. 牙髓摘除术

　　E. 拔除

19. 如果患者左侧上、下颌后牙均有类似患牙，患者不能对患牙定位，最能确定患牙位置的方法是

　　A. 探诊　　　　　　　　B. 麻醉法

　　C. 叩诊　　　　　　　　D. 咬诊

　　E. 扪诊

20. 当该患牙出现阵发剧痛一段时间后，未经治疗疼痛反而减轻，但出现咀嚼痛，其最可能的原因是

　　A. 对疼痛逐渐适应

　　B. 炎症分泌物自行引流

　　C. 牙髓逐渐坏死

　　D. 机体免疫力增强

　　E. 已出现根尖周炎

【精析】D，D，B，E。该患者患牙病程长且近期有急性牙髓炎发作症状，可诊断为慢性牙髓炎急性发作。应在摘除牙髓后进行根管治疗。麻醉下牙槽神经可明确可疑上、下颌患牙。临床表现提示牙髓逐渐坏死，炎症波及根尖周区域。

(21～23题共用题干)

患者女，55岁，左上后牙牙龈反复肿痛近1年，且口腔内有臭味。因糖尿病控制饮食约2年。检查：左上第二磨牙远中邻面龋深达髓腔，探无感觉，叩诊（±），根尖部龈红；左上第一磨牙咬合面龋，中等深度，探酸感，远中根尖部牙龈扪压有稀脓液从一窦道口溢出；左上第三磨牙低位颊倾。左后牙牙龈轻红肿，牙石（＋＋），全口口腔卫生差，牙垢（＋＋）。余未见异常。

21. 为明确诊断进一步的临床检查是

　　A. 叩诊　　　　　　　　B. 咬诊

　　C. 温度测验　　　　　　D. 电活力测验

　　E. 牙周袋检查

22. 根据病史和检查，患者的主诉患牙最可能是

　　A. 左上第一磨牙　　　　B. 左上第二磨牙

　　C. 左上第二前磨牙　　　D. 左下第一磨牙

　　E. 左上第三磨牙

23. 如果X线片见主诉患牙的根尖周透射区圆形，直径约3～5 mm，边界弥散不清。该主诉牙的诊断最可能是

　　A. 慢性牙髓炎

　　B. 慢性根尖周脓肿

C. 慢性根尖周囊肿

D. 慢性根尖周肉芽肿

E. 慢性根尖周炎急性发作

【精析】D，B，B。根据题干："左上后牙牙龈反复肿痛近1年，且口腔内有臭味。检查：左上第二磨牙远中邻面龋深达髓腔，探无感觉，叩诊（±），根尖部龈红；左上第一磨牙咬合面龋，中等深度，探酸感，远中根尖部牙龈扪压有稀脓液从一窦道口溢出"提示该患牙不是牙髓疾病，而是已发展为根尖周病。为进一步明确诊断，首先的临床检查是电活力测验，找到可疑患牙。根据病史和检查，患者的主诉患牙最可能是左上第二磨牙，其他牙无相关的临床表现。虽然左上第一磨牙远中根尖部牙龈扪压有稀脓液从一窦道口溢出，但该牙仅有咬合面中龋，探酸感表明牙髓活力正常。X线片见根尖周透射区圆形，直径约3 mm×5 mm，边界弥散不清。则该主诉牙的诊断最可能是慢性根尖周脓肿，无其他疾病的诊断依据。

(24～26题共用题干)

患者男，36岁，2周前发现右下后牙龈有小包，平时无明显不适。检查见右下第一磨牙咬合面龋深，穿髓孔探无感觉，叩诊（±），右下第二磨牙根尖处牙龈有瘘管开口，压挤有少许脓液流出。X线片见右下第一磨牙近中根尖周X线透射区不规则，边界模糊。

24. 主诉牙应诊断为

A. 慢性牙髓炎　　　　B. 慢性牙槽脓肿

C. 根尖囊肿　　　　　D. 根尖肉芽肿

E. 慢性牙周炎

25. 为确诊牙龈瘘管的病源牙，应做

A. 瘘管探诊　　　　　B. X线片检查

C. 牙周袋探诊　　　　D. 瘘管诊断丝X线片

E. 牙周袋诊断丝X线片

26. 主诉牙的治疗是

A. 充填治疗　　　　　B. 塑化治疗

C. 根管治疗　　　　　D. 根尖手术

E. 拔除

【精析】B，D，C。患牙根尖部瘘管结合X线表现，可予诊断。为确诊牙龈瘘管的病源牙，应在根尖瘘管内插入诊断丝拍X线片，方可明确瘘管来源。对根尖炎患牙应予以根管治疗。

(27～29题共用题干)

患儿男，7岁，右下后牙疼痛1周，脸肿3天。检查：Ⅳ大面积龋坏，Ⅱ度松动，叩痛（++），龈颊沟变浅，扪及波动感，扪痛（+）。Ⅴ近中𬌗面深龋洞，叩诊（-），温度测试同对照牙。X线显示：Ⅳ根分歧大面积低密度影，远中根吸收2/3，恒牙胚牙囊不连续，上方骨板模糊不清。Ⅴ龋近髓，骨硬板连续。

27. Ⅳ初诊治疗方法是

A. 拔除引流

B. 开髓开放，口服消炎药

C. 根管开放，口服消炎药

D. 根管开放，脓肿切开

E. 脓肿切开

28. Ⅳ经过初诊治疗后，还应该选择

A. 制作间隙保持器

B. 完善根管治疗

C. 拔除，制作间隙保持器

D. 观察间隙

E. 氢氧化钙充填根管，暂时行使功能

29. Ⅴ诊断是

A. 中龋　　　　　　　B. 深龋

C. 可复性牙髓炎　　　D. 牙髓充血

E. 慢性根尖炎

【精析】A，A，B。Ⅳ乳牙根尖周病变严重，炎症已涉及继承恒牙牙胚或恒牙胚接近乳牙根分叉处，乳牙松动明显，该乳牙应拔除。需制作间隙保持器，保持早失第一前磨牙间隙。Ⅴ牙髓温度测试结果同对照牙，可明确深龋诊断。

(30～32题共用题干)

患者男，35岁，左侧牙阵发性剧痛一天，问诊时患者不能指出痛牙所在。检查见左侧上、下后牙多个龋齿。

30. 此病拟诊断为

A. 深龋　　　　　　　B. 牙龈乳头炎

C. 急性冠周炎　　　　D. 急性牙髓炎

E. 急性根尖周炎

31. 最能协助诊断的临床检查是

A. 叩诊　　　　　　　B. 扪诊

C. 温度测验　　　　　D. 咬诊

E. 松动度

32. 最有效的应急处理是

A. 盖髓治疗　　　　　B. 局部上药

C. 消炎止痛　　　　　D. 开髓引流

E. 切开引流

【精析】D，C，D。急性牙髓炎的典型症状：自发性阵发痛、夜间痛、温度刺激影响疼痛、常伴有龋齿，故根据患者症状可初步诊断为急性牙髓炎。温度测验用于评估牙髓状态，进行牙髓炎诊断及鉴别诊断。为了保存活髓或保存患牙，应急处理可以开髓引流，以缓解急性牙髓炎患牙的髓腔高压。

(33～35题共用题干)

患者男，32岁，三天前右上后磨牙开始阵发性自发痛，冷热加剧，夜疼痛而来就诊。两年前右上磨牙进食时不慎咬到小石子，有撕裂样疼痛，近一年多来，冷热敏感，检查 $\underline{6^{o}}$ 隐裂，无龋洞，叩痛（±）。

33. 临床检查最可能出现的是
    A. Ⅲ度松动
    B. 深牙周袋
    C. 温度测验敏感
    D. 牙髓电活力测试无反应
    E. X线片示根尖周透射区

34. 最可能的诊断是
    A. 急性牙髓炎
    B. 慢性闭锁性牙髓炎
    C. 慢性牙髓炎急性发作
    D. 急性根尖周炎
    E. 慢性根尖周炎

35. 治疗方案为
    A. 干髓术　　　　　　B. 盖髓术
    C. 牙髓塑化治疗　　　D. 根管治疗 + 调𬌗
    E. 根管治疗 + 调𬌗 + 全冠修复

【精析】C，C，E。该患者患牙有自发性阵发性痛、冷热刺激疼痛加剧以及夜间痛，可推测温度测验结果敏感。该患者有慢性牙髓炎病史，无龋洞，叩痛（±），可诊断为慢性牙髓炎急性发作。对隐裂牙在牙髓治疗后还需进行全冠修复，防止劈裂。

(36～39 题共用题干)

患者男，35 岁，右上后牙夜痛不能眠 1 日。3 个月来右侧下后牙冷水引起疼痛，咬物不适。近日夜痛影响睡眠，并引起右半侧头、面和耳后部痛。检查时见右侧上、下磨牙均有咬合面和邻面深龋洞，右下第三磨牙近中阻生。

36. 根据患者疼痛的性质，主患牙最可能的诊断是
    A. 深龋　　　　　　　B. 可复性牙髓炎
    C. 急性牙髓炎　　　　D. 智牙冠周炎
    E. 急性中耳炎

37. 为确定患牙进行的检查是
    A. 探诊　　　　　　　B. 叩诊
    C. 松动度　　　　　　D. 温度测验
    E. X线片检查

38. 检查结果发现主诉牙为右下第二磨牙时，患者自觉为右上后牙痛。为了让患者接受治疗意见医师当日应采用的方法是
    A. 说服解释　　　　　B. 局部麻醉试验
    C. 再做温度测验　　　D. X线片检查
    E. 治疗右上后牙

39. 经检查：右上第一磨牙咬合面深龋洞，探敏感，叩痛（-），不松动，冷测引起一过性尖锐痛。右上第一磨牙疾病的诊断为

A. 深龋　　　　　　　B. 牙本质过敏
C. 急性牙髓炎　　　　D. 慢性牙髓炎
E. 可复性牙髓炎

【精析】C，D，B，E。由于患者右上后牙夜痛不能眠 1 日，出现了自发痛、夜痛，并有放散痛，3 个月来右侧下后牙冷水引起疼痛，咬物不适，推测患牙最可能的诊断是由深龋引起的急性牙髓炎。题干未提供其他干扰答案提出的疾病诊断依据。温度测验是区别龋病、其他炎症和牙髓炎最好的方法，其他诊断方法只能做参考。当检查无法分清主诉牙上、下颌位时，只能采用一个颌位的麻醉法，可以明确诊断主诉牙位。其他诊断方法只能做参考。右上第一磨牙对温度刺激一过性敏感，但无自发痛的病史，咬合面有深龋洞，可诊断为可复性牙髓炎。

(40～43 题共用题干)

患者男，40 岁，1 周来左后牙咬物不适，冷水引起疼痛。近 2 日来，夜痛剧烈，影响睡眠，并弓起半侧头、面部痛。初步检查：左侧上下第一、二磨牙均有邻面和咬合面龋洞，牙间龈红、探痛。

40. 根据患者疼痛的性质，患牙最可能的诊断是
    A. 牙龈乳头炎　　　　B. 急性牙髓炎
    C. 急性根尖周炎　　　D. 三叉神经痛
    E. 急性上颌窦炎

41. 为确定患牙𬌗位进行的最有效的一项检查是
    A. 探诊　　　　　　　B. 叩诊
    C. 麻醉测验　　　　　D. 温度测验
    E. X线片检查

42. 为确定患牙必须进行的一项检查是
    A. 探诊　　　　　　　B. 叩诊
    C. 麻醉测验　　　　　D. 温度测验
    E. X线片检查

43. 该患者半侧头、面部痛属于
    A. 自发痛　　　　　　B. 激发痛
    C. 发作性痛　　　　　D. 放散性痛
    E. 持续性痛

【精析】B，C，D，D。题干中"近 2 日来，夜痛剧烈，影响睡眠，并引起半侧头、面部痛"提示患者疼痛的性质为"自发性痛、夜痛、放散性痛"，均是急性牙髓炎疼痛的特点，因此患牙最可能的诊断是急性牙髓炎，这种疼痛不同于其他疾病疼痛的特点。初步检查见左侧上下第一、二磨牙均有邻面和咬合面龋洞，为确定患牙的颌位最有效的一项检查是麻醉测验；而温度测验则是确定急性牙髓炎患牙必须进行的一项检查。该患者半侧头、面部痛属于急性牙髓炎疼痛沿三叉神经分支的放散性痛。

(44～46 题共用题干)

某患儿，10 岁，上前牙牙龈时常流脓 1 个月余。查：[1 远中舌面深龋，探无反应，无穿髓孔，松动Ⅰ度，叩痛

（+），冷热测无反应，唇侧牙龈近根尖处有一窦道口。

44. 为确定诊断，临床需做的检查是
　　A. 电活力测试　　　　　B. 穿刺
　　C. 局部麻醉　　　　　　D. X线片
　　E. 口腔分泌物涂片检查

45. 临床拟诊断为
　　A. 急性牙髓炎　　　　　B. 慢性牙髓炎
　　C. 急性根尖周炎　　　　D. 慢性根尖周炎
　　E. 牙周脓肿

46. 临床治疗应选择
　　A. 干髓术　　　　　　　B. 活髓切断术
　　C. 根管治疗　　　　　　D. 拔除术
　　E. 塑化治疗

【精析】D，D，C。拍X线片可用于慢性牙周炎的诊断及鉴别诊断。牙髓无活力结合根尖部牙龈瘘管，可诊断为慢性根尖周炎。对慢性根尖炎患牙可予根管治疗。

（47～48题共用题干）

　　某患者，左下后牙夜间痛1周，冷热刺激加剧疼痛。患侧长期咀嚼无力伴食物嵌塞。查：4|4567 未见明显龋坏，松动Ⅱ度，叩痛（±），X线片示牙槽骨水平吸收至根尖1/3。4|67 𬌗面轻度磨损。

47. 确定主诉牙最有意义的检查是
　　A. 牙周袋探诊　　　　　B. 牙髓电活力测试
　　C. 咬合检查　　　　　　D. CBCT
　　E. 牙髓活力温度测试

【精析】E。确定牙髓的活力或生活状态是诊断牙髓病的一个非常关键的步骤，对牙髓炎的诊断则更依赖牙髓活力温度测验的结果，它可最终验证前两步的判断是否正确。

48. 主诉可能的病因是
　　A. 食物嵌塞　　　　　　B. 理化刺激
　　C. 咬合创伤　　　　　　D. 牙周感染
　　E. 𬌗面磨耗

【精析】D。逆行性牙髓炎是由牙周袋途径导致的牙髓炎。逆行性牙髓炎诊断和鉴别诊断：①患者有长期牙周炎病史。②近期出现牙髓炎症状。③患牙未查及引发牙髓病变的牙体硬组织疾病。④患牙有严重的牙周炎表现。

B1 型题

（1～2题共用备选答案）
　　A. 氧化锌丁香油糊剂
　　B. 复方碘液
　　C. 75%氟化钠甘油糊剂
　　D. 碳酸氢钠溶液
　　E. 2%氯亚明

1. 根管荡洗用

2. 牙龈窦道口上药用

【精析】E，B。2%氯亚明为常见根管冲洗药。复方碘液可用于烧灼瘘管口黏膜。75%氟化钠甘油糊剂用于治疗牙本质过敏。碳酸氢钠溶液用于治疗鹅口疮。

（3～5题共用备选答案）
　　A. 上下颌尖牙和前磨牙
　　B. 同一时期萌出的牙
　　C. 上颌磨牙
　　D. 下颌前磨牙
　　E. 上颌前牙

3. 牙隐裂最常发生于

4. 楔状缺损最常发生于

5. 牙釉质发育不全最常发生于

【精析】C，D，B。上颌磨牙的牙体结构可存在薄弱环节，在过大或异常咬合力作用下，可产生隐裂。前磨牙位于牙列转角处，易发生楔状缺损。同一时期牙釉质形成障碍时，可表现为同一时期萌出的牙齿牙釉质发育障碍。

（6～7题共用备选答案）
　　A. 牙隐裂　　　　　　　B. 牙根折
　　C. 氟牙症　　　　　　　D. 𬌗面龋
　　E. 四环素牙

6. 探诊适用于

7. X线检查适用于

【精析】D，B。探诊适用于检查龋坏的范围、质地软硬等。X线检查适用于观察牙槽骨内的牙根折断影响。

（8～9题共用备选答案）
　　A. 30%过氧化氢溶液　　B. 麝香草酚
　　C. 甲醛甲酚　　　　　　D. 浓台氏液
　　E. 氢氧化钙制剂

8. 无髓牙变色治疗时宜选用的药物为

9. 可复性牙髓炎治疗时宜选用的药物为

【精析】A，E。30%过氧化氢溶液可用于无髓变色牙的漂白治疗。可复性牙髓炎可应用氢氧化钙制剂盖髓后予以安抚治疗。

（10～11题共用备选答案）
　　A. 甲醛甲酚溶液
　　B. 樟脑酚
　　C. 多聚甲醛
　　D. 氧化锌丁香油糊剂
　　E. 氢氧化钙糊剂

10. 年轻恒牙行根管消毒时最宜选用的药物为

11. 牙根未发育完成的死髓牙做根管治疗时最宜选用的药物为

【精析】E，E。氢氧化钙糊剂是目前年轻恒牙较为理想的根管消毒剂。用氢氧化钙糊剂治疗牙根未发育完成的死髓牙，可刺激成牙本质细胞的碱性磷酸酶的活性和根尖周结缔组织细胞的分化，使根管侧壁沉积类牙骨质和类骨质，以延长牙根，封闭根尖孔。

（12～15题共用备选答案）

    A. 咀嚼痛

    B. 放射性锐痛

    C. 自发性隐痛，冷热刺激痛

    D. 阵发性电击样痛

    E. 张、闭口痛

12. 急性牙髓炎最可能表现出的疼痛是

13. 牙周炎最可能表现出的疼痛是

14. 急性根尖周炎最可能表现出的疼痛是

15. 慢性牙髓炎最可能表现出的疼痛是

【精析】B，A，A，C。急性牙髓炎可出现特征性的放射性痛。牙周炎时，患牙牙周支持组织破坏可出现咬合不适。急性根尖周炎时，根尖周炎症致咬合疼痛。慢性牙髓炎可有长期的隐痛不适，伴温度刺激痛。

（16～19题共用备选答案）

    A. 氟斑牙   B. 先天梅毒牙

    C. 畸形舌侧窝   D. 畸形中央尖

    E. 牙釉质发育不全

16. 好发于前磨牙的疾病为

17. 好发于上侧切牙的疾病为

18. 好发于同时期发育的牙的疾病为

19. 好发于上中切牙和第一磨牙的疾病为

【精析】D，C，E，B。畸形中央尖前磨牙多见；畸形舌侧窝多见于上侧切牙；牙釉质发育不全发生于同时期发育的牙齿，常为成组的和对称的牙齿；先天梅毒牙侵犯中切牙和第一磨牙。

（20～22题共用备选答案）

    A. 冠折   B. 根折

    C. 冠根折   D. 牙脱位

    E. 牙脱白

20. 拔除术用于治疗

21. 牙齿再植术用于治疗

22. 复位固定用于治疗

【精析】C，E，D。冠根折时，折断面在龈下，多需拔除。外伤脱白牙在30分钟内做牙齿再植术，90%患牙可以不发生外吸收。牙脱位需复位后做结扎固定4周。

（23～25题共用备选答案）

    A. 根管口开扩器   B. 根管锉

    C. 拔髓针   D. 光滑髓针

    E. 螺旋充填器

23. 用于拔髓清创的根管治疗器械为

24. 用于扩通根管的根管治疗器械为

25. 用于根管充填的根管治疗器械为

【精析】C，B，E。拔髓清创需用有倒刺的拔髓针；根管锉可以用于扩通根管；螺旋充填器用于根管充填。光滑髓针现主要用于擦干根管、根管封药和导入根管封闭剂。

（26～28题共用备选答案）

    A. 麝香草酚   B. 氯己定

    C. 四环素   D. 磺胺类

    E. 甲硝唑

26. 易渗透进龈沟液，对抑制G⁻厌氧菌和螺旋体特别有效的是

27. 对局限型侵袭性牙周炎的疗效超过单独外科治疗的是

28. 牙周手术后常局部应用以控制菌斑的是

【精析】E，C，B。5个备选答案都是化学性控制菌斑的有效药物，其中甲硝唑是抑制革兰阴性厌氧菌和螺旋体特别有效的药物；四环素是对局限型侵袭性牙周炎的疗效超过单独外科治疗的药物；氯己定可局部应用于手术后的化学菌斑控制。

（29～30题共用备选答案）

    A. 釉质发育不全   B. 四环素牙

    C. 畸形中央尖   D. 氟牙症

    E. 畸形舌侧窝

29. 耐磨性差但耐酸蚀的疾病是

30. 既可发生在单颗牙，也可发生于一组牙的是

【精析】D、A。①釉质发育不全：恒牙受累表现在同一时期发育的牙齿，成组、对称地出现釉质发育不全的形态异常。②氟牙症：对摩擦的耐受性差，但对酸蚀的抵抗力强。③四环素牙：在牙齿发育、矿化期间服用四环素类药物，牙齿的颜色和结构发生改变的疾病称为四环素牙。④畸形中央尖：是牙齿在发育期间，成釉器形态分化异常所致的牙形态发育异常。⑤畸形舌侧窝是牙内陷最轻的一种。由于舌侧窝呈囊状深陷窝，容易滞留食物残渣，利于细菌滋生，再加上囊底存在发育上的缺陷，常引起牙髓的感染、坏死及根尖周病变。

（31～32题共用备选答案）

    A. 中龋   B. 可复性牙髓炎

    C. 慢性牙髓炎   D. 楔状缺损

    E. 牙隐裂

31. 患牙龋损探软，冷测正常，考虑为

32. 患牙冷测迟缓痛，考虑为

【精析】A、C。①中龋：探查洞壁感质软。牙髓活力温度测验结果正常。牙齿颈部硬组织在某些因素长期作用下逐渐丧失，由于这种缺损常呈楔形因称为楔状缺损。②牙隐裂：指未经治疗的牙齿表面由于某些因素的长期作用而出现的临床不易发现的细微裂纹。③可复性牙髓炎：牙髓活力温度测验，尤其是牙髓活力冷测验，患牙有一过性敏感，刺激去除后疼痛随即消失。④慢性牙髓炎：诊断要点为牙对牙髓活力温度测验的异常表现。

二、考点拓展

1. 10号标准化扩孔钻和锉的尖端直径和刃部末端直径为：0.10 mm 和 0.42 mm。

2. Ⅱ类洞形咬合面鸠尾形设计根据：邻面洞的大小。

3. FR 酚醛树脂的重要成分是：甲醛和间苯二酚。

4. FR 酚醛树脂配方中氢氧化钠的作用是：加速树脂聚合。

5. Miller 化学细菌学说的优点是：提出了口腔微生物发酵产酸的作用。

6. 备洞过程中，保护牙髓的措施为：高速涡轮手机钻须有冷却水伴随。

7. 变形链球菌组细菌可以分类为：8 种血清型亚型 a～h。

8. 标准化扩孔钻和锉的刃部长度为：16 mm。

9. 不常发生牙内吸收的牙是：做过贴面的牙齿。

10. 不能判断患牙是位于上颌还是下颌时，采用哪种辅助诊断手段：选择性麻醉。

11. 不能用于根尖诱导成形术的根管糊剂的是：牙胶糊剂。

12. 不是定居人口腔的常见链球菌为：鼠链球菌。

13. 不适合应用间接盖髓的是：慢性闭锁性牙髓炎。

14. 不属于根尖切除术的适应证的是：牙髓牙周联合病变。

15. 不属于楔状缺损致病因素的是：牙龈退缩。

16. 布莱克分类窝洞考虑的充填材料：银汞合金。

17. 布莱克窝洞分类的是根据：龋洞发生的部位。

18. 残髓炎的诊断要点是：有牙髓治疗史。

19. 测量工作长度，测量方法错误的是：患者感觉法。

20. 充填完好的根管如果牙冠部分没有暂封，则：微生物在 1～3 天内即会渗透至整个根管。

21. 传播变形链球菌给儿童的主要来源是：母亲。

22. 当细菌侵入牙本质，牙本质的厚度为多少时，牙髓内可找到细菌：≤0.2 mm。

23. 导入塑化液时，器械进入的深度为：达根尖 1/3。

24. 导致根尖周炎的主要感染途径是：牙髓感染。

25. 对畸形中央尖的描述，不正确的是：牙本质轴中央有时可见黑色小点，此点即髓角，可用探针探入。

26. 对畸形中央尖描述错误的是：畸形中央尖内无牙髓组织。

27. 对嵌入性脱位的年轻恒牙，不能：强行拉出复位。

28. 发生意外穿髓后首选的处理方法是：直接盖髓术。

29. 复合树脂充填洞形制备特点是：点线角应圆滑，洞缘角应制备短斜面。

30. 复合树脂最大的优点：美观。

31. 根管成形的目的不包括：便于玷污层去除。

32. 根管充填的目的是：严密封闭主根管及侧支根管，防止再感染。

33. 根管充填的终止点应位于：生理性根尖孔。

34. 根管充填时紧密的充填材料应位于：根尖牙骨质牙本质交界。

35. 根管口是指：髓室和根管交界处。

36. 根管扩大的标准是：至少比原来根管直径扩大 3 个器械号。

37. 根管治疗术后疗效评估观察时间为：2 年。

38. 根管治疗完成后，牙齿强度降低的主要原因是：牙冠结构的缺损。

39. 根管治疗中器械落入口腔中应立即首先采取的措施是：使不能闭口头部前倾。

40. 根管治疗中器械折断于根管中未超过根尖孔，不易取出，可采用：牙髓塑化疗法。

41. 根尖诱导成形术的工作长度为切缘距根尖：1～2 mm。

42. 根尖诱导成形术复查时间为治疗后：3～6 个月。

43. 根尖诱导成形术进行永久充填的指征不包括：根尖透射区缩小。

44. 根尖周囊肿最重要的诊断依据是：根尖周 X 线透射区周边有白线围绕。

45. 根据龋坏部位的分类不包括：原发龋和继发龋。

46. 磨牙症：是咀嚼系统的一种功能异常运动。

47. 酸蚀症是：由于酸雾或酸酐作用于牙齿而造成。

48. 关于牙齿感觉敏感症，正确的是：并不是所有牙本质暴露的牙齿都出现敏感症状。

49. 关于牙萌出异常的描述错误的是：早萌多见于下颌恒切牙。

50. 关于着色牙，说法不正确的是：外源性着色牙有多种原因可造成，包括附着在牙表面的菌斑、产色素细菌、外伤、食物等。

51. 管型根管内视镜与光导纤维管内视镜相比优点有：分辨率较高。

52. 恒牙列中，牙齿患龋率最高的是：下颌第一磨牙。

53. 化学性根尖周炎的主要病因是：医源因素。

54. 怀疑左下第一磨牙有可复性牙髓炎进行牙髓活力测验时，应先检查的牙是：右下第一磨牙。

55. 患牙牙髓活力测验的结果为无反应，不可能的原因是：可复性牙髓炎。

56. 活髓切断术的原理是利用牙髓组织的哪项功能：形成牙本质功能。

57. 获得性膜功能不包括：是牙齿防御系统的组成部分。

58. 急性根尖周炎按其发展进程可分为：浆液性根尖周炎和化脓性根尖周炎。

59. 急性根尖周炎应急处理的主要原则是：建立引流。

60. 急性牙髓炎的临床特点不包括：冷刺激去除后，疼痛立即消失。

61. 急性牙髓炎需要与哪种情况进行鉴别诊断：急性上颌窦炎。

62. 检查牙本质敏感症的主要方法是：探针检查。

63. 鉴别深龋和牙髓炎时，用冷水做温度测验应避免：冷水入洞。

64. 金属砷行牙髓失活时，恒牙封药时间为：5～7 天。

65. 局部用药治疗龋病的适应证有：乳前牙邻面浅龋。

66. 具有牙髓失活功能的药物是：多聚甲醛。

67. 可复性牙髓炎行盖髓术治疗后复诊的时间应为：1～2 周。

68. 可复性牙髓炎选用的盖髓剂为：氧化锌丁香油糊剂。

69. 可复性牙髓炎与不可复性牙髓炎的鉴别要点为：冷热刺激后疼痛是否持续。

70. 口腔内主要致龋链球菌是：变形链球菌。

71. 冷诊法检测牙髓活力时，冷刺激源不包括：冷牙胶。

72. 理想的根管充填应达到的标准为：充填物距根尖0.5～1 mm。

73. 临床常用的酸蚀剂是：30%～50%磷酸。

74. 临床检查牙齿敏感症的主要方法是：尖锐探针探查。

75. 慢性根尖周炎的主要病变类型为：根尖周肉芽肿。

76. 目前效果肯定、易于推广应用的防龋方法是：氟化物防龋。

77. 逆行性牙髓炎的诊断要点包括：长期牙周炎病史。

78. 年轻恒牙在根管治疗时应注意：避免损伤根尖周围组织。

79. 龋病的定义是：在以细菌为主的多种因素的影响下，牙齿硬组织发生慢性进行性破坏的一种疾病。

80. 龋病的好发牙面依次是：𬌗面、邻面、颊面。

81. 龋病的药物治疗最适用于：未成洞的浅龋。

82. 龋病分类最适用于临床的是：按病变深度分类。

83. 龋齿的治疗方法包括：充填术＋药物疗法＋磨除法。

84. 融合牙最常见于：下颌乳切牙。

85. 若条件允许，可用一次法完成根管治疗的是：根管无感染的牙齿。

86. 上颌第一磨牙各面易患龋病的顺序为：𬌗面，近中面，腭面，颊面，远中面。

87. 食物是引起龋病的因素之一，观点错误的是：吃糖量比吃糖次数对于龋的发生更重要。

88. 使用次氯酸钠作为根管冲洗剂，错误的是：有止血作用。

89. 手机的灭菌最常用的方法是：高温高压灭菌。

90. 四环素牙的发病机制中，错误的是：着色与四环素族药物本身的颜色无关。

91. 四环素牙着色程度与因素无关的是：用药方式。

92. 塑化液导入根管后覆盖根管口的材料是：氧化锌丁香油粘固剂。

93. 塑化治疗不宜用于：年轻恒牙和乳牙。

94. 随着龋病的发生，牙菌斑中细菌比例可以不断发生变化，叙述正确的是：变形链球菌不断增加。

95. 完全脱位牙再植的最佳时机为：30分钟内。

96. 窝洞外形线需制成圆缓曲线，其目的是为了：防止牙体折裂。

97. 窝沟龋中最多的致龋菌为：乳酸杆菌。

98. 无痛技术的局部麻醉方法主要包括：局部浸润麻醉和阻滞麻醉。

99. 不属于龋病病因范畴的是：创伤。

100. 对楔状缺损的描述，错误的是：多见于青少年牙的唇、颊面。

101. 根尖周病的治疗要求中，说法不对的是：根管内应为无菌环境。

102. 根尖周病治疗原则中，不正确的是：彻底清除根管系统中的感染。

103. 关于FR酚醛树脂渗透作用的叙述最确切的是：可渗入主根管和侧根管及牙本质小管。

104. 哪项不是根管治疗的适应证：牙槽骨破坏超过根长2/3的牙周病牙。

105. 不是先天性梅毒牙的临床表现的是：锥形牙。

106. 不是牙磨损的并发症的是：牙隐裂。

107. 不是牙髓病根尖周病致病的物理因素的是：充填材料。

108. 不属于慢性根尖周炎的临床病理类型的是：根周膜炎。

109. 操作的后果无法达到良好的抗力形的是：邻𬌗洞邻面部分龈壁应做成斜向龈方的斜面。

110. 与牙咀嚼磨损的程度无关的是：夜磨牙。

111. 不是根管预备的目的是：扩大根尖孔以利引流。

112. 哪种发育异常的牙是由两个正常的牙胚融合而成的：融合牙。

113. 溶液中不用于根管冲洗的是：10%葡萄糖酸钙。

114. 消毒窝洞理想的药物应该是：消毒力强、刺激性小、渗透性小、不使牙体组织变色。

115. 形成四环素牙的原因是：牙齿发育矿化期间服用了四环素类药物。

116. 牙本质暴露但未露髓的冠折牙，形成足够修复性牙本质的时间是：冠折后6～8周。

117. 牙本质敏感症不是一种：独立的疾病。

118. 牙齿纵折后最明显的症状是：咀嚼痛。

119. 牙面获得性膜形成后，最初附着于牙面的细菌主要是：血链球菌。

120. 牙内陷最轻的一种类型为：畸形舌侧窝。

121. 牙髓活力电测验出现假阴性的原因不包括：未充分隔湿患牙。

122. 牙髓活力电测验时探头应放置于：唇面颈1/3釉质处。

123. 牙髓活力温度测验中热刺激的温度范围是：高于60 ℃。

124. 牙完全脱位离体后，应急处理方法为：就地用自来水冲洗牙齿再放入原位。

125. 牙再植后，X线片显示牙根炎症性吸收的时间是：伤后1～4个月。

126. 牙震荡主要表现为：牙周膜损伤，牙齿硬组织及牙龈无损伤。

127. 炎症牙髓中可以分离到的细菌不包括：葡萄球菌。

128. 遗传性乳光牙本质属于牙本质发育不全分型中的：Ⅱ型。

129. 不是氟牙症临床表现的是：白垩色斑的边界比较明确，其纹线与釉质的生长发育线相平行吻合。

130. 不属于慢性龋的临床表现的是：只见于成年人。

131. 龈上菌斑定义正确的是：未矿化的细菌性沉积物，牢固黏附于牙面和修复体表面，由黏性基质和嵌入其中的细菌构成。

132. 引起根尖周病的免疫因素不包括：激素类药物。

133. 引起根尖周病化学因素的叙述中，正确的是：化学性刺激均为医源性刺激。

134. 引起根尖周炎的物理因素不包括：牙髓电活力测验。

135. 引起龋病发生的病源因素为：致龋细菌。

136. 影响根管治疗预后较重要的因素是：术前是否有根尖周组织破坏（根尖放射线透射区）。

137. 用于盖髓剂的氢氧化钙制剂的 pH 为：9~12。

138. 由充填体高点引起咀嚼痛的处理为：调去高点。

139. 有关盖髓剂应具备的性质，叙述正确的是：对牙髓组织无毒性、无渗透性。

140. 有关活髓切断术的叙述中，不必要的是：术前口服抗生素。

141. 有关浅龋的描述，不正确的是：浅龋仅发生于釉质内。

142. 有关龋病病因学说中最为公认的是：四联因素理论。

143. 有关四环素对牙着色及釉质发育不全的影响，不正确的是：与牙釉质本身的结构有关，如果轻度牙釉质发育不全，牙釉质丧失透明度而呈白垩色时，着色牙本质外露明显。

144. 有激发痛的深龋，治疗方法应选择：先做安抚疗法，待 1~2 周复诊症状消除后，再以双层垫底充填。

145. 牙釉质成形术系指牙釉质表面的再成形，磨去的牙釉质部分应少于牙釉质厚度的：1/3。

146. 牙釉质发育不全与浅龋区别为：病损硬而光滑。

147. 在乳牙列中，患龋率最高的是：下颌第二乳磨牙。

148. 在组织病理学上，慢性牙髓炎包括：慢性溃疡性牙髓炎。

149. 蔗糖致龋的必要条件是：菌斑存在。

150. 诊断深龋时的注意事项错误的是：温度测验必须进入龋洞。

151. 制备 V 类洞时，要求：有适当的固位形。

152. 制备倒凹是为了：获得良好的固位形。

153. 中龋的临床表现为：龋洞形成，酸甜冷热刺激痛，刺激去除后症状立即消失。

154. 中龋为病损发展到：牙本质浅层。

第十三章　牙周病学

志在必得

　　一个人应当摒弃那些令人心颤的杂念，全神贯注地走自己脚下的人生之路。

——斯蒂文森

一、考点精析

A1/A2 型题

1. 患者在牙周基础治疗后，牙周袋深度仍在 5mm 以上，行牙周手术的时间最早在
   A. 1 年　　　　　　　　B. 1 周
   C. 2 周　　　　　　　　D. 4 周
   E. 3 月

【精析】D，在第一阶段治疗结束后的 4~12 周，应复诊再评估前一阶段疗效。一般在基础治疗后的再评估中对牙周情况进行全面评价。此时如果仍有 5mm 以上的牙周袋，且探诊仍有出血，或牙龈及骨形态不良、膜龈关系不正常时，则一般均须进行手术治疗（D 对）。

2. 龈上牙石易沉积于
   A. 后牙邻面和前牙唇面
   B. 全口牙邻面
   C. 全口牙颊舌面
   D. 上磨牙颊面和下前牙舌面
   E. 下磨牙颊面和上前牙舌面

【精析】D，龈上牙石一般体积较大，尤其是在与唾液腺导管开口相应处的牙面上沉积更多，如上颌第一磨牙颊面和下颌前牙的舌面（D 对）。

3. 牙周炎的全身促进因素不包括
   A. 骨质疏松症　　　　　B. 艾滋病
   C. 冠心病　　　　　　　D. 糖尿病
   E. 精神压力

【精析】C，牙周病全身促进因素的相关系统疾病：①糖尿病（D 对）；②艾滋病（B 对）；③骨质疏松症（A 对）；④精神压力（E 对）。冠心病不是牙周炎的全身促进因素（C 错，为正确答案）。

4. 引起妊娠期龈炎的直接病因是
   A. 咬合创伤　　　　　　B. 菌斑微生物
   C. 牙石刺激　　　　　　D. 妊娠本身
   E. 营养不良

【精析】B，菌斑微生物仍然是妊娠期龈炎的直接病因。

5. 牙周翻瓣术中，最关键最常用的切口是

A. 内斜切口　　　　　　　　B. 沟内切口

C. 牙间切口　　　　　　　　D. 纵行切口

E. 垂直切口

【精析】A，内斜切口是翻瓣术中最关键的切口，也是目前采用最多的切口（A 对）。

6. 药物性牙龈肥大的临床特征是

　　A. 牙龈肿胀增生以后牙区为重

　　B. 牙龈肿胀增生始于龈缘

　　C. 牙龈肿胀增生可发生于无牙区

　　D. 严重增生的牙龈可将牙挤压移位

　　E. 牙龈肿胀增生只发生于前牙区

【精析】D，药物性牙龈肥大：增生起始于唇颊侧或舌腭侧龈乳头，呈小球状突起于牙龈表面（B 错）。增生的牙龈还可将牙齿挤压移位，这种情况多见于上前牙（D 对）。药物性牙龈肥大常发生于全口牙龈（E 错），但以上、下前牙区为重（A 错）。它只发生于有牙区，拔牙后，增生的牙龈组织可自行消退（C 错）。

7. 关于牙菌斑生物膜的描述，正确的是

　　A. 约 7 天菌斑发展成熟达高峰

　　B. 邻近水性通道的细菌为厌氧菌

　　C. 菌斑形成首先为获得性膜形成

　　D. 菌斑形成后 6 小时即可被菌斑显示剂着色

　　E. 菌斑生物膜可被漱掉

【精析】C，牙菌斑生物膜是口腔中不能被水冲去或漱掉的细菌性斑块（E 错）。牙菌斑生物膜的形成可分为三个基本阶段：①获得性薄膜形成；②细菌黏附和共聚；③菌斑成熟（C 对）。一般 12 小时的菌斑便可被菌斑显示剂着色（D 错），早期菌斑增长较快，成熟时则较慢，9 天后便形成各种细菌的复杂生态群体，约 10 ~ 30 天的菌斑成熟达高峰（A 错）。邻近水性通道的细菌为需氧生存（B 错）。

8. 正常龈沟探诊深度最大上限是

　　A. 0.5mm　　　　　　　　B. 1.0mm

　　C. 2.0mm　　　　　　　　D. 3.0mm

　　E. 4.0mm

【精析】D，健康牙龈的龈沟探诊深度不超过 2.0 ~ 3.0mm（D 对）。

9. 非附着性龈下菌斑中，与牙周炎发病密切相关的细菌是

　　A. 福赛坦菌　　　　　　　B. 容齿放线菌

　　C. 变形链球菌　　　　　　D. 韦荣球菌

　　E. 白色念珠菌

【精析】A，非附着性菌斑主要为革兰阴性厌氧菌，如牙龈卟啉单胞菌、福赛坦氏菌（A 对）和具核梭杆菌。与牙槽骨的快速破坏有关，与牙周炎的发生、发展关系密切。

10. 在牙周翻瓣术中，颊、舌两侧龈缘高度差别大，应采用的缝合方式为

　　A. 冠向复位缝合　　　　　B. 锚式缝合

C. 水平褥式缝合　　　　　D. 悬吊缝合

E. 牙间间断缝合

【精析】D，龈瓣的复位：在有些膜龈手术时，将半厚瓣作根向复位，甚至复位在牙槽嵴顶的根方。有时需将龈瓣作冠向复位或侧向复位等（A 错）。缝合：①牙间间断缝合：是在牙齿邻间隙处将颊、舌侧龈乳头瓣直接拉拢缝合。适用于唇、舌两侧龈瓣的张力相等、高低一致时。有直接环行间断缝合和"8"字形间断缝合。间断缝合也可用于缝合龈瓣的纵行切口（E 错）。②悬吊缝合：是利用术区的牙齿来悬吊固定龈瓣。适用于颊、舌两侧龈瓣高度不一致时，使每侧龈瓣分别在所复位的水平紧密地贴合于牙与骨面，不易发生松脱或过大张力。包括：单个牙的双乳头悬吊缝合、单侧和双侧连续悬吊缝合（D 对）。③水平褥式缝合：适用于两牙之间有较大缝隙或龈乳头较宽时，为使龈瓣能更好地贴合骨面，可做水平褥式缝合（C 错）。④锚式缝合：是将最后一个磨牙远中的龈瓣或缺牙隙处的龈瓣以锚样的方式固定在邻近的牙上。适用于最后一个磨牙远中楔形瓣的缝合，或与缺牙间隙相邻处的龈瓣闭合（B 错）。

11. 牙龈炎患者基础治疗后，采用的菌斑控制措施中，错误的是

　　A. 使用电动牙刷刷牙

　　B. 使用牙间隙刷

　　C. 使用软毛牙刷刷牙

　　D. 使用冲牙器清除软垢

　　E. 使用牙线

【精析】B，菌斑控制方法：（1）刷牙：① Bass 法；②竖转动法；③电动牙刷刷牙。（2）邻面清洁措施：①牙线；②牙签；③牙间隙刷。更适用于牙龈退缩患者，也可用于根分叉贯通病变的患牙，对于牙邻面外形不规则或有凹面时，牙间隙刷较牙签更利于去除菌斑（B 错，为正确答案）。（3）家用冲牙器的使用。

12. 与药物性牙龈肥大有关的药物是

　　A. 环孢素　　　　　　　　B. 螺旋霉素

　　C. 多西环素　　　　　　　D. 阿莫西林

　　E. 甲硝

【精析】A，免疫抑制剂环孢素可引起药物性牙龈肥大。故本题正确答案为 A。

13. 牙周病的患病情况在不同国家和地区有很大差别，世界卫生组织以牙石平均检出区段数作为牙周状况评价标准的年龄是

　　A. 6 岁　　　　　　　　　B. 12 岁

　　C. 15 岁　　　　　　　　D. 18 岁

　　E. 25 岁

【精析】C。世界卫生组织以 15 岁组的牙石平均检出区段数作为牙周状况的评价标准。

14. 下列对牙龈袋的描述中错误的是

A. 牙龈肿胀增生

B. 龈沟可达 3 mm 或更深

C. 上皮附着在水平牙釉质牙骨质界

D. 出现结缔组织附着水平降低

E. 龈袋可能溢脓

【精析】D。龈袋一旦发生附着水平降低，即演变为牙周袋。

15. 若不及时治疗，有可能发展成"走马牙疳"的龈炎是

A. 急性龈乳头炎

B. 疱疹性龈口炎

C. 急性坏死性溃疡性龈炎

D. 慢性边缘性龈炎

E. 白血病

【精析】C。急性坏死性溃疡性龈口炎患者在抵抗力极度低下、同时感染产气荚膜杆菌时，可使面颊部组织迅速坏死，甚至穿孔，发生走马疳。

16. 由于内分泌的改变，使龈组织对微量局部刺激产生明显炎症的疾病是

A. 青春期龈炎　　　　B. 急性龈乳头炎

C. 边缘性龈炎　　　　D. 急性坏死性龈炎

E. 药物性牙龈增生

【精析】A。青春期龈炎的发病与机体激素水平相关。

17. 判断有无牙周炎的重要指征是

A. 龈袋超过 3 mm　　B. 附着丧失

C. 龈红肿　　　　　　D. 龈出血

E. 龈乳头增生

【精析】B。龈袋超过 3 mm，可形成假性牙周袋，不是诊断牙周炎的决定指标。有无附着丧失是判断有无牙周炎的主要指征。

18. 广泛型侵袭性牙周炎的临床特点为

A. 发病年龄都在 35 岁以上

B. 严重及快速的牙槽骨破坏

C. 通常牙龈炎症状较轻

D. 病损局限，只累及磨牙

E. 牙周袋浅，不超过 4 mm

【精析】B。广泛型侵袭性牙周炎的临床特点为：①患者的发病年龄是在青春期至 35 岁之间；②病损呈弥漫型，累及大多数牙；③某些病例（但不是所有病例）以前有过青少年牙周炎病史；④有严重及快速的牙槽骨破坏，然后破坏过程自然停止或显著减慢；⑤在活动期牙龈有急性炎症并伴有龈缘区桑葚样增殖，静止期炎症消失；⑥菌斑的沉积量在各病例间相差悬殊；⑦多数患者具有嗜中性粒细胞及单核细胞的功能缺陷；⑧有时伴有全身症状，包括体重减轻，抑郁及全身不适；⑨一般患者对治疗如刮治和全身药物治疗有明显的疗效，但也有少数患者经任何治疗都效果不佳，病情迅速加重直至牙齿丧失。

19. 牙周基础治疗后，牙龈肥大增生仍未消退，适用的手术治疗方法为

A. 牙周翻瓣术　　　　B. 牙龈切除术

C. 袋壁刮治术　　　　D. 植骨术

E. 引导性牙周组织再生术

【精析】B。牙周基础治疗后，牙龈肥大增生仍未消退，适用的手术治疗方法为牙龈切除术。此为牙龈切除术适应证之一。

20. 能产生白细胞毒素的牙周致病微生物是

A. 牙龈卟啉单胞菌（Pg）

B. 伴放线放线杆菌（Aa）

C. 具核梭杆菌（Fn）

D. 福赛坦菌（Tf）

E. 中间普氏菌（Pi）

【精析】B。能产生白细胞毒素的牙周致病微生物是伴放线放线杆菌（Aa）。Aa 可产生对高温和蛋白质敏感的白细胞毒素。

21. 牙槽骨垂直吸收时伴随的牙周袋多为

A. 牙龈袋　　　　　　B. 复杂袋

C. 骨上袋　　　　　　D. 骨下袋

E. 假性牙周袋

【精析】D。牙槽骨垂直吸收致使牙周袋底位于牙槽嵴顶的根方，即形成骨下袋。

22. 边缘性龈炎的最主要治疗原则是

A. 调整咬合　　　　　B. 药物治疗

C. 去除病因　　　　　D. 手术治疗

E. 调整激素水平

【精析】C。边缘性龈炎的最主要治疗原则是去除病因。对于牙龈炎症较重者，可配合药物治疗；对于少数牙龈纤维增生明显，炎症消退后牙龈形态仍不能恢复正常者，可施行牙龈形成术。

23. 早期牙周炎的表现不包括

A. 牙周袋形成　　　　B. 牙槽骨吸收

C. 牙龈红肿　　　　　D. 牙齿松动

E. 探诊后牙龈出血

【精析】D。早期症状不明显，患者常只有继发性牙龈出血或口臭的表现，与龈炎症状相似。除牙龈炎症外，还可有牙周袋形成，牙槽骨轻度吸收。检查时可见龈缘、龈乳头和附着龈的肿胀、质松软，呈深红色或暗红色，探诊易出血。

24. 龈上洁治术的最主要目的是

A. 清除食物残渣

B. 漂白牙齿

C. 清除龈上牙石和菌斑

D. 牙齿美容

E. 使根面平整

【精析】C。龈上洁治主要是去除龈缘附近及以上的牙石和菌斑。

25. 牙周疾病的局部促进因素中不包括
    A. 窝沟龋
    B. 食物嵌塞
    C. 创伤性𬌗力
    D. 光敏树脂充填体悬突
    E. 未恢复接触的冠修复体

【精析】A。牙周疾病的局部促进因素包括：①牙石；②解剖因素；③牙齿位置异常，拥挤和错𬌗畸形；④不良习惯：口呼吸，吐舌习惯，牙刷创伤；⑤牙面着色；⑥食物嵌塞；⑦咬合创伤；⑧其他诱病因素：充填体悬突，修复体的设计，修复体的材料，正畸治疗。

26. 诊断牙周炎的关键指标之一是
    A. 探诊深度 2 mm
    B. 附着龈质韧、有点彩
    C. 龈沟内有龈沟液
    D. 附着丧失、牙周袋形成
    E. 牙槽嵴到牙釉质牙骨质界的距离 2 mm

【精析】D。牙周袋形成是牙周炎最重要的病理性改变之一。牙槽骨吸收是牙周炎的另一个主要病理变化。有无附着丧失是鉴别牙龈炎和牙周炎的重要指标。

27. 鉴别牙周脓肿和牙槽脓肿时最具有诊断价值的是
    A. 牙有龋洞   B. 叩痛
    C. 牙髓活力   D. 病程
    E. 脓肿部位

【精析】C。鉴别牙周脓肿和牙槽脓肿时最具有诊断价值的是牙髓活力。牙周脓肿时患牙牙髓可有活力，而牙槽脓肿时牙髓处于坏死状态。

28. 龈下刮治术操作中，刮治器入袋时工作面与根面的交角应为
    A. 0 度   B. 30 度
    C. 45 度   D. 80 度
    E. 90 度

【精析】A。龈下刮治术过程中，将刮治器工作面与根面平行（0°角），缓缓放入袋底牙石基部，然后改变洁治器角度，使工作面与牙根面呈45°～90°角，以80°为最佳。如角度小于45°，刮治器的刃不能"咬住"牙石，会从牙石表面滑过；如角度大于90°，则与牙面接触的是刮治器的侧面，而不是刮治器的刃。

29. 改良 Widman 翻瓣术内斜切口的优点之一是
    A. 牙槽骨不会暴露
    B. 保留了牙周袋内层的组织
    C. 伤口暴露在外，利于清洁
    D. 袋壁感染组织可被切除
    E. 可再造牙龈乳头

【精析】D。改良 Widman 翻瓣术内斜切口的优点之一是袋壁感染组织可被切除。内斜切口在保留牙龈外侧相对健康的角化龈的同时，去除了袋内壁的感染组织。

30. 诊断天疱疮常用的临床分型不包括
    A. 寻常型   B. 增殖型
    C. 落叶型   D. 红斑型
    E. 结节型

【精析】E。我国传统上将天疱疮分为四型：寻常型、增殖型、落叶型、红斑型。

31. 患者男，40岁，体健，吸烟40支/日。临床诊断为慢性牙周炎，经牙周系统治疗及局部药物治疗后效果不理想，口腔卫生状况尚可。应最先考虑影响其疗效的因素是
    A. 营养因素   B. 咬合关系
    C. 吸烟   D. 使用的药物不当
    E. 工作紧张

【精析】C。牙周治疗效果不佳的原因很多，口腔卫生控制不佳是其中的主要因素，但该患者的口腔卫生状况尚可，因此主要考虑其他方面的因素，该患者存在一个明显的危险因素即吸烟，且吸烟量很大，吸烟既影响牙周疾病的发病和病情程度，又影响牙周治疗效果，故本题答案为C。

32. 患者男，27岁，一年来牙床肿胀，影响上下唇活动。检查：$\frac{321|123}{321|123}$ 唇侧龈增长，乳头明显突出，部分前牙被覆盖，袋深5～6 mm，探诊无出血。X线片未见牙槽骨吸收。既往有癫痫史。该患者经多次牙周治疗、无效，选择的治疗方法应是
    A. 牙龈翻瓣术   B. 龈上洁治术
    C. 龈下刮治术   D. 局部用药
    E. 龈切除术

【精析】E。牙龈切除术的适应证：牙龈肥大增生性疾病，中等深度的骨上袋，牙龈瘤及妨碍进食的妊娠瘤覆盖在正常的阻生牙咬合面的龈片。

33. 患者男，26岁，前牙牙龈肿大1年。检查：上下前牙龈肿大，龈乳头呈球状，质硬，有弹性，牙不松，袋深3～4 mm，附着无丧失，有慢性鼻炎，有口呼吸习惯。该病最可能的诊断为
    A. 青春期龈炎
    B. 单纯性肥大性龈炎
    C. 慢性龈炎
    D. 药物性龈炎
    E. 慢性牙周炎

【精析】B。单纯性肥大性龈炎牙龈肿胀肥大，呈深红色或暗红色，探诊易出血。牙龈乳头呈球状突起。肿胀的牙龈常可覆盖前牙唇的1/3或更多。由于牙龈肥大，使龈沟加深而形成龈袋，袋内易藏食物，细菌易滋生，故炎症加重。

若身体抵抗力降低时，可出现单发或多发性的牙龈脓肿。

34. 患者男，27岁，全口牙龈肿胀，检查：全口牙龈肥大突出，覆盖牙面1/2，色粉红，触有弹性，探诊不出血。询问病史时，应重点了解

   A. 家族史
   B. 药物过敏史
   C. 癫痫史
   D. 吸烟史
   E. 消化系统疾病史

【精析】C。长期服用抗癫痫药苯妥英钠，可使原来已有炎症的牙龈发生纤维性增生。但对药物引起牙龈增生的真正机理尚不十分清楚。一般认为增生的程度与口腔卫生状况和原有的炎症程度有明显关系。其他药物例如环孢素和硝苯地平也可引起药物性牙龈增生。

35. 患者女，30岁，牙龈易出血2个月。检查：全口牙龈色红、松软光亮，右下尖牙间的龈乳头肥大成瘤样，鲜红色，有蒂。最可能的诊断是

   A. 白血病的龈病损
   B. 急性牙龈脓肿
   C. 妊娠期龈炎
   D. 边缘性龈炎
   E. 牙周脓肿

【精析】C。妊娠期龈炎患者牙龈边缘和牙龈乳头呈鲜红色，松软、光亮、肿胀、肥大，有龈袋形成，轻触易出血。妊娠期龈炎可以在局部牙龈形成瘤样增生物，称为妊娠期龈瘤或称孕瘤。

36. 患者女，15岁，双侧下颌第一磨牙松动Ⅰ度。有浅牙周袋，袋内检出大量Aa菌。对该患者适宜的预防和药物治疗为

   A. 青霉素
   B. 强力霉素
   C. 螺旋霉素
   D. 卡那霉素
   E. 万古霉素

【精析】B。强力霉素，即多西环素，抗菌谱广，特别是对伴放线放线杆菌（Aa）具有较强的抑制作用。

37. 患者女，30岁，因牙龈出血就诊。口腔检查发现：口腔卫生较差，有少量龈上牙石，边缘龈红肿明显，触之易出血。对该患者正确的处理原则是口腔卫生指导和

   A. 龈上洁治术
   B. 口服药物控制炎症
   C. 局部用药控制炎症
   D. 通过局部用药控制炎症后行龈上洁治术
   E. 通过口服用药控制炎症后行龈上洁治术

【精析】D。慢性牙龈炎的治疗一般通过龈上洁治术彻底清除菌斑、牙石等刺激因素，炎症可在1周左右消退，对于炎症严重者，可配合局部药物治疗，一般不应全身用药。

38. 患者男，30岁，牙床肿大，近半年加重。检查：全口牙龈肿大，上前牙龈肿大明显，质硬，触出血，袋深3～5mm，1|1增生龈覆盖1/2冠。龈缘有菌斑。X线片示牙槽骨无吸收。有服环孢素史。临床诊断为药物性牙龈增生。该病在基础治疗后应采取的手术方法是

   A. 翻瓣术
   B. 龈下刮治术
   C. 牙龈切除术
   D. 袋壁刮治术
   E. 引导性牙周组织再生术

【精析】C。基础治疗后牙龈仍增生肥大的药物性牙龈增生患者，可行牙龈切除术去除增生牙龈。

39. 患者男，54岁，为慢性牙周炎患者，牙周基础治疗后6周复查时，多数牙牙颈部有菌斑，但无牙石，牙龈边缘仍有轻度充血、水肿，影响其疗效的主要因素是

   A. 牙颈部釉突
   B. 𬌗创伤
   C. 未做手术治疗
   D. 洁治不彻底
   E. 自我菌斑控制不佳

【精析】E。牙龈缘处大量菌斑伴牙龈炎症，提示自我控制菌斑效果不佳。

40. 患者女，50岁，牙龈刷牙出血近十年。检查见下前牙牙石（＋＋），其他部位牙石（＋），牙龈轻度至中度红肿，探诊出血，探诊深度普遍4～6mm，附着丧失2mm左右。最可能的诊断为

   A. 边缘性龈炎
   B. 坏死性龈炎
   C. 慢性牙周炎
   D. 快速进展性牙周炎
   E. 白血病的牙龈病损

【精析】C。该患者年龄大，病程长，结合牙周袋形成及附着丧失，最可能的诊断为慢性牙周炎。

41. 患者女，56岁，左上后牙遇冷刺激痛3个月，昨晚出现自发痛，阵发加重，放散至同侧头颞部。检查：7|颈部浅楔状缺损，探不敏感。冷、热测激发疼痛，且持续数十秒钟。叩痛（＋），远中牙周袋8mm，Ⅰ度松动，牙石（＋＋），牙龈缘红肿。X线片示：牙槽骨水平吸收至根中1/2，远中牙槽骨垂直吸收至根尖。该患牙确切的临床诊断是

   A. 慢性牙髓炎
   B. 可复性牙髓炎
   C. 逆行性牙髓炎
   D. 急性牙髓炎
   E. 慢性牙髓炎急性发作

【精析】C。牙周袋深，且表现为急性牙髓炎症状，在无明显牙体病损来源的情况下，可明确逆行性牙髓炎的诊断。

42. 患者女，56岁，下前牙松动半年。检查：全口牙牙石（＋＋）。两个下中切牙松动Ⅰ度，牙龈退缩2mm，探诊深度6mm，牙龈缘暗红，探诊出血。其他牙未见松动，牙龈缘普遍暗红，探诊出血，探诊深度普遍4～6mm。该患者最可能的诊断是

   A. 边缘性龈炎
   B. 慢性牙周炎
   C. 白血病时的牙龈表现
   D. 龈乳头炎
   E. 广泛型侵袭性牙周炎

【精析】 B。检查时可见龈缘、龈乳头和附着龈的肿胀、质松软，呈深红色或暗红色，探诊易出血，有牙周袋形成，故可判断为慢性牙周炎。

43. 患者女，50岁，牙龈反复脓肿2个月。检查：全口多个牙龈部位有局限性隆起，有波动感、溢脓，全口牙的牙周袋普遍5~8 mm，考虑该患者有全身因素的影响。首先想到最可能的全身因素是
　　A. 胃溃疡　　　　　　　B. 肾移植
　　C. 冠心病　　　　　　　D. 糖尿病
　　E. Down 综合征

【精析】 D。糖尿病和牙周炎存在双向关系，两者发病存在共同危险因素且互为高危因素。糖尿病会增加牙周炎的发病风险及严重程度，是牙周炎发生和发展的重要危险因素；同时，牙周炎也是糖尿病发生发展的高危因素，有效的牙周治疗利于血糖控制。

44. 某患者，18岁，主诉刷牙出血数月。查：牙不松动，牙龈红肿，牙周探诊深度≤3 mm，牙石（++），探诊出血，最佳处理方案应是
　　A. 服用阿莫西林和甲硝唑
　　B. 口腔卫生宣教和龈上洁治术
　　C. 口腔卫生宣教、龈上洁治术、根面平整术
　　D. 服用牙周宁片、使用含漱剂
　　E. 进行牙龈切除术

【精析】 B。根据题干所给出的病情可判断，该患者所患的疾病为慢性龈炎，对其进行口腔卫生指导和龈上洁治术即可。不需要根面平整和手术治疗，也不需要全身药物治疗，单纯药物治疗而不清除局部刺激因素不能治愈牙龈炎。

45. 患者女，40岁，近1周来左上后牙持续钝痛，近半年有食物嵌塞。检查：|56邻面均有中深龋洞，有嵌塞食物；温度测验同对照牙，叩痛（+），龈乳头红肿扣痛，探出血。患者主诉疾病的诊断应是
　　A. 深龋　　　　　　　　B. 慢性牙髓炎
　　C. 急性牙髓炎　　　　　D. 急性龈乳头炎
　　E. 可复性牙髓炎

【精析】 D。患者主诉疾病是急性龈乳头炎。|56 有中深龋洞，温度测验同对照牙说明龋病尚未涉及牙髓；急性龈乳头炎时，嵌塞的两邻牙均可有轻度叩痛。

46. 患者女，15岁，左下第二前磨牙中央尖折断，被诊断为瘘管型慢性根尖周炎。患牙Ⅲ度松动、牙周袋5 mm；X线片显根长为5 mm，根尖吸收呈燕尾状，根尖周X线透射区5 mm×5 mm，边界较清楚。该主诉牙的治疗为
　　A. 拔除术　　　　　　　B. 干髓治疗术
　　C. 塑化治疗术　　　　　D. 根管治疗术
　　E. 根尖诱导成形术

【精析】 A。中央尖折断时，患牙牙根尖部发育尚未完成，

已经重度感染。患牙根短而根尖病边范围大、患牙Ⅲ度松动、牙周袋5 mm，已无法保留，建议拔除。

47. 患者女，45岁，|6牙周反复肿痛来诊，初诊为：慢性牙周炎。X线片显示：环绕|6牙根的白色阻射线消失。这表明组织有破坏的是
　　A. 牙本质　　　　　　　B. 牙骨质
　　C. 牙周膜　　　　　　　D. 牙槽骨
　　E. 牙龈组织

【精析】 D。环绕右下第一磨牙牙根的白色阻射线消失，在牙周组织中与X线片白色阻射线相对应的是固有牙槽骨，由致密的骨板组成，故答案为D。

48. 患者男，55岁，左下后牙床肿痛3天。检查：左下第一磨牙颊侧牙龈处有局限性肿胀、隆起，扪有波动感，该牙未见龋坏，温度测验正常，反应与对照牙相同，颊侧近中及中央处探诊深度7 mm。最可能的诊断为
　　A. 急性坏死性龈炎　　　B. 急性牙龈脓肿
　　C. 急性牙周脓肿　　　　D. 急性根尖周脓肿
　　E. 急性龈乳头炎

【精析】 C。患者的临床表现中没有坏死性龈炎的特征性表现（牙龈坏死、口臭、龈乳头消失），可排除A；患牙有附着丧失，可排除B的诊断；患牙无龋坏，温度测验反应正常，说明牙龈活力正常，故可排除D；主要表现为颊侧有脓肿，且有波动感、有牙周袋，为急性牙周脓肿的表现，而不是龈乳头炎的表现，故答案为C，排除E。

49. 患者男，17岁，主诉牙龈出血、咀嚼无力1个月余。口腔检查：切牙和第一磨牙松动Ⅰ度，切牙唇侧移位，牙周袋5~6 mm，第一磨牙周袋6 mm，菌斑指数和牙石指数为1，探诊牙龈出血。初步诊断为
　　A. 慢性牙周炎
　　B. 局限型侵袭性牙周炎
　　C. 广泛型侵袭性牙周炎
　　D. 青春期龈炎
　　E. 慢性龈炎

【精析】 B。根据题干给出的表现，患者发病年龄小，病程进展快，且局限于切牙和第一磨牙，口腔卫生较好，符合局限型侵袭性牙周炎的特征，故答案选B。

50. 患者女，40岁，主诉牙龈增生2年，有高血压病史。检查：全口牙龈增生，覆盖牙冠的1/3~1/2，牙龈乳头因增生而相连，牙龈表面有的呈桑葚状，牙龈质地坚实，呈暗红色，造成以上症状的原因是患者可能服用了
　　A. 苯巴比妥钠　　　　　B. 环孢素
　　C. 硝酸异山梨酯　　　　D. 硝苯地平
　　E. 降压灵

【精析】 D。该患者有高血压病史，因此可能服用了硝苯地平。引起药物性牙龈增生的药物主要有苯妥英钠、环孢素、

硝苯地平。这三种药物治疗的疾病分别为：癫痫、器官移植（主要为肾移植）后的免疫排斥反应及高血压。

51. 患者男，23岁，刷牙时牙龈出血半年。检查：全口牙牙石（+）~（++），牙面有色素，牙龈缘及龈乳头轻度水肿，色略红，探诊后牙龈出血，探诊深度3 mm，未探查到附着丧失。最可能的诊断是

    A. 药物性牙龈增生　　　B. 慢性牙周炎

    C. 坏死性龈炎　　　　　D. 慢性龈炎

    E. 侵袭性牙周炎

【精析】D。患者的临床表现中无牙周附着丧失，可排除牙周炎的诊断，即B和E；患者的临床表现中没有牙龈的肥大增生和坏死，可排除A和C；患者的表现符合慢性龈炎的表现，故答案为D。

52. 患者女，26岁，右上后牙龈肿痛1周，口服消炎药治疗无效。检查：右上6牙体颊侧牙周脓肿形成，叩痛（+），冷测反应同对照牙，牙周袋8 mm。应急处理为

    A. 局部麻醉下开髓　　　B. 龈上洁治术

    C. 龈下刮治术　　　　　D. 脓肿切开引流

    E. 全身药物治疗

【精析】D。患者表现为牙周脓肿，且已有1周时间，但病变局限，此时的脓肿应已有较多脓液，处理原则为引流。由于是牙周脓肿，不需开髓治疗；由于病变局限，不需用全身药物治疗。故本题选D。

53. 患者女，45岁，已经明确诊断为慢性牙周炎并经基础治疗4周后，6牙周袋探诊深度仍然为6 mm，可探入颊侧根分叉区，牙龈无退缩，X线片检查见根分叉处牙槽骨密度略有减低。则该患者最适宜做

    A. 袋内壁刮治术　　　　B. 牙周翻瓣术

    C. 根尖诱导成形术　　　D. 截根术

    E. 牙周引导性组织再生术

【精析】E。根据临床表现，该牙患有Ⅱ度根分叉病变，经过牙周基础治疗后仍有深牙周袋和病变，对这种病变的最佳手术治疗方案是牙周引导性组织再生。故本题选E。

54. 牙周炎的局部因素不包括

    A. 细菌和菌斑　　　　　B. 软垢和牙石

    C. 食物嵌塞　　　　　　D. 饮酒

    E. 咬合创伤

【精析】D，口腔卫生不良、牙石和牙垢堆积、食物嵌塞、细菌和菌斑作用、咬合创伤、不良充填物和修复体刺激或压迫牙龈等，都是引起牙周炎的重要局部原因。故本题选D。

55. 与药物性牙龈肥大有关的药物是

    A. 环孢素　　　　　　　B. 螺旋霉素

    C. 多西环素　　　　　　D. 阿莫西林

    E. 甲硝唑

【精析】A，环孢素和硝苯地平（心痛定）等可引起药物性

牙龈增生。环孢素为免疫抑制剂，常用于器官移植或某些自身免疫病患者。

56. 世界卫生组织以15岁组的牙石平均检出区段数作为牙周状况的评价标准，牙周状况等级中的牙石检出平均区段数是

    A. 1.2　　　　　　　　　B. 2.4

    C. 2.5　　　　　　　　　D. 3.2

    E. 3.6

【精析】D，世界卫生组织以15岁组的牙石平均检出区段数作为牙周状况的评价标准，牙周状况等级中的牙石检出平均区段数是3.2。WHO牙周状况评价标准牙石检出平均区段数：0~1.5很低；1.6~2.5低；2.6~3.5中；3.6~4.5高；4.6~6.0很高。故本题答案是D。数据要牢记。

57. 引起牙龈炎最主要的因素是

    A. 革兰阳性杆菌

    B. 体内菌群紊乱

    C. 免疫力低下

    D. 全身慢性消耗性疾病

    E. 口腔卫生差，菌斑大量堆积

【精析】E。牙周病是菌斑微生物引起的感染性疾病，菌斑微生物是引发牙周病的始动因子，是造成牙周组织破坏的必需因素。

58. 关于殆创伤下列哪项是正确的

    A. 单纯殆创伤会加重牙周炎症

    B. 单纯殆创伤会造成骨下袋

    C. 治疗牙周炎消除殆创伤是第一位的

    D. 殆创伤会增加牙的松动度，所以松动度增加是诊断殆创伤的唯一指征

    E. 自限性牙松动，没有炎症时不造成牙周组织破坏

【精析】E。①单纯、短期的殆创伤不会引起牙周袋（B错），也不会引起或加重牙龈的炎症（A错）；②殆创伤会增加牙的松动度，但松动度增加并不一定是诊断殆创伤的唯一指征（D错）；③自限性牙松动在没有牙龈炎症的情况下，不造成牙周组织的破坏（E对）；④在牙周炎的治疗中，消除炎症是第一位的（C错）。

59. 造成垂直型食物嵌塞的主要原因是

    A. 牙周萎缩

    B. 牙齿松动

    C. 过度磨损

    D. 接触点消失或异常

    E. 不良修复体

【精析】D。垂直性嵌塞大致可分为以下3个方面：①两邻牙失去正常的接触关系；②来自对殆牙的楔力或异常的殆力；③由于邻面和殆面的磨损而使食物外溢道消失，致使食物被挤入牙间隙。造成垂直型食物嵌塞的主要原因之一是接触点消失或异常。

60. 龈上牙石易沉积于
    A. 上前牙唇面
    B. 上颌双尖牙颊面
    C. 上颌第一磨牙颊面和下前牙舌面
    D. 上前牙邻面
    E. 下前牙唇面

【精析】C。沉积在临床牙冠，直接可看到的牙石称为龈上牙石，呈黄色或白色。龈上牙石易沉积于上颌第一磨牙颊面和下前牙舌面（C 对），因为它们分别与腮腺导管开口和舌下腺导管口相对。龈上牙石的矿化成分来源于唾液，上前牙唇面、邻面和下前牙唇面不被唾液浸泡，不易形成牙石，上颌双尖牙颊面距离唾液腺导管开口较远且刷牙时容易清洁，不容易形成牙石。

61. 关于龈沟液的叙述中不正确的是
    A. 牙龈健康者有极少量龈沟液
    B. 炎症时龈沟液明显增多
    C. 液体成分主要来源于血清
    D. 龈沟液中有免疫球蛋白具有抗特异性致病菌的作用
    E. 龈沟液中无白细胞等防御细胞

【精析】E。龈沟液的液体成分主要来源于血清（C 对）。牙龈健康者只有极少量龈沟液（A 对）。牙龈炎症明显时，龈沟液量明显增多（B 对）。龈沟液中的免疫球蛋白与口腔防御功能有关，具有针对不同致病菌的特异抗体功能（D 对）。白细胞是龈沟液中的重要防御细胞（E 错，为正确答案）。

62. 用钝头牙周探针探测牙周炎患牙的炎症牙龈时，探针终止于
    A. 龈沟底
    B. 进入结合上皮 1/2 ~ 1/3 处
    C. 穿透结合上皮，终止于正常结缔组织的冠方
    D. 终止于正常结缔组织纤维内
    E. 终止于结合上皮的冠方

【精析】C。用标准的25g力探诊，在健康状态下探针可进入结合上皮；有炎症时探针会超过结合上皮，进入炎症区达健康结缔组织冠方。

63. 关于氯己定含漱液，描述不正确的是
    A. 广谱抗菌药
    B. 长期含漱使牙面、舌背表面着色
    C. 易使细菌产生耐药菌株
    D. 每日含漱 2 次，每次 1 分钟
    E. 有苦味，并使味觉短时改变

【精析】C。氯己定溶液是一种广谱抗菌药，使用0.12% ~ 0.2%的溶液，每天2次，每次10 ml，含漱1分钟，可以抑制菌斑形成。氯己定的化学结构稳定，毒性小，长期使用不易形成耐药菌株或造成对人体的损害（C 错，为正确答案）。其主要缺点是长期使用会使牙面、舌背和树脂类修复

体的表面着色。有苦味，并使味觉短时改变。

64. 下列关于白血病龈病损的病理变化，叙述有误的是
    A. 牙龈上皮和结缔组织内充满密集的幼稚白细胞
    B. 可见正常的中性粒细胞
    C. 可见淋巴细胞和浆细胞的灶性浸润
    D. 胶原纤维被幼稚白细胞所代替
    E. 毛细血管收缩，可见组织坏死

【精析】E。白血病的龈病损病理变化为牙龈上皮和结缔组织内充满密集的幼稚白细胞，偶见正常的中性粒细胞、淋巴细胞和浆细胞的灶性浸润。结缔组织高度水肿变性，胶原纤维被幼稚白细胞所代替。毛细血管扩张，血管腔内可见血细胞形成栓塞，并可见组织坏死（E 错，为正确答案）。

65. 白血病的牙龈病损不可能出现的临床表现是
    A. 牙龈肿胀常为局部性
    B. 组织松软脆弱或中等硬度，表面光亮
    C. 颜色暗红发绀或苍白
    D. 牙龈炎症明显
    E. 牙龈肿胀可覆盖部分牙面

【精析】A。白血病的龈病损：牙龈肿大，颜色暗红发绀或苍白，组织松软脆弱或中等硬度，表面光亮。牙龈肿胀常为全口性（A 错，为正确答案），且可覆盖部分牙面，牙龈一般有明显的炎症。

66. 下列哪个药不会引起药物性牙龈增生
    A. 苯妥英钠　　　　　B. 维拉帕米
    C. 硝苯地平　　　　　D. 环孢素
    E. 吗啡

【精析】E。癫痫患者长期服用苯妥英钠，使原来已有炎症的牙龈组织发生纤维性增生。钙通道阻滞剂如硝苯地平、维拉帕米等和免疫抑制剂环孢素也可引起药物性牙龈肥大。吗啡不会引起药物性牙龈增生（E 错，为正确答案）。

67. 环孢素引起的牙龈增生不同于苯妥英钠引起牙龈增生的是
    A. 环孢素引起的增生组织中血管和慢性炎症细胞的成分较多
    B. 苯妥英钠引起的增生组织中血管和慢性炎症细胞的成分较多
    C. 环孢素引起的增生组织数量明显多于苯妥英钠
    D. 苯妥英钠引起的增生组织数量明显多于环孢素
    E. 环孢素引起的增生组织大小明显多于苯妥英钠

【精析】A。环孢素和硝苯地平所引起的牙龈增生其组织学和临床表现均与苯妥英钠所致的牙龈增生相似，但环孢素引起的增生组织中血管和慢性炎症细胞的成分较多。

68. 急性坏死性溃疡性龈炎的发病特点不包括
    A. 常发生于青壮年
    B. 发病急，经常与精神紧张有关

C. 初起时龈乳头充血水肿，个别出现溃疡

D. 进展快，牙间乳头和边缘龈坏死

E. 病程长，牙龈出血，牙齿松动

【精析】E。坏死性溃疡性龈炎患者常有精神紧张，常发生于青壮年。本病起病急，病程较短（E错，为正确答案）。初起时龈乳头充血水肿，在个别牙龈乳头的顶端发生坏死性溃疡。根据上述临床表现，包括起病急、牙龈疼痛、自发性出血、有腐败性口臭以及龈乳头和龈缘的坏死等特征，可诊断急性坏死性溃疡性龈炎。

69. 药物性牙龈增生起始于

A. 舌侧龈乳头　　　　　B. 腭侧龈乳头

C. 近中龈乳头　　　　　D. 远中龈乳头

E. 唇颊侧龈乳头

【精析】E。药物性牙龈增生起始于唇颊侧或舌腭侧龈乳头，呈小球状突起于牙龈表面。

70. 关于侵袭性牙周炎表述正确的是

A. 与慢性牙周炎区别不明显

B. 发生于全身健康者

C. 无家族聚集性

D. 疾病进展缓慢

E. 以上均正确

【精析】B。侵袭性牙周炎的诊断特点：无明显的全身疾病（B对）；快速的骨吸收和附着丧失（D错）；家族聚集性（C错）。

71. 龈下刮治器刮除牙石时，工作端与牙面之间的角度是

A. ＜45°　　　　　　　B. 60°

C. 80°　　　　　　　　D. 90°

E. 105°

【精析】C。刮治时要改变刮治器的工作面与牙面的角度至45°～90°角，以70°～80°角为最佳。

72. 四环素类药物具有酶的活性，阻止骨吸收的作用，其抑制的酶主要为

A. 胶原酶　　　　　　　B. 蛋白酶

C. 透明质酸酶　　　　　D. 水解酶

E. 硫酸软骨素酶

【精析】A。四环素类药物能抑制胶原酶及其他基质金属蛋白酶的活性，其抑制胶原酶的作用不依赖于其抗菌性能。因此四环素类药物可抑制结缔组织的破坏，阻断骨的吸收，促进牙周组织再生。

73. 四环素进入机体后，对骨组织亲和力大，服药后，龈沟液中的浓度比血液者高，其倍数为

A. 2倍　　　　　　　　B. 2～4倍

C. 2～10倍　　　　　　D. 4倍

E. 4～8倍

【精析】C。药物在体内分布：分布广，可存在于多种组织、器官和体液中，尤其对骨组织亲和力强，在龈沟液中

的浓度为血药浓度的2～10倍。

74. 牙髓根尖周病对牙周组织的常见影响不包括

A. 根面龋洞形制备时造成的牙周病变

B. 牙髓治疗过程中或治疗后造成的牙周病变

C. 牙槽脓肿经牙周引流，引起牙周组织的一过性急性炎症

D. 牙槽脓肿反复发作且多次从牙周排脓，最终导致牙周病变形成

E. 根管治疗后的牙齿，有的可发生牙根纵裂，进一步导致牙周病变

【精析】A。牙槽脓肿脓液向牙周引流。急性炎症所致的一过性表现。牙槽脓肿反复发作且长期从牙周排脓而未得到彻底治疗者，终使牙周病变成立。牙髓治疗过程中或治疗后造成的牙周病变也不少见。根管治疗后的牙齿，有的可发生牙根纵裂。也可伴发局限的深牙周袋和牙槽骨吸收。

75. Down综合征的特点不包括

A. 发育迟缓、智力低下

B. 常有上颌发育不足

C. 面部扁平，眶距增宽

D. 牙周破坏程度远不如菌斑、牙石等局部刺激的量

E. 严重的牙周炎

【精析】D。Down综合征临床表现：患者有发育迟缓和智力低下；面貌特征为面部扁平，眶距增宽，鼻梁低宽，颈部短粗。常有上颌发育不足。几乎100%的患者均有严重的牙周炎，且其牙周破坏程度远超过菌斑、牙石等局部刺激物的量（D错，为正确答案）。

76. 关于掌跖角化－牙周破坏综合征病因描述正确的是

A. 属于常染色体显性遗传

B. 男患病几率更高

C. 组织蛋白酶C（CTSC）基因的突变

D. 中性粒细胞趋化功能升高

E. 以上均正确

【精析】C。掌跖角化－牙周破坏综合征属于常染色体隐性遗传（A错）。男女患病概率均等（B错）。最近的研究显示，组织蛋白酶C（CTSC）基因的突变可能是掌跖角化－牙周破坏综合征（PLS）的致病基础（C对）。有人报道本病患者的中性粒细胞趋化功能降低（D错）。

77. 龈上洁治术通常将全口牙分为若干区段洁治，常见区段数为

A. 2　　　　　　　　　B. 4

C. 6　　　　　　　　　D. 8

E. 以上均可

【精析】C。手工洁治将上、下牙分为上、下颌及左、中、右六个区段，逐区逐牙进行洁治，以免遗漏需洁治的牙。

78. 龈切除手术后，塞治剂拆除时间一般是

A. 1～4天　　　　　　　B. 5～7天

C. 7~8 天   D. 10~12 天

E. 14~15 天

【精析】B。龈切除术后，塞治剂拆除时间一般为5~7天。

79. 特用于后牙洁治的器械有

A. 直角洁治器   B. 锄形洁治器

C. 大镰刀形洁治器   D. 弯镰刀形洁治器

E. 以上均是

【精析】D。镰刀形洁治器用于前牙者：有直角形（A错）、大镰刀形（C错）；用于后牙者：弯镰刀形（D对）。大镰刀形洁治器也可用于后牙洁治。锄形洁治器：左右成对，为线形单侧刃。多用于去除颊舌面的色素（B错）。

80. 引起慢性龈炎的局部刺激因素如下，除外

A. 拾面充填物高点

B. 食物嵌塞

C. 牙列不齐

D. 牙石

E. 不良修复体

【精析】A。牙石（D对）、食物嵌塞（B对）、不良修复体（E对）、牙错位拥挤（C对）、口呼吸等因素均可促进菌斑的积聚，引发或加重牙龈的炎症。拾面充填物高点不属于引起慢性龈炎的局部刺激因素（A错，为正确答案）。

81. 对附着龈宽度描述正确的是

A. 龈缘至膜龈联合的距离

B. 龈沟底至膜龈联合的距离

C. 龈缘至龈沟底的距离

D. 龈沟底至釉质牙骨质界的距离

E. 保障牙周健康的附着龈宽度至少3mm

【精析】B。附着龈的宽度是指从膜龈联合至正常龈沟底的距离（B对）。

82. 成人牙周炎的临床症状如下，除外

A. 牙龈红肿出血   B. 真性牙周袋形成

C. 牙周脓肿   D. 无附着丧失

E. 牙槽骨吸收

【精析】D。牙周炎牙龈的炎症表现为鲜红或暗红色，在牙石堆积处有不同程度的炎性肿胀甚至增生，探诊易出血（A对）。慢性牙周炎患者除有上述主要特征（牙周袋形成（B对）、牙龈炎症、牙周附着丧失（牙周附着丧失具有牙周炎诊断价值，D错，为正确答案）、牙槽骨吸收（E对））外，晚期常可出现其他伴发病变和症状，如急性牙周脓肿（C对）。

A3/A4 型题

(1~3 题共用题干)

患者女，28岁，近4个月来全口牙龈逐渐肿大，刷牙时牙龈易出血，偶有牙龈自动出血史。

1. 若患者妊娠6个月，诊断为妊娠期龈炎，临床上最可能

表现为

A. 牙龈疼痛、恶臭

B. 牙齿松动

C. 牙龈为纤维性增大

D. 牙龈色鲜红、光亮

E. 牙龈坏死

2. 若患者未妊娠，怀疑为白血病在口腔的表现，确认的方法为

A. 活检   B. 脱落细胞涂片

C. 白细胞吞噬功能   D. 白细胞趋化功能

E. 查血象

3. 若诊断为白血病，在口腔还会表现为

A. 牙龈苍白、松软脆弱

B. 牙龈色鲜红、光亮，质软

C. 牙龈呈波动感

D. 牙龈表面有伪膜

E. 牙龈表面有疱疹

【精析】D、E、A。妊娠期龈炎发生于个别牙或全口牙龈，以前牙区为重，龈缘和牙间乳头呈鲜红色或暗红色，松软光亮，触之易出血。若怀疑为白血病在口腔的表现，血象检查发现白细胞数目或形态异常可予以初步诊断。白血病牙龈病损时，常由于病变白细胞大量浸润导致牙龈苍白、脆弱。

(4~7 题共用题干)

患者女，19岁，上前牙松动3年，检查见上切牙松动Ⅱ度，扇形移位，口腔卫生较好，初步拟诊为局限型青少年牙周炎。

4. 为确诊还应做的最重要的检查是

A. 血象检查   B. 活检

C. 脱落细胞诊断   D. X线牙片

E. 拾力测定

5. 若已确诊，其可能还具有的特征如下，但不包括

A. 上颌第一磨牙近中垂直骨吸收

B. 病变累及全口牙

C. 牙龈炎症表现轻微

D. 龈下菌斑中查出大量的伴放线放线杆菌

E. 上前牙有深牙周袋

6. 对该患者的治疗措施中不适当的是

A. 牙周基础治疗

B. 反复进行口腔卫生指导

C. 首选口服甲硝唑

D. 基础治疗后进行牙周翻瓣术治疗

E. 定期复查复治

7. 青少年牙周炎牙槽骨吸收的特点不包括

A. 初期牙槽骨仅表现为疏松

B. 可见到牙槽硬骨板模糊不清，但牙槽骨无明显吸收

C. 病变中、晚期，骨吸收多呈杯状或角形吸收

D. 多发生牙槽骨的水平吸收

E. 牙槽骨吸收的范围和牙周袋深度常不一致

【精析】D、B、C、D。拍 X 线牙片用于评估口内余牙的牙槽骨吸收情况和方式。病变累及全口牙是广泛型侵袭性牙周炎的临床表现。侵袭性牙周炎应以机械性牙周基础治疗为主，药物治疗为辅。侵袭性牙周炎牙槽骨吸收在后牙区以角形吸收为主。

(8～11题共用题干)

患者男，27岁，牙龈疼痛、自动出血3天。检查：腐败性口臭，多个牙的牙龈乳头尖端消失变平，下切牙的龈缘虫蚀状坏死，有灰白膜覆盖。

8. 该病的最可能诊断是

A. 边缘性龈炎　　　　B. 增生性龈炎

C. 急性坏死性龈炎　　D. 慢性牙周炎

E. 快速进展性牙周炎

9. 对诊断最有帮助的辅助检查是

A. 涂片革兰染色　　　B. 查血白细胞

C. 拍曲面断层片　　　D. 咬合检查

E. 肌电图检查

10. 分析导致该病的主要病原微生物为

A. 伴放线放线杆菌　　B. 牙龈卟啉单胞菌

C. 葡萄球菌　　　　　D. 梭形杆菌和螺旋体

E. 放线菌

11. 如果明确了诊断，并认为治疗中应使用全身药物，最佳药物选择是

A. 青霉素　　　　　　B. 阿莫西林

C. 消炎痛　　　　　　D. 甲硝唑

E. 增效联磺片

【精析】C、A、D、D。急性坏死性龈炎发生原因是口腔内梭形杆菌和螺旋体大量繁殖感染所致。本病起病较急，初起的2～3日内，牙龈红肿、出血，牙龈边缘腐烂，糜烂处有灰白色假膜覆盖，容易拭去，龈乳头如刀切状消失，口腔有恶臭，唾液分泌增多。口腔分泌物涂片可进行致病微生物检测。甲硝唑抑制专性厌氧菌引起的局部感染，对本病致病菌抑制效果最佳。

(12～14题共用题干)

患者女，50岁，牙龈增生影响咀嚼一年。检查见全口牙龈肥大增生，覆盖牙面约1/2，结节状。探诊时有出血，个别牙龈增生严重处牙齿有移位。

12. 为了帮助诊断，最应注意询问的病史为

A. 月经状况　　　　　B. 子女情况

C. 饮食状况　　　　　D. 服药史

E. 流行病学史

13. 如果该患者进行过肾移植手术，并在2年中一直接受治疗，则最可能的诊断是

A. 药物性牙龈增生　　B. 牙龈纤维瘤病

C. 坏死性龈炎　　　　D. 快速进展性牙周炎

E. 白血病的牙龈病损

14. 导致该病的主要原因是

A. 免疫抑制剂环孢素　B. 遗传因素

C. 螺旋体　　　　　　D. 白细胞大量浸润

E. 血压过高

【精析】D、A、A。通过询问服药史，进行药物性牙龈增生的诊断和鉴别诊断。肾移植后服用免疫抑制抗排异药可引起药物性牙龈增生。

(15～17题共用题干)

患者女，45岁，主诉：刷牙出血半年，伴口臭。口腔检查见 76｜67 321｜123，牙龈色暗红，肿胀，探诊 21｜12 出血，牙周探诊深度4～5 mm。牙石（＋＋）。

15. 询问全身病史时，可不包括

A. 药物过敏史　　　　B. 糖尿病史

C. 传染病史　　　　　D. 肢体外伤史

E. 血液病史

16. 进一步检查不包括

A. 探诊深度　　　　　B. 附着水平

C. 牙齿松动度的检查　D. X线牙片检查

E. 牙齿颜色的检查

17. 若确诊为牙周炎，治疗方案中应首选

A. 口服抗生素　　　　B. 基础治疗

C. 手术治疗　　　　　D. 松牙固定

E. 调𬌗

【精析】D、E、B。肢体外伤史与本病的诊断、鉴别诊断及治疗计划关系不大。本例应着重检查牙列的牙周健康状况，不包括牙齿颜色检查。牙周基础治疗是所有牙周治疗的基础，目的是消除致病因素，使炎症减轻到最低程度，并为下一阶段的治疗，如牙周手术治疗/修复治疗/正畸治疗等做准备。

(18～20题共用题干)

患者男，45岁，主诉刷牙时牙龈出血，口腔有异味，双侧后牙及下前牙轻度松动，伴有咬合痛。

18. 主要应该进行的检查是

A. 探诊＋叩诊　　　　B. 扪诊＋X线片

C. 松动度检查　　　　D. 温度测验＋探诊

E. 牙周袋探诊＋X线片

19. 如果拟诊断为慢性牙周炎，主要致病菌是

A. 放线菌

B. 牙龈卟啉单胞菌

C. 乳酸杆菌

D. 变形链球菌

E. 嗜二氧化碳噬纤维菌

20. 晚期可能出现的伴发症状为

A. 中度深度牙周袋　　　B. 重度牙龈炎症

C. 急性牙周脓肿　　　　D. 牙槽骨水平吸收

E. 牙齿咬合痛

【精析】E，B，C，C。该患者应进行牙周软组织和硬组织检查。牙龈卟啉单胞菌与慢性牙周炎关系紧密。深牙周袋炎症渗出物引流不畅时，可伴发急性牙周脓肿。

(21～23题共用题干)

患者男，19岁，患病1周，牙龈乳头坏死，前牙唇侧明显，坏死形成溃疡处凹陷，表面灰白色假膜，触之出血明显，口腔有腐性口臭。体温37.8℃，颏下淋巴结肿痛，既往未出现全身明显异常现象。

21. 有辅助诊断意义的检查是

A. 白细胞分类　　　　　B. 脱落细胞检查

C. 革兰染色涂片　　　　D. X线片

E. 组织病理

22. 预计检查后异常表现在

A. 中性粒细胞减少

B. 细胞核分化异常

C. 螺旋体和梭状杆菌数量明显增加

D. 牙槽骨不同程度吸收

E. 牙龈坏死表现

23. 在局部处理同时，选择全身最佳用药是

A. 四环素　　　　　　　B. 青霉素

C. 金霉素　　　　　　　D. 卡那霉素

E. 甲硝唑

【精析】C，C，E。该患牙是典型的急性坏死性牙龈炎，而且既往未出现全身明显异常现象，可排除白血病，因此，对急性坏死性龈炎具辅助诊断意义的检查是革兰染色涂片。在取坏死物涂片后，镜下观察可见与导致坏死性龈炎的主要致病菌螺旋体和梭状杆菌大量增加。该致病菌为厌氧菌，甲硝唑是抗厌氧菌的最佳药物。因此，在局部处理同时，若需全身用药，则最佳用药是甲硝唑。四环素及青霉素只能防止继发感染，不是最佳选择药物。

(24～26题共用题干)

患者女，28岁，牙龈刷牙出血2年。检查：全口牙石（+），牙龈缘轻度红，探诊出血，探诊深度2mm，未见牙龈退缩。

24. 最可能的诊断是

A. 慢性龈炎　　　　　　B. 妊娠期龈炎

C. 坏死性龈炎　　　　　D. 慢性牙周炎

E. 侵袭性牙周炎

25. 此时对该患者的治疗方法应为

A. 龈上洁治术　　　　　B. 龈下刮治术

C. 根面平整术　　　　　D. 口服替硝唑

E. 袋壁搔刮术

26. 如果5个月后，该患者再来就诊时，牙龈出血明显，牙

龈呈鲜红色，松软光亮，轻探易出血。此时应考虑到的最可能的诊断是

A. 慢性龈炎　　　　　　B. 妊娠期龈炎

C. 坏死性龈炎　　　　　D. 慢性牙周炎

E. 侵袭性牙周炎

【精析】A，A，B。该患者患牙没有附着丧失，可排除牙周炎的诊断；临床表现符合慢性龈炎，而不符合妊娠期龈炎和坏死性龈炎，故答案为A。慢性龈炎的治疗原则为去除病因和防止复发，在去除病因治疗中，是通过洁治术彻底清除菌斑和牙石，故答案为A。慢性龈炎治疗后可恢复正常，5个月后该患者出现的症状和表现与原来不同，是另一种疾病，符合妊娠期龈炎的表现，故答案为B。

(27～29题共用题干)

患者男，46岁，牙龈刷牙时出血3年。检查见全口牙石（++），牙面色素多，牙龈中度红肿，探诊普遍有出血，探诊深度4～6mm，附着丧失2～4mm，未见牙齿松动。否认全身疾病史。

27. 最可能的诊断是

A. 慢性龈炎　　　　　　B. 坏死性龈炎

C. 慢性牙周炎　　　　　D. 侵袭性牙周炎

E. 白血病的龈病损

28. 对该患者的治疗应包括下列内容，但一般不包括

A. 口腔卫生指导　　　　B. 洁治术

C. 刮治术及根面平整术　D. 口服阿莫西林

E. 牙周维护治疗

29. 如果在基础治疗后，右下第一磨牙近中探诊深度仍为6mm，X线片显示近中有垂直骨吸收1/2，对该牙最佳的手术治疗方法为

A. 牙龈切除术　　　　　B. 袋壁搔刮术

C. 牙周翻瓣术　　　　　D. 引导性组织再生术

E. 截根术

【精析】C，D，D。该病例的临床表现有牙周袋和附着丧失，根据患者的年龄和病情程度为中度，可判断病情进展较慢，符合慢性牙周炎。每位牙周炎患者都应接受牙周基础治疗和牙周维护治疗，口腔卫生指导、洁治术、刮治术及根面平整术都是牙周基础治疗的内容；不伴有全身疾病的轻、中度慢性牙周炎患者没有必要使用全身药物，因此治疗的内容不包括口服阿莫西林。根据病例中给出的表现，有较深的骨内袋，对骨内袋病损，最佳的手术治疗方案为引导性组织再生术。

(30～32题共用题干)

患者女，44岁，下前牙牙齿松动1年。检查：左、右下中切牙松动Ⅰ度，牙石（++），牙龈退缩2mm，边缘红，质软，探诊深度5mm，全口其他牙的牙石（+）～（++），牙龈缘水肿，探诊出血，牙周袋深度4～6mm，牙齿未见松动。

30. 在确诊前还应进行的最重要的检查是
　　A. 测量龈沟液量　　　　　B. 血象检查
　　C. 拍摄 X 线片　　　　　D. 测量龈沟温度
　　E. 测量咬合力的大小

31. 最可能的诊断是
　　A. 药物性牙龈增生　　　　B. 慢性牙周炎
　　C. 牙龈纤维瘤病　　　　　D. 慢性龈炎
　　E. 侵袭性牙周炎

32. 此时对该患者的第一步治疗是
　　A. 口服阿莫西林
　　B. 牙周袋内上四环素药膏
　　C. 拔除松动的下中切牙
　　D. 龈下刮治术
　　E. 龈上洁治术

【精析】C，B，E。诊断牙周炎的一项重要指标是牙槽骨吸收，这是诊断的重要依据之一，能显示牙槽骨吸收程度的检查方法为拍摄 X 线片。该患者临床表现中有牙周袋形成、附着丧失和牙齿松动，均为牙周炎的表现；患者的年龄较大，牙周炎的病情为中度，表明进展较慢，故可诊断为慢性牙周炎。慢性牙周炎首要的治疗原则是去除病因，第一步是通过龈上洁治术清除龈上牙石、菌斑，之后才能进行龈下刮治以清除龈下牙石。慢性牙周炎局部治疗即可获得疗效，不需要全身用药；下前牙松动Ⅰ度，破坏程度尚未达到需拔除的程度。

(33～35 题共用题干)

　　患者女，28 岁，主诉：半年来全口牙龈逐渐肿大，刷牙出血。

33. 收集病史时，对鉴别诊断有意义的项目不包括
　　A. 家族史　　　　　　　　B. 吸烟史
　　C. 全身状况　　　　　　　D. 服药史
　　E. 妊娠史

34. 如诊断为妊娠期龈炎，临床检查最有可能的发现是
　　A. 牙龈色鲜红、肿大
　　B. 龈乳头出现溃疡
　　C. 牙龈疼痛、出血伴恶臭
　　D. 牙龈化脓、疼痛
　　E. 牙龈质地坚韧

35. 对患者的治疗措施不正确的是
　　A. 牙周基础治疗　　　　　B. 全身应用抗生素
　　C. 去除局部刺激因素　　　D. 尽量在分娩后切除
　　E. 必要时在妊娠 4～6 个月间进行手术

【精析】B，A，B。通过问病史给鉴别诊断提供重要信息，有牙龈肥大表现的疾病包括药物性牙龈增生、妊娠期龈炎、遗传性纤维瘤病、全身病在牙龈的表现如白血病等，因此相关的病史对鉴别很重要，吸烟是牙周疾病的危险因素，应注意询问，但在此对鉴别诊断的意义不大。妊娠期龈炎

的临床表现包括牙龈边缘和牙龈乳头呈鲜红色，松软、光亮、肿胀、肥大，有龈袋形成，轻触易出血等；可在局部牙龈形成瘤样增生物，称为妊娠期龈瘤或称孕瘤。妊娠期龈炎的治疗原则，对妊娠期龈瘤患者不应用全身抗生素治疗。

(36～37 题共用题干)

　　男，25 岁，左下后牙戴冠后出现咬合痛数日。检查见 $\overline{3|6}$ 烤瓷全冠修复，边缘密合，近远中边缘嵴平齐于邻牙边缘嵴，$\overline{3|6}$ 和 $\overline{3|7}$ 间可见大量纤维状食物，接触点松，未见咬合高点，叩痛（±），无松动，牙龈红肿，X 线片示 $\overline{3|6}$ 根管恰填，无根尖病变。

36. 患者咬合痛的原因是
　　A. 咬合高　　　　　　　　B. 初戴不适
　　C. 残髓炎　　　　　　　　D. 根尖周炎
　　E. 牙龈乳头炎

【精析】E。食物嵌塞造成牙龈乳头的压迫及食物发酵产物的刺激可引起龈乳头的炎症。

37. 处理方法是
　　A. 调磨左下 67　　　　　B. 拔除左下 7
　　C. 树脂加接触　　　　　　D. 调磨对颌牙牙尖
　　E. 拆除全冠重做

【精析】E。急性龈乳头炎治疗：①去除局部刺激因素；②消除急性炎症；③彻底去除病因。患牙邻面接触区恢复不良导致食物嵌塞，引起急性龈乳头炎，应拆冠重做。

B1 型题

(1～2 题共用备选答案)
　　A. 粉红　　　　　　　　　B. 暗红
　　C. 鲜红　　　　　　　　　D. 紫红
　　E. 发白

1. 患急性龈炎时，牙龈颜色一般是

2. 严重贫血患者，牙龈颜色一般是

【精析】C，E。牙龈急性炎症时，血管充血，表现为颜色鲜红。贫血时，血色素降低，牙龈颜色可发白。

(3～5 题共用备选答案)
　　A. 慢性牙周炎
　　B. 牙周 - 牙髓联合病变
　　C. 侵袭性牙周炎
　　D. 牙周脓肿
　　E. 慢性龈炎

3. 单个牙窄而深的局限性牙周袋常见于

4. 早期牙龈炎症较轻但牙周袋深常见于

5. 发病年龄晚，病损常累及大多数牙，多见于

【精析】B，C，A。单个牙窄而深的局限性牙周袋常由于咬合创伤及牙髓 - 牙周联合病变所引起。侵袭性牙周炎的特点之一是早期牙龈炎症较轻，但牙周袋深。发病年龄晚，

病损常累及大多数牙,多见于慢性牙周炎。

(6~7题共用备选答案)

　　A. 牙龈切除术　　　　　B. 牙周翻瓣术

　　C. 引导性组织再生术　　D. 截根术

　　E. 牙冠延长术

6. 基础治疗后增生的牙龈未消退,应采取的牙周手术为

7. 对三壁骨袋最佳的治疗选择是

【精析】A,C。对基础治疗后仍增生肥大的牙龈,可行牙龈切除术予以纠正。引导性组织再生术对三壁骨袋效果最好。

(8~9题共用备选答案)

　　A. 黏性放线菌　　　　　B. 伴放线放线杆菌

　　C. 螺旋体　　　　　　　D. 乳酸杆菌

　　E. 牙龈卟啉单胞菌

8. 属于侵袭性牙周炎的主要致病菌是

9. 属于慢性牙周炎的主要致病菌是

【精析】B,E。伴放线放线杆菌为侵袭性牙周炎的优势致病菌。牙龈卟啉单胞菌慢性牙周炎最主要的致病菌。

(10~11题共用备选答案)

　　A. 硝苯吡啶　　　　　　B. 替硝唑

　　C. 二甲胺四环素　　　　D. 青霉素

　　E. 罗红霉素

10. 能引起牙龈增生的药物是

11. 对Aa具有较强抑制作用的药物是

【精析】A,C。硝苯吡啶为钙通道阻滞剂,可致牙龈增生。四环素类药物对Aa有较强的抑菌作用。

(12~13题共用备选答案)

　　A. 龈乳头坏死,有时龈缘呈反波浪状

　　B. 龈缘肥厚,龈乳头呈球状增大

　　C. 牙龈颜色鲜红或暗紫红,光亮,质地松软,轻触之极易出血

　　D. 牙龈增生呈桑葚状

　　E. 牙龈普遍增生,覆盖全部牙冠

12. 妊娠期龈炎的表现是

13. 遗传性牙龈纤维瘤病的表现是

【精析】C,E。妊娠期龈炎发生于个别牙或全口牙龈,以前牙区为重,龈缘和牙间乳头呈鲜红色或暗红色,松软光亮,触之易出血。遗传性牙龈纤维瘤病牙龈增生严重,增生的牙龈常覆盖部分或整个牙冠,以致妨碍咀嚼。

(14~15题共用备选答案)

　　A. 氯己定　　　　　　　B. 氟化亚锡

　　C. 血根碱　　　　　　　D. 螺旋霉素

　　E. 季铵化合物

14. 常用于控制菌斑预防牙周疾病的是

15. 不常用于控制菌斑预防牙周疾病的是

【精析】A,D。常用的控制菌斑药物有1%过氧化氢、

0.12%~0.2%氯己定溶液以及碘制剂。使用抗生素(螺旋霉素)作为控制菌斑预防牙周疾病的方法是不适宜的,因为长期使用可抑制口腔中正常菌群而导致菌群失调,并且可能产生耐药菌株。

二、考点拓展

1. ANUG好发的年龄段:青壮年。

2. GTR膜放置时,应超过骨缺损边缘至少:2~3 mm。

3. NUP与哪种疾病有关:艾滋病。

4. Papillon-Lefevre综合征病变一般不涉及:躯干。

5. Papillon-Lefevre综合征是指:掌跖角化-牙周破坏综合征。

6. 白血病患者牙龈组织内浸润的细胞主要是:幼稚白细胞。

7. 白血病牙龈病损的主要病因是:末梢血中的幼稚白细胞在牙龈组织内大量浸润积聚。

8. 不属于牙龈切除术适应证的是:较深的牙周袋超过膜龈联合。

9. 不属于自我控制菌斑的方法有:洁治术。

10. 长期口服苯妥英钠引起的药物性牙龈增生的程度与哪个因素有关:口腔的卫生状况。

11. 常用的菌斑显示剂有:中性红溶液。

12. 匙形刮治器的真正工作端是刃部:下1/3。

13. 当菌斑染色阳性百分率为多少时,属于菌斑被基本控制:20%。

14. 对根分叉区病变治疗效果影响最小的因素是:患牙的龋坏程度。

15. 对牙周预后影响较小的因素是:治疗过程中使用的药物类型。

16. 对于牙周病患者,清除菌斑的重点为:龈沟附近和邻间隙。

17. 对于牙周病患者,以哪种方法刷牙较适宜:水平颤动法。

18. 防止牙周疾病复发的关键在于患者:能否遵照医嘱,以正确的方法持之以恒进行自我控制菌斑。

19. 非附着性龈下菌斑中最主要的细菌为:革兰阴性厌氧菌。

20. 根分叉区病变发生的主要原因是:菌斑。

21. 根分叉区病变发生频率最低的牙位是:上颌前磨牙。

22. 关于急性多发性龈脓肿,说法错误的是:形成较深的牙周袋和骨下袋。

23. 关于急性多发性龈脓肿的治疗,下面说法错误的是:单纯全身使用抗生素疗效显著。

24. 关于急性龈乳头炎的临床表现,不正确的是:X线片检查见牙槽骨吸收。

25. 关于口腔正常菌群,说法错误的是:一般对宿主无益,

甚至有害。

26. 关于氯己定溶液，叙述错误的是：主要缺点为长期使用可形成耐药菌株或造成人体损害。

27. 关于妊娠期龈炎的治疗原则，说法不正确的是：无需治疗，分娩后牙龈炎症会自行消退。

28. 关于吸烟与牙周炎治疗、预后，说法错误的是：对牙周炎的预后无影响。

29. 关于牙龈瘤和牙龈癌的鉴别诊断，关键依据是：组织病理学确诊。

30. 关于牙龈瘤组织病理学，说法错误的是：来源于临近的骨膜组织，所以容易复发。

31. 关于牙周炎预后的影响因素，不正确的是：牙龈退缩程度。

32. 关于牙周炎治疗的基本目标，错误的是：使松动牙重新变牢。

33. 急性多发性龈脓肿多发生于：春、秋季。

34. 急性龈乳头炎的主要临床特征是：牙间乳头发红肿胀，探诊和吸吮时出血。

35. 截根术前必须进行：根管治疗。

36. 临床诊断牙龈有无炎症的首选方法是：探诊有无出血。

37. 慢性坏死性龈炎的主要表现是：牙间乳头消失。

38. 目前治疗口腔专性厌氧菌感染的首选药物为：甲硝唑。

39. 黏性放线菌损伤牙周组织的机制不包括：分泌白细胞毒素。

40. 侵袭性牙周炎的临床特征不包括：好发于磨牙区。

41. 青春期龈炎的治疗关键是：去除局部刺激因素。

42. 区别牙龈炎和牙周炎的重要标志是：结合上皮是否从牙釉质牙骨质界向根方增殖形成牙周袋。

43. 妊娠期龈瘤通常开始于：妊娠第 3 个月。

44. 妊娠期龈炎的直接病因是：牙菌斑。

45. 妊娠期龈炎患者的龈下菌斑中优势菌为：中间普氏菌。

46. 妊娠期龈炎患者龈袋冲洗常用的药物是：1% 过氧化氢液。

47. 上颌磨牙邻面的根分叉区病变，应用弯探针从哪面进入，探测近中腭分叉及远中腭分叉为佳：腭侧。

48. 使用超声波洗牙机时，工作头应与牙面成：与牙面平行或小于 15° 角。

49. 使用斧形切龈刀作牙龈切除术时，刀刃应距所测标记线即牙周袋底的根方距离为：1～2 mm。

50. 使用龈下刮治器时，刀刃与牙面应成：80° 角左右。

51. 不是慢性龈缘炎自觉症状的是：牙龈经常出现自发性出血。

52. 不属于白血病引起的牙龈肿胀的特点是：牙龈肿大局限于前牙区。

53. 关于 ANUG 的治疗，说法不正确的是：首次就诊时，要彻底洁治。

54. 关于 ANUG 的主要临床表现，说法错误的是：病变往

55. 关于白血病牙龈病损的治疗原则，说法错误的是：肿大的牙龈可进行手术或活组织检查。

56. 关于急性白血病的牙龈病损的治疗说法正确的是：及时与血液内科医师配合治疗。

57. 关于急性龈乳头炎，说法错误的是：牙菌斑是其直接的病因。

58. 关于青春期龈炎的治疗原则不正确的是：治疗完成后不用定期复查。

59. 关于牙龈炎的临床表现，说法正确的是：若炎症局限于龈沟（袋）壁内侧时，牙龈表面仍可保持相当致密。

60. 不是急性龈乳头炎的病因是：根纵裂。

61. 不是慢性龈缘炎的临床表现的是：结缔组织附着丧失。

62. 不是青春期龈炎的临床表现的是：好发于前牙舌侧的牙间乳头和龈缘。

63. 不是妊娠期龈瘤的临床特点的是：同时发生于多个牙的牙间乳头。

64. 不是牙根敏感的原因是：牙骨质中有神经分布。

65. 不是牙龈瘤的病因的是：口呼吸。

66. 不是牙龈瘤的临床表现的是：男性好发。

67. 不是牙龈增生的原因的是：创伤性。

68. 不是药物性牙龈增生的发病特点的是：无牙区的牙龈增生更加严重。

69. 不是遗传性牙龈纤维瘤的临床特点的是：患者一定有家族史。

70. 不是遗传性牙龈纤维瘤的临床特点的是：上颌磨牙颊侧最重。

71. 不属于牙周塞治剂的主要作用的是：抗菌消炎作用。

72. 检查便于白血病的牙龈病损的临床诊断的是：血常规。

73. 关于急性多发性龈脓肿的发病特点错误的是：主要发生于青壮年女性。

74. 关于急性龈乳头炎的治疗不正确的是：必须全身应用抗生素。

75. 关于牙龈瘤的说法错误的是：属于良性肿瘤。

76. 不是 ANUG 的主要致病微生物的是：伴放线放线杆菌。

77. 不能有效清除牙齿邻面菌斑的是：使用一般牙刷。

78. 牙龈瘤的诊断，不正确的是：多见于唇、颊侧和舌、腭侧的牙龈乳头。

79. 牙龈炎发展的确立期病损阶段，其主要临床病理特征之一是：结缔组织中浸润的炎症细胞以浆细胞为主。

80. 牙龈炎最主要的致病细菌是：牙龈卟啉单胞菌。

81. 牙周病复查的时间一般为：3～6 个月复查 1 次。

82. 牙周病基础治疗的重点是：菌斑控制。

83. 牙周病治疗的正确程序始于：基础治疗。

84. 牙龈炎的临床特征不包括：根尖病损。

85. 药物性牙龈增生的最根本治疗是：停止使用引起牙龈

86. 一般的刷牙方法能清除牙面菌斑的百分比为：70%。

87. 一般来说，哪种疾病的牙龈增生最为严重：遗传性牙龈纤维瘤。

88. 一般在牙周基础治疗后多长时间根据牙周病变情况考虑牙周手术治疗：1~3个月。

89. 已妨碍进食的体积较大的妊娠期龈瘤的手术切除可选在：妊娠期的4~6个月。

90. 不是青春期龈炎的特点的是：青春期后，龈炎能完全自愈。

91. 龈沟液最常用的采集方法是：滤纸条法。

92. 影响根分叉区病变治疗效果的主要因素是：根分叉区的解剖特点。

93. 与异常的宿主反应有关的牙周炎是：侵袭性牙周炎。

94. 在菌斑成熟过程中，首先吸附到牙面的是：革兰阳性球菌。

95. 造成牙龈炎的最主要因素是：龈上菌斑。

96. 增生性龈炎的直接病因是：牙菌斑。

97. 增生性龈炎多发生于：青少年。

98. 掌跖角化－牙周破坏综合征的牙周病损可最早始发于：乳牙萌出后不久。

99. 掌跖角化－牙周破坏综合征属于：常染色体隐性遗传疾病。

100. 中度牙周炎患牙牙周袋深度是：≤6 mm。

101. 重度牙周炎患牙附着丧失达：≥5 mm。

第十四章　儿童口腔医学

志在必得

人生来是为行动的，就像火光总向上腾，石头总往下落。
——伏尔泰

一、考点精析

A1/A2型题

1. 儿童发生牙外伤最常见的原因是
   A. 摔倒、碰撞　　　　　B. 交通意外
   C. 运动损伤　　　　　　D. 暴力
   E. 牙具

【精析】A，儿童在学龄时期，剧烈的运动或玩耍，常易发生碰撞、跌倒（A对），有时由于意外事故，如车祸等（B错），容易造成牙齿外伤。随着社会经济发展，交通工具设施变化、生活环境改变，特别是儿童运动（C错）、游戏内容向多样化、刺激性发展，儿童牙外伤有增加趋势，此现象在发展中国家尤为明显。

2. 患儿男，11岁，主诉右下后牙自发性阵发痛1月。检查见 $\overline{45}$ 中央牙本质颈状缺损，探诊（－），叩诊（＋＋＋），牙松动Ⅲ度，移行沟变浅，牙周膜增宽。处理为
   A. 根管治疗
   B. 牙髓切断术
   C. 根尖诱导成形术
   D. 拔除后远中导板固定
   E. 盖髓术

【精析】C，根尖诱导成形术：牙根未发育完成之前发生牙髓严重病变或根尖周病变的年轻恒牙，在控制感染的基础上，用药物及手术方法保存根尖部的牙髓或使根尖周硬组织沉积，促使牙根继续发育和根尖形成的治疗方法。年轻恒牙根尖周炎症应行根尖诱导成形术（C对）。

3. 患儿女，2岁，上颌乳中切牙缺失，X线片上可见乳牙胚，应诊断为
   A. 乳牙迟萌　　　　　　B. 牙齿固连
   C. 乳牙滞留　　　　　　D. 异位萌出
   E. 恒牙阻生

【精析】A，乳牙滞留是指继承恒牙已经萌出，未能按时脱落的乳牙，或者恒牙未萌出，保留在恒牙列中的乳牙（C错）。如果1周岁后仍不萌出第一颗乳牙，超过3周岁乳牙尚未全部萌出为乳牙迟萌（A对）。由于邻牙、骨或软组织的阻碍而只能部分萌出或完全不能萌出，且以后也不可能萌出的牙，称为阻生牙（E错）。牙齿异位萌出是指恒牙在萌出过程中未在牙列的正常位置萌出（D错）。牙齿固连是牙骨质与牙槽骨的直接结合，固连部位牙周膜丧失，患牙的𬌗面低于邻牙正常的𬌗平面（B错）。

4. 继承恒牙迟迟不萌出，乳牙保留在恒牙列内，X线片上未见恒牙胚，应诊断为
   A. 恒牙迟萌　　　　　　B. 牙齿固连
   C. 乳牙滞留　　　　　　D. 异位萌出
   E. 恒牙阻生

【精析】C，乳牙滞留是指继承恒牙已经萌出，未能按时脱落的乳牙，或者恒牙未萌出，保留在恒牙列中的乳牙（C对）。由于邻牙、骨或软组织的阻碍而只能部分萌出或完全不能萌出，且以后也不可能萌出的牙，称为阻生牙（E错）。牙齿异位萌出是指恒牙在萌出过程中未在牙列的正常位置萌出（D错）。牙齿固连是牙骨质与牙槽骨的直接结合，固连部位牙周膜丧失，患牙的𬌗面低于邻牙正常的𬌗

平面（B 错）。

5. 乳牙根尖周病的主要病因是

   A. 乳牙外伤　　　　　　　B. 重度磨耗

   C. 髓腔感染　　　　　　　D. 化学烧伤

   E. 先天畸形

【精析】C。根尖周病是指发生在根尖周组织的炎症性疾病。它常继发于牙髓炎。牙髓内的细菌、毒素及牙髓坏死产物等通过根尖孔作用于根尖周组织，导致根尖周炎性病变。

6. 乳牙龋齿及并发症对恒牙无影响的是

   A. 恒牙先天缺失

   B. 恒牙牙釉质发育不全

   C. 恒牙早萌

   D. 萌出位置异常

   E. 恒牙迟萌

【精析】A。乳牙疾病与下方继承恒牙胚先天缺失无关。

7. 乳牙早失后是否需做功能性间隙保持器主要应考虑

   A. 患儿年龄和牙列拥挤情况

   B. 牙齿萌出的先后顺序

   C. 继承恒牙的发育情况

   D. 继承恒牙胚是否先天缺失

   E. 乳磨牙缺失的数目和部位

【精析】E。所有选项均为是否制作间隙保持器要考虑的问题。但是否制作功能性间隙保持器要考虑乳磨牙缺失的部位与数目。

8. 某患儿，10 岁，上颌前牙碰伤两小时。查：1 近中切角切断，牙本质暴露，未见穿髓点，有探痛，叩痛（±），不松，牙齿无移位，牙龈和牙槽骨未见异常。临床治疗应采用

   A. 间接盖髓术　　　　　　B. 直接盖髓术

   C. 根管治疗　　　　　　　D. 光固化修复

   E. 活髓切断术

【精析】D。患牙冠折，牙本质暴露，未露髓，牙根不松动，可先行光固化修复，以后再定时复查，以判明牙髓的活力，牙齿的永久修复都应在受伤后的 6~8 周进行。

9. 患儿男，8 个月，上前牙未萌出。体检颌面部发育正常，对称，上颌左右乳中切牙局部牙龈颜色正常，扪无明显隆起。临床处理应选择

   A. 拍曲面断层片　　　　　B. 增加营养

   C. 切开导萌　　　　　　　D. 局部用药

   E. 观察

【精析】E。多数婴儿在 7~8 个月乳牙萌出，12 个月仍未萌出者为出牙迟缓，2~2.5 岁出齐，全副乳牙共 20 个。该 8 个月患儿上前牙未萌出，应继续观察。

10. 患儿男，6 岁，第二乳磨牙早失，X 线显示第一恒磨牙已达龈下，可选择的保持器是

   A. 丝圈保持器

   B. 远中导板保持器

   C. 上颌 NANCE 弓

   D. 舌弓保持器

   E. 功能性保持器

【精析】B。远中导板保持器可协助第一恒磨牙保持在适当位置，适用于第一恒磨牙尚未萌出或萌出中的患儿。

11. 患儿男，7 岁，6 深龋洞，探诊已穿髓，有疼痛反应，无叩痛。X 线片显示：根尖孔呈漏斗状，治疗方法应首选

   A. 干髓术　　　　　　　　B. 活髓切断术

   C. 牙髓摘除术　　　　　　D. 牙髓塑化术

   E. 直接盖髓术

【精析】B。7 岁患儿下颌第一恒磨牙为 6 岁时萌出的年轻恒牙，牙根尚未完全形成，X 线片见根尖孔呈漏斗状。根据病例提供的"深龋洞、探诊已穿髓、有疼痛反应、无叩痛"情况，该牙可诊断为慢性牙髓炎，根尖周组织尚未波及，治疗方法应首选活髓切断术，目的是尽量保存患牙根尖部的活牙髓，使根尖部能继续形成。由于患慢性牙髓炎，直接盖髓术已不宜选择；干髓术、牙髓摘除术和牙髓塑化术均不保存活髓，不应为首选的治疗方法。本题考查的知识点是年轻恒牙牙髓病的治疗特点。

12. 患儿男，4 岁，检查发现右下第二乳磨牙近中邻面深龋洞，腐质未去净露髓，疼痛。应考虑的处理方法

   A. 直接盖髓术　　　　　　B. 活髓切断术

   C. 根管治疗术　　　　　　D. 干髓术

   E. 姑息治疗

【精析】C。距离换牙期尚早的乳牙，牙髓感染时可采取根管治疗的方法。腐质未去净露髓，说明牙髓慢性感染，不适合进行直接盖髓术和活髓切断术。

13. 患儿男，1 岁，3 天前发热 38.5℃，退热后出现口腔溃疡、哭闹、拒食、流涎。检查可见牙龈充血、水肿，邻近乳磨牙处可见成簇小水疱，似针头大小，口腔黏膜充血，有数个小溃疡，有的互相融合形成糜烂面，最可能的诊断是

   A. 球菌性口炎

   B. 疱疹性口炎

   C. 鹅口疮

   D. 疱疹样阿弗他溃疡

   E. 手 - 足 - 口病

【精析】B。患儿的年龄、发热史、成簇小水疱、口腔黏膜溃疡数目多，且互相融合都符合疱疹性口炎的特点，可选择答案 B。球菌性口炎应有较厚的黄白色假膜，排除选项 A；鹅口疮临床表现应有凝乳状白色假膜，排除选项 C；疱疹样阿弗他溃疡一般无发热史，不出现成簇小水疱，可排除选项 D；手 - 足 - 口病应有手、足、皮肤病损，但题干中未提及，可排除 E。

14. 患儿女，13岁，主诉左下后牙隐隐疼痛半年。检查：6̲拾面深龋洞，探诊不敏感，去腐质无疼痛反应，叩痛（+），冷测疼痛持续。该牙宜选择的治疗方法是
　　A. 直接盖髓术　　　　　B. 安抚治疗
　　C. 活髓切断术　　　　　D. 干髓术
　　E. 根管治疗

【精析】E。患者有自发痛病史，患牙深龋洞探诊不敏感，叩痛（+），冷测疼痛持续均提示主诉牙的诊断为慢性牙髓炎，叩痛（+）说明根髓已有感染，无法进行活髓切断术。13岁儿童牙根已发育完成，因此可选择根管治疗。

15. 患儿男，8岁，骑自行车摔倒，大门牙脱出口腔，掉在地上，嘴唇磕破、出血。患儿及家长立即采取何种措施有利于医生治疗
　　A. 出血伤口涂上云南白药，若能止血，回家观察
　　B. 马上到就近医院清理伤口
　　C. 捡起牙齿，干净的软纸包裹立即医院治疗
　　D. 用水和软刷把捡回的牙齿擦干净，立即就诊
　　E. 把牙泡在牛奶或含在口中立即医院就诊

【精析】E。全脱出牙齿的储存：首先一定要找回牙齿，不要损伤牙齿，其次要在湿润环境下储存，如生理盐水、牛奶、唾液等，切忌干燥。

16. 某患儿，2岁，Ⅱ 唇颊面浅凹状龋，探龋蚀较浅，疼痛（-）。患儿哭闹不合作。应选处理方法为
　　A. 复合体充填
　　B. 玻璃离子充填
　　C. 氨硝酸银涂布
　　D. 氟化钠涂布
　　E. 氟化双氨银涂布

【精析】D。氨硝酸银刺激性大，氟化双氨银对黏膜有刺激，哭闹儿童和恒牙禁用。氟化钠刺激性小，无腐蚀性，可用于不合作患儿。

17. 婴儿吮吸拇指或过使的橡皮奶头引起双侧翼钩处黏膜表面溃疡的是
　　A. 自伤性溃疡　　　　　B. 压疮性溃疡
　　C. Bandar 溃疡　　　　D. Riga - Fede 溃疡
　　E. 复发性阿弗他溃疡

【精析】C，①压疮性溃疡：由持久的非自伤性机械刺激造成，多见于老年人。口腔内可见残根、残冠或不良修复体的存在，溃疡深，可达到黏膜下层，边缘略隆起，色灰白，疼痛不明显。②Bandar 溃疡：婴儿吮吸拇指、奶嘴、玩具等硬物引起，固定发生于硬腭。双侧翼沟处黏膜表面，成双侧对称分布。溃疡表浅，婴儿哭闹。③Riga - Fede 溃疡：专指发生于儿童舌腹部的溃疡。过短的舌系带和过锐的新萌出的中切牙长期摩擦，引起舌系带溃疡。④自伤性溃疡：好发于青少年，多因性情好动造成。常因有下意识咬唇、咬颊或用铅笔尖、竹筷等尖锐物刺颊脂垫等不良习惯，而引起

相应部位的溃疡。溃疡深在，长期不愈，基底略硬或有肉芽组织，疼痛不明显。⑤化学灼伤性溃疡：组织坏死表面有白色易碎的白色薄膜，溃疡表浅，疼痛明显，常发生于治疗牙附近。⑥热灼伤性溃疡：有明确的热灼伤史，损伤开始表现为黏膜上出现疱，疱壁破溃形成糜烂及浅表溃疡，疼痛明显。⑦复发性阿弗他溃疡：可由细胞免疫异常、系统性疾病及遗传因素等引起。一般表现为反复发作的圆形或椭圆形溃疡，具有"黄、红、凹、痛"的临床特征。

18. 正常乳牙在口腔内存在的最长时间可达
　　A. 1～2年　　　　　　　B. 5～6年
　　C. 10～11年　　　　　　D. 13～14年
　　E. 18年以上

【精析】C，乳牙在口腔内的存留时间短者5～6年，长者10年左右。

19. 一般情况下，年轻恒牙的萌出是牙根形成多少开始
　　A. 1/4　　　　　　　　B. 1/3
　　C. 2/3　　　　　　　　D. 3/4
　　E. 2/5

【精析】C。恒牙一般在牙根形成2/3左右时开始萌出，萌出后牙根继续发育，于萌出后2～3年牙根才达到应有的长度，3～5年根尖才发育完成。

20. 关于乳牙的早萌牙与"上皮珠"的鉴别，下列说法正确的是
　　A. 上皮珠与早萌牙一样，都有牙齿的基本结构
　　B. 上皮珠是牙板残余所形成，而牙板残余也可以分化形成早萌牙
　　C. 上皮珠与早萌牙一样，均可自动脱落
　　D. 上皮珠有牙槽骨支持，而早萌牙无牙槽骨支持
　　E. 上皮珠与早萌牙一样，均有牙冠形态，但上皮珠为灰白色

【精析】C。婴儿出生后不久，偶见牙龈上出现针头大小的白色突起，称为上皮珠，俗称马牙，可自行脱落。牙齿早萌指牙齿萌出的时间超前于正常萌出的时间，而且萌出牙齿的牙根发育不足根长的1/3。极松的早萌牙自行脱落容易误吸入气管。

21. 早萌乳牙的牙位多见于
　　A. 上颌乳中切牙　　　　B. 下颌乳中切牙
　　C. 上颌乳侧切牙　　　　D. 下颌乳尖牙
　　E. 第一乳磨牙

【精析】B。乳牙早萌多见于下颌中切牙。

22. 乳牙龋的常见类型
　　A. 急性龋、干性龋、环状龋
　　B. 慢性龋、静止性龋、奶瓶龋
　　C. 急性龋、环状龋、奶瓶龋
　　D. 奶瓶龋、干性龋、环状龋
　　E. 湿性龋、环状龋、慢性龋

【精析】C。乳牙在临床上可表现为急性龋与慢性龋、湿性龋与干性龋。乳牙以急性龋（B、E错）和湿性龋多见（A、D错）。

23. 奶瓶龋最常见于
    A. 上颌乳切牙
    B. 下颌乳切牙
    C. 上颌乳磨牙
    D. 下颌乳磨牙
    E. 全部乳牙

【精析】A。表现为好发于上颌乳切牙的唇面，而在下颌乳切牙却无龋齿。也称奶瓶龋。

24. 乳牙龋病充填治疗中不能用的垫底材料是
    A. 聚羧酸锌黏固粉
    B. 磷酸锌水门汀
    C. 玻璃离子水门汀
    D. 丁香油黏固粉
    E. 硬性氢氧化钙

【精析】B。磷酸锌水门汀粘固时 pH 为 3.5，由于这一酸性状态对牙髓有刺激作用，活髓牙不宜使用。

25. 乳牙修复治疗下列哪项描述是错误的
    A. 广泛龋也可以树脂修复
    B. 近髓处可用氢氧化钙护髓
    C. 必须采用双层垫底
    D. 玻璃离子是较为理想的充填材料
    E. 前牙后牙均可以采用复合树脂充填

【精析】C。洞深接近牙髓，需做双层垫底（C错，为正确答案）。玻璃离子水门汀对牙髓刺激性小，与牙体有一定粘接力，颜色与牙齿颜色相近，因含氟而有一定的防龋作用，临床应用广泛。复合树脂的粘接力和边缘封闭性强，色泽稳定与牙相似，临床已广泛应用。应用复合树脂充填时，为避免对牙髓造成刺激，在近髓处可用氢氧化钙护髓，以保护牙髓。

26. 针对年轻恒牙牙髓炎的治疗原则是
    A. 根管治疗
    B. 根尖手术
    C. 根尖诱导成形术
    D. 尽量保髓治疗
    E. 拔除

【精析】D。年轻恒牙萌出后，牙根的继续发育有赖于牙髓的作用。因此，在牙髓病的治疗中，保存活牙髓应是最有益于年轻恒牙的首选治疗。

27. 下列关于乳牙牙髓炎临床表现特点的叙述，不正确的是
    A. 深龋感染是引起乳牙牙髓病的唯一原因
    B. 乳牙牙髓病以慢性炎症为主
    C. 临床上往往见到深龋洞
    D. 龋蚀未去净露髓，往往说明牙髓已经感染
    E. 乳牙牙髓感染可伴发牙根吸收

【精析】A。乳牙牙髓病多由深龋感染引起，为龋病的并发症。除龋病感染外，牙齿外伤也可引起（A错，为正确答案）。乳牙牙髓病临床症状不明显，以慢性炎症为主。临床上往往见到深龋洞。龋蚀未去净露髓，往往说明牙髓已经

感染。乳牙牙髓感染可伴发牙根吸收。

28. 常见的乳磨牙早失的原因不包括
    A. 外伤
    B. 先天缺失
    C. 严重的根尖周病变
    D. 局限的牙髓炎
    E. 牙列拥挤

【精析】C。乳牙早失的原因：①因严重龋病、牙髓病（D错）及根尖周病而被拔除（C对）；②恒牙异位萌出，乳牙根过早吸收脱落；③牙齿因外伤脱落（A错）；④先天性牙齿缺失（B错）。

29. 患儿4岁，右下乳Ⅳ缺失，乳Ⅴ因根尖周病做根管治疗后，采用的间隙保持器是
    A. 远中导板式间隙保持器
    B. 舌弓式间隙保持器
    C. 带环丝圈式间隙保持器
    D. Narice 腭弓间隙保持器
    E. 可摘式间隙保持器

【精析】C。（1）固定式保持器：①带环（全冠）丝圈保持器适应证：单侧或双侧单个乳磨牙早失；第二乳磨牙早失，第一恒磨牙完全萌出。②舌弓保持器和 Nance 弓（腭弓）式间隙保持器适应证：两侧都存在第二乳磨牙或第一恒磨牙，全口多个牙缺失，近期内继承恒牙即将萌出，或不能配合佩戴功能性活动保持器者。③远中导板保持器适应证：第二乳磨牙早失、第一恒磨牙尚未萌出或萌出不足。（2）可摘式间隙保持器适应证：缺牙多于两个乳磨牙，两侧缺失多于一个乳磨牙，或伴有前牙缺失。

30. 儿童4～5岁时龋病好发于
    A. 乳磨牙的𬌗面
    B. 乳磨牙的邻面
    C. 上颌乳前牙的邻面
    D. 上颌乳前牙的唇面
    E. 乳磨牙的颊面

【精析】B。儿童4～5岁时，龋病好发于乳磨牙的邻面。

31. 临床上对乳牙近髓深龋的治疗最好采用
    A. 直接盖髓术
    B. 间接盖髓术
    C. 冠髓切除术
    D. 干髓术
    E. 根管治疗

【精析】B。间接牙髓治疗：深龋治疗时为避免露髓，保留洞底近髓部分龋坏牙本质，应用氢氧化钙制剂间接盖髓，抑制龋齿进展，促进修复性牙本质形成，保存牙髓活力。

A3/A4 型题

(1～3题共用题干)

患儿女，6岁，右下后牙吃饭时疼痛1周。检查：E^{MO} 龋洞较深，腐质黄褐色，不松动，叩痛（−）。$\overline{6}$萌出2/3，近中窝沟微卡探针，略粗糙。D^O 咬合面龋洞浅。$\overline{E^{MO}D^{OD}}$ 牙色充填体，边缘不密合。

1. $\overline{E^{MO}}$腐质去尽后达牙本质深层，备洞后应进行的治疗步骤是
   A. 光敏复合体充填
   B. 银汞合金充填
   C. 间接盖髓，复合体充填
   D. 玻璃离子粘固粉充填后预成冠修复
   E. 复合树脂嵌体修复

2. 第一恒磨牙应做的治疗是
   A. 观察
   B. 涂布氟化钠
   C. 窝沟封闭
   D. 预防性树脂充填
   E. 备洞，银汞合金充填

3. 如果$\overline{E^{MO}}$腐质没有去尽时牙髓暴露，应进行的治疗步骤是
   A. 直接盖髓术
   B. 活髓切断术
   C. 根管治疗
   D. 根尖诱导成形术
   E. 根管塑化治疗

【精析】C，C，C。$\overline{E^{MO}}$为深龋，应该先间接盖髓再充填。该患儿乳牙龋齿较多，第一恒磨牙窝沟深，仅观察和涂氟化钠是不合适的，应进行窝沟封闭防龋。$\overline{E^{MO}}$腐质没有去尽时牙髓暴露说明已经是牙髓炎，乳牙牙髓已经感染不能采用直接盖髓术，6岁孩子的第二乳磨牙牙根处于稳定期可以进行根管治疗。

（4~7题共用题干）

患儿男，8岁，右上前牙肿包3天就诊。患儿近半年来右侧经常冷热刺激痛，吃饭痛，偶有自发痛，不用右侧吃饭。1周前右上前牙疼痛加重，3天前牙床肿痛。检查：$\underline{2}$舌隆突处有内陷窝，腐质较软，探窄深。叩诊（+），松动Ⅰ度。牙龈充血，根尖区牙龈有一小脓包，刺破有脓液溢出。X线显示$\underline{2}$根周膜不连续，根尖区边缘弥散低密度影，根尖孔大喇叭口。$\underline{6^{0}}$龋洞深，探诊无反应，不松动，叩痛（-）。$\overline{V^{MOD}}$大面积龋坏，髓腔暴露，叩痛（+），松动Ⅰ度。牙颈部有瘘管，牙龈充血。X线显示$\overline{V}$根分歧及近中根处有低密度影，根周骨硬板消失。$\underline{5}$牙根形成1/3，牙囊不连续，上方骨板破坏。

4. $\underline{2}$感染来源是
   A. 龋病致牙髓感染
   B. 牙周感染
   C. 咬合创伤
   D. 隐裂
   E. 畸形舌窝感染

5. $\underline{2}$的治疗方法是
   A. 瘘管搔刮术
   B. 活髓切断术
   C. 根尖诱导成形术
   D. 根管治疗
   E. 塑化治疗

6. $\overline{V}$进行诊断的重要依据是
   A. 疼痛史
   B. 髓腔暴露
   C. 牙龈瘘管
   D. X线表现
   E. 叩诊松动度

7. $\overline{V}$的治疗措施是
   A. 口服消炎药，观察至替换
   B. 氢氧化钙根管治疗
   C. 氧化锌丁香油糊剂根管充填
   D. 拔除，观察恒牙萌出
   E. 拔除，间隙保持

【精析】E，C，D，E。除龋齿外，发育异常如畸形舌窝产生龋齿导致牙髓感染、根尖周感染多见。由于牙根未发育完全应该尽量保护牙乳头和上皮根鞘活性，因此只能采取根尖诱导成形术消除炎症封闭根尖孔。乳牙根尖周病主要依据X线表现判断。X线表现继承恒牙牙囊已经破坏因此应该拔除，不应再做根管治疗；由于距离恒牙萌出还有一段时间，因此应进行间隙保持。

（8~9题共用题干）

女，4岁，左上第一乳磨牙颊面及近中𬌗面大面积龋坏达牙本质浅层，探诊不敏感，叩痛（-），不松动，牙龈未见异常。

8. 考虑诊断为
   A. 浅龋
   B. 中龋
   C. 深龋
   D. 可复性牙髓炎
   E. 急性牙髓炎

【精析】B。浅龋洞底位于牙釉质层（A错）。中龋探查洞壁感质软，探及牙釉质牙本质界处轻度敏感。去净腐质后，洞底位于牙本质浅层（B对）。深龋探诊洞底超过牙本质中层，位于牙本质深层，但去净腐质后不露髓（C错）。对牙髓炎的诊断则更依赖牙髓活力温度测验的结果（D、E错）。

9. 患牙首选治疗方法是
   A. 复合树脂充填
   B. 预成冠修复
   C. 药物治疗
   D. 间接牙髓治疗
   E. 银汞合金充填

【精析】B。药物治疗：主要适用于龋损面广泛的不易制备洞形的浅龋或环状龋。金属预成冠修复：适用于牙体缺损广泛，难以获得抗力形和固位形者；牙颈部龋蚀致窝洞无法制备龈壁者，一个牙同时多个牙面龋坏。乳牙中龋大面积龋坏，首选金属预成冠修复（B对）。

B1 型题

（1~2题共用备选答案）
   A. 氢氧化钙制剂
   B. 复合树脂
   C. 磷酸锌水门汀
   D. 玻璃离子水门汀
   E. 氧化锌丁香油糊剂

1. 深龋备洞近髓时选用
2. 乳尖牙唇面龋洞可选用

【精析】A，D。深龋应该选氢氧化钙制剂护髓后进行充填。复合树脂和玻璃离子水门汀都可以充填唇面窝洞，但玻璃离子水门汀可以释放氟，有预防龋齿的作用因此选玻璃离子水门汀充填唇面龋洞。

（3～4题共用备选答案）

　　A. 远中导板式间隙保持器
　　B. 舌弓式间隙保持器
　　C. 带环丝圈式间隙保持器
　　D. Nance 腭弓间隙保持器
　　E. 可摘式间隙保持器

3. 单侧第一乳磨牙早失首选

4. 下颌双侧多个乳磨牙早失，第一恒磨牙萌出不全时首选

【精析】C、E。（1）固定式保持器：①带环（全冠）丝圈保持器适应证：单侧或双侧单个乳磨牙早失；第二乳磨牙早失，第一恒磨牙完全萌出。②舌弓保持器和 Nance 弓（腭弓）式间隙保持器适应证：两侧都存在第二乳磨牙或第一恒磨牙，全口多个牙缺失，近期内继承恒牙即将萌出，或不能配合佩戴功能性活动保持器者。③远中导板保持器适应证：第二乳磨牙早失、第一恒磨牙尚未萌出或萌出不足。（2）可摘式间隙保持器适应证：缺牙多于两个乳磨牙，两侧缺失多于一个乳磨牙，或伴有前牙缺失。下颌双侧多个乳磨牙早失，第一恒磨牙萌出不全时，首选可摘式间隙保持器。

（5～6题共用备选答案）

　　A. 远中导板式间隙保持器
　　B. 舌弓式间隙保持器
　　C. 带环丝圈式间隙保持器
　　D. Nance 腭弓间隙保持器
　　E. 可摘式间隙保持器

5. 患儿，男，九岁半，双侧乳Ⅳ、Ⅴ缺失，可采用的间隙保持器是

6. 右下乳Ⅳ缺失，乳Ⅴ因根尖周病做根管治疗后，采用间隙保持器是

【精析】E、C。（1）固定式保持器：①带环（全冠）丝圈保持器适应证：单侧或双侧单个乳磨牙早失；第二乳磨牙早失，第一恒磨牙完全萌出。②舌弓保持器和 Nance 弓（腭弓）式间隙保持器适应证：两侧都存在第二乳磨牙或第一恒磨牙，全口多个牙缺失，近期内继承恒牙即将萌出，或不能配合佩戴功能性活动保持器者。③远中导板保持器适应证：第二乳磨牙早失、第一恒磨牙尚未萌出或萌出不足。（2）可摘式间隙保持器适应证：缺牙多于两个乳磨牙，两侧缺失多于一个乳磨牙，或伴有前牙缺失。应采用可摘式间隙保持器。

二、考点拓展

1. 不同年龄阶段之乳牙龋病的发生部位有明显特点，正确的是：3～4 岁，多发的是乳磨牙𬌗面窝沟龋。

2. 对根尖敞开、牙根未发育完全的死髓牙，应采用：根尖诱导成形术。

3. 额外牙的临床表现不正确的是：多见于乳牙列。

4. 额外牙的萌出部位不正确的是：在颌骨的某些特定部位萌出。

5. 额外牙形态最多见的是：锥形。

6. 氟化物涂布牙齿在不同年龄涂布重点不同，正确的是：2 岁左右儿童涂布药物对乳磨牙有保护作用。

7. 个别恒切牙萌出过迟与哪种情形无关：乳牙龋病。

8. 根尖诱导成形术后根尖孔封闭的时间是：6 个月～2 年。

9. 根尖诱导成形术后每隔多长时间复查一次：3～6 个月。

10. 关于额外牙的拔除，不正确的是：切牙牙根发育完成后再拔除额外牙。

11. 恒尖牙萌出困难多与哪种情形有关：先行的乳牙过早脱落。

12. 恒切牙助萌术应在什么情况下施行：增厚的龈片组织阻碍。

13. 混合牙列期最容易患龋的恒牙是：第一恒磨牙。

14. 金属成品冠修复乳牙窝洞的错误操作是：颊面近颈部 1/3 隆起，不应较多地切削。

15. 临床诊断乳牙根尖周病不依赖于：龋洞深度。

16. 哪种类型年轻恒牙根端形态治疗较为困难：A 型。

17. 奶瓶龋主要发生于：上颌乳切牙唇面。

18. 年轻恒牙牙髓坏死较晚，牙根停止发育晚，根端形态可能是：C 型。

19. 嵌体修复乳牙Ⅰ类洞形时，牙体制备的深度应达牙本质：1.2 mm。

20. 嵌体修复乳牙窝洞的优点，不正确的是：牙体制备时去除的牙质较充填法少。

21. 乳牙的嵌体修复法适用于：乳磨牙Ⅰ类复合洞形和Ⅱ类复合洞形。

22. 乳牙根尖周病治疗成功的标准不包括：牙齿无变色。

23. 乳牙环状龋多位于：牙冠中 1/3～颈 1/3 处。

24. 乳牙急性根尖周炎不可能的临床表现是：瘘管。

25. 乳牙急性牙髓炎的重要症状是：疼痛。

26. 乳牙慢性牙髓炎的症状是：症状轻重不一。

27. 乳牙龋病充填后疼痛的因素可能性不大的是：龋蚀穿髓未及时处理。

28. 乳牙龋病对于全身的不良影响，不包括：影响恒牙列。

29. 乳牙龋病好发牙是：下颌乳磨牙。

30. 关于乳牙龋多见的好发牙面，正确的是：上颌乳中切牙近中面。

31. 不会引起病理性根吸收的是：牙萌出。

32. 不是根尖诱导成形术的适应证是：深龋意外露髓的年轻恒牙。

33. 不是金属成品冠修复乳牙窝洞的适应证的是：牙颈部龋蚀，可制备龈壁者。

34. 不是金属成品冠修复乳牙窝洞的优点的是：成品冠不易磨损。

35. 牙齿发育异常不包括：牙齿排列异常。

36. 牙髓保存治疗主要是指：盖髓术和切髓术。

37. 银汞合金充填修复年轻恒牙龋，不适用于：Ⅲ类洞。

38. 有关龋病活跃性的检测，不正确的是：诊断龋病。

39. 有关窝沟封闭正确的观点是：只要有窝沟就可以做窝沟封闭。

40. 治疗年轻恒牙的操作中不恰当的是：宜用金刚砂车针高速切削，减少牙质发生裂纹。

第十五章　口腔黏膜疾病

志在必得

有自信心的人，可以化渺小为伟大，化平庸为神奇。

——萧伯纳

一、考点精析

A1/A2 型题

1. 患者女，68 岁，戴用全口义齿 1 年后复查，主诉咀嚼无力，经常口角发炎，最可能的原因是
   A. 𬌗关系有误
   B. 垂直距离过小
   C. 人工牙为无尖牙
   D. 全身情况不佳
   E. 颞下颌关节功能紊乱

【精析】B，年长患者的口角炎多与咬合垂直距离缩短有关，口角区皮肤发生塌陷呈沟槽状，导致唾液由口角溢入沟内，故常呈潮湿状态，有利于真菌生长繁殖。"垂直距离恢复得过小表现为面部下 1/3 的距离减小，唇红部显窄，口角下垂，鼻唇沟变深，颏部前突。全口义齿戴入口中，看上去患者像没戴义齿似的，息止𬌗间隙偏大，咀嚼时用力较大，而咀嚼效能较低（B 对）。

2. 婴儿吮吸拇指或用过硬的橡皮奶头弓起双侧翼钩处黏膜表面溃疡，称为
   A. 创伤性溃疡
   B. 压疮性溃疡
   C. Bednar 溃疡
   D. Riga – Fede 溃疡
   E. 复发性阿弗他溃疡

【精析】C，复发性阿弗他溃疡一般表现为反复发作的圆形或椭圆形溃疡，具有"黄、红、凹、痛"的临床特征和长短不一的"发作期 – 愈合期 – 间歇期"周期规律，并且有不治而愈的自限性（E 错）。创伤性溃疡是由于物理性、机械性或化学性刺激而产生的口腔软组织损害（A 错）。修复体的尖锐边缘或过长的基板，压迫前庭沟黏膜形成溃疡。常见义齿的边缘不但有溃疡而且可见有组织增生，此称为压疮性溃疡（B 错）。在婴儿上腭翼钩处双侧黏膜，有时因用过硬的橡皮奶头人工喂养，经常在该处摩擦，容易发生溃疡，称 Bednar 溃疡（C 对）。若有乳切牙萌出后切缘较锐，吸奶时间长，舌系带、舌腹与新萌出的中切牙摩擦也

会发生溃疡，初起时仅局部充血，继之出现小溃疡，不断刺激的结果不但溃疡扩大，疼痛加重甚至可见组织增生，称 Riga – Fede 溃疡（D 错）。

3. 下面哪项属于复发性阿弗他溃疡分型
   A. 均质型、非均质型
   B. 糜烂型、非糜烂型
   C. 限膜型、红斑型、增殖型
   D. 轻型、重型、口炎型
   E. 原发性、复发性

【精析】D，临床主要表现为三种类型：轻型阿弗他溃疡、重型阿弗他溃疡及疱疹样阿弗他溃疡。疱疹样阿弗他溃疡亦称口炎型口疮（D 对）。

4. 慢性非特异性唇炎的临床表现特征是
   A. 肿胀、充血、糜烂
   B. 肿胀、肥厚、光亮
   C. 充血、糜烂、网纹
   D. 红肿、发热、触痛
   E. 干燥、脱屑、皲裂

【精析】E，慢性非特异性唇炎主要表现为唇部反复肿胀、脱屑、皲裂及痂皮，为临床常见病，病程迁延，反复发作。

5. 萎缩性舌炎的常见病因有
   A. 不良义齿刺激
   B. 发育畸形
   C. 口腔环境状况不佳
   D. 贫血
   E. 精神因素

【精析】D，萎缩性舌炎病因：①贫血（D 对）；②烟酸、维生素 B_2 缺乏；③干燥综合征；④念珠菌感染；⑤其他疾病；⑥部分患者找不到明确的病因。

6. 复发性阿弗他溃疡的治疗措施中，远期疗效最佳的是
   A. 口腔局部消炎、止痛、促愈合
   B. 手术切除
   C. 注射转移因子或口服左旋咪唑
   D. 针对与发病有关的全身和局部因素治疗
   E. 补充营养

【精析】D。复发性阿弗他溃疡治疗措施中，远期疗效最佳的是针对与发病有关的全身和局部因素治疗。针对病因进行有针对性的局部和全身治疗，可使远期疗效最大化。

7. 原发性疱疹性龈口炎多见于
  A. 6个月至2岁婴幼儿　　B. 学龄前儿童
  C. 青少年　　D. 中年人
  E. 老年人

【精析】A。原发性疱疹性口炎为单纯疱疹病毒感染所致，本病6岁以下儿童多见，尤其是6个月至2岁婴幼儿更多。原因是婴儿出生后可被母体被动免疫，其抗单纯疱疹病毒抗体在6个月后消失，2岁前不会出现明显的抗体效价。

8. 口腔白斑病的发病特点不包括
  A. 与吸烟有关
  B. 女性患者多于男性患者
  C. 与刺激食物有关
  D. 发病以中老年患者较多
  E. 与某些全身因素有关

【精析】B。口腔白斑病患病率男性患者显著高于女性患者。

9. 畸形舌侧窝的治疗主要取决于
  A. 患者年龄　　B. 患牙牙位
  C. 窝的形状　　D. 窝底探诊
  E. 并发症

【精析】E。畸形舌侧窝的治疗主要取决于并发症，其治疗应根据患牙牙髓及牙周的波及情况，采取相应的措施。

10. 发生于种植体周软组织的炎症性损害称为
  A. 种植体周围炎　　B. 种植体炎
  C. 种植体周黏膜炎　　D. 种植体周龈炎
  E. 种植体周膜炎

【精析】C。发生于种植体周软组织的炎症性损害称为种植体周黏膜炎。种植体周围黏膜炎表现为软组织的炎症和水肿，通常不出现周围骨丧失。

11. 口腔扁平苔藓最主要的临床表现是
  A. 白色条纹　　B. 色素沉着
  C. 糜烂　　D. 溃疡
  E. 水疱

【精析】A。白色角化条纹为口腔黏膜扁平苔藓的特征性表现。

12. 局部治疗唇疱疹最有效的药物是
  A. 氢化可的松乳膏　　B. 阿昔洛韦软膏
  C. 维A酸糊剂　　D. 金霉素软膏
  E. 制霉菌素糊剂

【精析】B。3%阿昔洛韦软膏或酞丁安软膏局部涂擦，可用于治疗唇疱疹。

13. 口腔白斑病临床上可有下述表现

  A. 白色凝乳状假膜　　B. 树枝状白色花纹
  C. 放射状白色花纹　　D. 黄白色假膜
  E. 白色皱纹纸状斑块

【精析】E。(1) 均质型：为白色斑块，表面略粗糙，呈皱纹纸状或有沟纹，无症状或有轻度不适。(2) 疣状型：呈乳白色，厚而高起，表面不平，呈刺状或绒毛状突起，粗糙，质稍硬，可有不适感。(3) 颗粒型：在充血或发红的黏膜上，有大小不等的白色角化颗粒或结节高出黏膜面，可伴有糜烂，能发生刺激痛。(4) 溃疡型：在白色斑块上，有糜烂或溃疡，常伴有自发性疼痛。

14. 天疱疮的临床特点是
  A. 疱壁薄的大亮疱　　B. 很少出现皮损
  C. 易发生瘢痕粘连　　D. 疱壁厚的大血疱
  E. 边缘扩展阴性

【精析】A。首先要明确天疱疮是皮肤黏膜病，经常会出现皮损，可排除答案B。本病愈合后不遗留瘢痕，排除答案C，天疱疮边缘扩展阳性，可排除E。天疱疮临床上典型表现为疱壁很薄的大亮疱，排除答案D。故本题选A。

15. 患者男，13岁，舌有时出现刺激痛近1年。检查可见舌背有3块光滑的红色剥脱区，微凹陷，直径5～10 mm，有两块已相连，剥脱区边缘为白色微高起的弧形或椭圆形所包绕，宽约1.5 mm。可诊断为
  A. 舌扁平苔藓　　B. 舌乳头炎
  C. 萎缩性舌炎　　D. 地图舌
  E. 裂纹舌

【精析】D。选项A、B、C和D都可出现舌背的红色剥脱区，但周围出现白色弧线围绕的只有选项D符合。地图舌的临床表现为圆或椭圆形红斑，单发或多发性，可扩大或融合，融合后常类似"地图边界"，周边为白黄色稍微隆起的弧形边缘，中央为火红色的丝状乳头剥脱区，但菌状乳头无改变。

16. 患者女，30岁，口腔内黏膜破溃、疼痛两天。检查：下唇黏膜糜烂面周围充血，同时口角下部皮肤有一圆形红斑，中心有水疱，边缘充血。患者自述：口角处曾经出现过同样的红斑，两天前因感冒服用退热药后，再次出现。该病应诊断为
  A. 药物过敏性口炎　　B. 接触性口炎
  C. 球菌性口炎　　D. 疱疹性口炎
  E. 口腔扁平苔藓

【精析】A。药物过敏性口炎是药物通过口服、注射或局部涂擦、含漱等不同途径进入机体内，使过敏体质者发生变态反应而引起的黏膜及皮肤的变态反应性疾病。常表现为单个或几个大小不等的水疱，水疱破溃后形成糜烂或溃疡，表面有黄白色渗出物，疼痛明显。

17. 患者女，46岁，复发性阿弗他溃疡反复发作3年，间隔1～2月，多在经前期出现，每次1～3个不等，主要

位于下唇和舌等部位，疼痛明显，7～10天左右愈合。要想达到理想的治疗效果，宜采取

A. 口腔局部对症治疗

B. 使用抗菌药物和局部对症治疗

C. 补充多种维生素

D. 调整内分泌和局部对症治疗

E. 注射转移因子

【精析】D。复发性阿弗他溃疡治疗以局部治疗结合全身治疗为主。为非感染性疾病，不应使用抗菌药物治疗。

18. 患者男，80岁，全口无牙，戴全口义齿近15年，因黏膜不适就诊。检查可见黏膜呈红亮色、水肿，有黄白色假膜，直接镜检见菌丝和芽孢。该患者治疗中应用的药物为

A. 阿昔洛韦　　　　　B. 维生素C

C. 泼尼松　　　　　　D. 青霉素

E. 制霉菌素

【精析】E。戴全口义齿患者的黏膜充血发红，并有黄白色假膜，涂片镜检见菌丝阳性，可诊断为义齿性口炎，应采取抗真菌治疗措施。

19. 患者男，40岁，主诉颊黏膜白色斑块约1年。检查可见左侧颊黏膜约1 cm×1.5 cm的白色斑块，界限清楚，微高出黏膜，表面有毛刺状突起。此病的诊断可能是

A. 颗粒型口腔白斑病

B. 均质型口腔白斑病

C. 疣状型口腔白斑病

D. 慢性盘状红斑狼疮

E. 口腔扁平苔藓

【精析】C。"白色斑块，边界清楚"未提及网纹，表明口腔白斑病的可能性大，可排除答案D和E。题干中未提及病损有红白颗粒，可排除答案A。白斑"表面有毛刺状突起"提示可能是疣状型口腔白斑病，故本题选C。

20. 对于念珠菌性口炎中慢性肥厚型的高龄患者，为了明确诊断有无异常增生，首选的诊断方法是

A. 唾液培养

B. 唾液及血清念珠菌抗体测定

C. 活体组织检查

D. 直接涂片镜检

E. 血CEA测定

【精析】C。慢性肥厚型念珠菌口炎组织学检查，可见到轻度到中度的上皮不典型增生，有人认为念珠菌性白斑病有约4%的恶变率，特别是高龄患者应提高警惕，争取早期活检，以明确诊断。

21. 急性红斑型念珠菌口炎的临床表现是

A. 病损区黏膜充血，有散在的色白如雪的柔软小斑点

B. 病损区黏膜表现为结节状或颗粒状增生，或为固着紧密的白色角质斑块

C. 病损区黏膜呈亮红色水肿，或见斑点状假膜

D. 病损区黏膜充血糜烂，舌背乳头成团块萎缩，周围舌苔增厚

E. 病损区黏膜出现珠光白色网纹伴充血

【精析】D。急性假膜型念珠菌口炎损害区黏膜充血，有散在的色白如雪的柔软小斑点（A错）。急性红斑型念珠菌口炎临床表现为黏膜上出现外形弥散的红斑，以舌黏膜多见，严重时舌背黏膜呈鲜红色并有舌乳头萎缩。黏膜红斑是由于上皮萎缩加上黏膜充血所致（D对）。慢性红斑型念珠菌病黏膜呈亮红色水肿，或有黄白色的条索状或斑点状假膜（C错）。慢性增殖性念珠菌病呈结节状或颗粒状增生，或为固着紧密的白色角质斑块（B错）。口腔扁平苔藓：口腔黏膜损害主要特征为珠光白色丘疹或条纹。白纹可交织成网状（E错）。

22. 以下关于口腔单纯疱疹病毒传染方式错误的是

A. 呼吸道　　　　　　B. 口腔

C. 鼻　　　　　　　　D. 眼结膜

E. 消化道

【精析】E。单纯疱疹病毒传染方式主要为直接经呼吸道、口腔、鼻、眼结膜、生殖器黏膜或破损皮肤进入人体（E错，为正确答案）。

23. 单纯疱疹病毒核衣壳是由

A. 160个壳微粒组成

B. 161个壳微粒组成

C. 162个壳微粒组成

D. 163个壳微粒组成

E. 164个壳微粒组成

【精析】C。口腔单纯疱疹病毒呈球形，病毒核衣壳为由162个壳微粒组成的立体对称20面体，直径约120nm。

24. 关于复发性阿弗他溃疡特征的描述，正确的是

A. 具有特异性、复发性和自限性

B. 具有传染性、周期性和自限性

C. 具有特异性、传染性和复发性

D. 具有周期性、复发性和自限性

E. 具有聚集性、特异性和周期性

【精析】D。复发性阿弗他溃疡具有周期性、复发性和自限性的特征。

25. 口腔扁平苔藓发病可能与以下哪项因素有关

A. 吸烟、外伤、心理因素

B. 遗传、吸烟酗酒、细菌感染

C. 心理因素、吸烟、不良修复体

D. 内分泌因素、病毒感染、自身免疫

E. 心理因素、不良修复体、内分泌因素

【精析】D。口腔扁平苔藓的病因不明，一般认为发病可能与心理因素、内分泌因素、病毒感染、自身免疫和遗传有关。

26. 以下哪项措施不宜用于口腔白斑治疗
    A. 口服维生素A　　　B. 硝酸银烧灼
    C. 戒烟　　　　　　D. 手术切除
    E. 局部涂鱼肝油

【精析】B。口腔白斑的治疗首先应去除可能的致病因素，例如戒烟和去除不良修复体。对于小面积的病损可采用手术切除、激光、冷冻等方法去除。口腔白斑目前在临床普遍采用的药物主要是维生素A及其衍生物。硝酸银烧灼可刺激白斑病变（B错，为正确答案）。鱼肝油主要含有维生素A和维生素D。

27. 对口腔白斑作出诊断可依据
    A. 可根据视诊做出
    B. 可根据血液化验获得
    C. 可根据家族病史确认
    D. 必须有病理检查证实
    E. 必须由间接免疫荧光检查做出

【精析】D。口腔白斑病根据临床表现和组织病理学检查方可确诊。

28. 在复发性阿弗他溃疡的全身治疗中，正确使用肾上腺皮质激素类药物的方法是
    A. 泼尼松10～30 mg/d，分3次口服，溃疡控制后逐渐减量
    B. 泼尼松60 mg/d，分3次口服，控制病情后减量
    C. 泼尼松60～80 mg/d，分3次口服，控制病情后减量
    D. 泼尼松80～100 mg/d，分3次口服，控制病情后减量
    E. 泼尼松100～120 mg/d，分3次口服，控制病情后减量

【精析】A。复发性阿弗他溃疡临床上常选用泼尼松口服，开始时每日10～30 mg，待溃疡控制后逐渐减量（A对）。

29. 口腔扁平苔藓（OLP）上皮固有层内，有大量淋巴细胞呈密集带状浸润，与下列哪项因素有关
    A. 心理因素　　　　B. 内分泌因素
    C. 微循环障碍因素　D. 免疫因素
    E. 遗传

【精析】D。病理检查可见OLP上皮固有层内有大量淋巴细胞呈密集带状浸润是其典型病理表现之一，因而考虑OLP与免疫因素有关。

30. 婴儿吮吸拇指或用过硬的橡皮奶头引起双侧翼钩处黏膜表面溃疡，称为
    A. 创伤性溃疡　　　B. 压疮性溃疡
    C. Bednar溃疡　　 D. Riga–Fede溃疡
    E. 复发性阿弗他溃疡

【精析】C。复发性阿弗他溃疡一般表现为反复发作的圆形或椭圆形溃疡，具有"黄、红、凹、痛"的临床特征和长短不一的"发作期—愈合期—间歇期"周期规律，并且有不治而愈的自限性（E错）。创伤性溃疡是由于物理性、机械性或化学性刺激而产生的口腔软组织损害（A错）。修复

体的尖锐边缘或过长的基板，压迫前庭沟黏膜形成溃疡。常见义齿的边缘不但有溃疡而且可见有组织增生，此称为压疮性溃疡（B错）。在婴儿上腭翼钩处双侧黏膜，有时因用过硬的橡皮奶头人工喂养，经常在该处摩擦，容易发生溃疡，称Bednar溃疡（C对）。若有乳切牙萌出后切缘较锐，吸奶时间长，舌系带、舌腹与新萌出的中切牙摩擦也会发生溃疡，初起时仅局部充血，继之出现小溃疡，不断刺激的结果不但溃疡扩大，疼痛加重甚至可见组织增生，称Riga–Fede溃疡（D错）。

A3/A4型题

（1～3题共用题干）

患者男，63岁，右舌缘疼痛不适3个月。体检见右舌缘中部有一溃疡，3 cm×3 cm大小，质地偏硬，深部有一浸润块，伸舌时偏向同侧。右颈上部触及1 cm×1 cm大小淋巴结，质中偏硬、活动、无压痛，边界清。临床考虑为鳞状细胞癌。

1. 最适宜的活检方法是
    A. 切取活检　　　　B. 切除活检
    C. 吸取活检　　　　D. 冰冻活检
    E. 细针穿刺细胞学活检

2. 对鳞状细胞癌首选的化疗药物是
    A. 长春新碱　　　　B. 氮芥
    C. 平阳霉素　　　　D. 环磷酰胺
    E. 氟尿嘧啶

3. 若发生远处转移，最常见的转移部位为
    A. 脑　　　　　　　B. 骨
    C. 肝　　　　　　　D. 肾
    E. 肺

【精析】B、D、E。舌部鳞状细胞癌的处理是以切除原发灶为主，同时病理检查明确诊断。环磷酰胺为破坏DNA结构和功能的药物。舌癌近处可转移到下颌下或颈深淋巴结，远处可转移至肺。

（4～7题共用题干）

患者女，50岁，以颊黏膜粗糙感、反复刺激性疼痛就诊。检查：双颊黏膜及下唇红有网状白纹，右颊及唇红损害区有少量充血区。

4. 如需明确诊断，最可靠的检查是
    A. 药物诊断性治疗
    B. 病损区甲苯胺蓝染色
    C. 脱落细胞涂片检查
    D. 病损组织细胞培养
    E. 活检组织做病理检查

5. 该病例最可能的诊断为
    A. 白色水肿　　　　B. 多形性红斑
    C. 白色角化病　　　D. 盘状红斑狼疮

E. 口腔黏膜扁平苔藓

6. 鉴别诊断时最需注意鉴别的疾病是
A. 盘状红斑狼疮
B. 多形性红斑
C. 口腔黏膜扁平苔藓
D. 白色海绵状痣
E. 白色水肿

7. 治疗该疾病时最应慎重考虑的全身用药是
A. 抗菌药物　　　　B. 维生素类
C. 雷公藤片　　　　D. 昆明山海棠
E. 肾上腺皮质类固醇

【精析】E、E、A、E。双颊黏膜对称发作的白色网状条纹为特征性的口腔黏膜扁平苔藓表现，进行活检组织病理检查可明确诊断。盘状红斑狼疮可表现为唇红部位的放射状细短白纹，需注意鉴别。肾上腺皮质激素以局部应用安全性及疗效较好。

(8~11 题共用题干)

患者女，50 岁，以颊黏膜粗糙感、反复刺激疼痛就诊。检查：双颊黏膜及下唇红有网状白纹，右颊及唇红病损区轻度充血。

8. 可作为本病的诊断依据为
A. 眼结膜充血
B. 鼻出血史
C. 皮损有 Wickham 纹
D. 皮肤靶形红斑
E. 皮肤大疱形成

9. 如需明确诊断，最可靠的检查是
A. 活检组织做病理检查
B. 病损组织细胞培养
C. 脱落细胞涂片检查
D. 药物诊断性治疗
E. 病损区甲苯胺蓝染色

10. 该病例最可能的诊断为
A. 盘状红斑狼疮　　　B. 多形渗出性红斑
C. 口腔扁平苔藓　　　D. 白色角化病
E. 白色水肿

11. 鉴别诊断时最需与该疾病鉴别的是
A. 盘状红斑狼疮　　　B. 多形渗出性红斑
C. 复发性阿弗他溃疡　D. 白色海绵状痣
E. 白色水肿

【精析】C、A、C、A。题干中所述的"双颊黏膜及下唇白色网纹"符合扁平苔藓对称、多部位发生、好发于颊黏膜的特点，但下唇的白色网纹也不能排除盘状红斑狼疮的可能。因此，皮损有 Wickham 纹可帮助诊断为口腔扁平苔藓。活检组织做病理检查可帮助明确诊断。

B1 型题

(1~2 题共用备选答案)
A. 边缘扩展阳性
B. 尼氏征 (Nikolsky) 阳性
C. 雷诺征阳性
D. 针刺反应阳性
E. Wickham 纹

1. 天疱疮的皮肤损害特点为
2. 口腔扁平苔藓的皮肤损害表面常有
【精析】B、E。轻推外观正常的皮肤，可迅速形成水疱或使原有的水疱在皮肤上移动，称为天疱疮病变时的尼氏征。口腔扁平苔藓皮损上可见微高出皮面的扁平丘疹，形成白色网状条纹，称为 Wickham 纹。

(3~4 题共用备选答案)
A. 创伤性溃疡　　　B. 放射性损伤
C. 化学性灼伤　　　D. 热损伤
E. 疱疹性口炎

3. 长期刺激可发生癌变的是
4. 黏膜充血，小疱疹或成簇小疱疹，7~10 天痊愈的是
【精析】B、E。慢性放射性损伤可致细胞癌变。疱疹性口炎由单纯疱疹病毒引起，临床特征性表现为疱性病损，7~10 天可自愈。

(5~6 题共用备选答案)
A. 内分泌失调　　　B. 舔唇不良习惯
C. 机体抵抗力下降　D. 残根残冠刺激
E. 消化不良

5. 慢性唇炎的病因是
6. 创伤性溃疡的病因是
【精析】B、D。不良舔唇习惯是慢性唇炎的首要病因之一。局部残根残冠刺激常致创伤性溃疡的发生。

(7~9 题共用备选答案)
A. 天疱疮　　　　　B. 多形渗出性红斑
C. 带状疱疹　　　　D. 口腔白斑病
E. 口腔红斑

7. 属于感染性疾病的是
8. 属于变态反应性疾病的是
9. 属于自身免疫性疾病的是
【精析】C、B、A。本题选项中只有带状疱疹是感染性疾病。天疱疮是自身免疫性疾病，多形渗出性红斑是变态反应性疾病。

(10~11 题共用备选答案)
A. 口腔扁平苔藓
B. 口腔白斑病
C. 慢性非特异性唇炎
D. 手-足-口病

E. 口腔单纯疱疹

10. 损害可同时累及口腔黏膜、皮肤和指甲的疾病是

11. 皮肤黏膜出现成簇小水疱的疾病是

【精析】A、E。①口腔单纯疱疹：原发性感染多见于婴幼儿，急性发作，全身反应重，口腔黏膜的任何部位和口唇周围可出现成簇的小水疱，口腔黏膜破溃后形成浅溃疡，口周皮肤形成痂壳。复发性感染成人多见，全身反应轻，但口角、唇缘及皮肤仍出现典型的成簇小水疱。②手－足－口病：手、足、口腔等部位出现小疱疹或小溃疡。③口腔白斑病：是指发生于口腔黏膜上的以白色为主的斑块或斑片，不能擦去，不能以临床和组织病理学的方法诊断为其他任何疾病者。④口腔扁平苔藓：是一种皮肤－黏膜慢性炎症性疾病，可以单独发生于口腔或皮肤，也可皮肤与黏膜同时罹患。损害除见于口腔外，也可见于生殖器，指甲与（或）趾甲，但比较少见。⑤慢性非特异性唇炎：是唇部慢性、非特异性、炎症性病变。

二、考点拓展

1. Tzanck 细胞又名：天疱疮细胞。

2. 白塞病的诊断标准是以复发性阿弗他溃疡为基础，加上复发性生殖器溃疡、眼疾（前后葡萄膜炎、视网膜炎）、针刺反应阳性及何项中任意两项即可确诊：结节性红斑。

3. 白塞病又称为：贝赫切特综合征。

4. 表现为典型的关节炎、尿道炎和结膜炎三联症，也常出现复发性阿弗他溃疡、口腔炎、阴茎头炎、皮疹、宫颈炎等皮肤黏膜病变的疾病是：莱特尔综合征。

5. 创伤性溃疡的治疗应首选：去除刺激因素。

6. 大多数口腔单纯疱疹病毒感染根据临床表现都可以作出诊断，常用的辅助诊断方法不包括：组织活检。

7. 带状疱疹的临床特征为：皮肤及口腔黏膜出现丛集成簇的疱疹，并沿神经排列，不超过中线。

8. 对于无复发史而又长期不愈的边缘呈潜掘状的浅表溃疡，应考虑：口腔结核。

9. 多形渗出性红斑属于：变态反应性疾病。

10. 二期梅毒的诊断标准不包括：梅毒黏膜白斑。

11. 发生于婴儿翼突钩处的溃疡最常见的是：Bednar 溃疡。

12. 沟纹舌一般不需要治疗，但对于有症状的沟纹舌应该：清理沟内食物残渣，漱口。

13. 关于天疱疮的激素治疗特点描述最准确的是：分为起始、控制、减量、维持四个阶段。

14. 过敏性接触性口炎主要发生的变态反应类型为：IV 型。

15. 坏疽性口炎最主要的致病菌：奋森螺旋体和梭形杆菌。

16. 患病后可以完全免疫，很少复发的疾病是：带状疱疹。

17. 口腔红斑病还有其他名称，除了：多形性红斑。

18. 口腔结核病损最常见的形式为：结核性溃疡。

19. 口腔念珠菌病通常不会发生于：长期精神紧张。

20. 临床和组织病理变化都与慢性增殖性念珠菌病非常相似的舌部疾病是：正中菱形舌炎。

21. 梅罗综合征的临床表现是：沟纹舌、面瘫、肉芽肿性唇炎。

22. 盘状红斑狼疮在口腔黏膜中的好发部位是：下唇唇红。

23. 疾病中不属于自身免疫病的是：多形性红斑。

24. 疾患不会造成舌乳头萎缩的是：盘状红斑狼疮。

25. 描述不符合多形性红斑的临床特征的是：发病过程缓慢，常迁延不愈，无自限性。

26. 哪种疾病不属于念珠菌性口炎：膜性口炎。

27. 药物中不常用于单纯疱疹病毒感染治疗的是：泼尼松。

28. 属于疱疹病毒的是：EB 病毒。

29. 腺周口疮与创伤性溃疡的区别不包括：疼痛程度不同。

30. 血管神经性水肿一般不发生在：上腭。

31. 药物过敏性口炎的临床特征为：皮肤红斑、水疱，口腔大小不等水疱。

32. 以萎缩性损害为主的舌炎是：丝状乳头炎。

33. 不符合淋球菌性口炎临床表现的是：被覆白色凝乳状斑点或斑片。

34. 不是氯喹的副作用的是：血压降低。

35. 不是梅毒的临床分型的是：梅毒下疳。

36. 不属于发生口角炎常见病因的是：过度日光照射。

37. 不属于口腔白色角化病好发部位的是：口底。

38. 不属于口腔结核临床表现的是：溃疡基底较硬。

39. 各类口腔黏膜疾病中，发病率最高的是：溃疡类疾病。

40. 关于大疱性类天疱疮说法不正确的是：口服肾上腺皮质激素为该病的首选治疗方法。

41. 关于单纯疱疹病毒感染描述不正确的是：单纯疱疹病毒为中等大小球形、有核衣壳和脂蛋白包膜的 RNA 病毒。

42. 关于口腔白斑病恶变倾向说法不正确的是：均质型易恶变。

43. 关于慢性唇炎的临床表现，描述不正确的是：常累及上下唇部，唇部可见针头大小结节。

44. 关于念珠菌性口角炎说法不正确的是：常并发舌炎、唇炎、阴囊炎。

45. 关于手足口病的说法不完全正确的是：常见的病原微生物为科萨奇病毒与疱疹病毒。

46. 关于天疱疮作为自身免疫性疾病的证据不正确的是：循环抗体中约有 80% ~90% 属 IgM 类抗体。

47. 关于腺周口疮和结核性溃疡说法不正确的是：均有自限性。

48. 关于新生儿鹅口疮描述不正确的是：斑片附着十分紧密，不可擦掉。

49. 关于重型阿弗他溃疡临床表现描述不正确的是：溃疡边缘不整齐，呈鼠咬状，底部有肉芽组织。

50. 疾病通常不会表现为唇部糜烂的是：大疱性类天疱疮。

51. 疾病中不具有癌变倾向的是：坏死性黏液腺周围炎。

52. 疾病中不属于口腔变态反应性疾病的是：Riga 病。

53. 疾病中多发生于上唇的是：肉芽肿性唇炎。

54. 疾病中最常出现口腔损害的是：寻常型天疱疮。

55. 愈合后一般不留瘢痕的是：带状疱疹。

56. 药物中具有避光作用的是：二氧化钛。

57. 与口腔黏膜下纤维化发生关系最为密切的因素是：咀嚼槟榔。

58. 义齿基托边缘的口腔黏膜出现的边缘轻度隆起的不规则形溃疡首先应考虑：褥疮性溃疡。

59. 引起口角炎的因素不包括：寒冷刺激。

60. 用手指轻推外表正常的皮肤或黏膜，即可迅速形成水疱，或使原有的水疱在皮肤上移动；在口腔内，用舌舔及黏膜，可使外观正常的黏膜表层脱去或撕去，这些现象称为：Nikolsky 征阳性。

61. 治疗盘状红斑狼疮可选用：氯喹。

第十六章　口腔颌面外科学

志在必得

对疾病最有效的预防是道德上的预防——节制。

——罗·赫里克

一、考点精析

A1/A2 型题

1. 听诊有吹风样杂音的是
   A. 动静脉畸形　　　　B. 静脉畸形
   C. 微静脉畸形　　　　D. 囊性水瘤
   E. 血管瘤

【精析】A，动静脉畸形患者可能自己感觉到搏动，扪诊有震颤感，听诊有吹风样杂音（A 对）。

2. 某患者，因车祸导致颌面部损伤，有 20min 昏迷史，醒来后不能忆起发生的事情，下颌弓变窄，呼吸困难。考虑诊断为
   A. 脑挫裂伤　　　　　B. 脑震荡
   C. 颅底骨折　　　　　D. 颅内血肿
   E. 脑脊液漏

【精析】B，脑震荡的典型临床特点为短暂的一过性的意识障碍，一般不超过半小时；常伴有逆行性遗忘；清醒后可出现头痛、头晕、乏力、恶心和呕吐，短期内通常会自行好转（B 对）。脑挫裂伤是脑组织的实质性损伤，意识障碍取决于脑损伤的程度，神经系统体征取决于损伤部位（A 错）。如果出现昏迷—清醒—再昏迷的情况，则提示有颅内血肿的可能性（D 错）。如果鼻孔或外耳道有脑脊液漏出，表明颅前窝或颅中窝有骨折（C 错）。出血伴有脑脊液漏时，将流出的液体滴在吸水纸或纱布上，血迹周围出现一圈被水湿润的环形红晕，表明存在脑脊液漏（E 错）。

3. 舌下腺囊肿手术治疗的关键是
   A. 吸净囊液
   B. 同时切除舌下腺和囊壁
   C. 完整切除舌下腺
   D. 囊肿摘除囊壁
   E. 术后局部加压包扎

【精析】C，根治舌下腺囊肿的方法是切除舌下腺（C 对），残留部分囊壁不致造成复发（D 错）。对于口外型舌下腺囊肿，可全部切除舌下腺后，将囊腔内的囊液吸净（A 错），在下颌下区加压包扎（E 错），而不必在下颌下区做切口摘除囊肿（B 错）。

4. 麻醉上牙槽中神经应选择
   A. 上颌结节注射法　　B. 眶下孔注射法
   C. 腭大孔麻醉　　　　D. 腭前孔注射法
   E. 翼下颌注射法

【精析】B，①上牙槽后神经阻滞麻醉又称上颌结节注射法（A 错）。②眶下神经阻滞麻醉又称眶下孔或眶下管注射法。可麻醉上牙槽前、中神经，即可麻醉整个上颌牙神经丛（B 对）。③腭前神经阻滞麻醉将麻药注射入腭大孔或其附近以麻醉腭前神经，故又称为腭大孔麻醉（C 错）。④鼻腭神经阻滞麻醉将麻醉药物注入腭前孔（切牙孔），以麻醉鼻腭神经，故又称为腭前孔注射法（D 错）。⑤下牙槽神经阻滞麻醉是将麻药注射到翼下颌间隙内，故亦称翼下颌注射法（E 错）。

5. 拔除上颌第一磨牙麻醉的神经是
   A. 鼻腭神经、腭前神经、腭后神经
   B. 上牙槽后神经、上牙槽中神经、腭前神经
   C. 上牙槽后神经、上牙槽中神经、鼻腭神经
   D. 上牙槽后神经、上牙槽中神经、上牙槽前神经
   E. 上牙槽中神经、鼻腭神经、腭前神经

【精析】B，腭前神经阻滞麻醉适用于上颌前磨牙、磨牙拔除术的腭侧麻醉。鼻腭神经阻滞麻醉麻醉区域包括两侧尖牙腭侧连线前方的牙龈，腭侧黏骨膜和牙槽骨（A、C、E

错）。上颌磨牙拔除主要选择上颌结节及腭大孔麻醉（上牙槽后神经＋上牙槽中神经＋腭前神经，B对）。

6. 患者女，43岁，右下颌后牙多个残根，风湿性心脏病10余年，二尖瓣狭窄，心功能Ⅰ级。对于该患者最佳的治疗方案是
　　A. 分次拔除患牙，术前预防性使用抗生素
　　B. 分次拔除患牙，术后预防性使用抗生素
　　C. 分次拔除患牙，术前术后预防性使用抗生素
　　D. 一次拔除全部患牙，术前预防性使用抗生素
　　E. 一次拔除全部患牙，术前术后预防性使用抗生素

【精析】E，青霉素是预防细菌性心内膜炎的首选药物。如有多个牙需拔除，较安全的方法是在青霉素正确使用控制下，一次全部拔除应拔的牙。部分患者可在术后继续使用药物3天（E对）。

7. 患者女，36岁，开口困难伴疼痛一月。检查见自然开口30mm，被动开口30mm，开口偏向患侧。诊断为
　　A. 关节盘附着松弛
　　B. 关节盘后区损伤
　　C. 不可复性盘前移位
　　D. 翼外肌功能亢进
　　E. 可复性盘前移位

【精析】C，（1）翼外肌功能亢进：主要症状是弹响和开口过大（D错）。（2）可复性关节盘移位：开闭口有弹响（E错）。（3）不可复性关节盘移位：有典型的关节弹响病史，继之有间断性关节绞锁史，进而弹响消失，开口受限。临床检查开口受限，开口时下颌偏向患侧，关节区疼痛；被动开口检查，开口度不能增大（C对）。（4）关节囊扩张伴关节盘附着松弛：与翼外肌功能亢进症状相似，开口度过大，可伴有慢性滑膜炎（A错）。（5）骨关节病：关节盘破裂、穿孔的主要症状是下颌运动的任何阶段有多声破碎音和开口型歪曲（B错）。

8. 转移发生较迟且少见的口腔癌是
　　A. 唇癌　　　　　　　B. 舌癌
　　C. 口底癌　　　　　　D. 颊癌
　　E. 牙龈癌

【精析】A，舌癌常发生早期颈淋巴结转移，且转移率较高（B错）。下牙龈癌比上牙龈癌淋巴结转移早，同时也较多见（E错）。颊黏膜鳞癌常转移至下颌下及颈深上淋巴结，有时也可转移至腮腺淋巴结（D错）。口底癌常早期发生淋巴结转移，转移率仅次于舌癌（C错）。唇癌的转移一般较其他口腔癌为少见，且转移时间较迟（A对）。

9. 单侧下颌角骨折的最佳固定方法是
　　A. 单颌固定　　　　　B. 颅颌绷带固定
　　C. 坚固内固定　　　　D. 钢丝内固定
　　E. 颌间固定

【精析】C，颅颌牵引主要用于上颌骨骨折（B错）。单颌

固定临床上常用于牙槽突骨折和移位不大的额部线形骨折（A错）。颌间固定主要被用作坚固内固定的辅助手段，在作内固定之前咬合关系的维持与确认，内固定后作短暂抵抗肌源性不良应力，固定的时间也大大缩短（E错）。坚固内固定目前在多数情况下已成为颌骨骨折的首选方法（C对）。

10. 患儿男，2岁，行唇裂修复术时，需加用眶下神经阻滞麻醉，进针点是
　　A. 眶下缘中点下1.5cm，鼻翼至耳屏连线的中点
　　B. 眶下缘中点下0.5cm，鼻尖至耳屏连线的中点
　　C. 眶下缘中点下1.5cm，鼻翼至睑外侧连线的中点
　　D. 眶下缘中点下0.5cm，鼻尖至睑外侧连线的中点
　　E. 眶下缘中点下0.5cm，鼻翼至睑外侧连线的中点

【精析】D，眶下神经阻滞麻醉进针点是眶下缘中点下0.5cm，鼻尖至睑外侧连线的中点（D对）。

11. 为避免先天性双侧唇腭裂患儿前颌突过度生长，出生后应尽早行
　　A. 咽成形术　　　　　B. 正畸治疗
　　C. 唇裂整复术　　　　D. 牙槽突裂植骨术
　　E. 腭裂整复术

【精析】B，唇腭裂序列治疗顺序为新生儿正畸治疗、唇裂修复（C错）、腭裂修复（A、E错）、术后语音效果观察和语音治疗、乳牙期及替牙期正畸治疗、牙槽突植骨术（D错）、外科正畸治疗、矫形修复治疗、唇腭裂的二期修复、耳科治疗和心理治疗。为避免先天性双侧唇腭裂患儿前颌突过度生长，出生后应尽早行正畸治疗（B对）。

12. 主要用扭转力拔除的牙是
　　A. 上颌第三磨牙　　　B. 下颌中切牙
　　C. 上颌尖牙　　　　　D. 上颌前磨牙
　　E. 下颌前磨牙

【精析】C，摇动：适用于扁根的下前牙（B错）、前磨牙（D、E错）及多根的磨牙（A错）。扭转：用于圆锥形根的牙，如上颌中切牙和尖牙（C对）。

13. 治疗三叉神经痛首选
　　A. 地西泮　　　　　　B. 哌替啶
　　C. 苯妥英钠　　　　　D. 卡马西平
　　E. 阿司匹林

【精析】D，①地西泮静脉注射是目前治疗癫痫持续状态的首选药物（A错）。②哌替啶临床应用于各种疼痛、心源性哮喘、麻醉前给药及人工冬眠（B错）。③解热镇痛抗炎药是一类具有解热、镇痛，而且大多数还有抗炎、抗风湿作用的药物。阿司匹林是这类药物的代表，所以又被称为阿司匹林类药物（E错）。④卡马西平：是目前治疗三叉神经痛的首选药物（D对）。苯妥英钠：也是一种常用的药物，对多数病例有一定疗效（C错）。

14. 牙槽骨修整术一般在拔牙后多久进行

A. 1个月　　　　　　　　B. 2个月

C. 3个月　　　　　　　　D. 4个月

E. 5个月

【精析】A，牙槽突修整术的适应证：拔牙后牙槽骨吸收不全，骨尖、嵴有压痛者，应于拔牙1个月后进行修整（A对）。

15. 新生儿唇腭裂的患病率大约为

A. 1∶100　　　　　　　　B. 1∶1000

C. 1∶5000　　　　　　　D. 1∶10000

E. 1∶10

【精析】B，据统计，新生儿唇腭裂的患病率大约为1∶1000（B对）。

16. 腭裂的临床表现不包括

A. 卷舌音不清

B. 进食时乳汁从鼻孔溢出

C. 听力障碍

D. 上颌骨发育不足

E. 牙列紊乱和牙弓异常

【精析】A，腭裂的临床表现和特点：①腭部解剖形态的异常；②吸吮功能障碍（B对）；③腭裂语音；④口鼻腔自洁环境的改变；⑤牙列错乱（E对）；⑥听力功能的影响（C对）；⑦颌骨发育障碍（D对）。卷舌音不清不是腭裂的临床表现（A错，为正确答案）。

17. 患者阻滞麻醉时的感觉是

A. 痛觉、压觉、冷觉、温觉存在

B. 痛觉、压觉、冷觉、温觉消失

C. 压觉、冷觉、温觉消失

D. 痛觉存在，触觉消失

E. 温度觉、触觉存在，痛觉消失

【精析】E，局部麻醉确切的含义应该是局部无痛，即除痛觉消失外，其他感觉如触压、温度觉等依然存在（E对）。

18. 最易引起边缘性颌骨骨髓炎的是

A. 颞下间隙感染　　　　B. 颞间隙感染

C. 咬肌间隙感染　　　　D. 眶下间隙感染

E. 下颌下间隙感染

【精析】C，咬肌间隙感染，长期脓液蓄积，易形成下颌支部的边缘性骨髓炎（C对）。

19. 患者女，21岁，拔牙前2%普鲁卡因局麻注射后，出现心悸、头晕、胸闷、面色苍白、全身冷汗，四肢厥冷无力，脉搏快而弱，血压快速下降，诊断为

A. 癔病　　　　　　　　B. 晕厥

C. 中毒　　　　　　　　D. 过敏反应

E. 肾上腺素反应

【精析】B，由于肾上腺素可引起心悸、头痛、紧张、恐惧、颤抖、失眠等不良反应，如用量过大或注射时误入血管，可引起心血管功能障碍，也可因血压升高而发生脑出血，或因心脏过度兴奋引起心律失常，甚至心室颤动等

（E错）。晕厥的临床表现：头晕、胸闷、面色苍白、全身冷汗、四肢厥冷无力、脉搏快而弱、恶心、呼吸困难，重者可出现心率减慢、血压急剧下降，甚至有短暂的意识丧失（B对）。延迟型超敏反应常见血管神经性水肿，偶见荨麻疹、药疹、哮喘和过敏性紫癜。即刻型超敏反应是当用极少量药后，立即发生极严重的类似中毒症状，患者突然惊厥、昏迷、呼吸、心搏骤停而死亡（D错）。抑制型中毒反应：迅速出现脉搏细弱、血压下降、神志不清，随即呼吸、心跳停止。局麻药中毒的早期最典型症状之一是口周麻木（C错）。

20. 女，25岁，3天前因重度牙周炎在阻滞麻醉下拔除左下6，术后逐渐出现开口受限，吞咽疼痛。检查：开口度一横指，下颌支后缘稍内侧轻度肿胀、深压痛。最可能的诊断是

A. 翼下颌间隙感染　　　B. 颞下间隙感染

C. 口底多间隙感染　　　D. 下颌下间隙感染

E. 咬肌间隙感染

【精析】A，咬肌间隙感染的典型症状是以下颌支及下颌角为中心的咬肌区肿胀、充血、压痛，伴明显开口受限。不易触到波动感（E错）。翼下颌间隙感染常是先有牙痛史，继之出现开口受限、咀嚼、吞咽疼痛。口腔检查见翼下颌皱襞处黏膜水肿，下颌支后缘稍内侧可有轻度肿胀、深压痛（A对）。颞下间隙感染发生时外观表现常不明显，仔细检查可发现颧弓上、下及下颌支后方微肿，有深压痛，伴有不同程度的开口受限（B错）。多数下颌下间隙感染是以下颌下淋巴结炎为其早期表现，临床表现为下颌下区丰满，检查有明确边界的淋巴结肿大、压痛。化脓性下颌下淋巴结炎向结外扩散形成蜂窝织炎（D错）。口底蜂窝织炎（口底多间隙感染）无论是化脓性病原菌引起的感染还是腐败坏死性病原菌引起的感染，局部及全身症状均很严重（C错）。

21. 男，65岁，舌癌行右侧颈淋巴清扫术。正确的创口处理方法是

A. 片状引流　　　　　　B. 管状引流

C. 纱条引流　　　　　　D. 闭式引流

E. 开放引流

【精析】D，口腔颌面外科常用的引流物有片状引流、纱条引流、管状引流和负压引流。前3种引流方法的创口是开放的（A、B、C错），故亦称开放引流（E错）；后一种创口是封闭的，故亦称闭式引流（D对）。负压引流主要用于颌面颈部较大手术的术后引流，例如颈淋巴清扫术、下颌骨切除术、腮腺摘除术等。

22. 患者男，48岁，行左下6拔除，1个月后下唇麻木。不正确的处理是

A. 拔牙窝刮除　　　　　B. 理疗

C. 针灸　　　　　　　　D. 服用维生素B$_{12}$

E. 服用维生素 B₁

【精析】A，神经如已受损，术后应给予预防水肿、减压及促神经恢复的药物或理疗等（B 对）。针刺疗法按循经穴与神经分布的解剖位置相结合的原则，选择邻近神经干的穴位，以患者有强烈针感为宜（C 对）。理疗可用维生素 B₁或维生素 B₁₂和利多卡因用离子导入法，将药物导入疼痛部位，或采用穴位导入法均可获得一定疗效（D、E 对）。拔牙窝搔刮与神经受损的治疗无关（A 错，为正确答案）。

23. 关于牙根拔除术的说法，错误的是

　　A. 根钳拔除法为牙根拔除术时首选的方法

　　B. 根钳和牙挺均不能拔除的牙根，可考虑用翻瓣去骨拔除

　　C. 拔除牙根时要有良好的照明

　　D. 应用牙挺拔除牙根时，要注意选择挺刃大小，宽度应与牙根相适应

　　E. 利用牙挺的楔力挺牙根时，应从牙根断面的最低点楔入

【精析】E，应从牙根断面的最高点楔入而非最低点。

24. 关于干槽症的治疗，不正确的是

　　A. 给予抗感染、止痛治疗

　　B. 彻底清创

　　C. 隔离外界刺激

　　D. 给予措施促进肉芽组织生长

　　E. 局部使用止血药物

【精析】E，局部使用止血药物不属于干槽症的治疗，前四项都是干槽症的治疗原则。

25. 儿童复发性腮腺炎最常见的发病年龄是

　　A. 7 岁左右　　　　　　B. 5 岁左右

　　C. 3 岁左右　　　　　　D. 2 岁左右

　　E. 1 岁左右

【精析】B，任何儿童期都可发生儿童复发性腮腺炎，但以 5 岁左右最常见。

26. 颈部损伤一般不发生

　　A. 颈部血肿　　　　　　B. 乳糜瘘

　　C. 高位截瘫　　　　　　D. 颈椎损伤

　　E. 气管移位

【精析】B，颈部损伤一般不发生乳糜瘘。其他几项在颈部损伤时都有可能发生。

27. 腭裂发生于胚胎

　　A. 第 3 周　　　　　　B. 第 6 周

　　C. 第 7 周　　　　　　D. 第 8 周

　　E. 第 9 周以后

【精析】E，胚胎第 9 周后两侧侧腭突逐渐联合，唇裂多发生于胚胎第 7 周，软腭裂发生于胚胎第 12 周。

28. 表层皮片的厚度，在成年人为

　　A. 0.1～0.15 mm　　　　B. 0.2～0.25 mm

　　C. 0.35～0.62 mm　　　　D. 0.75～0.80 mm

　　E. 1.0～1.2 mm

【精析】B，表层皮片的厚度，在成年人为 0.2～0.25 mm。表层皮片包括表皮层和很薄的一层真皮最上层的乳突层。

29. 最常用的牙种植体是

　　A. 牙内种植体　　　　　　B. 黏膜内种植体

　　C. 牙内骨内种植体　　　　D. 骨膜下种植体

　　E. 骨内种植体

【精析】E，最常用的牙种植体是骨内种植体。故本题答案是 E。易误选 C。

30. 下列关于疣状癌的论述错误的是

　　A. 是口腔鳞状细胞癌的一型

　　B. 呈外生性生长

　　C. 生长缓慢，有局部侵蚀性

　　D. 一般不转移

　　E. 核分裂多见，易转移

【精析】E，疣状癌恶性度较低，不易转移。

31. 最常选用的表面麻醉剂是

　　A. 2% 丁哌卡因　　　　　B. 1% 普鲁卡因

　　C. 2% 利多卡因　　　　　D. 2% 普鲁卡因

　　E. 1%～2% 丁卡因

【精析】E，最常选用的表面麻醉剂是 1%～2% 丁卡因。故本题答案是 E。易误选 C。

32. 癌与肉瘤的根本区别在于

　　A. 生长方式　　　　　　B. 发病年龄

　　C. 组织学来源　　　　　D. 临床症状

　　E. 对全身的影响

【精析】C，癌与肉瘤的根本区别在于组织学来源。癌为上皮组织来源，肉瘤为间叶组织来源，其他选项两者没有区别。故本题答案是 C。易误选 E。

33. 拔除上颌第三磨牙时，牙挺的支点应置于

　　A. 远中牙槽嵴

　　B. 近中牙槽嵴

　　C. 第二、第三磨牙之间

　　D. 颊侧骨板

　　E. 腭侧骨板

【精析】B，拔除上颌第三磨牙时，牙挺的支点应置于近中牙槽嵴。故本题答案是 B。易误选 E。

34. 拔除下颌第一磨牙应麻醉的神经是

　　A. 下牙槽神经

　　B. 下牙槽神经、舌神经

　　C. 下牙槽神经、颊长神经

　　D. 下牙槽神经、舌神经、颏神经

　　E. 下牙槽神经、舌神经、颊长神经

【精析】E，拔除下颌第一磨牙应麻醉下牙槽神经、舌神经、颊长神经。故本题答案是 E。易误选 C。

35. 面部的发育来自
    A. 上颌突和球状突
    B. 侧腭突和球状突
    C. 侧腭突和侧鼻突
    D. 额鼻突和下颌突
    E. 侧腭突和上颌突

【精析】D，面突的分化：胚胎第3周，发育的前脑生长迅速，其下端出现一个突起，称额鼻突，其下方为下颌突；第4周其外上方长出两个突起为上颌突。此时由额鼻突、上颌突、下颌突的中央形成一个凹陷，即原始口腔。

36. 拔牙的绝对禁忌证是
    A. 风湿性二尖瓣狭窄   B. 先天性室间隔缺损
    C. 急性心肌梗死   D. 高血压
    E. 肺源性心脏病

【精析】C，拔牙的绝对禁忌证是急性心肌梗死。拔牙的绝对禁忌证有6个月内有过心肌梗死或频繁心绞痛、心功能Ⅲ~Ⅳ级、严重心律失常。故本题答案是C。易误选E。

37. 拔牙过程中可使用旋转力的是
    A. 上颌前磨牙   B. 上颌第二磨牙
    C. 下颌中切牙   D. 下颌前磨牙
    E. 下颌第三磨牙

【精析】D，拔牙过程中可使用旋转力的是下颌前磨牙。下颌前磨牙的牙根横断面为圆三角形，且根较直，允许适当使用旋转力。上颌切牙、上颌尖牙、下颌尖牙可适当使用旋转力。故本题答案是D。

38. 拔牙后出血是指拔牙后多长时间仍明显出血
    A. 30分钟   B. 45分钟
    C. 60分钟   D. 90分钟
    E. 120分钟

【精析】A，拔牙后出血是指拔牙后30分钟仍明显出血。故本题答案是A。数据要牢记。

39. 贝尔面瘫的可能病因不包括
    A. 病毒感染   B. 化脓性感染
    C. 风湿性疾病   D. 遗传疾病
    E. 面部、耳部遭受风寒侵袭

【精析】B，贝尔面瘫的可能病因不包括化脓性感染。贝尔面瘫的病因是不明确的，而化脓性感染导致的面瘫有确切的病因，而且，多数情况下神经对感染的抵抗力是比较强的，较少发生面瘫。故本题答案是B。易误选E。

40. 最常见的颌骨上皮性牙源性肿瘤为
    A. 皮釉细胞瘤   B. 多形性腺瘤
    C. 血管瘤   D. 角化囊肿
    E. 淋巴管瘤

【精析】A，最常见的颌骨上皮性牙源性肿瘤为皮釉细胞瘤。多形性腺瘤、血管瘤、淋巴管瘤都不是牙源性的肿瘤，角化囊肿是牙源性的，是囊肿，但不是肿瘤。故本题答案

是A。易误选E。

41. 病历记录时，主诉应简明扼要，一般不超过
    A. 10字   B. 20字
    C. 30字   D. 40字
    E. 50字

【精析】B，病历记录时，主诉应简明扼要，一般不超过20字。故本题答案是B。数据要牢记。

42. 不能采用戊二醛消毒的是
    A. 口镜、镊子、探针
    B. 金刚石钻针
    C. 碳钢钻针
    D. 银汞合金充填器械
    E. 可见光固化器光纤头

【精析】E，不能采用戊二醛消毒的是可见光固化器光纤头。戊二醛适用于多种不耐热器械的消毒，但可损坏可见光固化器光纤头，减少光输出。故本题答案是E。易误选C。

43. 不属病灶牙的是
    A. 牙源性上颌窦炎的病原牙
    B. 已治愈的严重的根尖病患牙
    C. 颌骨骨髓炎的病原牙
    D. 与风湿性疾病有关的牙
    E. 与肾小球肾炎有关的牙

【精析】B，不属病灶牙的是已治愈的严重的根尖病患牙。病灶牙指能够引起或者已经引起病变的牙齿，已治愈的患牙由于没有了引起病变的潜能就不再属于病灶牙。故本题答案是B。易误选E。

44. 不属于心脏病拔牙绝对禁忌证的是
    A. 前壁心肌梗死1个月
    B. 充血性心力衰竭
    C. 频发的室性早搏，未治疗
    D. 完全性右束支传导阻滞
    E. 不稳定型心绞痛

【精析】D，不属于心脏病拔牙绝对禁忌证的是完全性右束支传导阻滞。拔牙的绝对禁忌证有：6个月内有过心肌梗死或频繁心绞痛、心功能Ⅲ~Ⅳ级、严重心律失常。故本题答案是D。易误选E。

45. 不属于新生儿骨髓炎的病因的是
    A. 产道感染
    B. 脐带感染
    C. 母亲患化脓性乳腺炎
    D. 泪囊感染
    E. 医源性感染

【精析】E，新生儿骨髓炎一般发生在出生后3个月，多为血源性感染，如产道感染、脐带感染，也可因牙龈等损伤或母亲患化脓性乳腺炎哺乳时感染，还可由泪囊炎或鼻泪

管炎引起。

46. 唇裂手术时机选择应考虑的问题中不包括

　　A. 裂隙大小　　　　　B. 营养发育

　　C. 健康状况　　　　　D. 手术损伤

　　E. 失血量

【精析】A，唇裂手术时机选择应考虑的问题不包括裂隙大小。故本题答案是A。易误选D。

47. 唇隐裂是指

　　A. 皮肤完整，黏膜和肌层裂开

　　B. 裂隙仅限于唇红部

　　C. 皮肤及肌层完整，仅黏膜裂开

　　D. 唇部基本完整，仅存在小点状凹陷畸形

　　E. 唇部皮肤黏膜完整，但肌层未联合

【精析】E，唇隐裂是指唇部皮肤黏膜完整，但肌层未联合，其下方的肌肉未能联合，导致裂侧出现浅沟状凹陷以及唇峰分离等畸形。故本题答案是E。易误选C。

48. 唇痈的正确局部处理是

　　A. 挤出脓头　　　　　B. 切开引流

　　C. 药物湿敷　　　　　D. 贴拔毒膏药

　　E. 热敷、理疗

【精析】C，唇痈的正确局部处理是药物湿敷，促进早期病变局限、软化和穿破。故本题答案是C。易误选E。

49. 大出血后出现休克症状，表明至少已丢失全身总血量的

　　A. 10%　　　　　　　B. 15%

　　C. 20%　　　　　　　D. 25%

　　E. 30%

【精析】C，大出血后出现休克症状，表明至少已丢失全身总血量的20%。故本题答案是C。数据要牢记。

50. 单侧髁突颈部骨折，伤侧髁突的移位方向为

　　A. 向前内　　　　　　B. 向前外

　　C. 向前上　　　　　　D. 向前下

　　E. 向后下

【精析】A，单侧髁突颈部骨折，伤侧髁突的移位方向为向前内。故本题答案是A。易误选E。

51. 单侧颞下颌关节急性前脱位的临床表现是颏部中线

　　A. 不偏，下颌前伸

　　B. 偏向患侧，前牙对刃

　　C. 偏向患侧，前牙反𬌗

　　D. 偏向健侧，健患侧后牙反𬌗

　　E. 偏向健侧，健侧后牙反𬌗

【精析】E，单侧颞下颌关节急性前脱位的临床表现是颏部中线偏向健侧，健侧后牙反𬌗。故本题答案是E。易误选C。

52. 单侧完全性唇裂的畸形特点中，错误的是

　　A. 患者唇高过长，人中嵴、唇峰消失

　　B. 患侧上唇鼻底至唇红缘完全裂开

　　C. 患侧可有不同程度的牙槽突裂

　　D. 患侧鼻翼扁平、鼻孔宽大

　　E. 鼻尖及鼻小柱偏向患侧

【精析】E，单侧完全性唇裂是指患侧整个上唇至鼻底完全裂开。患者的唇高过长，人中嵴、唇峰消失；完全性唇裂常可伴发不同程度的牙槽突裂；患侧鼻翼基部向下向外扩展，使得患侧鼻翼扁平、鼻孔宽大；由于口轮匝肌收缩，牵拉鼻尖及鼻小柱向健侧，E错误。故选E。

53. 典型的三叉神经痛不包括

　　A. 痛性抽搐　　　　　B. 可触及扳机点

　　C. 阵发性反复发作　　D. 夜间发作多见

　　E. 周期性反复发作

【精析】D，典型的三叉神经痛不包括夜间发作多见。典型的三叉神经痛主要表现为：骤然发生闪电式的极为剧烈的疼痛，可自发也可由轻微的刺激"扳击点"引起。有时会出现痛性抽搐，一般持续数秒，两次发作间有间歇期，病程可呈周期性发作，发作多在白天。舌咽神经痛可在夜间发作。故本题答案是D。

54. 碘酊作为口腔内消毒剂的浓度是

　　A. 0.5%　　　　　　　B. 1.0%

　　C. 1.5%　　　　　　　D. 2.0%

　　E. 2.5%

【精析】B，碘酊作为口腔内消毒剂的浓度是1.0%。故本题答案是B。数据要牢记。

55. 颞下颌关节紊乱病的特殊检查中不包括

　　A. 双侧许勒位（张口位）

　　B. 双侧许勒位（闭口位）

　　C. 关节上腔造影

　　D. 关节内镜检查

　　E. 关节内穿刺活检

【精析】E，颞下颌关节紊乱病的特殊检查中不包括关节内穿刺活检。穿刺活检多用于明确肿瘤诊断。

56. 对于贝尔面瘫急性期的患者不恰当的治疗是

　　A. 给予阿司匹林

　　B. 大剂量激素

　　C. 强电刺激，促进肌运动

　　D. 维生素 B_{12}、维生素 B_1

　　E. 保护患眼，给予眼药水

【精析】C，贝尔面瘫急性期强电刺激，可导致继发性面肌痉挛。贝尔面瘫急性期主要应控制水肿，改善局部血液循环，减少神经受压。故本题答案是C。易误选E。

57. 对于腮腺区肿物不宜进行的检查是

　　A. 细针吸取细胞学检查

　　B. CT 或 MRI

　　C. 涎腺造影

D. 切取活检术

E. B 超

【精析】D，对于腮腺区肿物不宜进行的检查是切取活检术。为了避免损伤面神经和防止肿瘤扩散或种植，腮腺包块不主张简单切除或切取活检。故本题答案是 D。易误选 E。

58. 腭大孔阻滞麻醉主要麻醉的神经是

A. 腭前神经 　　　　　 B. 腭中神经

C. 腭后神经 　　　　　 D. 鼻腭神经

E. 上牙槽后神经

【精析】A，腭大孔阻滞麻醉主要麻醉的神经是腭前神经。腭中、后神经出自腭小孔，行翼腭窝麻醉时可被麻醉。腭前孔切牙孔阻滞麻醉主要麻醉鼻腭神经。麻醉上牙槽后神经用上颌结节注射法。眶下孔阻滞麻醉可麻醉上牙槽前、中神经。故本题答案是 A。易误选 E。

59. 腭裂患者由于口鼻腔相通，可能引起的问题中不包括

A. 易发生上呼吸道感染

B. 进食反呛

C. 吞咽困难

D. 呼吸困难

E. 腭裂音质

【精析】D，腭裂患者由于口鼻腔相通，可能引起的问题中不包括呼吸困难。腭裂患者口腔相通，呼吸通道变宽大，不易发生呼吸困难。腭裂患者还可能发生吮吸功能障碍、牙列错乱、听力功能影响、颌骨发育障碍等。故本题答案是 D。

60. 符合颌面部闭合性损伤特点的是

A. 出血量较多

B. 深层组织易发生感染

C. 常有瘀斑和血肿形成

D. 可能有较多的异物存留

E. 因组织缺损导致面部畸形

【精析】C，符合颌面部闭合性损伤特点的是常有瘀斑和血肿形成。故本题答案是 C。易误选 E。

61. 腐败坏死性感染，有产气性细菌存在的证据是

A. 局部表面呈紫红色

B. 弥漫性水肿无弹性

C. 触诊捻发音

D. 广泛的凹陷性水肿

E. 皮下大量坏死组织及脓液

【精析】C，有产气性细菌存在的证据是捻发音。故本题答案是 C。易误选 E。

62. 高压蒸汽灭菌法消毒不适用于

A. 一般器械 　　　　　 B. 手术衣

C. 敷料 　　　　　 D. 剪刀

E. 橡胶物品

【精析】E，高压高温可以导致橡胶制品的老化损毁。故本题答案是 E。易误选 C。

63. 根尖片上牙周膜的正确影像为

A. 包绕牙根的连续不断的低密度线条状影像

B. 颗粒状影像

C. 放射状排列的网状结构

D. 三角形或圆形的低密度影像

E. "H" 形影像

【精析】A，根尖片上牙周膜的正确影像为包绕牙根的连续不断的低密度线条状影像；上牙槽骨小梁的正确影像为颗粒状影像；下牙槽根尖部骨小梁正确影像为放射状排列的网状结构；上颌磨牙牙髓腔正确影像为三角形或圆形的低密度影；下颌磨牙牙髓腔正确影响为 "H" 形影像。故本题答案是 A。易误选 E。

64. 根据病理结构不同而划分的牙龈瘤类型为

A. 毛细血管型、海绵型、肉芽型

B. 血管型、纤维型、肉芽型

C. 混合型、海绵型、肉芽型

D. 毛细血管型、纤维型、肉芽型

E. 海绵型、纤维型、肉芽型

【精析】B，根据病理结构不同而划分的牙龈瘤类型为血管型、纤维型、肉芽型。故本题答案是 B。易误选 E。

65. 根据流行病学调查和实验研究结果分析，唇腭裂的致病因素作用于妊娠

A. 第 1 周 　　　　　 B. 前 3 个月

C. 中 3 个月 　　　　　 D. 后 3 个月

E. 全程

【精析】B，根据流行病学调查和实验研究结果分析，唇腭裂的致病因素作用于妊娠前 3 个月。故本题答案是 B。

66. 更易转变为恶性黑素瘤的是

A. 交界痣 　　　　　 B. 皮内痣

C. 复合痣 　　　　　 D. 毛痣

E. 雀斑样色素痣

【精析】A，更易转变为恶性黑素瘤的是交界痣。交界痣位于表皮和真皮交界处，突出表皮的部分易受洗脸、刮胡等摩擦与损伤刺激。故本题答案是 A。易误选 E。

67. 骨折达到组织学的完全骨性愈合一般需要时

A. 1 个月 　　　　　 B. 2 个月

C. 4 个月 　　　　　 D. 6 个月

E. 约 1 年

【精析】D，骨折达到组织学的完全骨性愈合一般需要时 6 个月。故本题答案是 D。数据要牢记。

68. 骨折段上应拔除的牙是

A. 牙有龋病 　　　　　 B. 伴根尖折断

C. 根尖炎症 　　　　　 D. 轻度牙周病

E. 同时有冠折

【精析】C，骨折段上应拔除的牙是有根尖炎症的牙。故本题答案是C。易误选E。

69. 骨折愈合的4个阶段不包括
　　A. 出血期　　　　　　　B. 血肿形成
　　C. 血肿机化　　　　　　D. 骨痂形成
　　E. 骨痂改建

【精析】A，骨折愈合的4个阶段包括血肿形成、血肿机化、骨痂形成、骨痂改建，不包括出血期。故本题答案是A。易误选D。

70. 刮匙的作用不包括
　　A. 探查拔牙窝　　　　　B. 刮除异物
　　C. 刮除根尖炎性肉芽　　D. 搔刮根尖瘘管
　　E. 刮净根尖脓肿及脓液

【精析】E，脓肿时禁止使用刮匙搔刮，防止感染扩散。故本题答案是E。易误选C。

71. 关于拔牙术中分离牙龈，正确的做法是
　　A. 分离牙龈的目的是避免牙钳夹伤牙龈
　　B. 应分离至牙釉质牙骨质交界
　　C. 乳牙拔除时可不用分离牙龈
　　D. 可减少拔牙时软组织的阻力
　　E. 正畸减数时可不用分离牙龈

【精析】A，分离牙龈的目的是避免牙钳夹伤牙龈，避免拔牙动作造成牙龈撕裂。分离牙龈时，应自牙的近中或远中，紧贴牙面插入龈沟直达牙槽嵴顶（器械与骨接触）。先分离唇（颊）侧和舌侧，再分离邻面。故本题答案是A。易误选E。

72. 关于活组织检查目的与方法的叙述错误的是
　　A. 明确肿瘤的性质与类型
　　B. 与治疗时间间隔越长越好
　　C. 消毒时禁用碘酊
　　D. 切取组织块以 0.5～1.0 cm 为宜
　　E. 在病变边缘与正常组织交界处取材

【精析】B，短期内不能行肿瘤治疗，则应延迟取活检，避免因活检刺激造成肿瘤生长加快。故本题答案是B。易误选E。

73. 关于黏液腺囊肿治疗的叙述错误的是
　　A. 一般采用手术治疗
　　B. 也可采用非手术治疗
　　C. 暴露在创口内的黏液腺应予保留
　　D. 彻底分离，完整摘除囊肿
　　E. 如与周围粘连，需将粘连组织一并切除

【精析】C，暴露在创口内的黏液腺都应摘除而不是保留。故本题答案是C。易误选E。

74. 关于颞下颌关节强直造成的咬合错乱，不正确的是
　　A. 面下 1/3 垂直距离变短
　　B. 下颌牙弓变宽
　　C. 下颌磨牙舌向倾斜
　　D. 下颌前牙唇侧倾斜
　　E. 发生于成年者，咬合错乱不明显

【精析】B，颞下颌关节强直造成的咬合错乱不正确的是下颌牙弓变宽。颞下颌关节强直可以造成下颌骨的发育停止，下颌骨体积变小，牙弓变窄。故本题答案是B。易误选E。

75. 冠周炎临床表现最明显的阻生牙类型是
　　A. 垂直位　　　　　　　B. 近中位
　　C. 颊向位　　　　　　　D. 舌向位
　　E. 水平位

【精析】B，冠周炎临床表现最明显的阻生牙类型是近中位。故本题答案是B。易误选E。

76. 含有皮肤附件的囊肿可能是
　　A. 皮脂腺囊肿　　　　　B. 甲状舌管囊肿
　　C. 皮样囊肿　　　　　　D. 表皮样囊肿
　　E. 始基囊肿

【精析】C，含有皮肤附件的囊肿可能是皮样囊肿。囊壁中无皮肤附件的为表皮样囊肿；皮脂腺囊肿内为潴留的皮脂；甲状舌管囊肿、始基囊肿内为囊壁上皮分泌的液体样物质。故本题答案是C。易误选E。

77. 阻生牙最常见的是下颌第三磨牙，其次是
　　A. 上颌尖牙　　　　　　B. 上颌中切牙
　　C. 额外牙　　　　　　　D. 下颌第二前磨牙
　　E. 上颌第三磨牙

【精析】E，阻生牙最常见的是下颌第三磨牙，其次是上颌第三磨牙。故本题答案是E。易误选C。

78. 颌间牵引常用于复位
　　A. 上颌骨水平骨折　　　B. 上颌骨锥形骨折
　　C. 上颌骨横行骨折　　　D. 下颌骨骨折
　　E. 牙槽突骨折

【精析】D，颌间牵引常用于复位下颌骨骨折。牙槽突骨折常用手法复位；上颌骨骨折常用颅颌牵引复位。故本题答案是D。易误选E。

79. 颌面部创伤病员伴脑震荡的典型表现是患者有
　　A. 剧烈头痛　　　　　　B. 中间清醒期
　　C. 呕吐　　　　　　　　D. 逆行性遗忘
　　E. 同侧偏瘫

【精析】D，颌面部创伤病员伴脑震荡的典型表现是患者有逆行性遗忘。颌面部损伤伴脑震荡的典型特点为：短暂的一过性的意识障碍，一般不超过半小时；常伴有逆行性遗忘；清醒后可出现头痛、头晕、乏力、恶心和呕吐，短期内通常会自行好转。故本题答案是D。

80. 颌面部创伤病员包扎的直接作用不包括
　　A. 压迫止血
　　B. 防止骨折进一步移位
　　C. 保护并缩小创口

D. 保证呼吸道通畅

E. 减少污染，防止涎液外流

【精析】D，颌面部创伤病员包扎的直接作用不包括保证呼吸道通畅。故本题答案是D。易误选E。

81. 颌面部创伤患者伴发休克时，处理原则中错误的是

A. 保持伤员安静，保暖

B. 禁止随意搬动

C. 使用吗啡类药物

D. 迅速采取有效的止血措施

E. 补液和维持血压在正常水平

【精析】C，吗啡对于休克、昏迷者禁用。颌面部创伤患者伴休克的处理原则为安静、镇痛、补液和止血，可用药物协助恢复和维持血压。

82. 颌面部创伤患者包扎的目的不包括

A. 保护并缩小创口　　　B. 减少涎液外流

C. 压迫止血　　　　　　D. 美观要求

E. 临时固定

【精析】D，颌面部创伤患者包扎的目的不包括美观要求。故本题答案是D。

83. 颌面部无菌创口一般的处理原则是

A. 每日更换敷料

B. 创口湿敷

C. 创口冲洗

D. 创口严密缝合，早期暴露

E. 大剂量应用抗生素

【精析】D，颌面部无菌创口一般的处理原则是创口严密缝合，早期暴露。保持清洁干燥。故本题答案是D。

84. 化脓性颌骨骨髓炎约占颌骨各型骨髓炎总和的

A. 50%　　　　　　　　B. 60%

C. 70%　　　　　　　　D. 80%

E. 90%

【精析】E，化脓性颌骨骨髓炎约占颌骨各型骨髓炎总和的90%。故本题答案是E。数据要牢记。

85. 换药的主要目的是

A. 清洗伤口

B. 常规要求

C. 检查和促进创口正常愈合

D. 使敷料保持整洁

E. 患者要求

【精析】C，换药的主要目的是检查和促进创口正常愈合。换药的目的有：①观察伤口情况；②更换敷料，保持伤口清洁；③预防、控制伤口感染；④促进伤口愈合。故本题答案是C。易误选E。

86. 较易发生癌变的是

A. 白斑　　　　　　　　B. 腺周口疮

C. 扁平苔藓　　　　　　D. 红斑狼疮

E. 创伤性溃疡

【精析】A，较易发生癌变的是白斑。口腔颌面部最常见的癌前病损是红斑和白斑。常见的癌前状态被认为有口腔扁平苔藓、盘状红斑狼疮、上皮过度角化、先天性角化不良以及梅毒、着色性干皮病等。故本题答案是A。易误选D。

87. 进行单侧唇裂修复术最合适的年龄是出生后

A. 1个月内　　　　　　B. 1~2个月

C. 3~6个月　　　　　　D. 7~10个月

E. 1岁左右

【精析】C，进行单侧唇裂修复术最合适的年龄是出生后3~6个月。早期手术，可以尽早地恢复上唇正常功能和外形，并可使瘢痕组织减少到最小程度。故本题答案是C。数据要牢记。

88. 进行双侧唇裂修复术最合适的年龄是

A. 1个月　　　　　　　B. 2个月

C. 3~5个月　　　　　　D. 6~12个月

E. 2岁

【精析】D，进行双侧唇裂修复术最合适的年龄是6~12个月。故本题答案是D。数据要牢记。

89. 局麻时出现暂时性面瘫，一般多见于

A. 口内法下牙槽神经阻滞麻醉

B. 口外法下牙槽神经阻滞麻醉

C. 腭后神经阻滞麻醉

D. 腭前神经阻滞麻醉

E. 眶下神经阻滞麻醉

【精析】A，局麻时出现暂时性面瘫，一般多见于口内法下牙槽神经阻滞麻醉。由于注射针刺入过深，偏向后内未能触及骨面，或偏上越过下颌切迹进入腮腺包膜，致麻药注入腮腺麻醉面神经而发生面瘫。也偶见于咀嚼肌神经阻滞麻醉注射过浅。故本题答案是A。易误选E。

90. 局麻药物应具备的药理性质不包括

A. 对注射部位的组织无刺激

B. 不易溶于水

C. 麻醉作用快，维持时间较长

D. 易溶于适当的溶媒

E. 被吸收后无明显的毒性反应

【精析】B，局麻药物应具备的药理性质不包括不易溶于水。局麻药应该易溶于适当的溶剂，特别是溶于水，以利组织吸收。故本题答案是B。易误选E。

91. 局麻药物中属酯类的是

A. 利多卡因　　　　　　B. 丁哌卡因

C. 阿替卡因　　　　　　D. 普鲁卡因

E. 甲哌卡因

【精析】D，其他都为酰胺类麻药。局麻药物中属酯类的是普鲁卡因与丁卡因。故本题答案是D。

92. 具有局部浸润性生长的肿瘤为

A. 海绵状血管瘤　　　　B. 囊性水瘤

C. 牙龈瘤　　　　D. 成釉细胞瘤

E. 蔓状血管瘤

【精析】D，具有局部浸润性生长的肿瘤为成釉细胞瘤。海绵状血管瘤、囊性水瘤、蔓状血管瘤都为脉管瘤，多呈膨胀性生长，可压迫周围正常组织结构；牙龈瘤无肿瘤特有的结构，因而为非真性肿瘤，多为外突性生长，不具有浸润性；成釉细胞瘤可使其内的牙齿牙根吸收，也可引起神经症状，具有局部浸润性。故本题答案是D。易误选E。

93. 髁突高位骨折的治疗多采用

A. 颌间牵引　　　　B. 切开复位固定

C. 摘除髁突　　　　D. 克氏钢针固定

E. 拉力螺钉固定

【精析】A，髁突高位骨折的治疗多采用颌间牵引。髁突高位骨折多采用保守治疗，中、低位骨折尽量使用骨板内固定，粉碎性骨折多摘除髁突。故本题答案是A。易误选E。

94. 可复性关节盘前移位的主要症状是

A. 开口过大

B. 开闭口摩擦音

C. 开口初期弹响

D. 开口中度受限，开口型偏向健侧

E. 开口中度受限，开口型偏向患侧

【精析】C，可复性关节盘前移位的主要症状是开口初期弹响。当关节盘处于前移位状态时，开口运动中髁突横嵴撞击关节盘后带边缘并迅速向前下继而向前上运动，同时关节盘向后反跳，从而发生弹响。故本题答案是C。易误选E。

95. 口腔癌早期发生颈淋巴转移及转移率最高的是

A. 口唇癌　　　　B. 龈癌

C. 颊癌　　　　D. 舌癌

E. 上颌窦癌

【精析】D，口腔癌早期发生颈淋巴转移及转移率最高的是舌癌。故本题答案是D。

96. 口腔颌面部损伤清创时，对创伤组织的去留应

A. 尽量保留，以减轻可能的畸形

B. 尽量去除创缘不齐的组织，使缝合美观

C. 只要有异物污染均切除，以减少感染机会

D. 离体的组织均应遗弃

E. 口腔黏膜弹性大，不必过于强调保留

【精析】A，口腔颌面部损伤清创时，对创伤组织应尽量保留，以减轻可能的畸形。除非已经明确坏死的组织，一般仅将创缘略加修整。唇、舌、鼻、耳、眼睑等重要部位，即使大部分游离或完全离体，只要没有感染和坏死，也应尽量保留。故本题答案是A。易误选E。

97. 口腔颌面外科手术基本操作不包括

A. 电刀止血　　　　B. 解剖分离

C. 打结　　　　D. 引流

E. 缝合

【精析】A，口腔颌面外科手术基本操作不包括电刀止血。电凝止血是随着电刀近些年的使用出现的，而外科基本止血操作应该是结扎、填塞等方式。故本题答案是A。易误选E。

98. 口外法眶下神经阻滞麻醉的进针角度是与皮肤成

A. 15°　　　　B. 25°

C. 35°　　　　D. 45°

E. 55°

【精析】D，口外法眶下神经阻滞麻醉的进针角度是与皮肤成45°。同时向上、后、外进针约1.5 cm刺入眶下孔。故本题答案是D。数据要牢记。

99. 临床创口分类中包括

A. 无菌创口、污染创口和化脓创口

B. 无菌创口、感染创口和化脓创口

C. 无菌创口、污染创口和感染创口

D. 污染创口、感染创口和化脓创口

E. 无菌创口、可疑创口和感染创口

【精析】C，临床创口分类中包括无菌创口、污染创口和感染创口。故本题答案是C。易误选E。

100. 临床上，中度开口受限是指上下切牙切缘间距在

A. 1 cm以内　　　　B. 1~2 cm

C. 3~4 cm　　　　D. 5~6 cm

E. 6 cm以上

【精析】B，上下切牙切缘间距在1 cm以内为重度，上下切牙切缘间距在1~2cm为中度，上下切牙切缘间距在2~3 cm为轻度，上下切牙切缘间距在6 cm以上为开口过度。故本题答案是B。数据要牢记。

101. 颅颌固定法常用于

A. 牙槽突骨折　　　　B. 髁突骨折

C. 下颌角骨折　　　　D. 上颌骨骨折

E. 颅骨骨折

【精析】D，颅颌固定法常用于上颌骨骨折。故本题答案是D。易误选E。

102. 颅颌固定法主要用于

A. 上颌骨骨折　　　　B. 牙槽骨骨折

C. 下颌骨骨折　　　　D. 无移位颧骨骨折

E. 有移位颧骨骨折

【精析】A，颅颌固定法利用无动度的颅骨来固定骨折的上颌骨。主要用于上颌骨骨折。故本题答案是A。易误选D。

103. 面瘫伴舌前2/3味觉改变＋唾液分泌功能障碍，提示面神经损伤部位在

A. 核性损害

B. 茎乳孔外

C. 膝状神经节

D. 鼓索与镫骨肌神经之间

E. 镫骨肌与膝状神经节之间

【精析】D，茎乳孔外损伤表现为面瘫；膝状神经节损伤表现为面瘫伴舌前2/3味觉改变＋唾液、泪腺分泌功能障碍＋听觉改变；核性损害表现为面瘫＋轻度感觉与分泌功能障碍；鼓索与镫骨肌神经之间损伤表现为面瘫伴舌前2/3味觉改变＋唾液分泌功能障碍；镫骨肌与膝状神经节之间损伤表现为面瘫伴舌前2/3味觉改变＋唾液分泌功能障碍＋听觉改变。故本题答案是D。

104. 囊腔内含皮肤附件的囊肿是

A. 皮脂腺囊肿　　　　B. 甲状舌管囊肿

C. 始基囊肿　　　　　D. 皮样囊肿

E. 表皮样囊肿

【精析】D，囊腔内含皮肤附件的囊肿是皮样囊肿。故本题答案是D。

105. 能造成机体耐受力差，使其易发生麻药中毒的全身疾病中不包括

A. 冠心病　　　　　　B. 肾病

C. 糖尿病　　　　　　D. 贫血

E. 甲状腺功能亢进症

【精析】E，能造成机体耐受力差，使其易发生麻药中毒的全身疾病中不包括甲状腺功能亢进。代谢能力差的患者使用麻药易中毒。故本题答案是E。易误选C。

106. 颞下颌关节急性脱位，如不及时复位，形成陈旧性脱位的时间是

A. 5周　　　　　　　B. 4周

C. 3周　　　　　　　D. 2周

E. 1周

【精析】C，颞下颌关节急性脱位，如不及时复位，形成陈旧性脱位的时间是3周。故本题答案是C。数据要牢记。

107. 颞下颌关节内强直的常见病因是

A. 类风湿性关节炎和颞下颌关节紊乱病

B. 坏疽性口炎和鼻咽部肿瘤放疗

C. 喙突肥大和化脓性关节炎

D. 腮腺炎和咬肌间隙感染

E. 化脓性中耳炎和外伤

【精析】E，颞下颌关节内强直的常见病因是化脓性中耳炎和外伤。关节创伤是主要原因，受伤方式以颏部受力对冲关节最常见。关节感染是次要原因，局部感染多源自化脓性中耳炎，也可源自血源性感染。其他原因还见于产钳损伤、强直性脊柱炎、骨化性肌炎、类风湿关节炎等。故本题答案是E。易误选C。

108. 颞下颌关节紊乱病的特殊检查中不包括

A. 双侧许勒位（张口位）

B. 双侧许勒位（闭口位）

C. 关节上腔造影

D. 关节内镜检查

E. 关节内穿刺活检

【精析】E，颞下颌关节紊乱病的特殊检查中不包括关节内穿刺活检。穿刺活检多用于明确肿瘤诊断。故本题答案是E。易误选C。

109. 颞下颌关节紊乱病的主要致病因素是

A. 免疫因素

B. 关节内微小创伤与精神心理因素

C. 两侧关节发育不对称和关节囊薄弱

D. 夜磨牙和偏侧咀嚼

E. 不良充填体和修复体

【精析】B，颞下颌关节紊乱病的主要致病因素是关节内微小创伤与精神心理因素。故本题答案是B。易误选E。

110. 贫血患者能进行拔牙手术的血红蛋白值不应低于

A. 100g/L　　　　　B. 90g/L

C. 80g/L　　　　　D. 70g/L

E. 60g/L

【精析】C，贫血患者能进行拔牙手术的血红蛋白值不应低于80g/L。故本题答案是C。数据要牢记。

111. 普鲁卡因穿透力较弱，不宜用于

A. 硬膜外麻醉　　　B. 浸润麻醉

C. 传导麻醉　　　　D. 表面麻醉

E. 蛛网膜下隙麻醉

【精析】D，普鲁卡因穿透力较弱，不易被黏膜吸收，不宜用于表面麻醉。故本题答案是D。

112. 普鲁卡因的特点不包括

A. 麻醉持续效果较好

B. 表面渗透性很强

C. 偶尔发生过敏反应

D. 毒副作用小

E. 2%普鲁卡因一次最大用量1g

【精析】B，普鲁卡因的特点穿透性和弥散性差，不适合表面麻醉。故本题答案是B。易误选E。

113. 钳取根适用于

A. 高位残根、牙颈部断根

B. 根尖处断根

C. 所有残根或断根

D. 牙根折断1/2

E. 牙根折断2/3

【精析】A，钳取根适用于高位残根、牙颈部断根。颈部断根虽折断部位低于牙槽嵴，但去除少许牙槽骨壁后，仍可用根钳夹住。B、D、E中牙根折断部位较低，根钳无法夹取，应用牙挺挺出。故本题答案是A。易误选D。

114. 青春期后有自愈趋势的腮腺疾病是

A. 急性化脓性腮腺炎

B. 慢性阻塞性腮腺炎

C. 慢性复发性腮腺炎

D. 流行性腮腺炎

E. 腮腺良性肥大

【精析】C，青春期后有自愈趋势的腮腺疾病是慢性复发性腮腺炎。故本题答案是C。易误选E。

115. 属于潴留性囊肿的是

A. 皮脂腺囊肿　　　　　B. 皮样囊肿

C. 鳃裂囊肿　　　　　　D. 表皮样囊肿

E. 甲状舌管囊肿

【精析】A，属于潴留性囊肿的是皮脂腺囊肿。皮样囊肿、鳃裂囊肿、表皮样囊肿、甲状舌管囊肿都是在胚胎发育过程中遗留下来的残余细胞发展而来的，只有皮脂腺囊肿为排泄管阻塞，皮脂聚集潴留在皮脂腺囊中形成的。

116. 全麻患儿清醒后

A. 可立即给予少量流质

B. 4小时后给予少量流质

C. 8小时后给予少量流质

D. 12小时后给予少量流质

E. 手术后当天禁饮食

【精析】B，全麻患儿清醒后4小时后给予少量流质。故本题答案是B。易误选E。

117. 确诊脓肿形成的最可靠方法是

A. 血培养　　　　　　　B. X线透视

C. 触诊　　　　　　　　D. 穿刺

E. 体温测定

【精析】D，穿刺抽出脓液为脓肿最明确的诊断。故本题答案是D。

118. 妊娠期妇女可拔牙的时间段为

A. 整个妊娠期

B. 妊娠第1、2、3个月期间

C. 妊娠第4、5、6个月期间

D. 妊娠第7、8、9个月期间

E. 整个妊娠期均不能拔牙

【精析】C，妊娠期妇女可拔牙的时间段为妊娠第4、5、6个月期间。妊娠第1、2、3个月期间拔牙易引起流产，妊娠第7、8、9个月期间拔牙易引起早产。故本题答案是C。易误选E。

119. 腮腺感染最常见的途径是

A. 逆行性感染　　　　　B. 血源性感染

C. 淋巴源性感染　　　　D. 损伤

E. 邻近组织感染扩散

【精析】A，腮腺感染最常见的途径是逆行性感染。故本题答案是A。易误选E。

120. 腮腺手术后常选择的绷带包扎方法是

A. 四头带　　　　　　　B. 单眼交叉绷带

C. 三角巾　　　　　　　D. 交叉十字绷带

E. 弹性绷带

【精析】D，腮腺手术后常选择的绷带包扎方法是交叉十字绷带。四头带常用于包扎鼻部、下颌、额部创口，压迫术后创口。单眼交叉绷带常用于颌骨、面、颊部手术后创口包扎。交叉十字绷带常用于颌面和上颈部术后和损伤的创口包扎。故本题答案是D。

121. 腮腺咬肌区手术后，应使用的绷带类型是

A. 四头带　　　　　　　B. 交叉十字绷带

C. 头部绷带　　　　　　D. 颅颌弹性绷带

E. 石膏绷带

【精析】B，腮腺咬肌区手术后，应使用的绷带类型是交叉十字绷带。头部绷带常用于头部手术的创口包扎，如皮瓣转移、游离植皮及颅颌根治手术等。颅颌弹性绷带用于各类颌骨骨折（主要是上颌骨）及术后的颌骨制动。石膏绷带用于上颌骨骨折牵引复位，皮管皮瓣转移时的固定。故本题答案是B。易误选E。

122. 鳃裂囊肿多发生于

A. 第一鳃裂　　　　　　B. 第二鳃裂

C. 第三鳃裂　　　　　　D. 第四鳃裂

E. 第一、第二鳃裂

【精析】B，鳃裂囊肿多发生于第二鳃裂。鳃裂囊肿（颈淋巴上皮囊肿）：

（1）发生部位：常位于颈外侧胸锁乳突肌前缘。发生于下颌角以上，腮腺区者为第一鳃裂来源；发生于肩胛舌骨肌水平以上者为第二鳃裂来源；发生于颈根部者为第三、第四鳃裂来源。以第二鳃裂来源者最多见。

（2）临床表现：往往在青春期出现肿块。肿块边界清楚，可活动，有波动感。一般患者无明显自觉症状。囊肿可因多次穿刺而致感染，或因切开而形成瘘管。

（3）病理改变：囊壁内衬复层鳞状上皮或假复层柱状上皮；结缔组织囊壁中有大量淋巴样组织，可形成淋巴滤泡。

（4）组织发生：传统认为此囊肿是由发育期间鳃弓及咽囊的上皮剩余而来，但另一种观点认为该囊肿由胚胎期间陷入颈部淋巴结中的涎腺上皮发生增殖及囊性变而来。故本题答案是B。易误选E。

123. 三叉神经痛患者在疼痛发作时伴有的自主神经症状不包括

A. 面部潮红　　　　　　B. 眼结膜充血

C. 痛性抽搐　　　　　　D. 流泪

E. 流涎

【精析】C，三叉神经痛患者在疼痛发作时伴有的自主神经症状不包括痛性抽搐。痛性抽搐为颜面部表情肌的痉挛性抽搐，是运动神经症状，不是自主神经症状。故本题答案是C。易误选E。

124. 纵式或横式外翻缝合的选择根据是

A. 术者的习惯

B. 创缘血供方向

C. 创口区域皮纹方向

D. 创口内翻倾向的严重程度

E. 创口周围是否存在重要的解剖结构

【精析】B，纵式或横式外翻缝合的选择根据是创缘血供方向。故本题答案是 B。易误选 E。

125. 上颌根尖片可显示的下颌骨解剖结构是

A. 髁突　　　　　　　B. 喙突

C. 外斜线　　　　　　D. 下颌切迹

E. 下颌小舌

【精析】B，上颌后磨牙牙片上可以看到下颌骨喙突。故本题答案是 B。易误选 E。

126. 上颌骨折线自鼻额缝向两侧扩展，横过鼻根、泪骨、眶内侧壁、眶底至颧上颌缝，再沿上颌骨侧壁到达蝶骨翼突的骨折，属上颌骨

A. 不对称骨折　　　　B. LeFortⅠ型骨折

C. LeFortⅡ型骨折　　D. LeFortⅢ型骨折

E. 纵行骨折

【精析】C，上颌骨折线自鼻额缝向两侧扩展，横过鼻根、泪骨、眶内侧壁、眶底至颧上颌缝，再沿上颌骨侧壁到达蝶骨翼突的骨折，属上颌骨 LeFortⅡ骨折。LeFortⅠ型骨折又称水平骨折，骨折线从犁状孔下方、牙槽突上方向两侧水平延伸到上颌翼突缝；LeFortⅢ型骨折又称颧弓上骨折，骨折线从鼻额缝向两侧横过鼻梁、眶部，经颧额缝向后达翼突，形成颅面分离。故本题答案是 C。易误选 E。

127. 上颌结节阻滞麻醉容易发生的并发症是

A. 注射区疼痛和水肿　　B. 恶心、呕吐

C. 暂时性面瘫　　　　　D. 注射针折断

E. 血肿

【精析】E，上颌结节阻滞麻醉容易发生的并发症是血肿。暂时性面瘫多见于下牙槽神经口内阻滞麻醉。腭前神经阻滞麻醉易产生恶心、呕吐。故本题答案是 E。易误选 C。

128. 上牙槽神经阻滞麻醉后，允许拔牙的时机是

A. 腭侧牙龈感觉丧失后

B. 颊侧牙龈感觉丧失后

C. 颊黏膜感觉丧失后

D. 上唇感觉丧失后

E. 软腭感觉丧失后

【精析】B，上牙槽神经阻滞麻醉后，允许拔牙的时机是颊侧牙龈感觉丧失后。故本题答案是 B。易误选 E。

129. 少见的腭裂类型中不包括

A. 腭隐裂　　　　　　B. 硬腭裂孔

C. 悬雍垂裂　　　　　D. 悬雍垂缺失

E. 混合性腭裂

【精析】C，少数非典型腭裂包括：一侧完全、一侧不完全

腭裂；腭垂缺失；黏膜下裂；硬腭部分裂孔等。故本题答案是 C。

130. 煮沸消毒法的应用，错误的是

A. 可使刀刃锋利性受损

B. 适用于耐热、耐温物品

C. 杀灭乙肝病毒，应煮沸 30 分钟

D. 消毒时间自浸入计算，一般 15～20 分钟

E. 加入 2% 碳酸氢钠，可缩短消毒时间

【精析】D，消毒时间应从煮沸后器械浸入开始算起。故本题答案是 D。易误选 E。

131. 舌损伤的处理原则是

A. 尽量保持舌的长度

B. 用细针细线缝合

C. 缝合时距创缘尽量近

D. 尽量浅缝

E. 尽量剪除碎裂组织

【精析】A，舌损伤的处理原则是尽量保持舌的长度，将创口按前后纵向缝合，不可将舌尖向后转折；如舌侧面与邻近牙龈或舌腹面与口底黏膜都有创面时，应分别缝合各部的创口，如不能缝合所有创口，应先缝合舌的创口；应采用粗的丝线（4 号以上缝线）进行缝合，进针距创缘稍远，深度要深，尽可能多带一些组织，最好加用褥式缝合。故本题答案是 A。易误选 D。

132. 舍格伦综合征的影像学表现是

A. 扩张呈腊肠状

B. 腺体形态正常，体积明显增大

C. 导管系统表现为排列扭曲、紊乱和粗细不均

D. 导管系统完整，造影剂自腺体部外漏

E. 主导管边缘不整齐，呈羽毛状，大量末梢导管点状扩张

【精析】E，舍格伦综合征的影像学表现可以分为 4 型：腺体形态正常，排空延迟；腺体末梢导管扩张，主导管多无改变，部分病例可伴主导管变粗，呈腊肠状，有的主导管边缘不整齐，局部增宽，成羽毛状、花边状，甚至葱皮状；向心性萎缩仅见主导管及某些分支导管，周缘腺体组织不显影；肿瘤样改变。

133. 射线对骨的损害表现不包括

A. 直接致骨细胞及成骨细胞变性坏死

B. 颌骨动脉内膜炎

C. 骨膜及骨内血管栓塞

D. 骨的再生能力下降

E. 发生细菌性骨坏死

【精析】E，射线对骨的损害为无菌性骨坏死。故本题答案是 E。易误选 C。

134. 深部脓肿的特征性表现是

A. 发热　　　　　　　　B. 波动感

C. 局部淋巴结肿大　　　D. 凹陷性水肿

E. 白细胞总数增高，中性粒细胞比例上升

【精析】D，深部脓肿的特征性表现是凹陷性水肿。波动试验是诊断浅部脓肿的主要方法，深部脓肿一般无波动感。故本题答案是D。

135. 使用 1:213 的碘伏作为表面消毒剂时推荐接触时间是

A. 45～50分钟　　　　B. 35～40分钟

C. 25～30分钟　　　　D. 15～20分钟

E. 5～10分钟

【精析】E，使用 1:213 的碘伏作为表面消毒剂时推荐接触时间是5～10分钟。故本题答案是E。而A、B、C、D为干扰项。数据要牢记。

136. 手术中遇大面积静脉渗血时宜用

A. 荷包式缝合止血

B. 缝扎止血

C. 温热盐水纱布压迫止血

D. 邻近组织覆盖压迫止血

E. 电凝止血

【精析】C，手术中遇大面积静脉渗血时宜用温热盐水纱布压迫止血。较大面积的静脉渗血或瘢痕组织及某些肿瘤切除时的广泛渗血，可用温热盐水纱布压迫止血。对局限性出血又查不到明显出血点的疏松组织出血区可用荷包式缝合或多圈式缝扎压迫止血，如组织基底移动性差，不能缝合或缝合效果不佳时可转移邻近肌肉或其他组织覆盖，填塞加压止血。腔窦内出血及颈静脉破裂出血又不能缝扎时，可用碘伏纱条填塞压迫止血。电凝止血常用于浅表部位较广泛的小出血点。故本题答案是C。易误选E。

137. 听诊有吹风样杂音的病变是

A. 毛细血管型血管瘤　　B. 海绵状血管瘤

C. 淋巴管瘤　　　　　　D. 蔓状血管瘤

E. 淋巴血管瘤

【精析】D，听诊有吹风样杂音的病变是蔓状血管瘤。故本题答案是D。

138. 托槽粘片固定适用于

A. 有明显移位的无牙下颌骨体部骨折

B. 无明显移位的无牙下颌骨体部骨折

C. 儿童下颌骨骨折

D. 有明显移位的无牙上颌骨骨折

E. 无明显移位的无牙上颌骨骨折

【精析】C，托槽粘片固定适用于儿童下颌骨骨折。儿童乳牙冠短小，没有明显的外形高点，单颌或者颌间结扎固位不足。对移位不大的无牙颌骨折，可利用原有的修复义齿恢复咬合关系，外加颅颌绷带固定。故本题答案是C。易误选E。

139. 问诊的内容应包括

A. 主诉、疾病发生情况、治疗史

B. 现病史、既往史、疾病发生过程

C. 主诉、现病史、既往史、家族史

D. 主诉、治疗史、既往史、家族史

E. 主诉、现病史、既往史、治疗史

【精析】C，问诊的内容应包括主诉、现病史、既往史、家族史。故本题答案是C。易误选E。

140. 吸入性窒息主要见于

A. 下颌骨颏部粉碎性骨折

B. 上颌骨横断骨折

C. 上下颌骨联合骨折

D. 颌面部创伤伴昏迷

E. 血凝块堵塞咽喉部

【精析】D，吸入性窒息主要见于颌面部创伤伴昏迷。故本题答案是D。

141. 属瘤样病变的是

A. 神经鞘膜瘤　　　　　B. 颈动脉体瘤

C. 神经纤维瘤　　　　　D. 牙龈瘤

E. 纤维瘤

【精析】D，属瘤样病变的是牙龈瘤。为非真性肿瘤，仅为瘤样病变。故本题答案是D。

142. 属于拔牙相对禁忌证的是

A. 放射治疗前3周

B. 糖尿病患者血糖8 mmol/L、尿糖（＋）、无酸中毒

C. 急性智齿冠周炎伴咬肌间隙感染

D. 甲状腺功能亢进治疗后心率低于100次/分

E. 高血压患者血压控制在160/100 mmHg

【精析】C，属于拔牙相对禁忌证的是急性智齿冠周炎伴咬肌间隙感染。血压低于180/100mmHg的单纯性高血压无其他并发症的一般可以拔牙。故本题答案是C。易误选E。

143. 下列不是口腔颌面部感染特征的是

A. 口腔、颜面及上呼吸道感染，可顺相应淋巴引流途径扩散

B. 儿童较成人更易发生腺源性感染

C. 口腔颌面部感染可借血液循环扩散至邻近间隙

D. "危险三角区"的感染处理不当可造成上呼吸道梗阻

E. 口腔颌面部组织抗感染能力较其他组织为强

【精析】D，"危险三角区"的感染处理不当可造成颅内感染而非上呼吸道梗阻。故本题答案是D。易误选E。

144. 上颌第三磨牙拔除的适应证不包括

A. 埋伏无症状　　　　　B. 导致邻牙牙根吸收

C. 反复发生冠周炎　　　D. 形成颌骨囊肿

E. 常咬伤颊黏膜

【精析】A，上颌第三磨牙拔除的适应证不包括埋伏无症状。上颌第三磨牙拔除术的适应证有：①牙本身龋坏；②与邻牙间有食物嵌塞；③无对颌牙且下垂；④部分萌出，

反复发生冠周炎；⑤咬颊或摩擦颊黏膜；⑥有囊肿形成；⑦妨碍下颌冠突运动；⑧导致第二磨牙龋坏或疼痛；⑨妨碍义齿的制作及戴入。故本题答案是A。易误选E。

145. 下列有关急性化脓性腮腺炎说法错误的是
    A. 常发生在儿童
    B. 可发生于腹部大手术后
    C. 可在慢性炎症基础上急性发作
    D. 需全身支持治疗
    E. 脓肿形成时应切开引流

【精析】A，急性化脓性腮腺炎说法错误的是常发生在儿童。急性化脓性腮腺炎以前常见于腹部大手术之后，患者的抵抗力显著下降，现在常见于慢性腮腺炎急性发作或是邻近组织急性炎症扩散。脓肿形成之后必须及时切开引流。故本题答案是A。易误选D。

146. 下牙槽神经阻滞麻醉时，针尖深入组织3.0cm未触及骨面，应
    A. 拔出注射针，重新注射
    B. 退出1.0cm，加大进针角度
    C. 退出1.0cm，减小进针角度
    D. 退至黏膜下，加大进针角度
    E. 退至黏膜下，减小进针角度

【精析】D，下牙槽神经阻滞麻醉时针头自注射点刺入约2.5cm可触及下颌骨升支的内侧骨面，现未触及骨壁，说明针尖位于下颌骨升支的后方。正确的方法应该是将针头退至黏膜下，加大进针角度，再次刺入；不用拔出注射器重新注射，避免增加伤口；也不能只退出1.0cm，此时针尖仍在肌肉组织中，难以改变进针角度。故选D。

147. 纤维化慢性下颌下腺炎的治疗方法是
    A. 硬化剂治疗　　　　B. 导管结扎术
    C. 药物治疗　　　　　D. 摘除涎石
    E. 下颌下腺摘除

【精析】E，纤维化慢性下颌下腺炎的治疗方法是下颌下腺摘除。故本题答案是E。易误选C。

148. 涎石病好发于
    A. 下颌下腺　　　　　B. 舌下腺
    C. 腮腺　　　　　　　D. 唇腺
    E. 磨牙后腺

【精析】A，涎石病好发于下颌下腺。85%左右发生于下颌下腺，其次是腮腺，偶见于上唇及唇颊部的小唾液腺，舌下腺少见。下颌下腺分泌的唾液富含黏蛋白，比较黏稠，而且钙的含量也很高；下颌下腺导管从下向上走行，逆重力流动，而且导管全程曲折，唾液易于淤滞形成结石。故本题答案是A。易误选D。

149. 腺源性感染多见于
    A. 舌下间隙　　　　　B. 下颌下间隙
    C. 颞下间隙　　　　　D. 咬肌间隙
    E. 翼下颌间隙

【精析】B，腺源性感染多见于下颌下间隙。下颌下间隙内富含淋巴成分，最容易因淋巴结炎产生腺源性感染。故本题答案是B。易误选E。

150. 新生儿颌骨骨髓炎属于
    A. 特异性感染
    B. 牙源性化脓性颌骨骨髓炎
    C. 血源性化脓性颌骨骨髓炎
    D. 牙源性非化脓性颌骨骨髓炎
    E. 物理性非化脓性颌骨骨髓炎

【精析】C，新生儿颌骨骨髓炎属于血源性化脓性颌骨骨髓炎。故本题答案是C。易误选E。

151. 行唇裂整复术应考虑的问题中，不包括患者的
    A. 手术失血量　　　　B. 全身健康情况
    C. 手术损伤情况　　　D. 是否伴发腭裂
    E. 年龄

【答案】D

152. 行上牙槽后神经阻滞麻醉时，患者应头向后仰，上颌牙𬌗平面与地面成
    A. 90°　　　　　　　　B. 75°
    C. 60°　　　　　　　　D. 45°
    E. 30°

【精析】D，上牙槽后神经阻滞麻醉：进针点：上颌第二磨牙远中颊侧根部的口腔前庭沟处，体位：注射时，患者取坐位，头稍后仰，半张口，上颌牙𬌗面与地平面成45°角。

153. 休克存时的尿量，每小时少于
    A. 60ml　　　　　　　B. 50ml
    C. 40ml　　　　　　　D. 35ml
    E. 25ml

【精析】E，休克存时的尿量，每小时少于25ml。故本题答案是E。数据要牢记。

154. 需劈冠以解除邻牙阻力的阻生牙类型为
    A. 垂直阻生　　　　　B. 近中阻生
    C. 远中阻生　　　　　D. 颊向阻生
    E. 舌向阻性

【精析】B，需劈冠以解除邻牙阻力的阻生牙类型为近中阻生。牙齿萌出多数为由近中到远中，所以多为近中阻生。故本题答案是B。易误选E。

155. 牙槽突骨折的特征性表现是
    A. 伴牙缺失
    B. 伴有唇和牙龈的肿胀和撕裂，撕裂口与牙相对应
    C. 咬合错乱
    D. 摇动损伤区某一牙时，邻近牙及骨折片随之移动
    E. 伴牙折或牙脱位

【精析】D，牙槽突骨折的特征性表现是摇动损伤区某一牙时，邻近牙及骨折片随之移动。故本题答案是D。易误

选 E。

156. 主要用扭转力拔除的牙是

A. 上颌第三磨牙 B. 下颌中切牙

C. 上颌中切牙 D. 上颌前磨牙

E. 下颌前磨牙

【精析】C，主要用扭转力拔除的牙是上颌中切牙。可以使用扭转力的牙根横剖面应为圆形。下颌前磨牙横切面为扁圆形，可稍扭转。故本题答案是 C。易误选 E。

157. 属发育性囊肿的是

A. 甲状舌管囊肿 B. 舌下腺囊肿

C. 唾液腺囊肿 D. 皮脂腺囊肿

E. 根端囊肿

【精析】A，属发育性囊肿的是甲状舌管囊肿。唾液腺囊肿、舌下腺囊肿、皮脂腺囊肿多是潴留性囊肿；根端囊肿多是炎症所致囊肿形成。故本题答案是 A。易误选 D。

158. 一般脓肿切开引流不用

A. 橡皮片引流 B. 盐水纱条引流

C. 乳胶管引流 D. 负压引流

E. 碘仿纱条引流

【精析】D，一般脓肿切开引流不用负压引流。因可使脓腔部分贴合，妨碍脓液的引流。故本题答案是 D。易误选 E。

159. 一侧舌神经阻滞麻醉的区域是

A. 舌尖 B. 舌前 2/3

C. 同侧舌前 2/3 D. 同侧舌后 1/3

E. 半侧舌体

【精析】C，一侧舌神经阻滞麻醉的区域是同侧舌前 2/3。故本题答案是 C。易误选 E。

160. 易造成血肿的局部麻醉是

A. 腭大神经阻滞麻醉

B. 眶下神经阻滞麻醉

C. 下牙槽神经阻滞麻醉

D. 鼻腭神经阻滞麻醉

E. 上牙槽后神经阻滞麻醉

【精析】E，易造成血肿的局部麻醉是上牙槽后神经阻滞麻醉，进针过深及过上易刺破上颌结节后上部的翼静脉丛。下牙槽神经阻滞麻醉易造成暂时性面瘫。故本题答案是 E。易误选 C。

161. 应与颞下颌关节紊乱病鉴别的疾病中不包括

A. 肿瘤 B. 耳源性疾病

C. 癔症性开口受限 D. 破伤风

E. 颞下颌关节强直

【精析】D，应与颞下颌关节紊乱病鉴别的疾病中不包括破伤风。颞下颌关节紊乱病常见的临床症状为开口受限、弹响、疼痛。故本题答案是 D。

162. 有关治疗三叉神经痛的药物封闭疗法，错误的是

A. 适用于疼痛重的患者

B. 适用于口服药物无效者

C. 是短期治疗方法

D. 封闭药物的浓度要高于阻滞麻醉

E. 注射时应注意无菌操作

【精析】D，有关治疗三叉神经痛的药物封闭疗法，错误的是封闭药物的浓度要高于阻滞麻醉。封闭用药物浓度多在 1% ~2%，并不高于神经阻滞麻醉。故本题答案是 D。易误选 E。

163. 幼儿期发生的颞下颌关节强直患者，若睡眠中出现呼吸不畅或打鼾，可能发生了

A. 面不对称畸形

B. 小颌畸形

C. 下颌后缩畸形

D. 阻塞性睡眠呼吸暂停综合征

E. 混合性颞下颌关节强直

【精析】D，幼儿期发生的颞下颌关节强直患者，若睡眠中出现呼吸不畅或打鼾，可能发生了阻塞性睡眠呼吸暂停综合征。故本题答案是 D。

164. 与放射性骨坏死发生最密切的因素是

A. 射线种类 B. 个体耐受性

C. 照射方式 D. 局部防护

E. 照射剂量

【精析】E，与放射性骨坏死发生最密切的是照射剂量。故本题答案是 E。易误选 C。

165. 与口腔颌面部感染发生有关的主要因素是

A. 外伤和局部血循环

B. 外来病原菌污染和营养状况

C. 口腔内正常菌群和局部血循环

D. 机体抵抗力和有无异物存在

E. 机体抵抗力和细菌的种类及数量

【精析】E，与口腔颌面部感染发生有关的主要因素是机体抵抗力和细菌的种类及数量。故本题答案是 E。易误选 C。

166. 预防颞下颌关节紊乱病的措施中，错误的是

A. 保持乐观情绪 B. 注意关节保护

C. 纠正不良咀嚼习惯 D. 多食质硬食物

E. 避免长时间大张口

【精析】D，多食质硬食物是导致颞下颌关节紊乱病的重要原因。颞下颌关节紊乱病与以下因素有关：①𬌗因素；②肌群功能紊乱；③创伤因素；④关节负荷过重；⑤精神心理因素；⑥炎症免疫因素；⑦关节解剖因素等。多食质硬食物可增加关节负荷。故本题答案是 D。易误选 E。

167. 在拔除下颌低位阻生智齿时最易损伤的神经为

A. 下牙槽神经 B. 颊神经

C. 舌神经 D. 颏神经

E. 下颌神经

【精析】A，拔除下颌低位阻生智齿时最易损伤下牙槽神

168. 在进行活组织检查时
    A. 可使用电刀或尖刀取材
    B. 可稍微钳夹组织块
    C. 勿使用染料类消毒剂消毒
    D. 组织块不包括正常组织
    E. 可在急性炎症期取材

【精析】C，在进行活组织检查时勿使用染料类消毒剂消毒。电刀使组织变性，钳夹使组织细胞变形，染料使组织着色，都会影响诊断的准确性；急性期不能取材，以免炎症扩散。故本题答案是C。易误选E。

169. 张口度是指，张口时
    A. 上下磨牙咬合面之间的距离
    B. 上下中切牙切缘之间的距离
    C. 上下侧切牙切缘之间的距离
    D. 上下前磨牙颊尖之间的距离
    E. 上下尖牙的牙尖之间的距离

【精析】B，张口度是指张口时上下中切牙切缘之间的距离。故本题答案是B。易误选E。

170. 周围性面神经麻痹多见于
    A. 20~40岁男性   B. 20~40岁女性
    C. 50~60岁男性   D. 50~60岁女性
    E. 70岁以上老年人

【精析】A，周围性面神经麻痹多见于20~40岁男性。故本题答案是A。数据要牢记。

171. 治疗三叉神经痛的首选药为
    A. 苯妥英钠   B. 卡马西平类
    C. 激素类   D. 神经营养药
    E. 胆碱酯能神经阻滞剂

【精析】B，治疗三叉神经痛的首选药为卡马西平类。故本题答案是B。易误选E。

172. 智齿冠周炎的发病年龄多见于
    A. 10~17岁   B. 18~30岁
    C. 31~40岁   D. 41~50岁
    E. 50岁以上

【精析】B，智齿冠周炎的发病年龄多见于18~30岁。故本题答案是B。数据要牢记。

173. 肿瘤活检时合适的消毒剂为
    A. 1%碘酊   B. 2%碘酊
    C. 95%乙醇   D. 红汞
    E. 75%乙醇

【精析】E，肿瘤活检时合适的消毒剂为75%乙醇。碘酊、红汞会使组织染色。95%乙醇可以使细胞脱水变形，而且对患者刺激过大，也不宜使用。故本题答案是E。易误选C。

174. 肿瘤致病的内在因素不包括

    A. 精神心理因素   B. 内分泌因素
    C. 生物因素   D. 机体免疫状态
    E. 遗传因素

【精析】C，生物因素属于外在的因素。故本题答案是C。易误选E。

175. 女，35岁。右上后牙进食不适，拍牙片未见异常。其牙片表现中不正确的描述是
    A. 牙骨质与牙本质明显区别
    B. 年轻人牙髓腔宽大
    C. 髓腔为低密度影像
    D. 密度最高的组织是牙釉质
    E. 牙槽突高度应达到牙颈部

【精析】A，右上后牙进食不适，拍牙片未见异常，其牙片表现中不正确的是牙骨质与牙本质明显区别。正常牙片中牙骨质与牙本质无明显区分。故本题答案是A。易误选C。

176. 女，36岁。右下第一磨牙残冠，拔除时远中根折断约5mm，与牙槽骨粘连。其余牙根完整。拔除该断根的最好方法是采用
    A. 根钳   B. 牙挺
    C. 根管扩大器   D. 去牙根间隔法
    E. 翻瓣去骨法

【精析】D，拔除该断根的最好方法是采用去牙根间隔法。远中根折断在5mm处时断面应位于骨下，根钳不容易钳夹；牙根与牙槽骨粘连，牙挺和根管扩大器使用受限；翻瓣去骨法可以取出牙根，但创伤过大；去牙根间隔法即可以解除粘连骨阻力，更可以很好地暴露牙根，创伤相对也较小。故本题答案是D。

177. 女，38岁。3天前出现右上前牙持续性剧烈跳痛，昨日疼痛略缓解，但自右下睑至上唇鼻旁区明显肿胀，皮肤红、热，压痛，此时的诊断是右侧
    A. 上颌骨中央性骨髓炎   B. 急性上颌窦炎
    C. 眶下间隙感染   D. 眶下淋巴结炎
    E. 颊间隙感染

【精析】C，右上前牙持续性剧烈跳痛，自右下睑至上唇鼻旁区明显肿胀，皮肤红、热，压痛，炎症向上发展，侵及眶下间隙，导致眶下间隙感染。故本题答案是C。易误选E。

178. 女，43岁。颏部着地损伤后出现右侧后牙早接触、前牙及左后牙开拾。该患者发生了
    A. 左侧颞下颌关节急性前脱位
    B. 左侧髁突骨折
    C. 右侧颞下颌关节急性前脱位
    D. 右侧髁突骨折
    E. 右侧翼外肌痉挛

【精析】D，颏部着地损伤后出现右侧后牙早接触、前牙及左后牙开拾。患者发生了右侧髁突骨折。单侧急性前脱位

者，颏部中线及下前牙中线偏向健侧，健侧后牙反𬌗。颏部受创后，髁突常间接受创发生骨折，可出现患侧后牙早接触、前牙及健侧后牙开𬌗。故本题答案是 D。

179. 女，45 岁。骑车下坡时因制动失灵致颌面部创伤，伤后昏迷 20 分钟清醒，呕吐一次，伴头痛、烦躁等，伤后 60 分钟后再度昏迷。查：脉搏、呼吸缓慢，左侧瞳孔散大，左侧肌腱反射亢进。发生颅脑损伤的类型是
    A. 脑震荡　　　　　　　　B. 颅内血肿
    C. 颅脊液漏　　　　　　　D. 颅底骨折
    E. 脑挫裂伤

【精析】B，昏迷 – 清醒 – 再昏迷病史，伴有呕吐、烦躁、脉搏呼吸缓慢、瞳孔散大、腱反射亢进临床症状，为典型的颅内出血压迫脑组织症状。脑挫裂伤是脑组织实质性损伤，意识障碍取决于脑损伤的程度，神经系统体征取决于损伤部位，故本题答案是 B。易误选 E。

180. 女，50 岁。需拔除右下后牙，采用含肾上腺素普鲁卡因 5 ml 行局麻注射后，即感到心悸、头晕、头痛、脉搏快而有力、血压升高、口唇苍白。该患者发生了
    A. 过敏反应　　　　　　　B. 晕厥
    C. 癔症　　　　　　　　　D. 中毒反应
    E. 肾上腺素反应

【精析】E，过敏反应多表现为突然惊厥、昏迷、呼吸心跳骤停等；晕厥多表现为头晕、胸闷、面色苍白、全身发冷、脉快而弱、恶心、血压下降、短暂意识丧失等；癔症表现可类似过敏或晕厥，易受暗示，发作时无阳性体征；中毒反应有兴奋型和抑制型；肾上腺素反应表现为头晕、头痛、口唇苍白、血压升高、脉搏快而有力。故本题答案是 E。易误选 C。

181. 女，54 岁。左上牙龈瘤样增生物 1 个月，触之易出血，诊断为血管型牙龈瘤。正确的治疗方法是
    A. 观察，可自行消退
    B. 手术切除肿瘤，保留受累牙
    C. 切除肿瘤，拔除受累牙
    D. 拔除受累牙，切除肿瘤和受累牙周膜
    E. 拔除受累牙，切除肿瘤、受累牙周膜、邻近骨膜和牙槽骨

【精析】D，诊断为血管型牙龈瘤，正确的治疗方法是拔除受累牙，切除肿瘤和受累牙周膜，仅切除肿物易复发。故本题答案是 D。易误选 B。

182. 女，64 岁。高血压病史 10 年。牙科建议拔除 |6，拔除时麻醉剂量适合选用
    A. 2% 含肾上腺素普鲁卡因
    B. 2% 利多卡因
    C. 2% 丁卡因
    D. 2% 丁哌卡因
    E. 2% 普鲁卡因

【精析】B，利多卡因是目前临床最常用，副作用相对最少的麻药，因其对血管平滑肌无明显舒张作用，故可用于不适合加肾上腺素的患者。高血压患者一般慎用肾上腺素。故本题答案是 B。易误选 E。

183. 单侧髁突颈部骨折，伤侧髁突的移位方向为
    A. 向前内　　　　　　　　B. 向前外
    C. 向前上　　　　　　　　D. 向前下
    E. 向后下

【精析】A，单侧髁突颈部骨折，伤侧髁突的移位方向为向前内。

184. 25 岁，初孕。妊娠第 8 周牙痛。检查：3| 牙体破坏，需拔除，消炎后拔除的时间应为
    A. 1 周内　　　　　　　　B. 1 周后
    C. 2 周后　　　　　　　　D. 3 周后
    E. 4 周后

【精析】E，妊娠的前 3 个月内拔牙易引起流产。故本题答案是 E。数据要牢记。

185. 男，21 岁。3 天前因车祸造成颌面部外伤，软组织伤口已缝合。去除敷料检查，见创缘内卷。分析原因，主要是
    A. 进针过深
    B. 打结过紧
    C. 两侧进针深度不一致
    D. 皮肤伤口两侧进针间距大于皮下间距
    E. 皮肤伤口两侧进针间距小于皮下间距

【精析】D，创缘内卷主要是皮肤伤口两侧进针间距大于皮下间距。故本题答案是 D。

186. 男，25 岁。双侧腮腺区肿痛不适 3 年，时大时小。腮腺造影片显示主导管扩张、变形似腊肠状，末梢导管不规则扩张，可能的诊断是
    A. 腮腺结核　　　　　　　B. 腮腺恶性肿瘤
    C. 腮腺良性肥大　　　　　D. 慢性阻塞性腮腺炎
    E. 舍格伦综合征

【精析】D，腮腺造影片显示主导管扩张、变形似腊肠状，末梢导管不规则扩张，可能的诊断是慢性阻塞性腮腺炎。故本题答案是 D。易误选 B。

187. 男，25 岁。左下第三磨牙低位阻生，牙龈红肿，形成冠周脓肿，正确的局部处理方法是
    A. 切开引流　　　　　　　B. 局部理疗
    C. 局部冲洗上药　　　　　D. 龈瓣切除
    E. 拔除阻生齿

【精析】C，左下第三磨牙低位阻生，牙龈红肿，形成冠周脓肿，正确的局部处理方法是局部冲洗上药。脓肿局限于冠周，冲洗可以去除局部刺激因素。如果脓肿形成于颌周间隙，需要切开引流。故本题答案是 C。易误选 E。

188. 男，28 岁。右侧下颌化脓性中央性颌骨骨髓炎，X 线

片上出现骨质破坏表现约在发病后

A. 1 周　　　　　　　　B. 2 ~ 4 周

C. 5 ~ 6 周　　　　　　D. 7 ~ 8 周

E. 9 周

【精析】B，右侧下颌化脓性中央性颌骨骨髓炎，X 线片上出现骨质破坏表现约在发病后 2 ~ 4 周。一般在发病 2 ~ 4 周，进入慢性期，颌骨已有明显破坏之后，X 线检查才有诊断价值。故本题答案是 B。数据要牢记。

189. 男，29 岁。左颞下颌关节咀嚼痛一年余。关节区压痛明显，关节运动时出现摩擦音，张口绞锁。X 线检查：左髁突结构破坏。曾行理疗、封闭及调整咬合治疗，但效果不佳。正确的处理方法是

A. 心理治疗　　　　　B. 自我治疗

C. 药物治疗　　　　　D. 外科介入治疗

E. 暂观察

【精析】D，张口绞锁，左髁突结构破坏，理疗、封闭及调整咬合治疗，但效果不佳。正确的处理方法是外科介入治疗。颞下颌关节紊乱病的治疗以保守治疗为主，包括理疗、药物、合垫治疗等，当保守治疗无效时再进行外科有创治疗。故本题答案是 D。

190. 女，35 岁。颌面外伤伴昏迷，经现场紧急处理后，准备转送医院进一步治疗。运送时患者正确的体位是

A. 俯卧位　　　　　　B. 侧卧位

C. 仰卧位　　　　　　D. 半卧位

E. 随意体位

【精析】A，颌面外伤伴昏迷，经现场紧急处理后，准备转送医院进一步治疗。运送时患者正确的体位是俯卧位，额部垫高，口鼻悬空，有利于唾液外流和防止舌后坠。故本题答案是 A。易误选 D。

191. 男，35 岁，颊部被硬物击伤，伤处有明显的皮下瘀血和血肿，表面皮肤创口不规则裂开，其确切的诊断是

A. 跌伤　　　　　　　B. 挫伤

C. 挫裂伤　　　　　　D. 擦伤

E. 撕脱伤

【精析】C，颊部被硬物击伤，伤处有明显的皮下瘀血和血肿，表面皮肤创口不规则裂开，其确切的诊断是挫裂伤。皮下瘀血和血肿为挫伤的特征性临床表现。故本题答案是 C。

192. 男，38 岁，右下颌角部无痛性肿大 3 年，结合 X 线检查，明确诊断为右下颌骨成釉细胞瘤。符合传统治疗原则的是

A. 成釉细胞瘤刮除术

B. 肿瘤外 0.5 cm 处切除

C. 肿瘤外 1.0 cm 处切除

D. 肿瘤外 1.5 cm 处切除

E. 肿瘤外 2.0 cm 处切除

【精析】B，应按临界瘤治疗原则进行，即在肿瘤外 0.5 cm 左右处切除整个肿瘤，对于较的下颌骨肿瘤可行颌骨方块切除，较大的颌骨肿瘤则应行颌骨整块切除，切除后之组织缺损可立即植骨修复。

193. 男，3 个月，出生后即发现上唇左侧浅凹陷，哭闹时明显，但皮肤和黏膜完整。可能的诊断是

A. Ⅰ度唇裂　　　　　B. Ⅱ度唇裂

C. Ⅲ度唇裂　　　　　D. 唇隐裂

E. 混合性唇裂

【精析】D，上唇左侧浅凹陷，但皮肤和黏膜完整。是唇隐裂。故本题答案是 D。易误选 B。

194. 男，40 岁，拟拔除上颌第二磨牙，调整椅位时应

A. 头后仰至上颌牙𬌗平面与地面成 90° 角

B. 头后仰至上颌牙𬌗平面与地面成 45° 角

C. 头直立，利用口镜反光操作

D. 头偏向右侧，以便面对术者

E. 头略后仰，利用口镜协助操作

【精析】B，拟拔除上颌第二磨牙，调整椅位时应头后仰至上颌牙𬌗平面与地面成 45° 角。故本题答案是 B。易误选 E。

195. 男，40 岁，右贝尔面瘫。其"贝尔"征是指患侧

A. 额纹消失

B. 鼻唇沟变浅

C. 口角下垂

D. 用力闭目时，眼球转向外上方

E. 面肌抽搐

【精析】D，"贝尔"征是指患侧用力闭目时，眼球转向外上方。故本题答案是 D。

196. 男，40 岁，左腮腺区切割伤，创口已缝合 3 周，但仍未愈，有较大量清亮液体流出，进食时明显。该患者发生了

A. 感染　　　　　　　B. 涎瘘

C. 血清肿　　　　　　D. 腮腺囊肿破裂

E. 味觉出汗综合征

【精析】B，左腮腺区切割伤，创口已缝合 3 周，但仍未愈，有较大量清亮液体流出，进食时明显。该患者发生了涎瘘。故本题答案是 B。易误选 E。

197. 男，43 岁，右上牙龈黑色肿块 3 个月，生长迅速，近 1 周右下颌下出现肿大淋巴结，诊断为恶性黑色素瘤。正确的治疗方法是

A. 首选手术治疗　　　　B. 首选放射治疗

C. 首选化疗　　　　　　D. 首选免疫治疗

E. 以手术为主的综合治疗

【精析】E，恶性黑色素瘤恶性度高，手术切除后需辅以放化疗。故本题答案是 E。易误选 C。

198. 男，45 岁，交通事故致头面部创伤。因伴发颅脑损伤

而发生了吸入性窒息。当即行环甲膜切开及插管术，现窒息已基本缓解。行气管切开术，缝合环甲膜处创口的时间不应超过环甲膜切开术后

A. 12 小时　　　　　B. 24 小时
C. 36 小时　　　　　D. 48 小时
E. 72 小时

【精析】B，套管留置过久，常导致环状软骨损伤，继发喉狭窄。故本题答案是 B。数据要牢记。

199. 男，45 岁，右舌中 1/3 边缘出现溃疡 1 个月，扩展较快，伴疼痛。近 1 周出现右下颌下淋巴结肿大，临床诊断最大的可能是

A. 创伤性溃疡　　　　B. 结核性溃疡
C. 复发性阿弗他溃疡　D. 鳞状细胞癌
E. 恶性淋巴瘤

【精析】D，右舌中 1/3 边缘出现溃疡 1 个月，扩展较快，伴疼痛。近一周出现右下颌下淋巴结肿大，临床诊断最大的可能是鳞状细胞癌。溃疡有自限性。恶性淋巴瘤原发于淋巴结。故本题答案是 D。

200. 男，52 岁，右侧严重的三叉神经第Ⅱ、Ⅲ支痛伴痛性抽搐。所谓痛性抽搐，是指伴疼痛而发生的

A. 面部潮红　　　　B. 眼结膜充血
C. 表情肌不自主痉挛　D. 咬唇、伸舌
E. 用力揉搓面部

【精析】C，所谓痛性抽搐，是指伴疼痛而发生的表情肌不自主痉挛，口角被牵向患侧。故本题答案是 C。易误选 E。

201. 男，55 岁，右下第二磨牙残根，拟在翼下颌传导阻滞麻醉下拔除，进针很浅就触及骨皮质，注药后麻醉效果差，这是因为

A. 注射点偏内侧　　　B. 注射点偏前
C. 下颌支较宽　　　　D. 注射点过高
E. 注射点过低

【答案】B

202. 男，65 岁。因扁桃体癌行放疗 70Gy。放疗后 2 年出现下颌磨牙区黏膜破溃，牙槽突骨面外露并长期溢脓，牙松动。最可能的诊断是

A. 牙周炎
B. 多间隙感染
C. 放射性颌骨骨髓炎
D. 扁桃体癌复发侵犯颌骨
E. 中央性化脓性颌骨骨髓炎

【精析】C，放疗后 2 年出现下颌磨牙区黏膜破溃，牙槽突骨面外露并长期溢脓，牙松动。最可能的诊断是放射性颌骨骨髓炎。故本题答案是 C。易误选 E。

203. 男，66 岁。下颌无牙颌，双侧下颌隆突，伴轻度压痛，行下颌义齿修复前最好应

A. 局部按摩　　　　B. 局部理疗

C. 牙槽骨修整术　　　D. 前庭沟加深术
E. 观察，无需处理

【精析】C，下颌无牙颌，双侧下颌隆突，伴轻度压痛，过大骨隆突影响义齿戴戴，易引起破溃，故行下颌义齿修复前最好应牙槽骨修整术。故本题答案是 C。易误选 E。

204. 女，10 岁。左侧先天性完全性唇腭裂致上颌发育不全，其临床检查除唇腭裂外，其他表现中错误的是

A. 碟形脸　　　　　B. 上颌后缩
C. 面中 1/3 凹陷　　　D. 远中咬合关系
E. 额部突度基本正常

【精析】D，左侧先天性完全性唇腭裂致上颌发育不全，其临床检查除唇腭裂外，其他表现中错误的是远中咬合关系。上颌骨发育不足，导致上颌牙弓发育不足，相对下颌而言应该是近中咬合关系。故本题答案是 D。易误选 B。

205. 女，18 岁。五天前出现右下颌智齿冠周炎，已行抗感染治疗 3 天。检查见开口度正常，智齿正位，远中龈瓣覆盖部分牙面，上颌智齿正位萌出。该患者的最佳处理方法是

A. 远中龈瓣切除
B. 拔除下颌智齿
C. 同时拔除上、下颌智齿
D. 理疗
E. 不处理

【精析】A，右下颌智齿冠周炎，已行抗感染治疗 3 天。检查见开口度正常，智齿正位，远中龈瓣覆盖部分牙面，上颌智齿正位萌出。感染消除后上、下颌智齿正位，此时暂不需拔除，故该患者的最佳处理方法是远中龈瓣切除。故本题答案是 A。易误选 C。

206. 女，19 岁。右下智齿阻生，拟在翼下颌传导阻滞麻醉下拔除。局麻进针顺利，回吸无血。但只注入很小剂量的麻药就发生寒战、周身发痒、皮肤充血和大块风团，血压 70/40 mmHg。该患者发生了

A. 晕厥　　　　　B. 癔症
C. 中毒　　　　　D. 过敏
E. 特异质反应

【精析】D，只注入很小剂量的麻药就发生寒战、周身发痒、皮肤充血和大块风团，血压 70/40 mmHg。已经出现过敏性休克。仅注入小剂量麻药即出现全身发痒和寒战，皮肤出现荨麻疹，严重者出现哮喘样呼吸困难，是典型的过敏反应症状。故本题答案是 D。易误选 B。

207. 女，20 岁。工作中不慎长发卷入机器中，导致头皮撕脱伤，就诊时已是伤后 5 小时，正确的处理方法是

A. 创面止血、暴露
B. 创面止血，用碘仿纱布覆盖
C. 创面止血，用油纱布覆盖
D. 撕脱皮肤清创，切削成中厚皮片再植

E. 撕脱皮肤清创，切削成刃厚皮片再植

【精析】D，将撕脱的头皮经过清创后行血管吻合，原位再植。撕脱皮肤再值仅适于伤后2～3小时，最长不超过6小时。如撕脱部分头皮无可供吻合的血管，可将其切取成中厚皮片回植。故本题答案是D。易误选B。

208. 女，25岁。右颌下区无痛性肿块发现10余年。肿块生长缓慢，压缩感（＋），体位移动试验（＋），触诊质软。该患者最可能的诊断是
    A. 淋巴管瘤   B. 口外型舌下腺囊肿
    C. 下颌下腺囊肿   D. 海绵型血管瘤
    E. 皮样囊肿

【精析】D，女，25岁。右颌下区无痛性肿块发现10余年。肿块生长缓慢，压缩感（＋），体位移动试验（＋），触诊质软。该患者最可能的诊断是海绵型血管瘤。五个选项中，仅D有体位移动试验（＋）的特点。故本题答案是D。易误选B。

209. 女，25岁。右下智齿Ⅰ类中位舌倾阻生，远中少量龈瓣覆盖，拔除的最佳方法是
    A. 切开去骨拔除
    B. 冲击法拔除
    C. 近中冠劈开后拔除
    D. 涡轮机截冠后拔除
    E. 翻瓣去骨劈开后拔除

【精析】B，下智齿Ⅰ类中位舌倾阻生，远中少量龈瓣覆盖，拔除的最佳方法是冲击法拔除。患牙无明显骨阻力且方向倾斜，向舌侧击脱位较为简单。故本题答案是B。易误选E。

210. 女，26岁。右颞下颌关节周围肌肉疼痛1周，张口受限，关节无弹响。检查张口度15 mm，开口型偏右。右侧颧弓下方明显压痛。X线检查未见异常。该病例的诊断是
    A. 右翼外肌功能亢进
    B. 右翼外肌痉挛
    C. 右关节盘后区损伤
    D. 右关节盘可复性前移位
    E. 右髁突骨质破坏

【精析】B，该病例的诊断是右翼外肌痉挛。翼外肌功能亢进造成的是过度开口，盘后区受损会造成疼痛开口受限，但开口不偏斜，可复性盘移位可以有关节弹响，髁突骨质破坏一般有骨摩擦音，开口不偏斜。故本题答案是B。易误选E。

211. 女，28岁。妊娠5个月。因右下第一磨牙反复发生牙槽脓肿，已无保留价值。现非急性炎症期，需立即拔除。所采取的措施中不包括
    A. 术前使用抗生素
    B. 术前用镇静剂

C. 术前用黄体酮
    D. 麻药中不含肾上腺素
    E. 保证手术无痛

【精析】C，该患者所采取的措施中不包括术前用黄体酮。妊娠5个月时，胎儿比较稳定，不必使用黄体酮来稳定胎儿。拔牙时以预防感染、减少患者的焦虑和机体紧张为主。故本题答案是C。易误选E。

212. 女，28岁。右下智齿发生急性冠周炎，若感染未得到控制，最先扩散的方向和导致的后果是
    A. 外斜线，下颌第一磨牙的流注脓肿
    B. 磨牙后区，磨牙后区脓肿
    C. 颊间隙，颊瘘
    D. 下颌支外后方，咬肌间隙感染
    E. 下颌骨内侧，舌下、下颌下间隙感染

【精析】B，右下智齿发生急性冠周炎，若感染未得到控制，最先扩散的方向和导致的后果是磨牙后区，磨牙后区脓肿。故本题答案是B。易误选E。

213. 女，30岁。患甲状腺功能亢进多年，拔牙注意事项中，错误的是
    A. 基础代谢率在＋20％以下
    B. 必要时请内科医生监护
    C. 麻药中加少量肾上腺素
    D. 脉搏100次/分以下
    E. 采取预防感染措施

【精析】C，肾上腺素可进一步加快患者脉率，故不可使用。故本题答案是C。易误选E。

214. 女，30岁。右下颌后牙肿痛一周伴开口受限。检查开口度25 mm，右下颌智齿阻生，周围软组织肿胀。此时X线检查的目的是了解
    A. 有无骨膜反应性增生
    B. 有无软组织阻力
    C. 有无边缘性骨髓炎
    D. 阻生牙的牙根形态
    E. 有无瘘道形成

【精析】D，X线检查的目的是了解阻生牙的牙根形态。智齿拔除应从临床检查估计软组织阻力，从牙片估计硬组织阻力。故本题答案是D。易误选B。

215. 女，30岁。左上颈部肿物1年，有反复消长史，感冒时易增大，触诊囊性感明显，穿刺液为透明、淡黄色水样清亮液体。该患者最有可能的诊断为
    A. 口外型舌下腺囊肿   B. 甲状舌管囊肿
    C. 下颌下腺囊肿   D. 第二鳃裂囊肿
    E. 囊性水瘤

【精析】E，左上颈部肿物1年，有反复消长史，感冒时易增大，触诊囊性感明显，穿刺液为透明、淡黄色水样清亮液体。该患者最有可能的诊断为囊性水瘤。肿物有反复消

长史以及感冒时易增大，推测其淋巴来源可能性大；穿刺液为透明、淡黄色"水样"清亮液体，与囊性水瘤更为符合；如果进一步对穿刺液镜检发现淋巴细胞则可确诊。故本题答案是 E。

216. 女，33 岁。右下颌角骨折。检查发现 8| 位于骨折线上，根尖暴露，无移位，不松动，有对殆牙，无龋。在骨折固定过程中，该牙的处理是

　　A. 必须拔除

　　B. 咬除暴露的根尖即可

　　C. 根管治疗后再处理骨折

　　D. 保留，不需特殊处理

　　E. 保留，并将固位螺钉置于基上，以加强固位力

【精析】A，右下颌角骨折。检查发现 8| 位于骨折线上，根尖暴露，无移位，不松动，有对殆牙，无龋。在骨折固定过程中，该牙必须拔除，预防颌骨骨髓炎。故本题答案是 A。易误选 D。

217. 上唇部分裂开，鼻底完整属于

　　A. Ⅰ度唇裂　　　　　　B. Ⅱ度唇裂

　　C. Ⅲ度唇裂　　　　　　D. 单侧完全性唇裂

　　E. 隐性唇裂

【精析】B。单侧完全性唇裂：整个上唇至鼻底完全裂开（D 错）。Ⅰ度唇裂：仅限于红唇部分的裂开（A 错）。Ⅱ度唇裂：上唇部分裂开，但鼻底尚完整（B 对）。Ⅲ度唇裂：整个上唇至鼻底完全裂开（C 错）。隐性唇裂，即皮肤和黏膜无裂开，但其下方的肌层未能联合或错位联合，致裂侧出现浅沟状凹陷及唇峰分离等畸形（E 错）。

218. 男，50 岁，左上颌后牙肿痛 1 周，开口困难 3 天。检查：左上 7 残冠，叩诊（＋＋），颊侧前庭沟稍肿，有深压痛，开口无受限。最可能的诊断是

　　A. 颊间隙感染　　　　B. 颞下间隙感染

　　C. 眶下间隙感染　　　D. 颞间隙感染

　　E. 翼下颌间隙感染

【精析】A。眶下间隙感染：脓肿形成后，眶下区可触及波动感，口腔前庭、龈颊沟处常有明显肿胀、压痛，极易扪及波动（C 错）。翼下颌间隙感染：口腔检查见翼下颌皱襞处黏膜水肿，下颌支后缘稍内侧可有轻度肿胀、深压痛（E 错）。颞下间隙感染：仔细检查可发现颧弓上、下及下颌支后方微肿，有深压痛，伴有不同程度的开口受限（B 错）。颊间隙感染：常见源于上、下颌磨牙的根尖周脓肿或牙槽脓肿穿破骨膜，侵入颊间隙。在颊部皮下或黏膜下的脓肿，病程进展缓慢，肿胀及脓肿的范围较为局限。但感染波及颊脂垫时，病情发展迅速，肿胀范围波及整个颊部（A 对）。颞间隙感染：肿胀范围可仅限于颞部或同时有腮腺咬肌区、颞部、眶部、颧部等区域的广泛肿胀（D 错）。

219. 关于锐性分离的说法错误的是

　　A. 用于精细的层次解剖或分离粘连坚实的瘢痕组织

　　B. 使用的器械为锐性的手术刀和手术剪

　　C. 此法对组织损伤小

　　D. 动作要求细巧、准确

　　E. 一般应在盲视下进行

【精析】E。锐性分离用于精细的层次解剖或分离粘连坚实的瘢痕组织，使用的器械为手术刀和手术剪。此法对组织损伤小，动作要求细巧、准确，一般应在直视下进行（E 错，为正确答案）。

220. 下列有关颞下颌关节的检查不包括

　　A. 外形与关节动度检查

　　B. 咀嚼肌检查

　　C. 下颌运动检查

　　D. 胸锁乳突肌检查

　　E. 殆关系检查

【精析】D。颞下颌关节检查：①面形与关节动度检查；②咀嚼肌检查；③下颌运动检查；④咬合关系检查。胸锁乳突肌检查（D 错，为正确答案）不属于颞下颌关节检查。

221. 碘酊用于口腔黏膜消毒常用的浓度为

　　A. 0.50%　　　　　　B. 1%

　　C. 2%　　　　　　　D. 3%

　　E. 5%

【精析】B。碘酊：杀菌力强，但刺激性较大，故在不同部位使用不同浓度，如消毒颌面颈部为 2%，口腔内为 1%，头皮部为 3%。

222. 下列哪种情况不是放置引流的适应证

　　A. 创口渗液多

　　B. 无菌创口

　　C. 留有无效腔的创口

　　D. 术中止血不彻底的创口

　　E. 凝血功能低下的患者

【精析】B。外科引流的适应证：①感染或污染创口。无菌创口，特别是单纯整复手术，一般不放置引流（B 对）。②渗液多的创口（A 错）。③留有无效腔的创口（C 错）。④止血不全的创口：对术中止血不彻底和凝血功能低下的患者，为防止血肿形成，也应放置引流（D、E 错）。

223. 缝合面颈部皮肤进针时，针尖与皮肤的关系是

　　A. 针尖与皮肤呈 30°角

　　B. 针尖与皮肤呈 45°角

　　C. 皮肤切口两侧进针间距大于皮下间距

　　D. 皮肤切口两侧进针间距等于或略小于皮下间距

　　E. 以上说法均不正确

【精析】D。进针时，针尖与皮肤垂直，并使皮肤切口两侧进针间距等于或略小于皮下间距，才可达到满意效果。

224. 缝合时造成创缘内卷的最主要原因可能是

　　A. 打结过紧

　　B. 进针过深

C. 打结过松

D. 两侧进出针间距大于皮下间距

E. 两侧进出针间距小于皮下间距

【精析】D。切口两侧进出针间距大于皮下间距，易造成皮肤创缘内卷；相反，进出针间距小于皮下间距则皮肤创缘呈现过度外翻。

225. 以下哪种情况中，患者应暂缓拔牙

A. 慢性肾衰竭如处于肾功能代偿期，临床无症状

B. 糖尿病患者空腹血糖为 7.9 mmol/L，无酸中毒

C. 妊娠期第 5、6 个月

D. 患者正处于月经期

E. 6 个月内未发生过心肌梗死

【精析】D。下列情况应视为拔牙的禁忌证：6 个月内发生过心肌梗死（E 错）。未得到控制的糖尿病是拔牙禁忌证，如需拔牙，血糖应在 8.88 mmol/L 以内，且无酸中毒症状时才可进行（B 错）。慢性肾衰竭如处于肾功能代偿期，临床无症状，则可行牙拔除术（A 错）。对选择性手术，则应在怀孕的第 4~6 个月期间进行较为安全（C 错）。月经期拔牙，有可能发生代偿性出血，一般认为应暂缓拔牙（D 对）。

226. 急性智牙冠周炎的治疗方法中应除外

A. 局部冲洗上药　　　B. 切开引流

C. 配合口服抗生素　　D. 拔除患牙

E. 使用漱口液

【精析】D。智牙冠周炎的治疗原则：在急性期应以消炎、镇痛、切开引流、增强全身抵抗力的治疗为主。当炎症转入慢性期后，若为不可能萌出的阻生牙则应尽早拔除，以防感染再发（D 错，为正确答案）。

227. 玫瑰红染色试验可用于

A. 口腔癌　　　　　　B. 牙石检查

C. 慢性腮腺炎　　　　D. 舍格伦综合征

E. 口腔癌前病变

【精析】D。玫瑰红染色试验可用于舍格伦综合征的诊断（D 对）。四碘四氯荧光素染色：又称玫瑰红染色。用 1 滴 1% 四碘四氯荧光素滴入眼结膜囊内，随即以生理盐水冲洗，可在暴露的睑裂角膜部位发现鲜红的染色，是角膜上皮干燥状态的典型表现。

228. 下列关于舌咽神经痛的叙述中，不正确的是

A. 有反复发作史，复发无规律

B. 疼痛可分布在舌根

C. 疼痛可分布在咽部

D. 疼痛可分布在扁桃体

E. 睡眠时不会出现疼痛

【精析】E。舌咽神经痛为舌咽神经分布区域的阵发性剧痛。疼痛部位在咽后壁、舌根、软腭、扁桃体、咽部及外耳道等处。疼痛常因吞咽、讲话而引起，睡眠时也可发作

（E 错，为正确答案）。

229. 口腔颌面外科进行淋巴结检查时，患者及检查者的体位应是

A. 患者取坐位，检查者应站在其右方

B. 患者取坐位，检查者应站在其左方

C. 患者取卧位，检查者应站在其右方

D. 患者取卧位，检查者应站在其左方

E. 没有体位要求，患者随意即可

【精析】A。淋巴结检查：检查颌面、颈部淋巴结，对口腔颌面部炎症及肿瘤患者的诊断和治疗具有重要意义。检查时患者取坐位，检查者应站在其右方（前或后），患者头稍低，略偏向检查侧，以使皮肤、肌肉松弛便于触诊。

230. 牙拔除术时，甲状腺功能亢进患者应在治疗后进行拔牙，基础代谢率控制在 +20% 以下，脉搏不超过

A. 85 次/分　　　　　B. 90 次/分

C. 100 次/分　　　　D. 110 次/分

E. 120 次/分

【精析】C。甲状腺功能亢进：拔牙可导致甲状腺危象的发生。必须拔牙时，应在治疗后，基础代谢率控制在 +20% 以下，静息脉搏不超过 100 次/分时进行。手术前后应采取抗感染措施，局麻药中不应加入肾上腺素。

231. 反复发作并形成两颊瘘的第三磨牙牙冠周炎，其根治方法为

A. 切除瘘管

B. 拔除病原牙，搔刮瘘管

C. 切除瘘管，应用抗生素

D. 切除瘘管，局部冲洗

E. 拔除病原牙，切除瘘管

【精析】E。下颌第三磨牙牙位不正、无足够萌出位置、相对的上颌第三磨牙位置不正或已拔除者，为避免智牙冠周炎的复发，均应尽早予以拔除。伴有颊瘘者，在拔牙的同时应切除瘘管，刮净肉芽，缝合面部皮肤瘘口。

232. 双侧唇腭裂欲恢复牙弓形态和改善鼻畸形，应采用

A. 鼻畸形整复术　　　B. 腭裂整复术

C. 牙槽突植骨术　　　D. 正畸矫治器

E. 唇裂整复术

【精析】D。针对严重的完全性唇裂伴有腭裂及鼻畸形的患者，术前应先行正畸治疗，利用矫治器的方法，恢复伴有腭裂患者的牙弓形态，改善或减轻裂侧鼻小柱过短和鼻翼塌陷，为唇裂修复手术尽可能创造有利的硬组织条件。

233. 最可能影响双侧唇腭裂患者上颌骨发育的是

A. 鼻畸形整复术　　　B. 腭裂整复术

C. 牙槽突植骨术　　　D. 正畸矫治器

E. 唇裂整复术

【精析】B。腭裂手术对上颌骨发育的影响，手术年龄越小，手术损伤对上颌骨发育影响越大。

234. 口腔颌面外科手术全身麻醉的特点是
  A. 麻醉恢复期较长
  B. 麻醉深度较浅
  C. 麻醉与手术互相干扰
  D. 容易维持气道畅通
  E. 手术失血较少

【精析】C。口腔颌面外科手术全身麻醉的特点：①麻醉与手术互相干扰（C对）；②保持气道通畅比较困难（D错）；③小儿与老年患者比例高；④手术失血较多（E错）；⑤麻醉的深度和麻醉恢复期的要求。深度相当于乙醚吸入麻醉三期一级（B错）。故要求麻醉患者尽早苏醒，便于拔管后患者能自主呼吸（A错）。

235. 眶下神经阻滞麻醉口外注射法进针的方向是
  A. 下后外   B. 上后内
  C. 上后外   D. 上外
  E. 下后内

【精析】C。眶下神经阻滞麻醉口外注射法向上、后、外进针约1.5 cm，可直接刺入眶下孔。

236. 关于上颌结节注射法说法错误的是
  A. 注射针进入3.5 cm
  B. 注射方向向上后内
  C. 用于上颌磨牙拔除
  D. 注入2 ml
  E. 麻醉上颌后神经

【精析】A。上牙槽后神经阻滞麻醉又称上颌结节注射法，本法适用于上颌磨牙的拔除。向上后内方刺入，深约15～16 mm（A错，为正确答案），回抽无血，即可注入麻醉药液1.5～2 ml。

237. 妊娠期妇女拔牙较为安全的时间段是
  A. 整个妊娠期
  B. 妊娠第1、2、3月期间
  C. 妊娠第4、5、6月期间
  D. 妊娠第7、8、9月期间
  E. 整个妊娠期均不能拔牙

【精析】C。妊娠：对于引起极大痛苦，必须拔除的牙，在妊娠期间皆可进行，但对选择性手术，则应在怀孕的第4～6个月期间进行较为安全。

238. 一次局部麻醉应用利多卡因的最大剂量是
  A. 3.3 mg/kg   B. 2.2 mg/kg
  C. 4.4 mg/kg   D. 8.8 mg/kg
  E. 7.7 mg/kg

【精析】C。利多卡因的一次最大剂量是4.4 mg/kg。

239. 牙槽突骨折的表现错误的是
  A. 伴牙缺失
  B. 伴有唇和牙龈的肿胀和撕裂，撕裂口与牙相对应
  C. 咬合错乱

D. 摇动损伤区某一牙时，邻近牙及骨折片随之移动
  E. 伴牙折或牙脱位

【精析】C。牙槽突骨折：摇动损伤区某一牙时，可见邻近数牙及骨折片随之移动。咬合错乱：是颌骨骨折最常见的体征。

A3/A4 型题

（1～3题共用题干）

男，65岁。5|4 残根，不松动，|1 残根，I度松动，测血压160/95 mmHg，心电图检查正常。

1. 该患者拔除时局麻药最好选用
  A. 2%含肾上腺素普鲁卡因
  B. 1%含肾上腺素普鲁卡因
  C. 2%利多卡因
  D. 2%丁卡因
  E. 0.5%丁卡因

2. 拔除|1 时，最适合选用的麻醉为
  A. 2%丁卡因表面麻醉
  B. 0.5%丁卡因局部浸润麻醉
  C. 2%含肾上腺素普鲁卡因局部浸润麻醉
  D. 2%含肾上腺素普鲁卡因阻滞麻醉
  E. 2%利多卡因局部浸润麻醉

3. 正规局部浸润麻醉拔除 5|4 时，麻醉效果欠佳，此时最好采用
  A. 静脉注射镇静剂
  B. 同侧眶下神经阻滞麻醉
  C. 追加局部浸润麻醉
  D. 停止拔牙，改日手术
  E. 5|4 牙周韧带麻醉

【精析】C、E、E。目前拔牙临床多采用过敏少、麻醉效果好的2%利多卡因，丁卡因毒性较大。因有高血压病，最好不加入能使血管收缩的肾上腺素。下前牙骨板薄，麻药可以有效浸润，可采用浸润麻醉。如浸润麻醉效果较差，牙周韧带麻醉可以代替局部浸润麻醉和阻滞麻醉。

（4～6题共用题干）

男，60岁。右下牙龈溃疡2个月。体检见右下牙龈有一3 cm×3 cm溃疡，溃疡所在区牙略松动，右颈上部触及2.5 cm×2.0 cm淋巴结1个，质中偏硬，不活动，未发现远处转移。临床考虑为牙龈癌。

4. 为了明确诊断，最适宜的检查方法是
  A. 切除活检   B. 切取活检
  C. 吸取活检   D. 脱落细胞涂片镜检
  E. 细针穿刺细胞学活检

5. 原发灶还应做的检查首先是
  A. CT   B. B超
  C. MRI   D. X线片

E. 放射性核素扫描

6. 颈部还应做的检查最好是

A. 单纯 B 超　　　　　　B. 核素扫描

C. 增强 CT　　　　　　　D. PET

E. ECT

【精析】A、D、C。位于体表的、深而大的溃疡，切除、吸取、细针穿刺细胞学活检以及脱落细胞涂片镜检均不适用于明确诊断。进一步应该明确有无骨质的破坏，X 线无疑是最简洁的方法。怀疑颈淋巴结转移，使用增强 CT 可以明确淋巴转移情况，同时明确转移的淋巴结与颈部大血管的位置关系。

（7～9 题共用题干）

男，30 岁。右下颌肿痛伴开口受限 1 周，吞咽疼痛。检查：开口度 10 mm，翼下颌皱襞处黏膜水肿，智齿部分萌出，周围软组织红肿，右颌后区压痛。

7. 最可能的诊断是

A. 颞间隙感染

B. 下颌智齿根尖脓肿

C. 下颌智齿冠周炎合并咽旁隙感染

D. 下颌智齿冠周炎合并咬肌间隙感染

E. 下颌智齿冠周炎合并翼下颌间隙感染

8. 对患牙应选择的局部治疗方法是

A. 3% 过氧化氢反复冲洗龈袋

B. 硝酸银烧灼

C. 局部封闭

D. 湿热敷

E. 冷敷

9. 如病变进展需进行切开引流，切开部位是

A. 下颌下缘 2 cm 处切开，在其外侧切开部分咬肌附着

B. 暴露下颌角下缘，在其内侧切开部分翼内肌附着

C. 上颌结节外侧

D. 下颌龈颊沟

E. 扁桃体窝处

【精析】E、A、B。翼下颌间隙感染时翼下颌皱襞处黏膜水肿，下颌支后缘稍内侧轻度肿胀、压痛；咬肌间隙感染时以下颌支及下颌角为中心的咬肌区肿胀、变硬、压痛，伴有明显开口受限。冠周炎急性感染期应消炎、镇痛、增强抵抗力等为主，局部主要使用 3% 过氧化氢或生理盐水、高锰酸钾液等反复冲洗龈袋。翼下颌间隙感染口外切口为分离暴露下颌角下缘时，在其内侧切开部分翼内肌附着及骨膜，口内切口为下颌支前缘稍内侧纵行切开 2～3 cm。

（10～11 题共用题干）

女，32 岁。右面颊部肿痛伴张口受限，发热 5 天，检查见右咬肌区肿胀并波及颊部，咬肌深部压痛，有凹陷性水肿，开口度 0.8 cm，⟨8⟩水平阻生，冠周龈及磨牙后区明显红肿，有波动感，龈袋溢脓，⟨7⟩远中龋，探诊和叩诊

（＋），松动Ⅰ度，颊侧牙槽黏膜红肿，腮腺导管口无红肿，右下颌下淋巴结肿大，触痛（＋），白细胞计数 10 × 10^9/L，中性粒细胞 80%。

10. 根据病史及临床表现，最可能的诊断是

A. ⟨7⟩急性化脓性根尖周炎

B. ⟨8⟩急性冠周炎

C. ⟨8⟩冠周脓肿

D. 急性化脓性腮腺炎

E. 咬肌间隙脓肿

11. 若不及时正确处理，最易引起的并发症是

A. 多间隙感染　　　　B. 边缘性颌骨骨髓炎

C. 感染性休克　　　　D. 败血症

E. 中央性颌骨骨髓炎

【精析】E、B。该患者已经出现张口受限，结合其他症状可诊断为咬肌间隙脓肿。患者表现出的冠周脓肿症状为咬肌间隙脓肿所引起，诊断时应诊断为最严重的疾病。咬肌间隙感染的典型症状是以下颌支及下颌角为中心的咬肌区肿胀、变硬、压痛，伴有明显的开口受限。若炎症在一周以上，压痛点局限或有凹陷性水肿。长期蓄脓易形成下颌骨升支部的边缘性骨髓炎。智牙冠周炎部位靠近下颌角，是边缘性颌骨骨髓炎最常见的病因。

（12～13 题共用题干）

男，50 岁。因车祸致下颌骨多发性骨折，受伤后昏迷，清醒一段时间后呕吐，再度昏迷。检查：口唇发绀，呼吸急促伴喉鸣音，吸气时出现"三凹"体征，血压升高，伤侧瞳孔散大。

12. 紧急处理是

A. 给氧　　　　　　　　B. 输血

C. 清创　　　　　　　　D. 气管切开

E. 骨折复位

13. 患者出现再度昏迷的原因可能是

A. 呼吸困难　　　　　　B. 脑震荡

C. 脑挫裂伤　　　　　　D. 颅内血肿

E. 颅底骨折

【精析】D、D。患者有颅内出血（昏迷－清醒－昏迷可以提示）和吸气性呼吸道梗阻（三凹征），呼吸问题重于出血问题。

（14～16 题共用题干）

男，35 岁。左颌下区被拳击伤，随即伤区出现肿胀、瘀斑；扪诊有波动感，张口度及咬合关系正常。

14. 该患者最可能发生了

A. 挫裂伤

B. 伤侧下颌下腺破裂，涎液外渗

C. 伤侧下颌骨骨折

D. 软组织挫伤

E. 钝器伤

15. 该患者应首先进行的局部检查为
    A. CT
    B. B超
    C. 穿吸
    D. 曲面断层片
    E. 切开探查

16. 该患者应特别注意预防
    A. 窒息
    B. 感染
    C. 休克
    D. 伤侧外形改变
    E. 下颌下腺功能受损

【精析】D、C、A。为软组织挫伤。局部瘀斑，波动感，考虑血肿可能性大，穿刺可明确。颌下区血肿可能导致口底肿胀，阻塞呼吸道。

(17～19题共用题干)

　　女，26岁。因左下颌角区渐进性膨隆5个月余就诊。专科检查面部不对称，触诊有乒乓球样感觉。临床初步诊断为左下颌骨角化囊肿。

17. 不出现的临床症状是
    A. 舌侧膨隆明显
    B. 囊肿内牙松动、移位
    C. 穿刺检查为黄白色油脂样物
    D. 左下颌第一磨牙缺失
    E. 同侧下唇麻木

18. X线片特征为
    A. 边缘整齐的透光影像
    B. 含牙的透光影像
    C. 不含牙的透光影像
    D. 沿下颌骨长轴发展的透光影像
    E. 囊肿边缘呈分叶状或切迹状

19. 其治疗方案一般是
    A. 行下颌骨部分切除，钛板修复
    B. 行下颌骨部分切除，髂骨修复
    C. 行下颌骨部分切除，腓骨修复
    D. 仅行下颌骨部分切除
    E. 手术刮除，骨创烧灼或冷冻处理

【精析】E、D、E。膨胀性生长可使下牙槽神经管移位，但不出现麻木感。角化囊肿沿下颌骨长轴生长，X线为边界清楚，有皮质白线的透光影。良性肿物，手术刮除即可。但易复发，常以苯酚烧灼骨创。

(20～22题共用题干)

　　男，38岁。左上第一磨牙残冠，曾行根管治疗。因牙冠龋坏过重，无保留价值。拟拔除后义齿修复。

20. 关于该牙的应用解剖，正确的是
    A. 三根比较聚拢
    B. 颊侧二根较短，横剖面为圆形
    C. 腭根较长，横剖面为扁圆形
    D. 颊侧牙槽骨上方有颧牙槽嵴，所以较厚
    E. 有时颊侧二根可融合

21. 拔除该牙时，若已挺松，则钳拔脱位的方向除向下以外，还应向
    A. 近中
    B. 远中
    C. 颊侧
    D. 腭侧
    E. 咬合面

22. 拔除该牙中的注意点不包括
    A. 不能使用旋转力
    B. 若牙冠劈裂，可将劈裂部分合拢后，再一并拔除
    C. 有时可使用上颌牛角钳
    D. 有时采用分根法甚至翻瓣去骨法拔除
    E. 拔除时应避免牙钳对对颌牙的损伤

【精析】C、C、B。上第一磨牙牙根分岔大，近中颊根横剖面扁平，远中牙根横剖面圆形，腭根粗大，横剖面圆形，颊侧骨板薄，脱位多向颊侧。上第二磨牙颊侧二根可融合。上第一磨牙颊侧骨板薄，脱位多向颊侧。该牙为龋坏过重的残冠，若牙冠劈裂，松动明显的牙冠很难夹持，易崩脱，不利拔牙。

(23～24题共用题干)

　　男，18岁。颏下无痛性缓慢生长圆球状肿物3年，大小5 cm×6 cm×4 cm，表面光滑，边界清，质地似面团样，可活动，无触痛，肿物不随吞咽而活动，口底黏膜下未见异常。

23. 肿物的内容物最可能是
    A. 豆渣样角化物
    B. 淡黄色透明蛋清样黏稠液体
    C. 黄色透明稀薄水样液体
    D. 乳白色稠粥状物质，可能含有毛发
    E. 草黄色含胆固醇结晶的清亮液体

24. 该患者在行手术治疗时，应取的体位是
    A. 坐位头后仰
    B. 平仰位
    C. 平卧、垫肩、后仰位
    D. 侧卧位
    E. 平卧垫肩，头转向一侧

【精析】D、C。高度怀疑为皮样囊肿。该颏部肿物位于下颌舌骨肌下面，只有当患者充分地正面后仰，绷紧肌肉，才能使肿物更突出，以便手术。

B1型题

(1～2题共用备选答案)
    A. 2岁以后
    B. 1岁以后
    C. 6～12个月
    D. 3～6个月
    E. 1～2个月

1. 单侧唇裂整复术的最佳时间是

2. 双侧唇裂整复术的最佳时间是

【精析】D、C。单侧唇裂整复术最合适的年龄为3～6个月，早期手术，可尽早恢复外形和功能。双侧唇裂整复术

较单侧复杂，出血多，手术时间长，一般宜 6～12 个月时施行手术。

(3～5 题共用备选答案)

　　A. 鼻腭神经＋腭前神经＋上牙槽前神经

　　B. 上牙槽后神经＋腭前神经

　　C. 上牙槽神经＋舌神经

　　D. 上牙槽中神经＋上牙槽后神经＋腭前神经

　　E. 下牙槽神经＋舌神经＋颊长神经

拔除下列牙时应麻醉的神经是

3. 上颌第三磨牙

4. 下颌第一磨牙

5. 上颌尖牙

【精析】D、E、B。上颌第三磨牙由上牙槽后神经和腭前神经支配。下颌第一前磨牙由下牙槽神经和舌神经和颊长神经支配。上颌尖牙腭侧由鼻腭神经及腭前神经的分支共同支配，颊侧由上牙槽前神经支配。

(6～8 题共用备选答案)

　　A. 指压止血　　　　　B. 包扎止血

　　C. 填塞止血　　　　　D. 结扎止血

　　E. 药物止血

6. 洞穿性创口内出血选用

7. 现场无抢救器械及药品等，紧急情况可用

8. 术后预防创面渗血选用

【精析】C、A、B。指压止血是用于出血较多的紧急情况，作为暂时性止血；包扎止血用于毛细血管、小静脉及小动脉出血；填塞止血适用于开放性和洞穿性创口；结扎止血是用于有明确血管断端的出血，是临床上最为可靠的止血方法；药物止血适用于组织渗血、小静脉和小动脉出血，常需外加加压包扎。

(9～10 题共用备选答案)

　　A. 高温蒸汽灭菌法　　B. 玻璃球灭菌法

　　C. 浸泡消毒法　　　　D. 酚类消毒

　　E. 盐灭菌法

9. 牙科用高速手机灭菌应首选

10. 可见光固化器手柄消毒推荐使用

【答案】A、D

(11～13 题共用备选答案)

　　A. 暂时性面瘫　　　　B. 翼静脉丛血肿

　　C. 恶心、干呕　　　　D. 瞳孔缩小

　　E. 颌后区血肿

以下麻醉最易引起的相应并发症是

11. 腭大孔麻醉

12. 下牙槽神经阻滞麻醉

13. 上颌结节麻醉

【精析】C、A、B。腭大孔麻醉如果同时腭中、后神经，可以造成患者恶心、干呕；下牙槽神经阻滞麻醉时麻药误入

腮腺则可以使面神经麻痹形成暂时性面瘫；上颌结节麻醉针头刺入过深可以刺破翼静脉丛引起血肿。

(14～17 题共用备选答案)

　　A. 过度吸烟与饮酒

　　B. 残根、残冠和不良修复体

　　C. EB 病毒

　　D. 多种维生素缺乏

　　E. 癌基因被激素或抗癌基因被抑制

关于肿瘤的致病因素

14. 属于遗传性因素的是

15. 属于物理因素的是

16. 属于化学因素的是

17. 属于生物因素的是

【精析】E、B、A、C。多种维生素缺乏属于营养因素。

(18～20 题共用备选答案)

　　A. 近中方向　　　　　B. 近中殆面方向

　　C. 殆面方向　　　　　D. 远中殆面方向

　　E. 远中方向

18. 使用挺法时，被挺牙的移动方向是

19. 使用推法时，被挺牙的移动方向是

20. 使用楔法时，被挺牙的移动方向是

【答案】D、E、C

(21～23 题共用备选答案)

　　A. 面颈部具有丰富的淋巴组织

　　B. 口腔颌面颈部组织较疏松

　　C. 面部血液循环丰富

　　D. 口腔颌面部位于体表

　　E. 面颈部存在内含疏松结缔组织相互连通的筋膜间隙

21. 口腔颌面部感染易被控制的有利条件是

22. 面颈部感染后局部水肿反应快而明显是由于

23. 面颈部感染后易向邻近区扩散蔓延是由于

【精析】C、B、E。血运丰富，组织抗感染能力和再生修复能力强。组织疏松，组织液渗出后易于肿胀。多个筋膜间隙的存在，使感染容易从一个间隙传到另一个间隙。

(24～27 题共用备选答案)

　　A. 舌下腺囊肿　　　　B. 表皮样囊肿

　　C. 皮脂腺囊肿　　　　D. 角化囊肿

　　E. 含牙囊肿

24. 含缩余釉上皮与牙冠面之间出现液体渗出而形成的囊肿是

25. 穿刺抽出后的囊液呈蛋清样黏稠拉丝状的是

26. 囊肿壁与皮肤紧密粘连，中央有一小色素点的是

27. 可表现为多发囊肿的是

【精析】E、A、C、D。含牙囊肿发生于牙冠或牙根形成后，在缩余釉上皮与牙冠之间的渗出而形成。舌下腺分泌唾液为黏液，阻塞后分泌也浓缩成为蛋清样黏稠拉丝状

皮脂腺囊肿为皮脂腺排泄阻塞所致，与皮肤关系密切，常发生感染，故与皮肤粘连。色素点即毛孔处。痣样基底细胞癌综合征即有多发角化囊肿。

(28～32题共用备选答案)

    A. 挺法   B. 推法

    C. 楔法   D. 撬法

    E. 冲击法

拔牙术中使用牙挺的正确方法是

28. 残根和断根拔除

29. 牙槽嵴作支点，紧贴颈部根面的挺刃施力

30. 牙槽嵴作支点，靠近冠部挺刃施力

31. 用于拔除远中邻牙缺失或位于牙列末端的牙

32. 挺刃长轴与牙的长轴方向一致，插入牙根与牙槽骨之间

【答案】A、D、B、D、C。

(33～35题共用备选答案)

    A. 小指   B. 环指

    C. 中指   D. 示指

    E. 拇指

33. 握持牙钳时，扶持牙钳关节处的手指是

34. 握持牙钳时，使钳柄张开的主要手指是

35. 握持牙挺时，固定在挺杆上的手指是

【精析】D、B、D。以示指可以控制方向。以中指、示指固定牙钳，以环指打开牙钳。以示指控制牙挺方向。

(36～37题共用备选答案)

    A. 牙槽嵴顶   B. 除硬区外的腭部

    C. 下颌磨牙后垫区   D. 切牙乳突

    E. 下颌舌隆突

36. 属于副承托区的是

37. 属于封闭区的是

【精析】B、C。A为主承托区，D、E为缓冲区，边缘封闭区是义齿边缘的软组织部分，副承托区指牙槽嵴的唇颊和舌腭侧。

(38～40题共用备选答案)

    A. 远中用力   B. 近中用力

    C. 唇侧用力   D. 颊侧用力

    E. 舌侧用力

38. 拔除下颌前牙，脱位时应先向

39. 拔除上颌前牙，脱位时应先向

40. 拔除下颌第三磨牙，脱位时应先向

【精析】C、C、A。下前牙唇舌侧骨板均薄弱，可摇松后向唇舱向脱位。上前牙唇侧骨质较薄弱，唇向易于脱位。第三磨牙远中方向阻力少，易于脱位。

(41～43题共用备选答案)

    A. 唇裂修复术   B. 腭成形术

    C. 牙槽突裂植骨术   D. 咽成形术

    E. 正畸矫治治疗

41. 唇腭裂患者恢复上唇正常生理功能及形态的治疗方法是

42. 可实现通过唇肌生理运动压迫作用促使牙槽突裂隙逐渐调节的目的的治疗方法是

43. 以增进腭咽闭合为主的治疗方法是

【精析】A、A、D。唇裂整复的目的是恢复上唇的正常生理功能及正常形态。腭裂整复手术是综合序列治疗中的关键部分，其目的是恢复腭部的解剖形态和生理功能。咽成形术的适应证是腭咽闭合功能不全者或部分大年龄的患者。对伴有牙槽突裂或腭裂的患儿，唇裂整复后，由于唇肌生理运动，可以产生压迫作用，促使牙槽突裂隙逐渐靠拢，为以后的腭裂整复创造条件。

(44～46题共用备选答案)

    A. 乳白色豆渣样

    B. 黄白色角化物

    C. 草黄、草绿色，含胆固醇结晶

    D. 棕褐色

    E. 白色凝乳状

44. 根尖周囊肿的穿刺囊液是

45. 皮样囊肿的穿刺囊液

46. 牙源性角化囊性瘤穿刺囊液

【精析】C、A、B。皮样囊肿穿刺检查可抽出乳白色豆渣(或乳糜)样分泌物。根尖周囊肿穿刺可得草黄色囊液，在显微镜下可见到胆固醇晶体。牙源性角化囊性瘤大多可见黄、白色角蛋白样(皮脂样)物质混杂其中。

(47～48题共用备选答案)

    A. 丁卡因   B. 利多卡因

    C. 氯乙烷   D. 普鲁卡因

    E. 布比卡因

47. 临床上主要用作冷冻麻醉的药物是

48. 临床上主要用作阻滞麻醉的药物是

【精析】C、B。冷冻麻醉临床常用的药物是氯乙烷。临床上主要以1%～2%利多卡因溶液(含1:100000肾上腺素)用于口腔手术的阻滞麻醉，目前是使用最多的局麻药物。

(49～50题共用备选答案)

    A. 双板区撕裂

    B. 关节囊扩张

    C. 髁突囊样变

    D. 关节盘前附着断裂

    E. 关节盘前移位

49. 最常见的颞下颌关节紊乱病是

50. 属于颞下颌关节骨关节病

【精析】E、C。关节结构紊乱疾病是关节紊乱病中构成比最高的一类。此类疾病常见类型包括可复性盘前移位、不可复性盘前移位、关节囊扩张和关节盘附着松弛。骨关节

病或骨关节炎影像学和关节内镜等检查可以发现关节骨、软骨和关节盘的退行性改变。X 线片可见骨质吸收、破坏、增生硬化、囊样变等，可伴有关节盘穿孔。

（51～52 题共用备选答案）

　　A. 鼻畸形整复术　　　　　B. 用号裂整复术

　　C. 牙槽突植骨术　　　　　D. 正畸矫治器

　　E. 唇裂整复术

51. 双侧唇腭裂欲恢复牙弓形态和改善鼻畸形，应采用

52. 最可能导致双侧唇腭裂患者上颌骨发育不足的是

【精析】D、B。针对严重的完全性唇裂伴有腭裂及鼻畸形的患者，术前应先行正畸治疗，利用矫治器的方法，恢复伴有腭裂患者的牙弓形态，改善或减轻裂侧鼻小柱过短和鼻翼塌陷，为唇裂修复手术尽可能创造有利的硬组织条件。腭裂手术对上颌骨发育的影响，手术年龄越小，手术损伤对上颌骨发育影响越大。

二、考点拓展

1. 2% 利多卡因较 2% 普鲁卡因的特点不包括：维持时间较短。

2. LeFort Ⅱ型骨折是指：锥型骨折。

3. OSAHS 的定义正确的是：睡眠时口鼻气流停止大于等于 10 秒，每小时暂停加低通气 5 次以上。

4. 拔除下颌前磨牙采用：下牙槽神经 + 舌神经 + 颊神经阻滞麻醉。

5. 拔除下颌阻生第三磨牙的意义不包括：治疗牙列拥挤。

6. 拔除右侧下颌垂直阻生牙时医生应站在：患者右后方。

7. 拔牙后注意事项中错误的是：拔牙当日可刷牙或漱口。

8. 半月神经节射频控温热术，温度应升至：75 ℃～85 ℃。

9. 贝尔面瘫急性期为发病后多长时间：1～2 周。

10. 贝尔面瘫上下眼睑不能闭合的原因是：眼轮匝肌瘫痪。

11. 鼻唇沟变浅可能是因为损伤了面神经的：颊支。

12. 表皮损伤超过哪层会形成瘢痕：基底层。

13. 不符合舌损伤的缝合要求是：小针细线缝合。

14. 不是用于治疗三叉神经痛的药物是：甲氨蝶呤。

15. 不适合用作牙周病影像学检查的方法是：下颌骨侧位片。

16. 不损伤面神经下颌下缘的下颌下区切口应位于：低于下颌下缘 1.5～2 cm。

17. 不属于发育性囊肿的是：血外渗性囊肿。

18. 不属于口腔颌面部后天畸形和缺损的病因是：颌骨发育畸形。

19. 不属于颞下颌关节复发性脱位的病因为：翼外肌功能痉挛。

20. 不属于前后向发育过度畸形的是：宽面综合征。

21. 不属于腮腺腺样囊型癌生长方式的是：区域淋巴转移。

22. 不属于三叉神经功能检查项目的是：Schirmer 试验。

23. 不属于牙源性囊肿的是：面裂囊肿。

24. 长期吸雪茄烟和用烟斗的人易发生：唇癌。

25. 常发生牙折的牙位是：上前牙。

26. 常用于腐败坏死性口底蜂窝织炎脓腔冲洗的局部用药是：3% 过氧化氢液。

27. 常用于面部疼痛的鉴别诊断和射频治疗的麻醉方法是：下颌神经阻滞麻醉。

28. 超声检查在口腔颌面部不适用于：确定肿物的解剖结构。

29. 成釉细胞瘤被认作为"临界瘤"的原因是：有局部浸润性。

30. 唇裂是由于胚胎发育时期哪两个面突未融合而致：上颌突与内侧鼻突。

31. 唇裂术后使用唇弓，患儿的拆线时间，正确的是：术后 10 日后。

32. 唇裂术后使用唇弓减张的时间至少：10 天。

33. 唇裂修复术对患儿的白细胞计数的要求是：小于 10 × 10⁹/L。

34. 带蒂皮瓣断蒂一般在第一次手术后多长时间进行：14～21 天。

35. 单瓣术适用于哪种腭裂：软腭裂。

36. 单侧唇裂整复术中旋转推进法定点中较灵活的点是：8 点。

37. 单侧翼外肌痉挛的患者开口型是：偏患侧。

38. 单纯涎石摘除术适应于：涎石发生于下颌第二磨牙以前。

39. 单颌固定不具备的优点是：固定坚实可靠。

40. 对口腔颌面部外伤吸入性窒息的急救措施是：气管切开。

41. 多形性腺瘤的临床表现，正确的是：肿瘤界限清楚，质地中等，扪诊呈结节状。

42. 多形性腺瘤发生最多的部位是：腮腺。

43. 多形性腺瘤易复发的原因是：包膜不完整，或在包膜内有瘤细胞侵入。

44. 额颞部软组织出血的止血方法是：压迫颞浅动脉。

45. 恶性黑色素瘤多来源于：交界痣。

46. 恶性淋巴瘤的治疗应首选：化疗加放疗。

47. 腭裂的临床特点不正确的是：伴发唇裂。

48. 腭裂患儿的正畸治疗是在：贯穿新生儿无牙期、乳恒牙交替期和恒牙列早期这 3 个时期。

49. 腭裂患者最常出现的继发性牙颌畸形是：反𬌗。

50. 腭裂手术法中不包括：Abbe 瓣法。

51. 腭裂整复术中凿断翼钩是为了松弛哪块肌肉的张力：腭帆张肌。

52. 腭前神经出自：腭大孔。

53. 儿童时期一侧髁突受损，下颌畸形一般随年龄的增长而日益明显，面容不对称表现为：额部偏向患侧，患

侧面部丰满，健侧面部扁平狭长。

54. 耳下结节样肿块首先考虑为：腮腺混合瘤。

55. 发生黏液性病变时可穿刺出不凝固血性液体的肿瘤是：神经鞘瘤。

56. 发音时，软腭肌群收缩使软腭上抬，形成腭咽闭合，此时是软腭的哪个部位与咽壁贴合：软腭中、后1/3交界区。

57. 放射性颌骨骨髓炎临床特征性表现错误的是：病程进展缓慢，疼痛不明显。

58. 腐败坏死性蜂窝织炎的特征性表现是：可触及捻发音。

59. 复发率最低的三叉神经痛治疗方法是：半月神经节射频控温热凝术。

60. 干热灭菌法消毒时温度和时间是：160 ℃持续120分钟。

61. 根尖片上的骨硬板是：牙槽窝内壁的影像。

62. 关节盘不可复性前移位早期的主要表现是：开口受限，开口时下颌偏向患侧，患者曾有关节弹响史。

63. 关节盘穿孔时关节上腔造影可见到：关节上下腔相通。

64. 关节盘可复性前移位属于：结构紊乱病。

65. 关节强直手术前，必须明确几项诊断，才能制定正确的手术计划，其中错误的是：确定是何种原因引起的强直。

66. 关于贝尔面瘫损害定位中正确的说法是：膝状神经节：面瘫＋味觉丧失＋唾液腺、泪腺分泌障碍＋听觉改变。

67. 关于颌骨骨折描述不正确的是：LeFort Ⅰ型骨折是指骨折线自鼻额缝向两侧横过鼻梁、眶部，经颧额缝向后达翼突。

68. 关于口腔颌面部间隙感染的描述错误的是：有时也可为原发性。

69. 关于黏液表皮样癌的特征不正确的是：高分化者常见区域淋巴结转移。

70. 最多见的颞下颌关节脱位类型是：急性前脱位。

71. 关于颞下颌关节紊乱病叙述正确的是：临床上三大主要症状为：下颌运动异常、自发性疼痛、弹响和杂音。

72. 关于皮片移植的生理变化，错误的是：术后2年神经末梢开始生长。

73. 关于腮腺多形性腺瘤手术的叙述错误的是：单纯肿瘤摘除术。

74. 关于三叉神经痛的临床表现，叙述错误的是：多可自行痊愈。

75. 关于舌癌描述错误的是：主要以血道转移为主。

76. 关于唾液腺肿瘤的说法正确的是：小唾液腺肿瘤大部分发生于腭部。

77. 关于显微血管外科错误的是：是指外径在3 mm以上的血管外科手术。

78. 关于血管吻合的基本要求中错误的是：针距边距大小对吻合效果影响不大。

79. 关于周围性面瘫临床表现不正确的是：一侧眼裂表情肌瘫痪。

80. 观察儿童第三磨牙牙胚情况宜采用：上下颌第三磨牙口外投照片。

81. 冠周炎发展形成冠周脓肿后应进行：局麻下切开引流。

82. 冠周炎最好发的牙齿是：下颌第三磨牙。

83. 颌骨骨折最重要的临床体征是：咬合错乱。

84. 颌面部"危险三角区"内的静脉：无瓣膜。

85. 颌面部复合伤伴有鼻腔外耳道出血时应考虑有：颅底骨折脑脊液漏。

86. 颌面部损伤患者处理不及时会立即造成生命危险的主要原因是：窒息。

87. 颌面损伤患者发生吸入性窒息的原因是：血液、唾液、呕吐物等吸入气管、支气管。

88. 颌面外伤清创时只能清除的组织是：坏死组织。

89. 环甲膜切开术后插管时间最长为：48小时。

90. 急性化脓性腮腺炎应与哪类疾病相鉴别：流行性腮腺炎。

91. 急性腮腺脓肿可发生面瘫的原因是：肿胀压迫。

92. 急性腮腺炎最常见的病原菌是：金黄色葡萄球菌。

93. 颊间隙脓肿波及哪种组织时可形成多间隙感染：颊脂体。

94. 减少瘢痕形成的重要措施不正确的是：电刀手术创伤小，切口整齐。

95. 角化囊肿的内容物是哪种性质的：灰白色或淡黄色角化物质。

96. 较易发生淋巴结转移的肿瘤是：舌癌。

97. 局部麻醉术后麻木症状仍未恢复的可能原因是：注射区有神经损伤。

98. 颏部软组织损伤应注意哪个部位骨折：下颌骨髁突部。

99. 髁颈部骨折常伴有：对侧颏孔区或颏部骨折。

100. 可复性关节盘前移位的主要症状为：开口初、闭口末期关节弹响，开口型改变。

101. 可扪到静脉石的血管病变是：静脉畸形。

102. 可扪及搏动感的肿瘤是：颈动脉体瘤。

103. 可提高肿瘤局部区域的药物浓度又能减轻药物的毒性与不良反应的是：区域性动脉插管。

104. 可以准确显示关节间隙和关节结构形态的投照方法是：矫治颞下颌关节侧斜位片。

105. 口底腐败坏死性感染治疗中错误的是：加压包扎消灭死腔。

106. 口角炎的治疗原则为：根据不同的病因选择抗菌、抗真菌或补充营养的治疗。

107. 口腔颌面部不易早期发现的肿瘤：舌根部肿瘤。

108. 口腔颌面部的开始发育的时间是：胚胎发育第3周。

109. 口腔颌面部感染的主要途径是：牙源性感染。

110. 口腔颌面部感染中最易发生全身并发症的是：颜面部

疖痛。

111. 口腔颌面部最常见的感染病原菌是：需氧菌和厌氧菌混合感染。

112. 口腔颌面一般检查不包括的是：咽部检查。

113. 口腔内缝线打结打：三重结。

114. 口腔医师在确定拔牙适应证时首先应考虑的是：患牙是否能够保存。

115. 口腔种植学的指导理论是：骨结合理论。

116. 眶下神经阻滞麻醉的麻醉区不包括：上颌第一磨牙近中和远中颊根。

117. 眶下神经阻滞麻醉口外注射法进针方向是：注射针与皮肤成45°角，向上、后、外进针。

118. 粒细胞绝对计数低于多少时属拔牙禁忌证：1×10^9/L。

119. 两段式两次法种植术第1次和第2次手术间隔时间为：4~6个月。

120. 临床表现出现张口受限的间隙感染不包括：颊间隙感染。

121. 临床表现仅为面瘫则表示面神经损害部位在：茎乳孔以外。

122. 临床上涎石病最常见于：下颌下腺腺体与导管交界处。

123. 临床中下颌骨体部骨折固定时间应该为：4周。

124. 淋巴管瘤好发部位不包括：腭部。

125. 瘘孔中长期排脓且有时可排出死骨片的颌骨骨髓炎是：中央性颌骨骨髓炎慢性期。

126. 慢性原发性血小板减少性紫癜拔牙时机应选择功能良好血小板计数在：50×10^9/L以上。

127. 慢性再生障碍性贫血经治疗已缓解且血红蛋白含量高于多少时可拔牙：8g/dl。

128. 免疫组织化学染色中淀粉酶阳性的唾液腺肿瘤是：腺泡细胞癌。

129. 面部的运动神经是：面神经。

130. 面部皮肤癌较多见的是：基底细胞癌。

131. 面部随意皮瓣的长宽之比通常不超过：2:1。

132. 面横裂是由于：上颌突与下颌突未融合。

133. 面神经出茎乳孔的体表位置在：乳突前缘中点。

134. 面神经的分支有：颞支、颧支、颊支、下颌缘支、颈支。

135. 面神经分支中损伤会导致一侧额纹消失的是：颞支。

136. 面神经在平下颌下缘处的位置是：一般在面动脉和面静脉的浅面。

137. 哪种唾液腺肿瘤易侵犯面神经，引起疼痛、面瘫等神经症状：腺样囊性癌。

138. 囊性淋巴管瘤的临床表现错误的是：有可压缩性，体位移动试验阳性。

139. 能用一针法麻醉的三条神经是：下牙槽神经、舌神经、颊长神经。

140. 颞下颌关节成形术后开口练习应于何时开始：一般术后7~10天。

141. 颞下颌关节的功能单位主要是：髁突前斜面与关节盘中间带及关节结节后斜面。

142. 颞下颌关节急性前脱位的治疗中，哪项最常用：口内法手法复位。

143. 颞下颌关节疾病中最常见的是：关节紊乱病。

144. 颞下颌关节内强直的病因，错误的是：颞下颌关节紊乱病由肌功能紊乱发展而来。

145. 颞下颌关节紊乱病防治原则不正确的是：近年来发展起来的微创关节镜外科，由于具有微创、直视等优点，因此关节镜外科手术常作为治疗颞下颌关节紊乱病的首选方法。

146. 颞下颌关节张口初、闭口末弹响，最有可能发生在哪种关节病：可复性盘前移位。

147. 脓肿局部切开引流的目的不包括：便于局部使用抗炎药物。

148. 脓肿切开引流操作错误的是：颜面危险三角区的脓肿切开后只能轻度挤压，以保证引流通畅。

149. 最适合用于口腔内及面颈部植皮的皮片是：中厚皮片。

150. 普鲁卡因安全剂量每小时不宜超过：1g。

151. 颧弓骨折必须复位的指征是：张口受限和骨折区疼痛。

152. 确诊脓肿形成的最可靠依据是：穿刺。

153. 容易早期发生肺部转移的口腔颌面部肿瘤是：腺样囊性癌。

154. 腮腺良性肥大的改变属于：非炎症性。

155. 腮腺区包块通常不作术前病理活检而采取术中冰冻检查的主要原因是：增加解剖面神经的困难，并且不符合肿瘤治疗原则。

156. 腮腺区肿物术前不宜进行的检查是：切取活检术。

157. 腮腺手术中寻找面神经颊支的解剖标志是：腮腺导管。

158. 腮腺造影侧位片影像描述错误的是：儿童腮腺较小，但导管较粗。

159. 三叉神经上颌支支配的区域不包括：前额。

160. 三叉神经痛的主要病理表现是：脱髓鞘改变。

161. 三叉神经周围支切断撕脱术主要适用于：下牙槽神经和眶下神经。

162. 三角形皮瓣三角前尖角在多少时可直接缝合：90°。

163. 上颌骨骨折后骨折片移位方向一般是：向后下。

164. 上颌骨横断骨折的固定方法是：颅颌固定＋颌间固定。

165. 上颌后部咬合片常用于观察：一侧上颌后部骨质变化的情况。

166. 上颌神经属于：感觉神经。

167. 上颌神经阻滞麻醉两次进针的方向正确的是：向上 10°，向前 15°。

168. 上颌突和球状突未愈合导致：唇裂。

169. 上下颌第三磨牙口外投照片可观察的项目不包括：下颌下腺导管结石情况。

170. 舌癌最好发的部位是：舌侧缘。

171. 舌的运动神经是：舌下神经。

172. 舌根的淋巴管汇入：颈深上淋巴结。

173. 舌下囊肿的处理目前常用的治疗是：摘除舌下腺。

174. 舌下神经切断的症状是：同侧的舌肌麻痹。

175. 舌下腺囊肿的内容物的特点是：无色透明黏稠液体。

176. 舌下腺囊肿最常用的治疗方法是：手术切除。

177. 始基囊肿属于：牙源性囊肿。

178. 双侧髁突骨折后出现移位伴开殆的合理治疗方法是：在双侧磨牙后区垫以 2～3 mm 厚的橡皮垫，再用颅颌弹性绷带进行牵引。

179. 双侧颞下颌关节急性脱位的临床特点中，错误的是：双侧耳屏前区出现肿胀。

180. 双侧上颌骨横断骨折或颅颌分离的骨折常用：颅颌固定。

181. 体位试验阳性的肿瘤是：血管瘤。

182. 通常不会引起张口受限的间隙感染是：眶下间隙感染。

183. 唾液腺恶性肿瘤发生率相对较高的是：舌下腺。

184. 唾液腺结核最常发生于哪个腺体：腮腺。

185. 唾液腺黏液囊肿好发于：下唇和舌下腺。

186. 唾液腺炎最主要的感染途径是：逆行性。

187. 唾液腺造影检查的禁忌证是：急性化脓性腮腺炎。

188. 外渗性黏液囊肿常由下列哪项原因所致：外伤。

189. 外渗性黏液囊肿的特点是：无衬里上皮。

190. 最容易发生囊肿的唾液腺是：舌下腺。

191. 味觉出汗综合征是哪种唾液腺手术常见的并发症：腮腺手术后并发症。

192. 沃辛瘤病史特点描述错误的是：易发生血行转移。

193. 下唇、口角出现麻木表示哪种阻滞麻醉显效：下牙槽神经组织麻醉。

194. 下唇中部的淋巴管先注入：颏下淋巴结。

195. 下颌第三磨牙阻生适宜做龈瓣切除术的情况是：垂直阻生，升支前方有足够空隙，对颌牙位置正常。

196. 下颌骨骨折的好发部位中不包括：喙突。

197. 下颌骨骨折易移位的主要因素是：咀嚼肌的牵拉作用。

198. 下颌骨体部肿物首选的辅助检查是：下颌曲面体层 X 线片。

199. 下颌下间隙感染的来源多为：下颌下淋巴结炎。

200. 下颌下腺导管口位于：舌下肉阜。

201. 下颌运动异常、疼痛、弹响和杂音是哪类疾病的主要症状：颞下颌关节紊乱病。

202. 下颌正颌手术可能损伤的神经是：下牙槽神经。

203. 不属于拔牙禁忌证的是：8 个月前发生过心肌梗死。

204. 不属于颞下颌关节紊乱病下颌运动异常的是：开口困难或牙关紧闭，暗示疗法可减轻。

205. 关于良性肿瘤特点的叙述中错误的是：永不威胁生命。

206. 关于颞下颌关节内强直的临床表现错误的是：单侧关节内强直，面部两侧不对称，颏部偏向健侧。

207. 关于颞下颌关节紊乱病临床表现描述不正确的是：仅有下颌运动异常、疼痛、弹响和杂音三大症状。

208. 关于三叉神经痛定义正确的是：指在三叉神经分布区域内出现阵发性电击样剧烈疼痛，历时数秒至数分钟，间歇期无症状。

209. 间隙感染中可产生呼吸困难的是：口底多间隙感染。

210. 局部麻醉药中表面麻醉作用最强的是：2% 盐酸丁卡因。

211. 哪个临床症状最符合腺样囊性癌：肿瘤易沿神经扩散，常具有疼痛，面瘫等神经症状。

212. 哪项不是茎突过长的常见症状：开口困难。

213. 哪项不是颞下颌关节紊乱病的常见症状：吞咽困难。

214. 哪项不是舍格伦综合征的临床表现：视力下降。

215. 哪项不是腺样囊腺癌的临床病理特点：极易发生颈部淋巴结转移。

216. 哪项不是牙拔除术后并发症：神经损伤。

217. 哪项不是影响语音治疗效果的因素：腭裂类型。

218. 哪项不是中央型颌骨骨髓炎的临床表现：感染来源以下颌智齿冠周炎为主。

219. 哪项不属于咀嚼肌紊乱疾病类：关节囊扩张伴关节盘附着松弛。

220. 哪项是对腭咽闭合不全患者进行缩小咽腔增进腭咽闭合之目的而实行的手术：咽后壁组织瓣转移术。

221. 哪项是口外型舌下腺囊肿的临床表现：下颌下区出现质地柔软的实性包块。

222. 说法错误的是：皮瓣不适于移植在肌腱、关节面、骨面等暴露创面上。

223. 选项不正确的是：根据肿瘤侵犯的范围，国际抗癌协会制定了 TNM 分类法。

224. 有关下颌切牙拔除术的描述中正确的是：下颌切牙牙根较细易折断，不可使用旋转力。

225. 颞下颌关节双侧急性前脱位的特有的症状是：双侧耳屏前触诊有凹陷。

226. 关于急性化脓性腮腺炎切开引流指征不正确的是：扪及波动感。

227. 下牙槽神经阻滞麻醉时出现面瘫的处理方法是：不做特殊处理。

228. 涎石病的典型症状是：阻塞症状。

229. 涎石病的临床表现不正确的是：口干。

230. 涎石病时沿腮腺导管挤压腺体见下列哪处有脓性分泌物流出：平对上颌第二磨牙冠部的颊黏膜上。

231. 显微血管外科手术后室温最好保持在：25 ℃左右。

232. 腺淋巴瘤主要发生在：腮腺。

233. 腺样囊性癌多见于哪个腺体：腭部小腺体。

234. 腺样囊性癌最常发生远处转移的脏器是：肺。

235. 小唾液腺肿瘤发生最多的部位是：腭部。

236. 血压高于多少时应先治疗后拔牙：180/100 mmHg。

237. 牙槽突裂最佳植骨时间：9～12 岁。

238. 牙槽窝颊侧骨板折断易出现在拔除：上下颌尖牙。

239. 牙齿萌出时牙冠周围软组织发生的炎症称为：冠周炎。

240. 牙挫伤时常出现的临床症状是：叩痛。

241. 牙根进入颞下间隙不能取出而需再次手术的最佳时间是：拔牙后 6 周。

242. 牙源性角化囊肿易复发的原因不包括：囊肿内有角化物。

243. 牙源性腺样瘤的好发部位是：上颌尖牙区。

244. 牙周膜内的上皮剩余来源于：上皮根鞘。

245. 牙周膜注射浸润麻醉适用于血友病患者的原因是：注射所致的损伤很小。

246. 颜面部疖痈最常见的致病菌为：金黄色葡萄球菌。

247. 咬肌间隙感染最常见的病灶牙是：下颌第三磨牙。

248. 一般 24 小时内引流量低于多少时即可拔除负压引流：20～30 ml。

249. 一般恶性混合瘤的治疗手段以：手术治疗为主。

250. 一般认为，进行单侧唇裂整复术最合适的年龄为：3～6 个月。

251. 一般认为，进行双侧唇裂整复术最合适的年龄为：7～12 个月。

252. 一个患有胃癌的患者在气管内插管麻醉下行胃大部切除术，术后当晚出现以耳垂为中心的肿胀，耳垂上抬，周围皮肤发红、水肿伴张口受限。可能是：急性化脓性腮腺炎。

253. 一患者张口、咀嚼食物时，右侧关节区深部疼痛，口内上颌结节后上方有压痛；张口中度受限，被动张口度可大于自然开口度；张口型偏向右侧。最可能的诊断是：右侧翼外肌痉挛。

254. 以基底细胞癌多见的癌症是：皮肤癌。

255. 关于唇裂、腭裂的叙述，错误的是：唇裂患者无法形成腭咽闭合。

256. 关于静脉畸形的叙述错误的是：扣诊有震颤感，听诊有吹风样杂音。

257. 关于面神经麻痹的叙述错误的是：分原发性和继发性两种。

258. 关于颞下颌关节紊乱病的叙述，错误的是：本病会发

259. 关于腮腺良性肿瘤的诊断与治疗错误的是：术前行活组织检查以明确诊断。

260. 关于双侧颞下颌关节急性前脱位的描述不正确的是：耳屏前仍可触及髁突。

261. 关于唾液腺肿瘤的叙述，错误的是：巨大的腮腺多型性腺瘤可以妨碍面神经功能，且可以恶变。

262. 关于游离皮片移植的叙述错误的是：中厚皮片包括表皮及真皮全层。

263. 不是颞下颌关节强直的病因的是：髁突肿瘤。

264. 不属于三角瓣法手术矫治单侧唇裂的缺点的是：完全唇裂患侧唇高常嫌不足。

265. 不是流行性腮腺炎的特点的是：腮腺肿痛、分泌物浑浊。

266. 不适合腮腺肿瘤的检查是：切取组织活检。

267. 哪种唾液腺疾病在青春期后有自愈趋势：慢性复发性腮腺炎。

268. 说法正确的是：面部整复手术最好在生长发育成熟后进行。

269. 有关皮瓣的叙述中错误的是：皮瓣感觉的恢复首先为温度觉，最后是痛觉。

270. 易被误诊为下颌下腺囊肿的是：口外型舌下腺囊肿。

271. 应用哪种检查，可发现颞下颌关节紊乱病的一些早期改变，如关节盘糜烂、滑膜充血、关节腔内絮状物等：颞下颌关节内窥镜。

272. 婴幼儿化脓性颌骨骨髓炎多见于：上颌骨。

273. 用肥皂液刷洗手和臂时浸泡范围应在肘部以上：10 cm。

274. 用哪种消毒剂浸泡的器械使用前需用灭菌蒸馏水冲洗：甲醛溶液。

275. 用于皮肤消毒的氯己定溶液浓度为：7.5%。

276. 用于智齿冠周炎冲洗的过氧化氢溶液浓度是：1%～3%。

277. 游离皮片移植的皮片越厚则：越能耐受摩擦。

278. 游离皮片移植失败的主要原因是：皮下有血肿。

279. 游离移植易发生感染而导致手术失败的组织不包括：皮肤。

280. 有关节弹响史，近日弹响消失，发生疼痛，开口轻度受限。关节造影，开口可见造影存留前囊内，最符合上述关节症状的诊断是：不可复性关节盘前移位。

281. 与黏液表皮样癌临床特点不相符的是：血行转移多见，且多转移至肝脏。

282. 与颧骨不相连的骨是：鼻骨。

283. 在可能导致胎儿发生唇腭裂畸形的药物中，不包括：强心药物。

284. 在面部轴型皮瓣的长宽比例为：在血管长轴内不受长宽比例的限制。

285. 在上颌根尖片上所能看见的颌骨正常的解剖结构有：切

牙孔、腭中缝、鼻腔、喙突、颧骨、上颌窦及上颌结节。

286. 在上颌尖牙腭侧发生吻合的神经是：腭前神经与鼻腭神经。

287. 在下颌下腺肿瘤的诊断中，准确率较高的定性诊断方法是：B超。

288. 暂时性牙关紧闭是由于麻药注入：翼内肌或咬肌。

289. 诊断真性颞下颌关节结强直的主要依据是：X线证实关节内呈致密骨性团块阴影。

290. 整复手术的目的是：恢复外形与功能。

291. 治疗中线致死性肉芽肿应首选：放疗。

292. 智齿冠周炎局部检查的常见表现不包括：局部糜烂颗

粒状增生似菜花状。

293. 中腭突未能在一侧或两侧与侧腭突融合，则形成的畸形是：腭裂。

294. 肿瘤化疗的主要副反应是：骨髓抑制。

295. 肿瘤手术中"无瘤"原则错误的是：为了节约开支，缝合时无需更换手套。

296. 种植植入原则中错误的是：种植体植入后即可承受咬合。

297. 阻滞麻醉镇痛效果不全时加用：牙周膜注射浸润麻醉。

298. 最常见的口腔癌是：舌癌。

第十七章 口腔修复学

志在必得

> 如果你认为此事办不成，那么工作起来时本来能办得到的事，结果也就办不成；相反，本来没有指望的事，如果你认为一定能办成，那么事情就能办成。
>
> ——德田虎雄

一、考点精析

A1/A2 型题

1. 局部可摘义齿戴用后咬舌的原因是
   A. 下颌后牙排列偏颊侧
   B. 下颌后牙排列咬合面过低
   C. 颊部软组织向内凹陷
   D. 上颌后牙颊侧覆盖过小
   E. 上颌后牙覆盖过大

【精析】B，由于上颌后牙的覆盖过小或缺牙后（E错），颊部软组织向内凹陷（C错），天然牙牙尖锐利都会造成咬颊黏膜（D错）。咬舌多因下颌后牙排列偏向舌侧（A错）或因𬌗平面过低造成（B对）。

2. 对金属基托错误的描述是
   A. 坚固耐用
   B. 对温度传导性好
   C. 难以衬垫及修理
   D. 厚度较薄，舒适
   E. 不易清洁

【精析】E，可摘局部义齿的基托有金属基托、塑料基托、金属-塑料联合基托。塑料基托色泽接近黏膜，美观，制作简便，价廉，重量轻，利于重衬修补；但是强度差，温度传导作用差，不易自洁。金属基托强度大，体积小而薄，戴用舒适，温度传导效果好，易清洁，但是不能重衬修补，不能用于可摘局部义齿的游离端。

3. 正常人的开口度约为

A. 30～36mm
B. 25～29mm
C. 37～45mm
D. 20～24mm
E. 46～49mm

【精析】C，正常人的开口度约为37～45mm（C对）。低于该值表明有开口受限。

4. 固定义齿修复中，基牙及周围组织能承担额外𬌗力来补偿缺失牙功能的生理基础
   A. 患者的适应能力
   B. 基牙的整体运动
   C. 牙槽嵴黏膜的角化程度
   D. 基牙牙冠形态
   E. 基牙的牙周储备力

【精析】E，基牙的这种承担额外𬌗力的能力是固定桥修复的生理基础，即牙周储备力（E对）。

5. 人造冠完全就位的标志不包括
   A. 咬合基本良好
   B. 无翘动
   C. 边缘密合
   D. 边缘达到设计位置
   E. 接触点松紧适当

【精析】E，人造冠就位的标志：①有肩台预备的颈缘应与冠边缘密合无明显缝隙（C对）；②咬合应基本合适（A对）；③人造冠在患牙上就位后不出现翘动现象（B对）。修复体的龈边缘到达设计位置（D对）。

6. 义齿固位力与卡环臂进入基牙倒凹的深度和倒凹的坡度有关，一般
   A. 倒凹的深度应大于1mm，倒凹的坡度应小于10°
   B. 倒凹的深度应大于1mm，倒凹的坡度应小于20°
   C. 倒凹的深度应小于1mm，倒凹的坡度应小于10°
   D. 倒凹的深度应小于1mm，倒凹的坡度应小于20°
   E. 倒凹的深度应小于1mm，倒凹的坡度应大于20°

【精析】E，一般倒凹的深度应小于1mm，倒凹的坡度应大

于 20°（E 对）。

7. 铸造金属全冠颈部肩台宽度不小于

    A. 1.5mm   B. 2.5mm

    C. 0.5mm   D. 1.0mm

    E. 2.0mm

【精析】C，铸造全冠颈部肩台宽度通常为 0.5~0.8mm（C对），呈浅凹形或圆角肩台形。

8. 模型观测时不随其倾斜方向变化的是

    A. 倒凹深度   B. 外形高点线

    C. 导线   D. 就位道

    E. 观测线

【精析】B，观测线又称为导线。在模型观测器上改变模型的倾斜方向和角度，观测线和倒凹的位置将发生改变（C、E错）。通过改变义齿就位道方向可改变基牙和组织倒凹的位置和深度（A、D错）。基牙的外形高点线不随模型倾斜方向而变化（B对）。

9. 下颌牙牙周膜面积大小顺序

    A. 67835421   B. 67843521

    C. 67854321   D. 76834521

    E. 76843521

【精析】A，下颌牙牙周膜面积由大到小顺序依次为第一磨牙、第二磨牙、第三磨牙、尖牙、第一前磨牙、第二前磨牙、侧切牙、中切牙（A对）。

10. 患者男，50岁，全口四环素牙，着色深，严重影响美观，要求美学修复。与修复无关的检查是

    A. 面部皮肤颜色

    B. 全口牙周状况

    C. 口唇外形、唇齿关系

    D. 颞下颌关节活动度

    E. 舌系带附着位置

【精析】E，临床一般检查：①面部皮肤颜色、营养状态（A对）。②口唇的外形，笑线的高低，上下前牙位置与口唇的关系（C对）。③颞下颌关节活动度的检查（D对），牙周情况（B对）。④检查唇、颊、舌系带的形状及附着点位置，注意它们是否会影响修复体的固位，是否影响义齿基托边缘伸展（E错，为正确答案）。

11. 传递固定桥咬合力至基牙的结构是

    A. 固位体   B. 牙槽骨

    C. 桥体   D. 连接体

    E. 黏膜

【精析】A，桥体所承受的𬌗力通过连接体、固位体传递至基牙牙周支持组织，而为基牙所支持，使义齿的功能得以发挥（A对）。

12. 单性模量与牙本质接近的桩是

    A. 纤维桩   B. 预成钛合金

    C. 金合金铸造桩   D. 氧化锆桩

    E. 镍铬合金铸造桩

【精析】A，纤维桩优点是弹性模量小于金属桩，与天然牙接近，可减少应力集中，避免牙根折裂（A对）。

13. 下颌总义齿基托后缘应盖过

    A. 末端人工牙远中

    B. 磨牙后垫前缘

    C. 磨牙后垫的 1/3~1/2

    D. 磨牙后垫的 1/2

    E. 磨牙后垫的 1/3

【精析】D，下颌远中游离端基托后缘应覆盖磨牙后垫的 1/3~1/2（C错），舌侧远中进入下颌舌骨后窝。下颌总义齿基托后缘应盖过磨牙后垫的 1/2 或全部（D对）。

14. 全口义齿作侧方咬合时，工作侧接触，平衡侧不接触，应调整

    A. 增大横𬌗曲线

    B. 增大补偿曲线

    C. 缩小补偿曲线

    D. 缩小横𬌗曲线

    E. 以上均不对

【精析】A，侧方运动时，工作侧上下后牙牙尖接触，平衡侧牙尖不接触，这是由于平衡侧后牙横𬌗曲线过小或工作侧横𬌗曲线较大造成的，首先应加大平衡侧横𬌗曲线（A对）。

15. 用于弯制磨牙卡环的钢丝直径是

    A. 0.3~0.5mm   B. 0.6~0.8mm

    C. 0.9~1.0mm   D. 1.1~1.2mm

    E. 1.3~1.5mm

【精析】C，一般磨牙及前磨牙卡环常用直径为 0.9mm 的钢丝（C对），前牙多选用直径为 0.8mm 的钢丝（B错）。

16. 应用于下颌牙槽嵴狭窄病例的固定义齿桥体是

    A. 船底式桥体   B. 悬空式桥体

    C. 改良鞍式桥体   D. 盖嵴式桥体

    E. 改良盖嵴式桥体

【精析】A，盖嵴式桥体适用于上前牙牙槽嵴吸收较多者。改良盖嵴式桥体上下颌固定桥均可使用。改良鞍式桥体是一种应用较多的较理想的桥体形式。船底式桥体只用于下颌牙槽嵴狭窄的病例。悬空式桥体仅适用于后牙缺失且缺牙区牙槽嵴吸收明显的修复病例。

17. 可摘局部义齿游离端末端基牙上的 RP 卡环邻面板的特点不包括

    A. 控制义齿就位道方向

    B. 与基牙远中邻面接触

    C. 防止义齿脱位和食物嵌塞

    D. 对颊侧卡环臂起对抗作用

    E. 咬合时与𬌗平面位置关系恒定

【精析】A，基牙的远中邻面预备与义齿就位道平行的导平面，卡环的邻面板与此导平面接触（B对）。当义齿

远中游离端下沉时，邻面板亦随之向下，使邻面板与基牙导平面接触面积减小，但仍与基牙接触，既可避免两者大面积紧密接触对基牙产生向远中的扭力，又避免发生食物嵌塞（E 对）。邻面板既可增强义齿的固位力，同时在水平方向的稳定作用很强，还可使基牙的邻面倒凹区减到最小，防止食物积存，有利于美观（C 对），同时还与卡环臂有拮抗作用（D 对）。游离端末端基牙上的 RPI 卡环邻面板特点不包括控制义齿就位道方向（A 错，为正确答案）。

18. 根据 Atwood 牙槽嵴吸收程度分级，后部呈凹陷状牙槽嵴属于

    A. 零级 　　　　　　　B. 一级

    C. 二级 　　　　　　　D. 三级

    E. 四级

【精析】E，Atwood 根据无牙颌牙槽嵴的形态，将牙槽嵴吸收程度分为四级（A 错）：①一级：牙槽嵴吸收较少，有一定的高度和宽度，形态丰满者（B 错）；②二级：高度降低，尤其是宽度明显变窄，呈刀刃状的牙槽嵴（C 错）；③三级：高度明显降低，牙槽嵴大部分吸收而底平者（D 错）；④四级：牙槽嵴吸收达基骨，牙槽嵴后部形成凹陷者（E 对）。

19. 可摘局部义齿模型观测的目的不包括

    A. 指导模型设计 　　　B. 排列人工牙

    C. 确定组织倒凹 　　　D. 指导基牙预备

    E. 描绘观测线

【精析】B，模型观测的目的：①选择并确定义齿就位道（D 对）。②确定余留牙导平面的位置（E 对）。③确定软硬组织倒凹（C 对）。④辅助制订修复治疗计划（A 对）。

20. 舌侧近中倾斜、远中孤立的下颌磨牙，放置圈形卡环时，𬌗支托和辅助对抗臂应放在

    A. 近中，颊侧 　　　　B. 远中，舌侧

    C. 近中，舌侧 　　　　D. 远中，颊侧

    E. 近中邻面

【精析】D，圈形卡环：多用于远中孤立的磨牙上，上颌磨牙向近中颊侧倾斜、下颌磨牙向近中舌侧倾斜者。远中𬌗支托有增加支持，防止基牙进一步倾斜移位作用（A、C、E 错）。非倒凹一侧卡环臂有辅助臂与支架相连，可增加卡环臂的强度。舌侧近中倾斜、远中孤立的下颌磨牙，放置圈形卡环时，𬌗支托和辅助对抗臂应分别放在远中和颊侧（D 对）。

21. 用于铸造金属全冠的镍铬合金中，铬所占比例约

    A. 20% ~29% 　　　　　B. 40% ~49%

    C. 30% ~39% 　　　　　D. 7% ~19%

    E. 2% ~6%

【精析】D，镍铬合金以镍为主要成分，铬占 7% ~19%，还包含铜、锰、硅等（D 对）。

22. 某患者，22 缺失，缺牙间隙 4mm，23 近中龋损，牙根条件良好。对颌局部可摘义齿，最理想的治疗方案是

    A. 22 种植

    B. 22、23 单端固定桥

    C. 21、22、23 双端固定桥

    D. 21、22 单端固定桥

    E. 22 局部可摘义齿

【精析】B，单端固定桥临床上应严格选择病例：缺牙间隙小，承受𬌗力不大，而基牙又有足够的支持力和固位者。理想的治疗方案是 22、23 单端固定桥（B 对）。

23. 全口义齿修复，前牙排列成浅覆𬌗、浅覆盖及前牙不接触的目的是

    A. 美观

    B. 排牙方便

    C. 易于取得前伸𬌗平衡

    D. 发音清晰

    E. 与天然牙一致

【精析】C，在上下牙齿间自由滑动时，要有平衡𬌗接触，即前牙对刃接触时，后牙每侧至少一点接触；后牙一侧咬合时，工作侧为组牙接触，非工作侧至少有一点接触（C 对）。为了取得平衡𬌗，前牙排列成浅覆𬌗、浅覆盖及前牙不接触。

24. 前牙单面嵌体应采用

    A. Ⅰ型金合金 　　　　B. Ⅱ型金合金

    C. Ⅲ型金合金 　　　　D. Ⅳ型金合金

    E. 镍铬合金

【精析】A，镍铬合金硬度高，耐腐蚀，适用于不影响美观的后牙全冠、部分冠、嵌体、桩核（E 错）。Ⅰ型金合金适合制作嵌体（A 对）。Ⅱ型金合金适合制作铸造冠（B 错）。Ⅲ型金合金可制作薄的冠桥、套筒冠（C 错）。Ⅳ型合金最硬，可制作受力较大的修复体，如可摘义齿支架、卡环、附着体（D 错）。

25. 与全口义齿的稳定无关的是

    A. 磨光面形态 　　　　B. 平衡𬌗

    C. 人工牙龈缘位置 　　D. 人工牙排列位置

    E. 咬合关系

【精析】C，影响全口义齿稳定的有关因素：①颌骨的解剖形态；②上下颌弓的位置关系；③承托区黏膜的厚度；④人工牙的排列位置（D 对）与咬合关系（B、E 对）；⑤颌位关系；⑥义齿基托磨光面的形态（A 对）。故本题正确答案为 C。

26. 下列解剖形态特点有利于全口义齿固位的是

    A. 颌弓狭窄

    B. 系带附着近牙槽嵴顶

    C. 牙槽嵴低平

    D. 黏膜松软

E. 后堤区较宽

【精析】E，后堤区第三类，腭穹隆平坦，后堤区较宽，有利于义齿固位（E对）。颌弓宽大，牙槽嵴高而宽，系带附着位置距离牙槽嵴顶远，腭穹隆高拱，义齿基托面积大，全口义齿固位作用好。反之，如果颌弓窄小（A错），牙槽嵴低平或窄（C错），系带附着位置距离牙槽嵴顶近（B错），腭穹隆平坦，则义齿基托面积小，不易获得足够的固位力。如果黏膜过于肥厚、松软，移动度较大，或黏膜过薄，没有弹性，则不利于基托与黏膜的贴合，影响义齿的固位（D错）。

27. 义齿𬌗支托与支托呈球凹接触关系的目的是

A. 加强义齿固位

B. 抵抗义齿侧向力

C. 减少基牙预备量

D. 减少基牙受到的扭力

E. 保持支托与基牙位置稳定

【精析】E，𬌗支托与支托呈球凹接触关系，即保证𬌗力能够沿牙长轴传导，同时保证𬌗支托和基牙间的位置稳定（E对）。

28. 某患者，行可摘局部义齿修复后牙非游离端缺失，𬌗平面水平时，缺隙远中基牙颊侧为二型观测线。为将观测线调整为一型，模型倾斜方向是

A. 向下　　　　　B. 向后

C. 向前　　　　　D. 向左

E. 向右

【精析】B，一型观测线：在基牙的近缺隙侧距𬌗面远，远缺隙侧距𬌗面近，即近缺隙侧的倒凹区小，远缺隙侧的倒凹区大。二型观测线：在基牙的近缺隙侧距𬌗面近，远缺隙侧距𬌗面远，即近缺隙侧的倒凹区大，远缺隙侧的倒凹区小。三型观测线：在近缺隙侧和远缺隙侧距𬌗面都近，倒凹区都较大，非倒凹区小。缺隙远中基牙颊侧为二型观测线，即近缺隙侧的倒凹区大，远缺隙侧的倒凹区小，如调整为一型观测线，应向后倾斜（B对）。

29. 导致上颌全口义齿在静止状态时固位良好，但说话和大张口时易脱落的原因不包括

A. 基托边缘过长

B. 系带缓冲不足

C. 人工牙排列位置不当

D. 磨光面外形差

E. 基托不密合

【精析】E，（1）当口腔处于休息状态时，义齿容易松动脱落是由于基托组织面与黏膜不密合（E错，为正确答案）或基托边缘伸展不够，边缘封闭作用不好造成。（2）当口腔处于休息状态时，义齿固位尚好，但张口、说话、打呵欠时义齿易脱位，这是由于基托边缘伸展过长（A对）、过厚；唇、颊、舌系区基托边缘缓冲不够，影响系带活动（B

对）；人工牙排列的位置不当，排列在牙槽嵴顶的唇侧或舌侧，影响周围肌肉的活动（C对）；义齿磨光面外形不好等造成的（D对）。

30. 义齿修复前对口腔软组织的处理不包括

A. 黏膜病的治疗

B. 黏膜瘢痕组织的修整

C. 松软牙槽嵴的修整

D. 咀嚼肌功能训练

E. 唇、舌系带的修整

【精析】D，口腔软组织处理：①治疗口腔黏膜疾病（A对）；②系带的修整（E对）；③瘢痕组织的修整（B对）；④对松软组织的修整（C对）。咀嚼肌功能训练不属于义齿修复前口腔软组织的处理（D错，为正确答案）。

31. 具有一型观测线的基牙

A. 近缺隙侧倒凹区小，远缺隙侧倒凹区大

B. 近缺隙侧倒凹区小，远缺隙侧倒凹区也小

C. 近缺隙侧倒凹区大，远缺隙侧倒凹区小

D. 近缺隙侧倒凹区大，远缺隙侧倒凹区也大

E. 近缺隙侧与远离缺隙侧均无倒凹区

【精析】A，一型观测线：在基牙的近缺隙侧距𬌗面远，远缺隙侧距𬌗面近，即近缺隙侧的倒凹区小，远缺隙侧的倒凹区大（A对）。二型观测线：在基牙的近缺隙侧距𬌗面近，远缺隙侧距𬌗面远，即近缺隙侧的倒凹区大，远缺隙侧的倒凹区小（C错）。三型观测线：在近缺隙侧和远缺隙侧距𬌗面都近，倒凹区都较大，非倒凹区小（D错）。

32. 以下关于克里斯坦森Christensen现象的描述，哪项不正确

A. 克里斯坦森现象出现于髁导斜度呈正度数时

B. 克里斯坦森现象是确定前伸髁导斜度的基础

C. 克里斯坦森现象出现在后牙区，呈前小后大的间隙

D. 克里斯坦森现象出现在后牙区，呈前大后小的间隙

E. 由于有克里斯坦森现象，所以可以取前伸领蜡记录

【精析】D，确定前伸髁导斜度：Christensen发现，真牙列者当前伸髁道斜度呈正数、下颌前伸至前牙切端相对时，上下颌后牙𬌗面之间出现一前小后大的楔形间隙。利用上下𬌗托可取得前伸颌位记录。克里斯坦森现象出现在后牙区，呈前小后大的间隙（D错，为正确答案）。

33. 冠修复第二前磨牙和第一磨牙间的接触区多在

A. 邻面颊1/3

B. 邻面颊1/3和中1/3交点处

C. 邻面舌1/3和中1/3交点处

D. 邻面舌1/3

E. 邻面中1/3

【精析】B，前磨牙和第一磨牙近中接触区多在邻面颊1/3与中1/3交界处（B对）。第一、二磨牙间的接触区多在邻

面中 1/3 处（E 错）。

34. 藻酸盐类印模材料的凝固原理是
   A. 离子交换变化　　　　B. 物理变化
   C. 化学变化　　　　　　D. 室温变化
   E. 聚合变化

【精析】C，藻酸盐类在水中发生化学反应生成不溶性藻酸钙凝胶，所以藻酸盐印模材料的凝固应为化学变化，故正确答案选 C。

35. 后堤区属于无牙颌功能分区的是
   A. 缓冲区　　　　　　　B. 舌侧翼缘区
   C. 副承托区　　　　　　D. 主承托区
   E. 边缘封闭区

【精析】E，（1）主承托区：包括上、下颌牙槽嵴顶的区域，以及除上颌硬区之外的硬腭水平部分（D 错）。（2）副承托区：指上、下颌牙槽嵴的唇颊和舌腭侧斜面。副承托区与主承托区之间无明显界限（C 错）。（3）边缘封闭区包括上、下颌口腔前庭沟底、唇颊舌系带附着部、下颌舌侧口底黏膜反折处、上颌后堤区和下颌磨牙后垫（E 对）。（4）缓冲区：无牙颌的骨性隆突部位，如上颌隆突、颧突、上颌结节的颊侧、下颌隆突、下颌舌骨嵴以及牙槽嵴上的骨尖、骨棱等部位（A 错）。

36. 女，15 岁，1|2 缺失 2 个月，其余牙正常，牙槽嵴正常。最佳修复方式是
   A. 塑料冠　　　　　　　B. 可摘局部义齿
   C. 固定桥　　　　　　　D. 烤瓷冠
   E. 桩核冠

【精析】B，可摘局部义齿适应证：牙列缺损的过渡性修复。如拔牙后即刻修复，修复治疗过程中的暂时性（或诊断性）修复，生长发育期少年缺牙间隙活动保持器。生长发育期青少年，应先行过渡性修复，维持缺牙间隙（B 对），待成年后选择永久性修复（A、C、D、E 错）。

37. 铸造金属合金全冠采用金合金的理由不包括
   A. 硬度和天然牙接近
   B. 耐腐蚀性强
   C. 有利于修复体边缘的密合
   D. 生物相容性好
   E. 延展性差

【精析】E，铸造用合金与镍铬合金相比，金合金的主要优点是硬度与天然牙接近（A 对）、耐腐蚀性更强（B 对）、延展性好（E 错，为正确答案）、更有利于修复体边缘的密合（C 对）。

38. 口腔修复中，外耳道前壁触诊检查的目的是确定
   A. 是否存在关节弹响
   B. 下颌运动异常
   C. 正中关系位与牙尖交错位是否协调
   D. 垂直距离是否过高或过低

E. 髁突是否退回到正中关系

【精析】E，颞下颌关节弹响的检查：弹响在下颌运动的什么阶段发生，弹响声音的性质以及有无疼痛等（A 错）。外耳道前壁检查：用手指触诊外耳道前壁，嘱患者做正中咬合，检查上、下颌牙列紧咬时双侧髁突对外耳道前壁的冲击强度是否一致（E 对），可验证正中关系。下颌运动检查：主要指开口度、开口型以及下颌前伸或侧向运动的检查（B 错）。

39. 女，68 岁。无牙颌 8 年，重新进行全口义齿修复。蜡型试戴时，发现前伸颌位时前牙接触，后牙翘动，应
   A. 增大横𬌗曲线　　　　B. 增大补偿曲线
   C. 缩小补偿曲线　　　　D. 缩小横𬌗曲线
   E. 缩小纵𬌗曲线

【精析】B，根据前伸平衡𬌗理论，通过减小前伸切导斜度、增大补偿曲线可取得前伸𬌗平衡，否则在前伸运动时，会出现前牙𬌗干扰、义齿后缘翘动的现象（B 对）。

40. 患者男，于拔牙 3 周后就诊，要求行固定义齿修复。应嘱其就诊时间为
   A. 1 周　　　　　　　　B. 4 周
   C. 6 周　　　　　　　　D. 9 周
   E. 12 周

【精析】D，一般在拔牙后 3 个月，待拔牙创口完全愈合，牙槽嵴吸收基本稳定后制作固定义齿（B 错）。就诊时间 = $3 \times 4 - 3 = 9$ 周（D 对）。

41. 固定义齿的特点不包括
   A. 咀嚼效率高
   B. 修复软组织缺损
   C. 稳固耐用
   D. 𬌗力由牙周组织承担
   E. 舒适美观

【精析】B，固定义齿咀嚼效率高（A 对）、稳固耐用（C 对）、𬌗力由牙周组织承担（D 对）且舒适美观（E 对）。但不能修复软组织缺损（B 错，为正确答案）。

42. 铸造金属基托厚度约为
   A. 0.3 mm　　　　　　　B. 0.5 mm
   C. 0.8 mm　　　　　　　D. 1.0 mm
   E. 1.2 mm

【精析】B，基托应有一定的厚度以保证其抗挠曲强度，以免受力时折断，金属基托厚约 0.5 mm，边缘厚约 1.0 mm，成圆钝状。

43. 抗力和固位力最佳的修复体类型为
   A. 复面嵌体　　　　　　B. 3/4 冠
   C. 烤瓷冠　　　　　　　D. 铸造全冠
   E. 桩核冠

【精析】D，铸造全冠覆盖牙冠的𬌗面和所有轴面，具有最强的抗力和固位力。

44. 非解剖式牙不具备的特点是
    A. 上下颌牙具有一定的尖凹锁结关系
    B. 船面有溢出沟
    C. 咀嚼功能较差
    D. 侧向船力小
    E. 对牙槽嵴损害小

【精析】A，非解剖式牙不具备的特点是：上下颌牙具有一定的尖凹锁结关系。人工牙分解剖式牙：牙尖斜度33°或30°，上下颌牙锁结关系好，功能强，侧向力大；半解剖式牙：牙尖斜度20°，上下颌牙有一定锁结关系；非解剖式牙，牙尖斜度为0°，船面有溢出沟，咀嚼效能差，侧向力小。

45. 金属基托的缺点是
    A. 易折裂　　　　　　　B. 不易修理
    C. 体积小　　　　　　　D. 基托薄
    E. 温度传导作用差

【精析】B，金属基托的缺点是不易修理。金属基托强度好，不易折裂；体积小，戴用舒适；金属温度传导作用好，但是损坏、折断后不易修理。

46. 8764|346 缺失为肯氏
    A. 第三类第六亚类　　　B. 第三类第五亚类
    C. 第三类第四亚类　　　D. 第二类第三亚类
    E. 第四类第四亚类

【精析】D，8764|346 缺失为单侧游离端缺失，且除主要缺隙外另有3个缺隙，即肯氏第二类第三亚类。故本题答案是D。易误选A。

47. Co－Cr 合金的铸造温度是
    A. 1050 ℃～1100 ℃　　B. 1150 ℃～1200 ℃
    C. 1250 ℃～1300 ℃　　D. 1350 ℃～1400 ℃
    E. 1450 ℃～1500 ℃

【精析】D，Co－Cr 合金的铸造温度是1350 ℃～1400 ℃。故本题答案是D。数据要牢记。

48. RPI卡环采用近中船支托的主要目的是
    A. 防止食物嵌塞　　　　B. 减少牙槽嵴受力
    C. 减少基牙所受扭力　　D. 防止基牙下沉
    E. 增强义齿稳定

【精析】C，RPI卡环采用近中船支托的主要目的是减少基牙所受扭力。故本题答案是C。易误选E。

49. 铸造冠龈边缘必须高度磨光的主要理由是
    A. 美观　　　　　　　　B. 有利清洁卫生
    C. 患者舒适　　　　　　D. 加强抗力
    E. 加强固位

【答案】B

50. 不会造成可摘局部义齿就位困难的是
    A. 基托进入倒凹区 0.2 mm
    B. 卡环坚硬部分进入倒凹区 0.5 mm
    C. 卡环臂进入倒凹区 0.25 mm
    D. 金属支架变位
    E. 基托变形

【精析】C，不会造成可摘局部义齿就位困难的是卡环臂进入倒凹区 0.25 mm。卡臂尖应该进入倒凹区获得固位，而基托、卡体等坚硬部分则不能进入倒凹区，否则易致就位困难。故本题答案是C。易误选D。

51. 不具有支持作用的卡环是
    A. 间隙卡　　　　　　　B. 双臂卡环
    C. 三臂卡环　　　　　　D. 联合卡环
    E. 对半卡环

【精析】B，不具有支持作用的卡环是双臂卡环。间隙卡隙卡位于隙卡沟的部分可以起到支持作用，三臂卡、联合卡和对半卡的船支托可以起支持作用。故本题答案是B。易误选E。

52. 不属于无牙颌缓冲区的是
    A. 切牙乳突　　　　　　B. 上颌硬区
    C. 颧突　　　　　　　　D. 远中颊角区
    E. 下颌骨骨嵴

【精析】D，不属于无牙颌缓冲区的是远中颊角区，但远中颊角区处基托不能过度伸展。故本题答案是D。易误选A。

53. 采用印模膏制取无牙颌初印模时，浸泡印模膏的适宜水温应为
    A. 30 ℃～40 ℃　　　　B. 40 ℃～50 ℃
    C. 50 ℃～60 ℃　　　　D. 60 ℃～70 ℃
    E. 70 ℃～80 ℃

【精析】D，采用印模膏制取无牙颌初印模时，浸泡印模膏的适宜水温应为60 ℃～70 ℃。故本题答案是D。数据要牢记。

54. 充填塑料时，应注意的事项不包括
    A. 用量要合适
    B. 塑料调和后，静置桌上
    C. 用具、手和桌面应清洁
    D. 修整好牙冠与基托的分界线
    E. 在压盒器上加压时，逐渐加大力量

【精析】B，基托粉液调和后应封闭放置防止单体挥发。故本题答案是B。易误选E。

55. 初戴全口义齿恶心的原因不可能是
    A. 上颌义齿基托后缘伸展过度
    B. 义齿磨光面外形不好
    C. 敏感，对义齿不适应
    D. 未形成后堤区
    E. 咬合不平衡

【精析】D，初戴全口义齿恶心的原因不可能是未形成后堤区。上颌义齿基托后缘过度伸展刺激软腭是导致恶心最常见的原因；义齿磨光面外形不好，过厚也可导致恶心；初

戴时患者不适应，敏感可以导致患者恶心；咬合不平衡，前伸殆干扰，义齿后端翘动刺激黏膜可以引起恶心。而后堤是否制作与恶心与否无关。故本题答案是D。易误选A。

56. 瓷嵌体与金属嵌体相比，最大的优点是

    A. 物理性能稳定

    B. 制作工艺简单

    C. 机械性能较好，耐磨

    D. 色泽协调美观

    E. 边缘线较短

【精析】D，瓷嵌体与金属嵌体相比，最大的优点是色泽协调美观。瓷嵌体美观，金属嵌体物理性能稳定，制作相对简单，机械性能好。故本题答案是D。易误选B。

57. 大气压力参与全口义齿固位的条件是

    A. 基托与黏膜吸附   B. 黏膜受压变形

    C. 边缘封闭完整   D. 基托磨光面高度磨光

    E. 义齿发挥功能

【精析】C，大气压力参与全口义齿固位的条件是边缘封闭完整。当义齿受到脱位力的作用时，只有基托边缘与黏膜密合，周围软组织将基托边缘包裹严密，空气不能进入基托和黏膜之间，在基托黏膜之间形成负压，大气压力才能发挥作用。故本题答案是C。易误选D。

58. 戴全口义齿后患者出现恶心的原因不包括

    A. 义齿基托后缘伸展过长

    B. 义齿基托与组织面不密合

    C. 咬合不平衡

    D. 垂直距离过高

    E. 咬合力过大

【精析】E，戴全口义齿后患者出现恶心的原因不包括咬合力过大。上颌义齿基托后缘过度伸展刺激软腭是导致恶心最常见的原因；义齿基托与组织不贴合，有唾液刺激黏膜；咬合不平衡，前伸殆干扰，义齿后端翘动刺激黏膜可以引起恶心；垂直距离过高也会有恶心。恶心与咬合力大小无关。故本题答案是E。易误选B。

59. 导致上颌全口义齿在静止状态时固位良好，但说话、大张口时易脱落的原因是

    A. 基托不密合   B. 基托边缘封闭差

    C. 基托边缘伸展不足   D. 基托边缘伸展过长

    E. 患者不适应或使用不当

【精析】D，导致上颌全口义齿在静止状态时固位良好，但说话、大张口时易脱落的原因是基托边缘伸展过长。全口义齿在静止状态固位良好说明边缘封闭正常，说话大张口的时候脱落说明功能运动会破坏边缘封闭，可能的原因包括：边缘过长或过厚；系带区缓冲不足；人工牙排列位置不当，义齿磨光面外形不好。故本题答案是D。易误选A。

60. 对活髓牙牙体缺损修复治疗的首要原则是

    A. 恢复殆面形态与咬合关系

    B. 保存与保护牙体牙髓组织

    C. 恢复解剖外形与功能

    D. 恢复轴面形态

    E. 恢复邻接关系

【精析】B，对活髓牙牙体缺损修复治疗的首要原则是保存与保护牙体牙髓组织。故本题答案是B。易误选E。

61. 对金属基托错误的描述是

    A. 坚固耐用   B. 对温度传导性差

    C. 难以衬垫及修理   D. 厚度较薄，舒适

    E. 不易清洁

【精析】E，可摘局部义齿的基托有金属基托、塑料基托、金属-塑料联合基托。塑料基托色泽接近黏膜，美观，制作简便，价廉，重量轻，利于重衬修补；但是强度差，温度传导作用差，不易自洁。金属基托强度大，体积小而薄，戴用舒适，温度传导效果好，但是不能重衬，不能用于可摘局部义齿的游离端。

62. 对可摘局部义齿基牙设计的具体要求，除外

    A. 牙冠高大，健康，不倾斜

    B. 基牙数目以2～4个为宜

    C. 对患有疾病的牙应治疗后才能选做基牙

    D. 尽可能选用离缺牙区较远的牙做基牙，以保持义齿平衡

    E. 基牙外形不利于卡环固位时，应修复后才能被选做基牙

【精析】D，对可摘局部义齿基牙设计的具体要求是，除外尽可能选用离缺牙区较远的牙做基牙，以保持义齿平衡。缺隙前后的天然牙所能发挥的支持力最强，一般应该选作基牙。故本题答案是D。首先注意本题问的是哪项"除外"，其次还要掌握其他四项正确的选项以便全面掌握本题的考点。

63. 对全口义齿固位有利的口腔黏膜是

    A. 黏膜厚，弹性大，湿润度大

    B. 黏膜较薄，弹性大，湿润度大

    C. 黏膜厚，弹性适中，湿润度小

    D. 黏膜厚度及弹性适中，湿润度小

    E. 黏膜厚度、弹性、湿润度适中

【精析】E，对全口义齿固位有利的口腔黏膜是黏膜厚度、弹性、湿润度适中。口腔黏膜的质地和湿润度直接影响全口义齿的固位，黏膜厚度应适宜，有一定的弹性和韧性，唾液应有一定的分泌量和黏稠度。黏膜过于肥厚松软，移动度大，不利于固位，反之黏膜过薄没有弹性不利于基托与黏膜的贴合，唾液过稀过少会降低吸附力，而过多过稠，不能发挥界面作用力也会影响固位。故本题答案是E。易误选C。

64. 对可摘局部义齿基托的要求中，错误的是

    A. 舌侧与余留牙倒凹区密切接触

B. 在牙龈缘处缓冲

C. 在牙龈乳突处缓冲

D. 在骨突处缓冲

E. 与牙槽嵴贴合

【精析】A，义齿的基托不可以进入倒凹区，否则会导致摘戴困难。故本题答案是A。易误选B。

65. 对于牙冠形态正常的基牙，固位力最大的固位形式是

　　A. 邻猞邻嵌体　　　　　　B. 邻切嵌体

　　C. 核桩冠　　　　　　　　D. 部分冠

　　E. 全冠

【精析】E，对于牙冠形态正常的基牙，固位力最大的固位形式是全冠。全冠是所有修复体中固位力最大的固位形式。故本题答案是E。易误选B。

66. 防止可摘局部义齿水平移动的方法中，错误的是

　　A. 排塑料牙

　　B. 减小牙尖斜度

　　C. 增加间接固位体

　　D. 加强卡环体的环抱作用

　　E. 用连接体连接左右侧鞍基

【精析】A，防止可摘局部义齿水平移动的方法中，错误的是排塑料牙。防止可摘局部义齿水平移动主要是减少侧向力，增加义齿稳定性。减小牙尖斜度可以减少侧向力；增加间接固位体可以增加义齿的稳定性，防止水平移动；卡体的卡抱作用可以增加义齿的稳定性；大连接体将两侧的鞍基相连，可以传递分散合力，提供支持，增加稳定性。故本题答案是A。易误选B。

67. 根管预备时，容易出现的错误中不包括

　　A. 根管口预备成喇叭口状

　　B. 根管长度预备不足

　　C. 伤及邻牙牙根

　　D. 根管壁有倒凹

　　E. 根管壁侧穿

【精析】C，根管预备时，容易出现的错误中不包括伤及邻牙牙根。预备时过分开敞根管口，会预备成喇叭状；根管细弯者容易长度预备不足；预备方向错误容易侧穿；垂直提拉不充分，容易形成倒凹。故本题答案是C。易误选D。

68. 功能性印模主要适用于

　　A. 黏膜支持式义齿　　　　B. 混合支持式义齿

　　C. 牙支持式义齿　　　　　D. 前磨牙缺失的义齿

　　E. 少数前牙缺失的义齿

【精析】B，功能性印模主要适用于混合支持式义齿。功能性印模主要适用于基牙和黏膜共同提供支持的混合支持式义齿，牙支持式和黏膜支持式都可采用解剖印模。故本题答案是B。易误选E。

69. 固定义齿不具备的特点是

　　A. 坚固、稳定　　　　　　B. 猞力传递近似天然牙

C. 功能好　　　　　　　　D. 感觉舒适

E. 适应证广泛

【精析】E，固定义齿坚固稳定，猞力可以按照牙长轴传递，功能好，舒适，但是适应证选择要谨慎严格，否则容易失败。故本题答案是E。易误选C。

70. 全冠龈上边缘的缺点是

　　A. 容易造成菌斑附着　　　B. 边缘不易密合

　　C. 易产生继发龋　　　　　D. 在前牙区不美观

　　E. 易形成肩台

【精析】D，龈上边缘位于牙龈缘以上，牙体预备容易，不易损伤牙龈，容易保证修复体边缘的密合性，因此不易附着菌斑，不易发生继发龋。但是前牙的金属烤瓷冠的唇侧如果选择龈上边缘容易暴露基底冠金属，影响美观。与题意相符的只有选项D。修复体边缘的位置可分为龈上边缘、平龈边缘和龈下边缘三类。

71. 固定义齿的固位体中固位力量小的是

　　A. 嵌体　　　　　　　　　B. 全冠

　　C. 根内固位体　　　　　　D. 部分冠

　　E. 桩核冠

【精析】A，固位体的固位力：全冠＞部分冠＞嵌体。故本题答案是A。易误选B。

72. 固定义齿的支持主要依靠

　　A. 基牙　　　　　　　　　B. 桥体

　　C. 固位体　　　　　　　　D. 连接体

　　E. 牙槽骨

【精析】A，固定义齿的支持主要依靠基牙。基牙是固定义齿的支持部分，桥体是恢复缺失牙的部分，固位体是固定义齿固位的部分，连接体的作用是连接固位体和桥体。牙槽骨为活动义齿提供支持。故本题答案是A。易误选B。

73. 固定义齿桥体长而刚性不够时会产生

　　A. 基牙下沉　　　　　　　B. 桥体挠曲变形

　　C. 连接部位断裂　　　　　D. 固定义齿移动

　　E. 固定义齿下沉

【精析】B，固定义齿桥体长而刚性不够时会产生桥体挠曲变形。故本题答案是B。易误选E。

74. 以下关于烤瓷基底冠的描述，哪项是错误的

　　A. 支持瓷层

　　B. 与预备体紧密贴合

　　C. 金瓷衔接处为刃状

　　D. 金瓷接处避开咬合功能区

　　E. 为瓷层留出 0.85 ~ 1.2 mm 间隙

【答案】C

75. 固定义齿修复时，一端基牙若有倾斜可设计

　　A. 一端为活动连接　　　　B. 两端为活动连接

　　C. 两端为固定连接　　　　D. 增加一端基牙数

　　E. 增加两端基牙数

【精析】A，固定义齿修复时，一端基牙若有倾斜可设计一端为活动连接。故本题答案是A。易误选C。

76. 固定义齿修复时，一端基牙有Ⅰ度松动可设计
    A. 两端为固定连接
    B. 基牙松动端为活动连接
    C. 两端为活动连接
    D. 增加一端基牙数
    E. 增加两端基牙数

【精析】D，固定义齿修复时，一端基牙有Ⅰ度松动可设计增加一端基牙数。以下情况下需要增加基牙：基牙冠根比不良；根外型结构不良；基牙倾斜；牙槽骨高度降低基牙松动。故本题答案是D。易误选A。

77. 固定义齿修复与否主要根据
    A. 患者的舒适度   B. 患者的美观性
    C. 基牙牙周储备力   D. 基牙的咬合力
    E. 牙槽嵴吸收程度

【精析】C，固定义齿修复与否主要根据基牙牙周储备力。牙槽嵴吸收程度是牙周储备力的影响因素。故本题答案是C。易误选E。

78. 固定义齿中缺牙部分称作
    A. 冠内固位体   B. 冠外固位体
    C. 固定连接体   D. 活动连接体
    E. 桥体

【精析】E，固定义齿中缺牙部分称作桥体。固位体是粘固于基牙的部分，冠内固位体一般指邻𬌗嵌体和高嵌体，B指部分冠和全冠。故本题答案是E。易误选C。

79. 关于全口义齿颌位记录的正确描述是
    A. 下颌骨对颅骨的位置关系
    B. 上下颌骨的垂直关系
    C. 上下颌骨的水平关系
    D. 记录上颌骨的位置关系
    E. 颌位记录是记录下颌骨的位置关系

【精析】A，全口义齿颌位记录正确的是下颌骨对颅骨的位置关系。故本题答案是A。易误选C。

80. 关于全口义齿主承托区的组织结构特点描述中正确的是：牙槽嵴顶区黏膜表面为
    A. 上皮无角化，黏膜下层致密
    B. 高度角化的单层上皮，黏膜下层致密
    C. 高度角化的复层鳞状上皮，黏膜下层肥厚
    D. 高度角化的复层鳞状上皮，黏膜下层致密
    E. 高度角化的复层鳞状上皮，黏膜下层菲薄

【精析】D，全口义齿主承托区的组织结构特点：牙槽嵴顶区黏膜表面为高度角化的复层鳞状上皮，黏膜下层致密。故本题答案是D。易误选A。

81. 观测线的正确解释是
    A. 基牙的高点线   B. 基牙的支点线

C. 支点线的垂线   D. 义齿的回转线
E. 导线

【精析】B，观测线的正确解释是基牙的支点线。又叫导线，并非外形高点线，而是随着观测方向改变而改变的连线，支点线是连接牙弓两侧距离游离端最近的末端𬌗支托的连线。故本题答案是B。易误选E。

82. 颌位关系的确定是指
    A. 恢复面部适宜的垂直距离
    B. 确定正确的颌间距离
    C. 恢复面部生理形态
    D. 恢复髁突的生理后位和面部下1/3高度
    E. 确定正中关系

【精析】D，颌位关系的确定是指恢复髁突的生理后位和面部下1/3高度。恢复水平关系一般是确定在水平方向唯一稳定的可重复的正中关系。故本题答案是D。

83. 衡量基牙支持力大小的最重要的指标是
    A. 牙根数目   B. 牙根长度
    C. 牙周膜面积   D. 牙槽骨的密度
    E. 牙槽骨的量

【精析】C，衡量基牙支持力大小的最重要的指标是牙周膜面积。故本题答案是C。易误选E。

84. 恢复𬌗面正常形态的主要意义在于
    A. 美观
    B. 发音
    C. 提高咀嚼功能
    D. 保证食物的正常溢出道
    E. 维持龈组织的正常张力

【精析】C，恢复𬌗面正常形态的主要意义在于提高咀嚼功能。故本题答案是C。易误选D。

85. 基牙牙根与固定义齿功能直接有关的是
    A. 支持力   B. 连接强度
    C. 固位力   D. 美观性
    E. 坚固性

【精析】A，基牙牙根与固定义齿功能直接有关的是支持力。与固定义齿支持力相关的是基牙的牙根情况；与连接强度相关的是连接体的设计；固位力与临床冠的高度有关；与美观性相关的是修复体的种类；与坚固性相关的是修复体材料。故本题答案是A。易误选C。

86. 间接固位体不具备的作用是
    A. 防止义齿侧向移位   B. 防止义齿撬动
    C. 防止食物嵌塞   D. 分散𬌗力
    E. 保护基牙

【精析】C，间接固位体不具备的作用是防止食物嵌塞。间接固位体的作用有：①主要防止游离端义齿𬌗向脱位，减少因义齿转动而造成对基牙的损伤；②对抗侧向力，预防义齿旋转和摆动；③分散𬌗力，减轻基牙及基托下组织承

受的验力。故本题答案是C。易误选D。

87. 间接固位体主要增加可摘局部义齿的

    A. 固位力　　　　　　B. 稳定性

    C. 支持力　　　　　　D. 坚固性

    E. 咀嚼力

【精析】B，间接固位体主要增加可摘局部义齿的稳定性。间接固位体的作用主要是防止翘起，摆动，旋转，下沉等不稳定。故本题答案是B。易误选E。

88. 简单支持梁易引起的后果是固定桥的

    A. 屈矩反应　　　　　B. 挠曲变形

    C. 固位力降低　　　　D. 连接强度降低

    E. 美观性差

【精析】A，简单支持梁易引起的后果是固定桥的屈矩反应。故本题答案是A。易误选C。

89. 可摘局部义齿的模型设计不是为了确定

    A. 基牙的分布　　　　B. 卡环的类型

    C. 义齿的就位道　　　D. 基托的伸展范围

    E. 人工牙的排列位置

【精析】E，可摘局部义齿的模型设计不是为了确定人工牙的排列位置。人工牙排牙的位置与牙槽嵴顶的位置，上下颌剩余牙槽嵴的关系有关。故本题答案是E。易误选B。

90. 可摘局部义齿的组成不包括

    A. 人工牙　　　　　　B. 固位体

    C. 基牙　　　　　　　D. 连接体

    E. 基托

【精析】C，可摘局部义齿的组成不包括基牙。可摘局部义齿的组成，是由人工牙，固位体，大小连接体，基托组成。故本题答案是C。易误选E。

91. 金属烤瓷冠唇面龈边缘肩台宽度一般为

    A. 0.5 mm　　　　　　B. 1.0 mm

    C. 1.9 mm　　　　　　D. 1.5 mm

    E. 2.0 mm

【精析】B，肩台宽度过窄，美观和强度均差；肩台宽度过宽，牙体预备量过大，甚至可能影响预备体抗力。为了获得良好的美观和足够的强度，金属烤瓷冠唇面龈边缘一般为1 mm肩台。

92. 可摘局部义齿间接固位体不具备的作用是

    A. 防止义齿翘动

    B. 起主要固位作用

    C. 防止义齿侧向移动

    D. 分散验力，减轻基牙负担

    E. 保护基牙，减少对基牙的扭伤

【精析】B，可摘局部义齿间接固位体不具备的作用是起主要固位作用。间接固位体的作用主要是防止翘起、摆动、旋转、下沉等不稳定，分散合力，保护基牙。主要的固位作用来自于直接固位体。故本题答案是B。易误选D。

93. 可摘局部义齿模型设计的目的不是确定

    A. 基牙的分布　　　　B. 卡环的类型

    C. 义齿的就位道　　　D. 义齿的支持类型

    E. 基托伸展的范围

【精析】D，可摘局部义齿模型设计的目的不是确定义齿的支持类型。义齿的支持类型是由缺牙情况决定的。故本题答案是D。易误选A。

94. 可摘局部义齿起主要固位作用的部分是

    A. 卡环臂　　　　　　B. 验支托

    C. 卡环体　　　　　　D. 腭杆

    E. 连接体

【精析】A，可摘局部义齿起主要固位作用的部分是卡环臂。可摘局部义齿的固位力主要来自于直接固位体，也就是卡臂进入倒凹的部分。大小连接体的作用是连接、支持、分散验力，支托起支持和间接固位的作用，卡体主要起稳定的作用。故本题答案是A。易误选B。

95. 可摘局部义齿舌杆的厚度为

    A. 1 mm　　　　　　　B. 1.5 mm

    C. 2 mm　　　　　　　D. 2.5 mm

    E. 3 mm

【精析】C，可摘局部义齿舌杆的厚度为2 mm。故本题答案是C。数据要牢记。

96. 金属烤瓷全冠牙体预备正确的是

    A. 切端磨除10 mm

    B. 唇侧肩台5 mm

    C. 唇侧肩台形状设计羽状

    D. 各轴壁无倒凹，轴角圆钝

    E. 以上都对

【精析】D，切端磨除量为2mm，唇侧形成平齐龈的1mm直角肩台，修整后再磨除至龈下0.5~1mm。

97. 哪种叙述不能有效增强桩冠的固位

    A. 延长冠桩长度

    B. 增加粘固剂稠度

    C. 减小根管壁锥度

    D. 增加冠桩与根管壁的密合度

    E. 都不能

【答案】B

98. 肯氏分类第一类正确的说法是

    A. 没有亚类

    B. 义齿鞍基在一侧基牙远中

    C. 远中一侧为游离端，另一侧为非游离端

    D. 在基牙前份的鞍基不超过中线

    E. 双侧远中为游离端

【精析】E，考查肯氏分类，肯氏一类是双侧后牙游离缺失，鞍基在双侧基牙远中，可以有亚类。故本题答案是E。分类是常考点，应注意。

99. 肯氏一类牙列缺损设计中，不能减小牙槽嵴殆力负担的措施是
    A. 排列瓷牙
    B. 减小人工牙颊舌径
    C. 扩大基托面积
    D. 减少人工牙数目，通常可少排第一前磨牙
    E. 加深殆面沟窝形态

【精析】A，肯氏一类牙列缺损设计中，不能减小牙槽嵴殆力负担的措施是排列瓷牙。瓷牙较重，牙槽嵴的负担增加；人工牙减数减径可以减少分担的殆力；充分扩展基托的面积可以增加支持组织的面积，减少牙槽嵴的殆力；加深殆面沟窝，可以通过增加食物的排溢，减少牙槽嵴承担的合力。故本题答案是A。易误选C。

100. 关于口腔修复应用材料的性能，错误的描述是
    A. 良好的溶解性能
    B. 良好的机械性能
    C. 良好的物理性能
    D. 良好的化学性能
    E. 良好的生物性能

【精析】A，口腔材料应该有优良的物理机械性能，化学性能应该稳定，在口腔环境中最好不发生溶解而不是溶解性能好。故本题答案是A。易误选C。

101. 理想的印模材料应具备的条件不包括
    A. 无毒、无刺激、无特殊气味
    B. 体积稳定
    C. 凝固时间为1~2分钟
    D. 有适当的流动性、弹性
    E. 操作简便

【精析】C，理想的印模材料应具备：印模材料凝固时间应为3~5分钟，1~2分钟过短，来不及操作。故本题答案是C。易误选E。

102. 临床牙冠与固定义齿功能直接有关的是
    A. 连接强度
    B. 固位力
    C. 支持力
    D. 美观性
    E. 舒适度

【精析】B，因为固定义齿是依靠缺牙处的其一侧或两侧的牙齿作为基牙才固定的，所以固定义齿与临床牙冠之间是固定与被固定的关系。与连接强度相关的是连接体的设计；与固定义齿支持力相关的是基牙的牙周情况；与美观性相关的是修复体的种类；与舒适度相关的是修复体外型的设计。故本题答案是B。易误选C。

103. 与固定义齿修复体的设计有关的是
    A. 支持力
    B. 固位力
    C. 舒适度
    D. 美观性
    E. 连接强度

【精析】C，固位力与临床牙冠的高度有关；与固定义齿支持力相关的是基牙的牙周情况；舒适度与修复体的设计有关；与美观性相关的是修复体的种类和材料；与连接强度

相关的是连接体的设计。故本题答案是C。易误选D。

104. 试戴时检查邻面接触点最好用
    A. 探针
    B. 金属薄片
    C. 纸片
    D. 牙线
    E. 咬殆纸

【答案】D

105. 排列全口义齿上颌第一人工磨牙时，错误的是
    A. 颈部微向腭侧倾斜
    B. 近中舌尖与殆平面接触
    C. 近中颊尖离开殆平面1.0 mm
    D. 远中颊尖离开殆平面1.5 mm
    E. 远中舌尖离开殆平面2.0 mm

【精析】E，舌尖对应牙槽嵴连线，颈部微向近中腭侧倾斜，近中舌尖与殆平面接触，近中颊尖和远中舌尖高于殆平面1 mm，近中颊尖高于殆平面2 mm，远中舌尖离开殆平面2.5 mm。故本题答案是E。

106. 前牙部分冠的邻面轴沟的预备，正确的做法是
    A. 轴沟的深度为1 mm，由龈端向切端逐渐变浅
    B. 轴沟与殆面的切2/3平行
    C. 两侧轴沟微向龈方聚合
    D. 两侧轴沟微向切方聚合
    E. 轴沟位于邻面舌1/3与中1/3交界处

【精析】A，轴沟的位置，方向和形态对部分冠的美观和稳定起着很重要的作用。轴沟深1 mm，由龈端向切端逐渐变浅，与唇面切2/3平行，两个轴沟尽量平行，切向聚合度6°，轴沟的位置在邻面应该尽量靠颊侧。故本题答案是A。易误选C。

107. 前牙金属烤瓷冠唇侧龈边缘设计的最佳选择是
    A. 龈上凹形边缘
    B. 龈下肩台边缘
    C. 龈上肩台边缘
    D. 龈下凹形边缘
    E. 平龈边缘

【精析】B，出于美观考虑，前牙烤瓷冠的边缘要位于龈下，唇侧边缘采用1 mm的直角肩台。故本题答案是B。易误选E。

108. 前牙金属烤瓷冠唇侧作龈下边缘的主要优点是
    A. 龈沟内是免疫区
    B. 修复体边缘密合性好
    C. 不易产生继发龋
    D. 增进美观
    E. 防止菌斑附着

【精析】D，前牙金属烤瓷冠唇侧作龈下边缘的主要优点是增进美观。故本题答案是D。易误选B。

109. 嵌体洞缘斜面不具备的作用是
    A. 增加嵌体的边缘密合性
    B. 增强嵌体的耐磨擦性
    C. 减少微漏

D. 预防釉质折断

E. 增加嵌体与边缘的封闭作用

【精析】C，嵌体洞缘斜面不具备的作用是减少微漏。嵌体洞斜面的作用：增加边缘密合性，消除预备体的锐角，防止折裂。故本题答案是 C。易误选 D。

110. 切牙乳突为排列上前牙的解剖标志的原因是

A. 切牙乳突与上颌中切牙之间有较稳定的关系

B. 切牙乳突位于上颌腭中缝的前端

C. 切牙乳突下方为切牙孔，排牙时要防止此处压迫

D. 切牙乳突的位置变化较小

E. 两个上中切牙的交界线应以切牙乳突为准

【精析】A，切牙乳突为排列上前牙的解剖标志的原因是切牙乳突与上颌中切牙之间有较稳定的关系。切牙乳突与上颌中切牙之间有较稳定的位置关系，通常上中切牙唇面位于切牙乳突中点前 8 ~ 10 mm，两侧上颌尖牙的牙尖顶的连线通过切牙乳突的中点。因此可以作为排列人工前牙的重要参考标志。故本题答案是 A。易误选 C。

111. 切牙乳突在全口义齿修复中的作用是

A. 确定𬌗平面的标志

B. 确定后堤区的标志

C. 确定牙槽嵴顶的标志

D. 确定基托伸展范围的标志

E. 排列上颌中切牙的参考标准

【精析】E，切牙乳突在全口义齿修复中的作用是排列上颌中切牙的参考标准。切牙乳突于上颌中切牙之间有较稳定的位置关系，通常上中切牙唇面位于切牙乳突中点前 8 ~ 10 mm，两侧上颌尖牙的牙尖顶的连线通过切牙乳突的中点。故本题答案是 E。易误选 B。

112. 取前伸颌位关系记录是为了确定

A. 切导斜度

B. 牙尖斜度

C. 髁导斜度

D. 定位平面斜度

E. 补偿曲线曲度

【精析】C，取前伸颌位关系记录是为了确定髁导斜度。故本题答案是 C。易误选 D。

113. 全冠修复体采用龈上边缘的最主要优点是

A. 不易附着菌斑

B. 美观性好

C. 边缘密合

D. 对牙龈缘刺激小

E. 不易附着牙垢

【精析】D，龈上边缘的最主要优点就是对牙周刺激小。与密合性无关，龈上边缘同样可能产生继发龋，附着菌斑。

114. 全口义齿采用二次印模法是为了

A. 使组织均匀受压

B. 可扩大印模面积

C. 可获得稳定的印模位置

D. 可获得良好的功能性印模

E. 可增加义齿的边缘封闭

【精析】E，全口义齿采用二次印模法是为了可增加义齿的边缘封闭。全口义齿二次印模是解剖印模，组织没有形变；不能扩大印模面积；主要的作用就是能获得准确的边缘位置，从而获得良好的边缘封闭。故本题答案是 E。易误选 C。

115. 全口义齿后堤区后缘应位于

A. 翼上颌切迹

B. 磨牙后垫

C. 下颌舌骨嵴

D. 腭小凹

E. 颤动线

【精析】E，全口义齿后堤区后缘应位于颤动线。全口义齿后堤区的后缘应该位于翼上颌切迹至腭小凹后 2 mm 的连线。故本题答案是 E。易误选 B。

116. 全口义齿人工后牙颊舌径要小于天然牙的目的是

A. 提高咀嚼效率

B. 易于获得咬合平衡

C. 减轻牙槽嵴负担

D. 减小侧向力

E. 防止咬颊

【精析】C，全口义齿后牙减径主要是为了减轻𬌗力减少牙槽嵴负担。

117. 全口义齿修复时，用半可调𬌗架排牙的目的是

A. 保持上下颌模型的水平位置关系不变

B. 保持上下颌模型的垂直高度不变

C. 模拟下颌运动

D. 在𬌗架上调整前伸和侧方𬌗平衡

E. 达到完善非正中𬌗平衡

【精析】D，全口义齿修复时，用半可调𬌗架排牙的目的是在𬌗架上调整前伸和侧方𬌗平衡。故本题答案是 D。易误选 A。

118. 全口义齿印模边缘整塑的目的是确定

A. 托盘边缘位置

B. 托盘边缘长度

C. 印模密合程度

D. 印模边缘位置与厚度

E. 托盘与牙槽嵴的间隙

【精析】D，全口义齿印模边缘整塑的目的是确定印模边缘位置与厚度。故本题答案是 D。易误选 A。

119. 全口义齿印模和模型的制作中，以下不正确的是

A. 在印模膏印模的组织面和边缘均匀地刮除 2 mm 左右

B. 灌注的模型厚度不超过 10 mm

C. 用铅笔画出两侧翼上颌切迹和腭小凹后 2 mm 的连线

D. 用刀沿上述连线刻一深约 1 ~ 1.5 mm 的沟

E. 沿上述的沟向前逐渐变浅刮除石膏，最宽处约 5 mm

【精析】B，灌注全口义齿的模型厚度至少 10 mm，以保证强度。故本题答案是 B。易误选 E。

120. 全口义齿重衬适用于
    A. 基托与黏膜不密合
    B. 垂直距离过低
    C. 正中殆接触不良
    D. 人工牙过度磨耗
    E. 基托边缘伸展不够

【精析】A，全口义齿重衬适用于基托与黏膜不密合。故本题答案是A。易误选B。

121. 确定无牙患者正中关系的方法中错误的是
    A. 卷舌后舔法   B. 息止颌位法
    C. 肌肉疲劳法   D. 吞咽咬合法
    E. 哥特弓描记法

【精析】B，确定无牙患者正中关系的方法中错误的是息止颌位法。息止颌位法是确定垂直距离的方法。故本题答案是B。易误选E。

122. 上颌全口义齿的后缘应位于
    A. 腭小凹稍前   B. 腭小凹处
    C. 腭小凹后1 mm   D. 腭小凹后2 mm
    E. 腭小凹后3 mm

【精析】D，上颌全口义齿的后缘应位于腭小凹后2 mm。故本题答案是D。

123. 上颌全口义齿基托后堤主要的作用是
    A. 避免患者恶心   B. 增加基托厚度
    C. 增加基托强度   D. 减小基托强度
    E. 增强后缘封闭

【精析】E，上颌全口义齿基托后堤主要的作用是增强后缘封闭。防止空气进入，形成良好的后缘封闭，利于义齿固位。故本题答案是E。易误选B。

124. 舌杆宽度为
    A. 1～2 mm   B. 3～4 mm
    C. 5～6 mm   D. >6 mm
    E. 为下前牙舌侧龈缘至口底距离的1/2

【精析】C，舌杆宽度为5～6 mm，上缘厚1 mm，下缘厚2 mm，上缘低于牙龈3～4 mm。故本题答案是C。数据要牢记。

125. 适合采用牙支持式可摘局部义齿的是
    A. 多数基牙有松动
    B. 缺隙一端有稳固基牙
    C. 缺隙两端有稳固基牙
    D. 极少数基牙残留
    E. 后牙末端游离缺失

【精析】C，适合采用牙支持式可摘局部义齿的是缺隙两端有稳固基牙。牙支持式义齿主要适应证是缺隙两侧都有健康基牙的Kennedy Ⅲ和少数前牙缺失的Kennedy Ⅳ类，多数基牙松动不能够作为可摘局部义齿基牙，少数基牙残留和游离缺失要采取混合支持。故本题答案是C。易误选E。

126. 为减少侧向或水平向外力，修复体恢复殆面的牙尖斜度不宜超过
    A. 0°   B. 10°
    C. 15°   D. 20°
    E. 30°

【精析】E，为减少侧向或水平向外力，修复体恢复殆面的牙尖斜度不宜超过30°。故本题答案是E。数据要牢记。

127. 为减小基牙的负担，桥体设计时应考虑
    A. 降低桥体牙尖斜度
    B. 降低桥体殆面高度
    C. 采用金属与树脂材料
    D. 设计悬空龈面形态
    E. 尽量扩大锥间隙

【精析】A，为减小基牙的负担，桥体设计时应考虑降低桥体牙尖斜度，进而减少基牙所承受的侧向力。故本题答案是A。易误选C。

128. 为使基牙牙周应力分布均匀，殆支托凹底与基牙长轴的夹角应为
    A. 10°   B. 20°
    C. 30°   D. 40°
    E. 60°

【精析】B，为使基牙牙周应力分布均匀，殆支托凹底与基牙长轴的夹角应为20°。故本题答案是B。数据要牢记。

129. 下颌牙列根据牙周膜面积由大到小排列顺序正确的是
    A. 7 6 5 4 3   B. 6 7 5 4 3
    C. 6 7 3 5 4   D. 7 6 5 3 4
    E. 6 7 5 3 4

【精析】C，下颌牙列根据牙周膜面积由大到小排列顺序正确的是6 7 3 5 4。上颌6>7>3>4>5>1>2 下颌6>7>3>5>4>1>2。故本题答案是C。易误选E。

130. 修复体与牙体之间接触面的摩擦力大小与所受
    A. 负压力成反比   B. 正压力成反比
    C. 负压力成正比   D. 正压力成正比
    E. 压力类型无关

【精析】D，修复体与牙体之间接触面的摩擦力大小与所受正压力成正比。故本题答案是D。易误选A。

131. 桩冠冠桩的直径应是根径的
    A. 1/2   B. 1/3
    C. 1/4   D. 1/5
    E. 2/3

【精析】B，桩冠冠桩的直径应是根径的1/3。故本题答案是B。数据要牢记。

132. 铸造全冠不具备的优点是
    A. 固位力强
    B. 便于恢复咬合、邻接关系
    C. 便于建立良好的外展隙及邻间隙

D. 美观

E. 容易修整和控制牙龈边缘形态

【精析】D，铸造全冠不具备的优点是美观。故本题答案是D。

133. 需要考虑增加固定义齿基牙数目的是

A. 基牙为单根牙

B. 基牙轻度倾斜

C. 基牙牙周膜增宽

D. 无对殆功能的基牙

E. 基牙牙槽骨吸收1/3以上

【精析】E，需要考虑增加固定义齿基牙数目的是基牙牙槽骨吸收1/3以上。以下情况下需要增加基牙：基牙冠根比不良；根外型结构不良；基牙倾斜；牙槽骨高度降低。故本题答案是E。易误选B。

134. 选择全口义齿人工前牙的宽度时应参照

A. 面中线　　　　B. 口角线

C. 笑线　　　　　D. 颌间距离

E. 垂直距离

【精析】B，选择全口义齿人工前牙的宽度时应参照口角线。上颌蜡堤唇面上两侧口角线之间的距离为6个上前牙的总宽度。故本题答案是B。易误选D。

135. 选择人工前牙时不必考虑的因素是

A. 剩余牙的颜色，形状和大小

B. 患者是否戴过义齿

C. 患者的面型

D. 患者的肤色

E. 患者的年龄

【精析】B，选择人工前牙时不必考虑的因素是患者是否戴过义齿。故本题答案是B。易误选E。

136. 牙列缺损后形成殆干扰的最主要原因是

A. 缺牙间隙变小　　　B. 邻牙的倾斜

C. 对颌牙的松动　　　D. 间隙增宽

E. 牙列缩短

【精析】B，牙列缺损后形成殆干扰的最主要原因是邻牙的倾斜。牙列缺损后由于失去了牙齿之间的动态平衡，缺牙间隙两侧邻牙会出现倾斜，进而出现殆干扰。故本题答案是B。易误选E。

137. 牙体缺损的最主要原因是

A. 磨耗　　　　　B. 发育畸形

C. 外伤　　　　　D. 龋病

E. 酸蚀症

【精析】D，牙体缺损的最主要原因是龋病。故本题答案是D。

138. 牙体缺损修复的抗力型是指

A. 修复体及治疗牙不破折

B. 治疗牙的牙槽骨不吸收

C. 治疗牙的牙周膜不损伤

D. 修复体不破折

E. 修复后的治疗牙不发生龋病

【精析】A，抗力：一是修复体的抗力，二是剩余牙组织的抗力，指患牙和修复体都有良好的机械强度，而不会发生折裂变形。故本题答案是A。易误选C。

139. 牙体缺损修复在恢复邻面接触区时应注意正常的接触位置，错误的说法是

A. 前牙接触区靠近切缘

B. 后牙接触区近中靠近殆缘，远中在殆缘稍下

C. 第二双尖牙与第一磨牙邻面接触区多在邻面颊1/3与中1/3交界处

D. 第二双尖牙与第一磨牙邻面接触区多在邻面舌1/3与中1/3交界处

E. 第一磨牙远中与第二磨牙的接触区多在邻面的中1/3处

【精析】D，第二双尖牙与第一磨牙的接触区多在邻面颊1/3与中1/3的交界处。而不在邻面舌1/3与中1/3交界处。故本题答案是D。易误选B。

140. 牙体缺损修复中增强修复体抗力型的措施中错误的是

A. 避免应力集中

B. 增大牙尖斜度

C. 选用强度高的材料

D. 多瓷衔接区远离咬合接触点

E. 避免瓷层过厚

【精析】B，牙尖斜度大，修复体承受的侧向力大，抗力差。故本题答案是B。易误选E。

141. 一般情况下，可摘局部义齿固位体的数目为

A. 1个　　　　　B. 2～4个

C. 5～6个　　　　D. 7～8个

E. 尽可能多

【精析】B，一般情况下，可摘局部义齿固位体的数目为2～4个。对于混合支持式的义齿1～2个足够，固位体数目不宜过多，否则容易损伤基牙，摘戴困难。故本题答案是B。数据要牢记。

142. 义齿重衬的目的是

A. 取压力印模

B. 升高垂直距离

C. 使义齿组织面与黏膜更贴合

D. 减少牙槽嵴吸收

E. 增加义齿丰满度

【精析】C，义齿重衬的目的是使义齿组织面与黏膜更贴合。故本题答案是C。易误选D。

143. 用于锤造固位体镍铬合金片的厚度是

A. 0.24 mm　　　　B. 0.22 mm

C. 0.20 mm　　　　D. 0.18 mm

E. 0.16 mm

【精析】C，用于锤造固位体镍铬合金片的厚度是 0.20 mm。故本题答案是C。数据要牢记。

144. 与固定桥基牙牙周潜力有关的因素不包括
　　A. 牙周膜　　　　　　B. 牙龈
　　C. 牙槽骨　　　　　　D. 咀嚼肌
　　E. 结合上皮

【精析】D，牙周储备力又被称为牙周潜力，是指在正常咀嚼运动中，固定桥所承受的𬌗力几乎全部由基牙承担，即基牙要承担自身的𬌗力和分担桥体的𬌗力。基牙的这种承担额外𬌗力的能力是固定桥修复的生理基础。咀嚼食物𬌗力大约只为牙周组织所能支持的力量的一半，而在牙周组织中尚储存有另一半的支持能力，即牙周储备力。

145. 与固定义齿支持直接有关的是
　　A. 基牙的牙周膜面积
　　B. 基牙预备体的聚合度
　　C. 基牙牙根的粗细
　　D. 修复体轴面形态
　　E. 两端基牙形态

【精析】A，基牙的牙周膜面积是决定支持力的最重要因素。故本题答案是A。易误选B。

146. 与可摘局部义齿稳固性没有密切关系的是
　　A. 卡环的选择和分布
　　B. 间接固位体的设计
　　C. 垂直距离的高低
　　D. 基托的吸附力大小
　　E. 基托边缘封闭情况

【精析】C，与可摘局部义齿稳固性没有密切关系的是垂直距离的高低。直接固位体的类型、数目、分布影响可摘局部义齿的固位；间接固位体可以提高义齿的稳定性；基托的面积边缘封闭情况直接影响义齿的固位稳定，只有垂直距离与义齿的稳固性没有关系。故本题答案是C。易误选D。

147. 与粘结力大小无关的因素是
　　A. 粘结材料的种类
　　B. 粘结面积的大小
　　C. 窝洞底平，点、线、面清楚
　　D. 被粘结面的清洁度
　　E. 粘结剂的调和比例

【精析】C，与粘结力大小无关的因素是窝洞底平，点、线、面清楚。窝洞底平，点、线、面清楚是窝洞预备的要求，与固位力有关，但是与粘结力没有直接的关系。粘结剂的种类与粘结力有直接的关系，树脂类粘结剂的粘结力一般较强。粘结面积越大，粘结力相对越强。清洁的粘结面粘结力强，污染的界面一般不能获得好的粘结力。按照粉液比调和才能获得最强的粘结力。故本题答案是C。易

误选E。

148. 与桥体所受𬌗力大小有关的是桥体的
　　A. 颊舌径　　　　　　B. 轴面形态
　　C. 龈面形态　　　　　D. 自洁形态
　　E. 强度

【精析】A，与桥体所受𬌗力大小有关的是桥体的颊舌径。影响桥体受力的因素主要是𬌗面的形态：如颊舌径，牙尖斜度。故本题答案是A。易误选B。

149. 下列所指缺牙区，哪列属肯氏分类第二类第三亚类
　　A. 87621 | 1378　　　B. 7321 | 12678
　　C. 8743 | 2356　　　D. 7632 | 45678
　　E. 87654 | 1234

【精析】C，肯氏分类第二类为牙弓单侧远端游离缺失，第三亚类为除主要缺隙外另有三个缺隙。以后牙最末端缺隙优先确认分类。故选C。

150. 与全口义齿基托后缘无关的解剖标志是
　　A. 颧突　　　　　　　B. 腭小凹
　　C. 颤动线　　　　　　D. 磨牙后垫
　　E. 翼上颌切迹

【精析】A，与全口义齿基托后缘无关的解剖标志是颧突。总义齿上颌后缘位于翼上颌切迹至腭小凹后2 mm 的连线也就是颤动线的位置；下颌后缘位于磨牙后垫 1/2 ~ 2/3。故本题答案是A。易误选B。

151. 与双端固定义齿支持力直接有关的是
　　A. 桥体颊舌面形态
　　B. 固位体轴面形态
　　C. 连接体的形态
　　D. 两端基牙牙冠形态
　　E. 两端基牙牙根形态

【精析】E，与双端固定义齿支持力直接有关的是两端基牙牙根形态。支持力主要取决于基牙的牙根，长而粗大的牙根比长而细的牙根牙周膜面积大，抵抗各方面力的能力大；多根牙根分歧发育好，根间隔大的牙比根间隔小的牙支持力好。故本题答案是E。易误选B。

152. 与牙槽嵴吸收速度和量无关的因素是
　　A. 骨质的疏密程度　　B. 颌弓的大小
　　C. 缺牙的原因　　　　D. 全身健康状况
　　E. 戴义齿的适合性

【精析】B，骨质致密的部位吸收速度慢，骨质疏松的部位吸收速度相对快；因牙周炎拔除患牙较因龋拔除患牙牙槽嵴吸收速度快；患有系统性疾病的患者，如糖尿病，代谢性疾病，牙槽嵴吸收速度快；戴用不适合的义齿会加快剩余牙槽嵴的吸收。故本题答案是B。易误选E。

153. 与牙列缺失后的颌骨改变无关的是
　　A. 颌弓形态　　　　　B. 全身健康状况
　　C. 缺牙的原因　　　　D. 骨质疏松程度

E. 所戴义齿适合情况

【精析】A，与牙列缺失后的颌骨改变无关的是颌弓形态。患有系统性疾病的患者，如糖尿病、代谢性疾病、牙槽嵴吸收速度快，因牙周炎拔除患牙较因龋拔除患牙牙槽嵴吸收速度快；骨质疏松的牙槽骨吸收速度相对快；戴用不适合的义齿会加快剩余牙槽嵴的吸收。故本题答案是A。易误选C。

154. 与铸造桩核相比，预成桩与树脂桩核的优点是
    A. 强度好　　　　　　B. 残根抗力好
    C. 操作简单　　　　　D. 固位好
    E. 生物相容性好

【精析】B，与铸造桩核相比，预成桩与树脂桩核的优点是残根抗力好。铸造桩核的强度大于预成桩和树脂核；操作相对简单；纤维预成桩和树脂核的弹性模量和牙本质接近，可减少修复后根折的风险，但是技术敏感性高，操作复杂；贵金属铸造桩和预成桩和树脂核的生物相容性都好。故本题答案是B。易误选E。

155. 在决定可摘局部义齿人工后牙颊舌径大小时，可以不考虑
    A. 义齿支持形式　　　B. 缺牙的多少
    C. 基牙的状况　　　　D. 患者的爱好
    E. 牙槽嵴的情况

【精析】D，在决定可摘局部义齿人工后牙颊舌径大小时，可以不考虑患者的爱好。混合支持式义齿基牙支持力弱，缺牙多、黏膜承受合力大，基牙条件差、支持力弱，牙槽嵴条件差、支持力差，这些情况都需要减径。故本题答案是D。

156. 在排列可摘局部义齿人工后牙的要求中错误的是
    A. 尽可能减小覆盖
    B. 前磨牙的排列兼顾美观
    C. 尽量排列在牙槽嵴顶上
    D. 与对颌牙排成尖、窝相对的咬合关系
    E. 上下颌双侧后牙缺失，𬌗平面平分颌间距离

【精析】A，覆盖过小容易咬颊咬舌，所以要排列正常的覆盖关系。故本题答案是A。易误选B。

157. 在全口义齿人工牙排列的原则中不正确的是
    A. 平分颌间间隙
    B. 切导斜度应大
    C. 切忌排成深覆𬌗
    D. 人工牙应排在牙槽嵴顶上
    E. 人工牙有良好接触

【精析】B，全口义齿排牙应做到浅覆𬌗浅覆盖，切导斜度要小。故本题答案是B。易误选D。

158. 造成牙体缺损，最常见的原因是
    A. 楔状缺损　　　　　B. 发育畸形
    C. 龋病　　　　　　　D. 磨损

E. 外伤

【精析】C，造成牙体缺损，最常见的原因是龋病。故本题答案是C。易误选E。

159. 造成铸造全冠就位困难的原因不包括
    A. 石膏代型磨损　　　B. 蜡型蠕变变形
    C. 间隙涂料涂得过厚　D. 牙颈部肩台不整齐
    E. 铸造冠缘过长

【精析】C，石膏代型磨损，修复体组织面会形成支点，影响就位；蜡型蠕变变形导致全冠变形也会影响就位；牙颈部肩台不整齐，铸造冠缘过长，可能在冠边缘形成支点，影响就位。间隙涂料涂得过厚可能会导致冠固位力差。故本题答案是C。易误选D。

160. 增强修复体固位力的方法不包括
    A. 适当的预备体聚合度
    B. 选用合适的粘结材料
    C. 增加粘固剂膜的厚度
    D. 良好的粘结条件与技术
    E. 设计合理的辅助固位形

【精析】C，增强修复体固位力的方法不包括增加粘固剂膜的厚度。故本题答案是C。易误选D。

161. 制备嵌体窝洞时，与修复体边缘封闭直接有关的是
    A. 洞斜面　　　　　　B. 边缘嵴
    C. 轴面角　　　　　　D. 洞的线角
    E. 洞的深度

【精析】A，制备嵌体窝洞时，与修复体边缘封闭直接有关的是洞斜面。在使用金合金制作嵌体的时候，洞形的边缘特别是在𬌗面洞形的边缘预备45°洞斜面，目的是增加密合度，减少继发龋。故本题答案是A。易误选C。

162. 属于双面嵌体的是
    A. 𬌗面嵌体　　　　　B. 邻𬌗嵌体
    C. 颈部嵌体　　　　　D. 邻𬌗舌嵌体
    E. 高嵌体

【精析】B，按照嵌体覆盖牙面的不同可以分为单面、双面、多面嵌体。𬌗面嵌体、颈部嵌体是单面嵌体；邻𬌗舌嵌体是多面嵌体；高嵌体由MOD嵌体演变而来，也归为多面嵌体。故本题答案是B。易误选E。

163. 金属全冠戴用2天后，咀嚼时修复牙出现咬合痛，检查有明显叩痛，其原因是
    A. 咬合时有早接触点　B. 牙髓炎
    C. 龈炎　　　　　　　D. 接触点略紧
    E. 接触点过松

【答案】A

164. 属于物理反应的印模材料是
    A. 藻酸盐印模材料　　B. 低稠硅橡胶
    C. 高稠硅橡胶　　　　D. 印模膏
    E. 石膏

【精析】D，属于物理反应的印模材料是印模膏。印模膏是一种非弹性可逆性印模材，热软冷硬，在变化过程中没有化学变化发生。藻酸盐是弹性不可逆性水胶体印模材，低稠硅橡胶、高稠硅橡胶属于高分子人工合成硅橡胶，石膏目前已不作为印模材使用。故本题答案是D。

165. 铸造金属全冠颈部肩台的宽度通常为

　　A. 0.3～0.4 mm　　　　B. 0.5～0.8 mm

　　C. 0.9～1.0 mm　　　　D. 1.1～1.2 mm

　　E. 1.3～1.5 mm

【精析】B，铸造金属全冠颈部肩台的宽度通常为0.5～0.8 mm。故本题答案是B。数据要牢记。

166. 某患者戴义齿两周，主诉义齿翘动明显，且疼痛。查 765̅|5̅67 游离端可摘局部义齿，4̅|4̅ 分别设计三臂卡环，马蹄形塑基托，与黏膜贴合良好，远中牙槽嵴黏膜上可见黏膜红肿。造成义齿翘动疼痛的原因是

　　A. 人工牙排在牙槽嵴顶腭侧

　　B. 人工牙牙尖斜度过大

　　C. 未设计间接固位体

　　D. 卡环缺乏环抱作用

　　E. 基托面积小

【精析】C，间接固位体的作用，主要是防止翘起、摆动、旋转、下沉等不稳定，所以应加间接固位体。故本题答案是C。易误选D。

167. 男，25岁。戴义齿后3天，咬合时感酸痛难忍，查：6̅| 缺失，活动桥修复，义齿各部分与组织贴合良好，固位好，余牙咬合接触良好，咬合时患者感基牙酸痛。引起酸痛最可能的原因是

　　A. 𬌗力过大　　　　　B. 咬合过高

　　C. 支托凹预备过深　　D. 基牙牙周情况差

　　E. 卡环过紧

【精析】C，义齿各部分与组织贴合良好，固位好，余牙咬合接触良好，咬合时患者感基牙酸痛。引起酸痛最可能的原因是支托凹预备过深。可能是牙体预备后的敏感。故本题答案是C。易误选D。

168. 男，28岁。右下后牙食物嵌塞。查：6̅| 低𬌗，近远中与邻牙均无接触，有食物嵌塞，龈乳突充血。对该患牙采用的最佳修复体是

　　A. 高嵌体　　　　　　B. 铸造全冠

　　C. 塑料全冠　　　　　D. 3/4 冠

　　E. 开面冠

【精析】B，6̅| 低𬌗，近远中与邻牙均无接触，有食物嵌塞，龈乳突充血。对该患牙采用的最佳修复体是铸造全冠。为了恢复咬合不能选择3/4冠和开面冠，塑料冠一般不作为永久修复，而高嵌体不适于活髓牙。故本题答案是B。易误选D。

169. 男，40岁。5̅| 缺失，6̅| 近中倾斜，余牙正常，拟设计固定桥修复。为获得固定桥的共同就位道，错误的方法是

　　A. 正畸改正轴向

　　B. 牙髓治疗后备牙

　　C. 改变固位体设计

　　D. 拔除倾斜牙

　　E. 牙髓失活及根充后做桩核

【精析】D，尽可能保留健康牙齿。故本题答案是D。易误选A。

170. 男，41岁。6̅4̅5̅| 缺失，余留牙健康，如制作可摘局部义齿，基牙应选择

　　A. 7̅3̅|　　　　　　　　B. 7̅3̅|3

　　C. 7̅3̅|4　　　　　　　　D. 7̅3̅|37

　　E. 3̅|45

【精析】C，6̅4̅5̅| 缺失，余留牙健康，如制作可摘局部义齿，基牙应选择 7̅3̅|4。根据缺牙情况，应设计牙支持式的义齿，双侧设计。缺隙前后的健康牙都应选作基牙，同时在牙弓对侧选择一个牙作基牙。故本题答案是C。易误选D。

171. 对模型观测线正确的提法是

　　A. 观测线即是卡环线

　　B. 观测线是牙冠解剖外形最突点的连线

　　C. 观测线不随模型的倾斜而改变

　　D. 同一牙上可划出不同的观测线

　　E. 每个牙只能划出一种观测线

【精析】D，临床上，进行卡环设计时，可根据不同情况将模型作不同程度的倾斜，所画的观测线就有无数条。由此选择D。当模型上基牙的牙冠长轴与水平面有一定的倾斜时，牙冠轴面最凸度的连线称之为观测线。

172. 男，45岁。邻𬌗嵌体戴入2年后出现继发龋，冷、热刺激痛，不可能导致上述情况的是

　　A. 牙体制备时未作预防性扩展

　　B. 修复体边缘与牙体不密合

　　C. 制备牙体时切除牙体组织过多

　　D. 粘固时消毒不彻底

　　E. 粘固剂被溶解

【精析】C，继发龋的发生与牙体组织预备过多无关。预备时不作预防扩展，边缘不密合，粘固剂溶解造成渗漏都会造成继发龋。故本题答案是C。易误选D。

173. 男，45岁。2年前行固定义齿修复，目前牙齿酸痛。查：6̅5̅| 缺失，7̅-4̅固定义齿，7̅| 全冠，4̅| 冠已松动，继发龋。其松动的原因是

　　A. 桥体过长　　　　　B. 基牙松动

　　C. 冠边缘不密合　　　D. 咬合力过大

　　E. 固位力不均衡

【精析】 E，$\overline{65}$ 缺失，$\overline{7-4}$ 固定义齿，$\overline{7}$ 全冠，$\overline{4}$ 冠已松动，继发龋，其松动的原因是固位力不均衡。故本题答案是 E。易误选 B。

174. 男，45 岁。可摘局部义齿初戴后 3 天，摘戴困难，且感牙痛。查：$\overline{6|}$ 缺失，可摘义齿以 $\overline{5|7}$ 为基牙，其上各放置三臂卡环。$\overline{5|}$ 稳固，叩痛（±）。基托与黏膜贴合良好，义齿固位力较大。引起 $\overline{5|}$ 疼痛的原因是
    A. 卡环过紧　　　　B. 咬合高
    C. 义齿摆动　　　　D. 支托早接触
    E. 牙周支持力较弱

【精析】 A，摘戴困难，且感牙痛，因而引起 $\overline{5|}$ 疼痛的原因是卡环过紧，咬合高一般不会导致基牙疼痛。故本题答案是 A。

175. 男，50 岁。金属全冠粘固后 1 个月，咀嚼时出现咬合痛，最有可能的原因是
    A. 急性牙髓炎
    B. 创伤性尖周炎
    C. 牙龈萎缩引起颈部过敏
    D. 慢性牙髓炎
    E. 继发龋

【精析】 B，症状是咬合痛，粘固后 1 个月出现症状，创伤性根尖周炎与咬合痛的症状也符合。故本题答案是 B。易误选 D。

176. 男，62 岁。上颌全口义齿修复 11 个月发生义齿纵裂，不正确的处理措施是
    A. 上前牙区基托区加金属加强物
    B. 调整前伸𬌗平衡
    C. 调整正中及侧方𬌗平衡
    D. 加厚义齿基托
    E. 使基托与黏膜密合

【精析】 D，上颌全口义齿修复 11 个月发生义齿纵裂，不正确的处理措施是加厚度齿基托。有支点不密合要注意使基托与黏膜密合，如果因为咬合不平衡则要调整前伸侧方平衡。故本题答案是 D。易误选 A。

177. 男，67 岁。全口义齿修复后 1 周，固位情况良好，咀嚼时上颌义齿容易脱落。其主要原因为
    A. 唇系带附着过高　　B. 硬腭区无缓冲
    C. 基托边缘过长　　　D. 后堤区封闭不良
    E. 咬合不平衡

【精析】 E，全口义齿修复后，固位情况良好，咀嚼时上颌义齿容易脱落，其主要原因为咬合不平衡。咬合不平衡会导致咀嚼时义齿翘动，破坏边缘封闭，而义齿脱位。故本题答案是 E。易误选 B。

178. 男，70 岁。戴下颌活动义齿半年，昨日咬物时折断。查：$\overline{76542|24567}$ 黏膜支托式可摘局部义齿，三处舌侧基托纵折，两断端约 1.5 mm 厚，咬合接触良好。造成基托折断的原因是
    A. 基托过薄　　　　B. 咬过硬食物
    C. 习惯单侧咀嚼　　D. 取戴义齿方法不正确
    E. 牙槽嵴吸收，现基托与组织不密合

【精析】 A，造成基托折断的原因是基托过薄。基托厚度应该是 2 mm，1.5 mm 的基托过薄，所以多处断裂。故本题答案是 A。

179. 男，72 岁。全口义齿修复后 2 周，其他情况良好，咳嗽时上颌义齿容易脱落。其主要原因为
    A. 垂直距离过高　　B. 硬腭区无缓冲
    C. 基托边缘过长　　D. 后堤区封闭不良
    E. 牙槽嵴发生吸收

【精析】 D，全口义齿修复后 2 周，其他情况良好，咳嗽时上颌义齿容易脱落，其主要原因为后堤区封闭不良。后堤区如果封闭性不好，咳嗽的时候边缘封闭破坏，会导致义齿脱出。故本题答案是 D。易误选 A。

180. 男，75 岁。全口义齿初戴后，咬合时上腭部疼痛。查：上颌硬区黏膜红肿。首选的处理方法是
    A. 调整咬合　　　　B. 硬腭区重衬
    C. 重新制作义齿　　D. 基托组织面重衬
    E. 基托组织面相应处缓冲

【精析】 E，全口义齿初戴后，咬合时上腭部疼痛，查：上颌硬区黏膜红肿，表明组织受压，上颌硬区是缓冲区，应该充分缓冲。故本题答案是 E。易误选 B。

181. 男，$\overline{7654|4567}$ 缺失，戴用可摘局部义齿后，自觉咀嚼无力，可能的原因是
    A. 基托面积过大　　B. 基托面积过小
    C. 牙尖斜度过大　　D. 牙尖斜度过小
    E. 垂直距离过高

【精析】 D，$\overline{7654|4567}$ 缺失，戴用可摘局部义齿后，自觉咀嚼无力，可能的原因是牙尖斜度过小。局部义齿戴牙后咀嚼功能差的原因有：人工牙𬌗面过小，𬌗低，关系不良，牙尖斜度小；垂直距离过低。故本题答案是 D。易误选 A。

182. 女，20 岁。$\overline{1|1}$ 缺失，余牙正常。固定义齿应采用
    A. 双端固定桥　　　B. 半固定桥
    C. 单端固定桥　　　D. 复合固定桥
    E. 特殊固定桥

【精析】 A，$\overline{1|1}$ 缺失，余牙正常，固定义齿应选择 $\overline{32|23}$ 作为基牙，采用双端固定桥修复。故本题答案是 A。

183. 女，22 岁。$\overline{6|}$ 龋损已完成治疗，要求做金属烤瓷冠。患者的牙弓弧度和邻牙突度均正常。在恢复轴面突度时，正确的是
    A. 颊侧中 1/3　　　　B. 颊侧颈 1/3
    C. 颊侧𬌗 1/3　　　　D. 舌侧颈 1/3
    E. 舌侧中 1/3

【精析】D，患者的牙弓弧度和邻牙突度均正常。在恢复轴面突度时，正确的是颊侧颈1/3，舌侧骀1/3。故本题答案是B。易误选D。

184. 女，25岁。6̄ 全冠戴入后半个月出现龈组织红肿、疼痛，其原因不包括
　　A. 垂直性食物嵌塞
　　B. 水平性食物嵌塞
　　C. 修复体龈边缘过长
　　D. 修复体牙尖斜度较大
　　E. 修复体轴面突度恢复不正确

【精析】D，修复体牙尖斜度大会导致承受大的侧向力大，但是与牙龈的红肿无关；食物嵌塞，龈缘过长刺激，轴面突度过小食物撞击牙龈，都会导致牙龈红肿。故本题答案是D。易误选A。

185. 女，25岁。6̄ 远中邻骀面深龋，已充填。局麻下进行全冠牙体预备。戴冠时因摩擦产生酸痛。为避免牙髓受刺激，应采用的永久粘固剂是
　　A. 丁香油氧化锌　　B. 磷酸锌粘固剂
　　C. 玻璃离子粘固剂　　D. 牙釉质粘结剂
　　E. 牙本质粘结剂

【精析】C，活髓牙应该选对牙髓刺激小的粘固剂，玻璃离子粘固剂相对刺激性小，氧化锌丁香油对牙髓刺激小但是不能作为永久粘固剂。

186. 女，28岁。邻骀嵌体戴入1年后出现冷、热刺激痛，最可能的原因是
　　A. 嵌体咬合过高　　B. 急性牙髓炎
　　C. 继发龋　　D. 急性根尖周炎
　　E. 急性牙周炎

【精析】C，铸造嵌体机械性能优良，银汞合金在初期容易碎，边缘容易缺损，易导致继发龋。

187. 女，30岁。左上颌第一双尖牙邻骀邻汞充填物部分脱落，X线片显示根充完善。最佳修复设计方案是
　　A. 塑料全冠　　B. 贵金属全冠
　　C. 桩核＋PFM　　D. 树脂MOD嵌体
　　E. 贵金属MOD嵌体

【精析】C，左上颌第一双尖牙邻骀邻汞充填物部分脱落，X线片显示根充完善，最佳修复设计方案是桩核＋PFM。死髓牙一般不做嵌体，第一前磨牙出于美观要做烤瓷冠，由于牙体缺损大所以要桩核＋PFM。故本题答案是C。易误选D。

188. 女，35岁。戴右下活动义齿1周，感义齿松动而复诊，经医生调改卡环后固位好，使用一天后，感黏膜疼痛再次复诊。查：6̄活动义齿，固位力大，颊侧基托覆盖处黏膜充血，有压痕，咬合时可见颊舌向摆动。造成软组织疼痛的原因是
　　A. 咬合不平衡

　　B. 颊侧卡环过紧
　　C. 基托组织面有小结节
　　D. 基托面积小，压力集中
　　E. 基托不贴合，使义齿不稳定

【精析】A，咬合时有摆动，所以咬合不平衡导致了黏膜压痛。故本题答案是A。

189. 女，37岁。64|56 固定义齿修复，取印模时最好采用
　　A. 藻酸盐印模材料　　B. 硅橡胶印模材料
　　C. 琼脂印模材料　　D. 印模膏
　　E. 印模石膏

【精析】B，64|56 固定义齿修复，取印模时最好采用硅橡胶印模材料。硅橡胶印模材表面精细度高，尺寸稳定性好，使用于对精度要求高的固定义齿印模。藻酸盐类和琼脂类印模膏尺寸稳定性差。印模膏不宜作为工作印模材料。故本题答案是B。易误选D。

190. 女，50岁。右上后牙固定修复近1年。查76| 缺失，7654| 固定义齿，松动。其松动的主要原因为
　　A. 设计不合理　　B. 咬合力过大
　　C. 基牙数目少　　D. 末端侧下沉
　　E. 牙周膜损伤

【精析】A，游离缺失应设计可摘局部义齿不能选择固定义齿。故本题答案是A。

191. 女，52岁。1年前戴用右上固定义齿，现自觉基牙有跳痛，伴有松动。查 76| 缺失，单端固定桥，54| 为桥基牙，固定桥松动Ⅰ度，叩痛（＋＋）。其松动的主要原因为
　　A. 咬合早接触　　B. 牙周膜损伤
　　C. 基牙数目少　　D. 末端侧下沉
　　E. 设计不合理

【精析】E，游离缺失应设计可摘局部义齿不能选择固定义齿。故本题答案是E。易误选A。

192. 女，52岁。因龋病而拔除 654|，余留牙情况良好。不适合固定义齿修复的主要理由是
　　A. 基牙数目不够　　B. 基牙固位力不够
　　C. 牙周储备力不够　　D. 桥体的强度不够
　　E. 连接体的强度不够

【精析】C，不适合固定义齿修复的主要理由是牙周储备力不够。654| 缺失，根据安氏法则 73| 的牙周膜面积小于 654|，所以不能做固定修复。故本题答案是C。易误选D。

193. 女，53岁。戴义齿2周，因疼痛就诊，修改三次仍疼痛。查：8765|5678 缺失，4|4 分别为三臂卡环，指压时义齿可以前翘动，牙槽嵴顶后份黏膜充血明显。造成义齿翘动、疼痛的主要原因是
　　A. 卡环臂进入倒凹区不够深
　　B. 卡环缺乏环抱作用
　　C. 基托向后延伸过长

D. 殆力过长

E. 未设计间接固位体

【精析】E，8765|5678 缺失，4|4 分别为三臂卡环，指压时义齿可以前翘动，牙槽嵴顶后份黏膜充血明显，造成义齿翘动、疼痛的主要原因是未设计间接固位体。间接固位体的作用，主要是防止翘起，摆动，旋转，下沉等不稳定，所以应加间接固位体。故本题答案是E。易误选A。

194. 女，53 岁。近 1 年先后更换三副全口义齿，均因戴义齿后不适，咀嚼困难，义齿脱落。查：上下唇前突，闭合困难，说话时面部表情不自然。上下牙槽嵴丰满，颌间距离大。造成患者不适的主要原因是

A. 适应能力差

B. 垂直距离过高

C. 上下前牙排列偏向唇侧

D. 心理因素影响

E. 要求过高

【精析】B，造成患者不适的主要原因是垂直距离过高。据表现可以判断全口义齿的垂直距离高，上下牙前突，但造成患者不适的主要原因还是垂直距离过高，咀嚼困难疲劳。故本题答案是B。易误选D。

195. 女，63 岁。戴全口义齿月余，义齿仅在功能状态下易脱落，旧全口义齿无此现象。可能造成义齿固位差的原因是

A. 咬合不平衡 B. 基托边缘伸展过长

C. 后堤区处理不当 D. 基托边缘伸展不足

E. 基托与黏膜不密合

【精析】A，人工牙排列与咬合关系异常都会破坏全口义齿稳定，因此人工牙排列应当遵循多个原则：(1) 中性区原则：天然牙存在时，唇颊舌作用在牙齿上的力量平衡，当天然牙缺失后此间隙依然存在称为中性区，人工牙应当排列于中性区，以便唇颊舌肌对义齿作用力达到平衡，促进义齿稳定。当义齿脱离中性区后会出现唇颊舌肌水平向的力导致义齿稳定性破坏。(2) 牙槽嵴顶上方原则：人工牙位置需要尽量位于牙槽嵴顶上方以便于全口义齿殆力由牙槽嵴来承担，当人工牙偏离牙槽嵴顶容易出现支点破坏稳定性。(3) 平分颌间间距原则：人工牙的殆平面应平行于牙槽嵴，且应平分上下颌间距离。(4) 适宜的曲线：人工牙高度和倾斜方向应按照一定的规律排列，使牙尖形成适宜的补偿曲线和横曲线，正中咬合时上下牙具有适宜的覆殆、覆盖关系和均匀广泛的接触，前伸和侧方运动时达到平衡咬合，或者采用特殊面形态的人工牙，尽量避免咬合接触对义齿产生侧向作用力和导致义齿翘动。

196. 无牙颌患者，戴全口义齿半个月。每天戴义齿时间较长后感觉面颊部酸胀。检查：患者鼻唇沟变浅，说话时人工牙有撞击声。导致上述问题的原因是

A. 息止颌间隙过大 B. 垂直距离过高

C. 垂直距离过低 D. 颌间距离过大

E. 颌间距离过小

【精析】B，导致问题的原因是垂直距离过高。垂直距离过高会导致面下 1/3 软组织紧张，鼻唇沟变浅，开口度变小；咀嚼困难，面部酸痛，说话时义齿撞击音。故本题答案是B。易误选D。

197. 一患者，876|56 缺失，舌侧前牙槽骨为斜坡型，口底深，设计舌杆与舌侧黏膜的关系是

A. 轻轻接触

B. 密切接触

C. 离开黏膜 0.3 ~ 0.4 mm

D. 离开黏膜 0.5 ~ 1.0 mm

E. 离开黏膜 1.5 mm

【精析】D，876|56 缺失，舌侧前部牙槽骨为斜坡型，口底深，设计舌杆与舌侧黏膜的关系是离开黏膜 0.5 ~ 1.0 mm。垂直型舌杆适用于舌侧组织垂直下降，舌杆与黏膜平行接触；舌侧组织斜行成斜坡形，舌干应与黏膜离开 0.3 ~ 0.4 mm；如果舌侧有不利倒凹则要填倒凹。故本题答案是D。易误选A。

198. 一无牙颌患者，全口义齿初戴时发现，上颌义齿在休息状态不松动，但说话和大张口时易脱落。其原因是

A. 基托边缘封闭差 B. 基托不密合

C. 基托边缘过短 D. 基托边缘过度伸展

E. 人工牙咬合不平衡

【精析】D，上颌义齿在休息状态不松动，但说话和大张口时易脱落，其原因是基托边缘过度伸展。功能状态下会由于黏膜的运动脱位；咬合不平衡会导致咀嚼时义齿翘动，破坏边缘封闭，而义齿脱位。故本题答案是D。本题考查"原因"，为常考点，应该牢固掌握。

199. 一无牙颌患者，全口义齿修复后 1 个月。主诉咀嚼费力，咀嚼肌酸痛。最可能的原因是

A. 初戴不适应 B. 义齿固位差

C. 咬合不平衡 D. 垂直距离过高

E. 基托边缘过长

【精析】D，咀嚼费力，咀嚼肌易酸痛，最可能的原因是垂直距离过高。总义齿垂直距离恢复过高，会导致面下 1/3 软组织紧张，鼻唇沟变浅，开口度变小；咀嚼困难，面部酸痛，说话时义齿撞击音。故本题答案是D。

200. 桩冠冠桩的直径应是根径的

A. 1/2 B. 1/3

C. 1/4 D. 1/5

E. 2/3

【精析】B，桩冠冠桩的直径应是根径的1/3。

201. 下列属于双面嵌体的是

A. 殆面嵌体 B. 舌殆嵌体

C. 颈部嵌体 D. 邻殆舌嵌体

E. 高嵌体

【精析】B。通过覆盖牙面类型可以分为：①单面嵌体：如𬌗面嵌体、颊面嵌体、邻面嵌体等。②双面嵌体：如近中𬌗嵌体、远中𬌗嵌体、颊𬌗嵌体、舌𬌗嵌体等。③多面嵌体：如邻𬌗邻嵌体、颊𬌗舌嵌体等。

202. 关于牙体缺损的描述，错误的是
　　A. 影响咀嚼、发音和美观
　　B. 牙体硬组织外形和结构缺损
　　C. 造成牙形态、颜色和数目异常
　　D. 影响牙髓、牙周组织健康
　　E. 影响牙邻接和咬合

【精析】C。牙体缺损的影响：可出现牙髓组织充血、炎性变甚至变性坏死。牙周问题缺损累及邻面，会破坏正常的邻接关系，引起食物嵌塞，从而导致局部牙周组织炎症。患牙和邻牙可发生倾斜移位，影响正常咬合关系，形成创伤𬌗。牙体缺损可直接影响患者的功能、美观、发音和心理状态等。

203. 容易产生无机釉的冠修复体边缘设计是
　　A. 刃状　　　　　　B. 斜面
　　C. 凹槽　　　　　　D. 带斜坡肩台
　　E. 直角肩台

【精析】C。刃状边缘缺点是边缘位置难确定（A错）。斜面边缘仅限于金属材料（B错）。凹槽和深凹槽的边缘设计可能形成无基釉边缘（C对）。肩台边缘磨牙多（E错）。带斜坡肩台的边缘磨牙多且向根端延伸（D错）。

204. 下列固定修复印模材料中，精确度最差的是
　　A. 聚醚橡胶　　　　B. 加成型硅橡胶
　　C. 藻酸盐　　　　　D. 缩合型硅橡胶
　　E. 琼脂

【精析】C。（1）藻酸盐类：印模表面清晰度和尺寸稳定性较差，质量不佳（C对）。（2）琼脂类、表面清晰度好、亲水、价格低廉。但尺寸稳定性差、组成成分80%以上为水，在空气下很快脱水变形；强度差（E错）。（3）硅橡胶：①缩合型硅橡胶，又称C型硅橡胶。优点：表面清晰度良好，尺寸稳定性一般（D错）。②加成型硅橡胶，又称A型硅橡胶，是目前临床使用最广泛的一种橡胶类印模材料。优点：表面清晰度及尺寸稳定性优异（B错）。（4）聚醚橡胶类：优点：表面清晰度和尺寸稳定性均优异；亲水（A错）。

205. 以下关于修复体粘结力的描述，正确的是
　　A. 修复体组织面抛光提高粘结力
　　B. 粘结面积越大粘结力越强
　　C. 水门汀过稠提高粘结力
　　D. 水门汀过稀提高粘结力
　　E. 水门汀厚度越厚粘结力越强

【精析】B。粘结力的大小受以下因素影响：①粘结力与粘

结面积成正比。在同样情况下，粘结面积大，粘结力就强（B对）。②粘结力与粘固剂的厚度成反比（E错）。③粘固剂的稠度应适当，过稀过稠都影响粘结力（C、D错）。粘结面喷砂为增加修复体粘结力的特殊处理（A错）。

206. 关于符合树脂修复术色彩的叙述，错误的是
　　A. 色彩包括色相、明度和彩度三个要素
　　B. 色相是颜色的基本样貌
　　C. 明度决定于物体表面对光的反射率
　　D. 彩度是指颜色的鲜艳程度
　　E. 有20种基本的色调

【精析】E。孟塞尔系统将物体的颜色描述为三大要素：①明度：又称亮度，是指物体反射光线的强弱。②色调：又称色相，是颜色的基本特性，是由物体所反射光线的波长决定的。孟塞尔系统中有10种基本的色调，即红、黄、绿、蓝、紫5种主要色调以及黄红、绿黄、蓝绿、紫蓝、红紫5种中间色调（E错，为正确答案）。③饱和度：又称彩度，是指色调的深浅，即色调浓度的高低。

207. 用银汞合金充填的患牙，如若对颌牙为铸造金属全冠，咬合接触时出现痛觉，应考虑
　　A. 金属微电流　　　B. 牙髓疾病
　　C. 继发龋　　　　　D. 根尖周炎
　　E. 充填体悬突

【精析】A。金属修复体与邻牙、对牙的银汞合金充填物或异种金属修复体之间可产生微电流，对一部分敏感的患者，可产生瞬间发作的疼痛，这是由于修复材料选用不当，修复体与异种金属直接接触所致。

208. 前牙单面嵌体应采用
　　A. Ⅰ型金合金　　　B. Ⅱ型金合金
　　C. Ⅲ型金合金　　　D. Ⅳ型金合金
　　E. 镍铬合金

【精析】A。镍铬合金硬度高，耐腐蚀，适用于不影响美观的后牙全冠、部分冠、嵌体、桩核（E错）。Ⅰ型金合金适合制作嵌体（A对）。Ⅱ型金合金适合制作铸造冠（B错）。Ⅲ型金合金可制作薄的冠桥、套筒冠（C错）。Ⅳ型合金最硬，可制作受力较大的修复体，如可摘义齿支架、卡环、附着体（D错）。

209. 义齿固位力与卡环臂进入基牙倒凹的深度和倒凹的坡度有关，一般
　　A. 倒凹的深度应大于1 mm，倒凹的坡度应小于10°
　　B. 倒凹的深度应大于1 mm，倒凹的坡度应小于20°
　　C. 倒凹的深度应小于1 mm，倒凹的坡度应小于10°
　　D. 倒凹的深度应小于1 mm，倒凹的坡度应小于20°
　　E. 倒凹的深度应小于1 mm，倒凹的坡度应大于20°

【精析】E。一般倒凹的深度应小于1 mm，倒凹的坡度应大于20°。

210. 可指导排列人工后牙的是

A. 上颌结节　　　　B. 磨牙后垫

C. 切牙乳突　　　　D. 远中颊角区

E. 颊棚区

【精析】B。远中颊角区位于颊棚区的后方，磨牙后垫的颊侧，与咬肌前缘相对应的部位（D错）。磨牙后垫位置稳定，是确定𬌗平面和排列人工后牙的重要参考标志（B对）。下颌后部牙槽嵴颊侧的颊棚区趋于水平，由于其表面骨质致密，能承受较大的垂直向压力，可作为下颌义齿的主承托区（E错）。缓冲区：无牙颌的骨性隆突部位，如上颌隆突、颧突、上颌结节的颊侧（A错）、下颌隆突、下颌舌骨嵴以及牙槽嵴上的骨尖、骨棱等部位，表面被覆黏膜较薄，切牙乳突内有神经和血管（C错）。

211. 下颌牙牙周膜面积大小顺序

A. 67834521　　　　B. 67843521

C. 67854321　　　　D. 76834521

E. 76843521

【精析】A。下颌牙牙周膜面积由大到小顺序依次为第一磨牙、第二磨牙、第三磨牙、尖牙、第一前磨牙、第二前磨牙、侧切牙、中切牙。

A3/A4型题

(1~3题共用题干)

女，20岁。1年前因外伤致前牙缺损，有治疗史。口腔检查：左上中切牙切缘及近中切角缺损，牙冠变色，叩痛（－），松动（－），咬合正常。X线片显示根管内有充填物。

1. 下列哪种情况可进行桩冠修复

A. 未经完善根管治疗的患牙

B. 牙槽骨吸收超过根长的1/3

C. 牙根有足够长度者

D. 根管弯曲、细小

E. 根管壁有侧穿

2. 一般要求根桩长度应达到

A. 根长的1/3

B. 根长的2/3~3/4

C. 根长的4/5

D. 与牙冠长度相等

E. 与根长度相等

3. X线片显示的情况与桩冠修复无关的是

A. 患牙牙根长度

B. 患牙牙根直径

C. 患牙牙根弯曲程度

D. 患牙根管治疗情况

E. 邻牙的冠根比例

【精析】C、B、E。桩核冠修复的适应证：完善根管治疗；牙周健康，牙根长度根管粗细适宜。桩预备的要求：达到根长2/3~3/4，直径为根径1/3，桩长大于等于冠长，至

少保留4 mm根尖封闭。

(4~6题共用题干)

男，46岁。三年前行 7̄6̄5̄4̄3̄ 固定义齿修复，7̄3̄ 为基牙，目前咬合疼痛，义齿松动，要求重行固定义齿修复。检查：7̄-3̄ 固定桥修复体已脱位，固位体为 3̄| 3/4全冠，基牙Ⅰ度至Ⅱ度松动。

4. 固定义齿脱落的原因是

A. 𬌗力过大

B. 粘固剂被溶解

C. 固定桥强度差

D. 共同就位道不一致

E. 两端固位力不一致

5. 基牙松动的主要原因是

A. 固定桥强度不够

B. 支持力不一致

C. 桥体跨度过长

D. 牙周储备力不足

E. 基牙患牙周病

6. 正确处置基牙的方法是

A. 拔除两端基牙

B. 拔除松动度大的基牙

C. 牙周病治疗

D. 根管治疗

E. 采用全冠修复

【精析】A、D、B。设计错误，7̄3̄牙周储备力不足，4̄5̄6̄𬌗力过大是导致失败的原因。过于松动的基牙应当拔除，但是对于松动度不大，牙周状况尚可的基牙应尽量保留。

(7~8题共用题干)

男，30岁。四年前上前牙外伤后颜色逐渐变黑，影响美观，要求做美观效果好的修复。查：1̄|唇向倾斜明显，暗黑色，叩痛（－），稳固，切缘缺损。

7. 针对该患者情况，最主要的检查是

A. 1̄|的间隙大小　　　B. 咬合关系

C. 与邻牙的关系　　　D. 口腔卫生状况

E. X线牙片

8. 最佳修复体的选择是

A. 塑料全冠　　　　B. 塑料桩冠

C. 烤瓷全冠　　　　D. 烤瓷桩冠

E. 金属－塑料联合全冠

【精析】E、D。外伤牙容易出现外吸收，最重要的是拍X线片，明确患牙牙根及根尖状况。对于前牙应该采取美观效果好的修复体，且患牙唇倾明显，需要改形，选择烤瓷桩核冠。

(9~10题共用题干)

女，52岁。牙列缺失4个月，要求全口义齿修复。检查：两侧上颌结节较肥大，颊侧倒凹明显，上下颌牙槽嵴

比较丰满，否认有全身疾病史。

9. 以下治疗措施中正确的是
   A. 嘱患者自行按摩上颌结节至倒凹消失后再开始修复
   B. 外科手术修整一侧上颌结节
   C. 外科手术修整双侧上颌结节
   D. 印模时两侧上颌结节区缓冲
   E. 义齿基托避开两侧结节区

10. 如果该患者只有左侧上颌结节颊侧有少量倒凹，不需要外科手术修整的理由是
    A. 上颌义齿基托组织面可适当缓冲
    B. 上颌义齿基托边缘可适当磨短
    C. 上颌义齿可垂直向上就位
    D. 上颌义齿可斜向就位
    E. 上颌义齿基托可加软衬

【精析】B、D。双侧上颌结节有大的倒凹，自行按摩没有作用，需要手术修整一侧上颌结节，另一侧可旋转就位。

(11～12题共用题干)

男，54岁。Ⅲ度深覆𬌗，6⌐5|126 缺失，胶连法可摘局部义齿修复，因 |12 腭侧树脂基托折断来诊。

11. 最好的修理方法是
    A. 基托折断处重新用自凝或热凝树脂粘固
    B. 基托折断处增加铸造金属网
    C. 基托重新粘固、加厚
    D. 后牙调𬌗，基托重新粘固
    E. 前牙调𬌗，基托重新粘固

12. 若患者要求改作铸造支架式义齿，则义齿大连接体的最佳设计为
    A. 前腭杆
    B. 后腭杆
    C. 前腭杆＋侧腭杆＋后腭杆
    D. 前腭杆＋后腭杆
    E. 全腭板

【答案】B、C

(13～14题共用题干)

女，60岁。戴可摘局部义齿1周，多处压痛难忍，经多次修改后，仍然压痛且出现饭后积存较多食物，要求处理。查：6|5 可摘托式局部义齿，7|6 上分别设计单臂卡环，基托对抗。义齿稳固性较差，咬合接触良好，垂直距离适中，牙槽嵴低窄，余未见异常。

13. 造成大面积组织疼痛的最可能原因是
    A. 基托变形
    B. 义齿下沉
    C. 𬌗力过大
    D. 基托面积小，压力集中
    E. 牙槽嵴严重吸收，耐受力低

14. 出现食物积存的最可能原因是

    A. 7|6 倾斜，基托与基牙间隙过大
    B. 卡环与基牙不密合
    C. 基托与黏膜不贴合
    D. 义齿固位不良
    E. 基托边缘过短

【精析】E、C。牙槽嵴低窄，大面积组织压痛，义齿设计没有明显的错误，由于牙槽嵴条件差，耐受力低所致。义齿稳定差，进食的时候翘起，容易积存食物。

(15～16题共用题干)

男，40岁。戴用下颌磨牙修复体一年余，近来出现对冷热刺激敏感，并有自发痛而就诊。查：下颌第一磨牙PFM 全冠修复体，叩痛（±），触点及边缘良好。

15. 该病例出现自发性疼痛的原因可能是
    A. 继发龋
    B. 牙髓炎
    C. 金属微电流刺激
    D. 粘固剂选用不当
    E. 意外穿髓或管壁侧穿

16. 视目前该病例的具体情况，可供选择的进一步检查与处理方案是
    A. 检查咬合
    B. 拆除修复体
    C. X 线牙片检查
    D. 冠边缘贴合情况
    E. 温度测试与牙髓治疗

【精析】B、E。患牙是牙髓炎，对于牙髓炎的患牙应明确诊断予以根管治疗。

(17～18题共用题干)

女，60岁。无牙𬌗患者，牙槽嵴欠丰满，上下颌弓后部宽度不协调，下颌弓明显宽于上颌弓。

17. 人工后牙排成反𬌗的目的是
    A. 美观
    B. 避免咬颊
    C. 提高咀嚼效率
    D. 易于达到平衡𬌗
    E. 使人工牙排在牙槽嵴顶

18. 全口义齿人工后牙需要排成反𬌗关系的指征是上下颌牙槽嵴顶连线与水平面夹角小于
    A. 50°   B. 60°
    C. 70°   D. 80°
    E. 90°

【答案】E、D

(19～21题共用题干)

男，58岁。因工作需要，拔牙后半个月即作了全口义齿修复。戴牙后3个月，因进食时食物塞入基托组织面无法忍受而就诊。

19. 作全口义齿修复最适宜的时机是在拔牙后
    A. 1 个月
    B. 3 个月
    C. 5 个月
    D. 7 个月
    E. 9 个月

20. 进食时食物塞入基托与黏膜间的原因是
    A. 人工牙颊舌径过小
    B. 基托伸展过度
    C. 基托过厚
    D. 基托过薄
    E. 牙槽骨吸收，基托与黏膜不密贴

21. 如不重新修复，最佳处理方法是
    A. 自凝塑料基托重衬
    B. 自凝塑料加厚基托
    C. 热凝塑料基托重衬
    D. 热凝塑料加厚基托
    E. 热凝塑料加大基托

【精析】B、E、C。拔牙后修复时机 3 个月，否则会因牙槽骨吸收，基托与组织不密合。重衬最好取闭口印模，装胶重衬。

(22～24 题共用题干)

　　女，60 岁。6| 因松动于 2 个月前拔除，要求固定义齿修复。

22. 该患牙开始修复最好时间是
    A. 2 周后
    B. 1 个月后
    C. 2 个月后
    D. 3 个月后
    E. 4 个月后

23. 上述牙缺失属于肯氏分类的
    A. 第一类
    B. 第二类
    C. 第三类
    D. 第四类
    E. 第一类、第一亚类

24. 如果设计可摘义齿，其支持形式宜采用
    A. 牙支持式
    B. 黏膜支持式
    C. 混合支持式
    D. 杆支持式
    E. 基托支持式

【精析】B、C、A。拔牙后修复时机 3 个月，否则会因牙槽骨吸收，桥体与组织有空隙。单侧后牙非游离缺失属于肯氏三类，一般采用牙支持式。

(25～26 题共用题干)

　　女，71 岁，48|45 缺失，缺牙区牙槽嵴丰满，余留牙唇颊侧牙槽骨隆突。拟行可摘局部义齿修复。

25. 4|4 最适合选用的卡环类型是
    A. RPI 卡环
    B. 三臂卡环
    C. 对半卡环
    D. 连续卡环
    E. RPA 卡环

【精析】E。三臂卡环多用于牙冠外形好，无明显倾斜的基牙（B 错）。对半卡环用于前后有缺隙、孤立的前磨牙或磨牙上（C 错）。连续卡环多用于牙周夹板，放置在两个以上的余留牙上（D 错）。当患者口腔前庭的深度不足时或基牙

下存在软组织倒凹时不宜使用 RPI 卡环组（A 错），可应用 RPA 卡环组（E 对）。

26. 义齿左侧可采用
    A. 回力卡环
    B. RPA 卡环
    C. 间隙卡环
    D. 连续卡环
    E. RPI 卡环

【精析】C。回力卡环常用于后牙游离端缺失的末端基牙（前磨牙）（A 错）。间隙卡环是用于非缺隙侧单个基牙上的三臂卡环（C 对）。连续卡环多用于牙周夹板，放置在两个以上的余留牙上（D 错）。杆型卡环适用于后牙游离缺失的末端基牙（B、E 错）。间隙卡环是用于非缺隙侧单个基牙上的三臂卡环（C 对）。

B1 型题

(1～2 题共用备选答案)
    A. 2/3
    B. 1/5
    C. 1/4
    D. 1/3
    E. 1/2

1. 理想的下颌前牙冠桩直径为根管径的
2. 理想的上颌前牙冠桩直径为根管径的

【精析】D、D。理想桩的直径是根直径的 1/3。

(3～5 题共用备选答案)
    A. 3/4 冠
    B. 金属全冠
    C. 桩核冠
    D. 烤瓷全冠
    E. 开面冠

3. 牙冠严重缺损，固位型和抗力型较差，经牙髓治疗的后牙应设计为
4. 锥形过小的前牙应设计为
5. 上前牙牙冠缺损 2/3 应设计为

【精析】C、D、C。牙冠严重缺损上前牙需要先行桩核修复再行烤瓷冠修复。锥形过小前牙可直接采用烤瓷冠修复。

(6～8 题共用备选答案)
    A. 支托移位形成支点
    B. 基托边缘过长或过锐
    C. 基托过厚过大
    D. 卡环臂进入基牙倒凹区过深
    E. 咬合过高，基牙负担过重

6. 戴用义齿后发音不清的原因是
7. 义齿翘动或摆动的原因是
8. 摘戴困难的原因是

【精析】C、A、D。基托过厚过大会导致发音不清；义齿翘动摆动常因为有支点存在；摘戴困难可能因为卡环进入倒凹过深或者卡环过多。

(9～11 共用备选答案)
    A. 对半卡环
    B. 圈形卡环
    C. 三臂卡环
    D. 回力卡环

E. 联合卡环

9. 前后均有缺牙间隙的孤立后牙上的卡环宜采用

10. 单侧牙缺失较多，需对侧辅助固位的卡环是

11. 用于最后孤立磨牙且向近中舌侧或近中颊侧倾斜牙上的卡环是

【答案】A、E、B

(12~13 题共用备选答案)

　　A. 复合固定桥　　　　　B. 单端固定桥

　　C. 双端固定桥　　　　　D. 平固定桥

　　E. 粘结固定桥

12. 4| 缺失，正畸后缺牙间隙小，53| 稳固，可选择

13. 64| 缺失，753| 稳固，可选择

【答案】B、A

(14~16 题共用备选答案)

　　A. 基牙牙冠形态　　　　B. 基牙牙根形态

　　C. 桥体殆面形态　　　　D. 桥体龈面形态

　　E. 固位体轴面形态

14. 对固定义齿基牙牙周健康有影响的是

15. 对固定义齿咀嚼功能有影响的是

16. 对固定义齿固位有影响的是

【精析】E、C、A。固位体轴面过突，会失去食物对牙龈的按摩作用，导致牙龈萎缩；轴面突度不足，食物会撞击牙龈，导致牙龈红肿，损伤。桥体的殆面形态，牙尖高度、斜度，影响咀嚼功能。基牙牙冠的高度，形状，决定固位体的固位力。

(17~19 题共用备选答案)

　　A. 主承托区　　　　　　B. 副承托区

　　C. 唇颊沟区　　　　　　D. 上颌后堤区

　　E. 下颌隆突区

17. 无牙颌牙槽嵴顶属于

18. 全口义齿基托组织面需缓冲的区域是

19. 软硬腭交界处属于

【精析】A、E、D。主承托区包括上下牙槽嵴顶以及除了上颌硬区的硬腭水平部分；副承托区包括上下牙槽嵴唇颊侧和舌腭侧斜面；缓冲区包括骨性隆突部位。

(20~23 题共用备选答案)

　　A. 双端固定桥　　　　　B. 单端固定桥

　　C. 复合固定桥　　　　　D. 半固定桥

　　E. 种植固定桥

根据牙列缺损情况选择相应的固定桥类型

20. 2| 缺失，缺牙间隙小，3| 稳固应选

21. 74| 缺失，653| 稳固应选

22. 45| 缺失，6| 松动Ⅰ度，3| 稳固应选

23. |678 缺失，余留牙正常

【答案】B、C、A、E

(24~26 题共用备选答案)

　　A. 松动、脱落　　　　　B. 变色

　　C. 穿孔、破裂　　　　　D. 磨损

　　E. 折断

24. 全冠修复体太薄，殆力过于集中可能导致

25. 全冠修复与牙体不密合，侧向力过大可导致

26. 殆力大，固定桥连接体薄弱可导致

【答案】C、A、E

(27~28 题共用备选答案)

　　A. 息止颌位法　　　　　B. 吞咽咬合法

　　C. 卷舌后舔法　　　　　D. 哥特弓描记法

　　E. 前伸颌位记录

27. 确定髁导斜度采用

28. 确定垂直距离采用

【答案】E、A

(29~31 题共用备选答案)

　　A. 直接固位体　　　　　B. 间接固位体

　　C. 基托　　　　　　　　D. 殆支托

　　E. 连接体

29. 可摘局部义齿组成中，防止义齿翘动、摆动、旋转下沉的是

30. 可摘局部义齿组成中，起主要固位作用的是

31. 可摘局部义齿组成中，起支持、向基牙传导殆力作用的是

【精析】B、A、D。连接义齿各部分，传递和分散殆力的基础结构，称基托。直接固位体主要作用是固位、稳定和支持。殆支托是卡环伸向基牙殆面而产生支持作用的部分，防止义齿龈向移位，可保持卡环在基牙上的位置。防止义齿翘起、摆动、旋转、下沉的固位体，称为间接固位体。连接体可将义齿的各部分连接在一起，同时还有传递和分散殆力的作用。

(32~33 题共用备选答案)

　　A. 嵌体　　　　　　　　B. 部分冠

　　C. 全冠　　　　　　　　D. 桩核冠

　　E. 高嵌体

32. RCT 后的牙体缺损患牙不宜用

33. 残冠最常用的修复方式是

【精析】A、D。根管治疗后的无髓牙牙体组织抗折性能差，不适合嵌体修复。桩核冠适应证：牙冠大部分缺损无法充填治疗或做全冠修复固位不良者。

(34~35 题共用备选答案)

　　A. 1 mm　　　　　　　　B. 2 mm

　　C. 3 mm　　　　　　　　D. 1.5 mm

　　E. 0.5 mm

34. 桩核冠的牙本质肩领厚度应大于

35. 烤瓷熔附金属全冠舌侧边缘肩台宽度是

【精析】A、E。桩核冠的牙体预备去除薄弱无支持的牙体组织，尽可能使牙本质肩领高度大于1.5 mm，厚度大于1 mm。烤瓷熔附金属全冠舌侧金属边缘处肩台宽度0.5 mm。

（36～37题共用备选答案）
  A. 增加至原来的4倍
  B. 增加至原来的2倍
  C. 增加至原来的6倍
  D. 增加至原来8倍
  E. 增加至原来9倍

36. 在相同条件下如果固定桥桥体的厚度减半，则其挠曲变量变为

37. 在相同条件下如果固定桥桥体的长度增加一倍，则其挠曲变量变为

【精析】D、D。在相同条件下，如果固定桥桥体的厚度减半，则其挠曲变形量变为增加至原来的8倍。固定桥桥体的长度增加1倍，挠曲变量是原来的8倍。

（38～39题共用备选答案）
  A. 1 mm   B. 2 mm
  C. 3 mm   D. 4 mm
  E. 6 mm

38. 侧腭杆到龈缘的距离应大于

39. 舌杆上缘厚1 mm，下缘厚为

【精析】D、B。侧腭杆：位于上颌硬区的两侧，离开龈缘应有4～6 mm。舌杆纵剖面呈半梨形，边缘圆滑，上缘薄（1 mm）而下缘厚（2 mm）。

（40～41题共用备选答案）
  A. 上颌结节   B. 磨牙后垫
  C. 切牙乳突   D. 远中颊角区
  E. 颊棚区

40. 与咬肌前缘相对应的是

41. 可指导排列人工后牙的是

【精析】D、B。远中颊角区位于颊棚区的后方，磨牙后垫的颊侧，与咬肌前缘相对应的部位。磨牙后垫位置稳定，是确定𬌗平面和排列人工后牙的重要参考标志。下颌后部牙槽嵴颊侧的颊棚区趋于水平，由于其表面骨质致密，能承受较大的垂直向压力，可作为下颌义齿的主承托区。缓冲区：无牙颌的骨性隆突部位，如上颌隆突、颧突、上颌结节的颊侧、下颌隆突、下颌舌骨嵴以及牙槽嵴上的骨尖、骨棱等部位，表面被覆黏膜较薄，切牙乳突内有神经和血管。

二、考点拓展

1. 2|缺失，以 3|为基牙设计单端固定桥的条件是：2|缺隙小，𬌗力不大。

2. Kennedy第三类单侧多个后牙缺失，余留牙健康，可摘

局部义齿的支点线应设计成：平面式。

3. Kennedy第一类缺失者，设计黏膜支持式义齿时，错误的减小𬌗力的措施是：减少基托面积。

4. Kennedy第一类缺损应采用：功能性印模。

5. Kennedy第一类牙列缺损者，选用混合支持式义齿，游离端鞍基左右摆动的影响因素一般不考虑：牙槽嵴黏膜的厚度。

6. Kennedy第一类义齿蜡型装盒法应用：混装法。

7. RPI卡环的邻面板的作用不包括：防止基托下沉。

8. X线牙片可以了解的内容不包括：颞下颌关节情况。

9. 按照牙体缺损由小到大的程度，牙体缺损程度最大时应选用：桩冠。

10. 半固定桥的活动连接体的栓体位于：桥体。

11. 不能实现卡环稳定作用的部分是：连接体。

12. 不适用调节倒凹法确定就位道的是：缺牙间隙多，倒凹大。

13. 残根缺损达龈下时，正确的处理方法是：可考虑残根根管治疗后，使用正畸牵引至合适的位置后修复。

14. 垂直牙体牙根裂常发生在使用桩核修复的牙齿。使用哪类桩核修复后，垂直牙体牙根裂的可能性最大：有螺纹的圆锥形桩核。

15. 烤瓷全冠的优点不包括哪项：脆性大，不耐磨损。

16. 大连接体的主要作用是：连接义齿的各部分成一体。

17. 大气压力与义齿哪个结构关系最密切：边缘封闭区。

18. 当义齿基托组织面黏附有不易去除的石膏时，可将义齿浸泡在：30%枸橼酸钠溶液。

19. 导致拔牙的牙槽脊早期迅速吸收的最可能的原因是：牙周病。

20. 钉洞固位形不可设计在：后牙牙尖处。

21. 对松软牙槽嵴的处理办法，正确的是：可采取有孔无牙颌托盘，取模时用轻压力就位。

22. 对提高全口义齿固位和稳定意义最小的是：指导患者正确使用义齿。

23. 对下颌双侧游离端可摘局部义齿基托的要求中，错误的是：后缘应盖过磨牙后垫。

24. 对牙槽嵴损伤最大的人工牙：解剖式瓷牙。

25. 对牙髓刺激性小的粘固剂是：玻璃离子粘固剂。

26. 对于松软牙槽嵴的认识，正确的是：该组织由于牙槽嵴压迫性吸收形成。

27. 对重度伸长牙的处理原则不正确的是：为保存健康牙，应避免磨除健康牙体组织。

28. 非金属全冠不包括：锤造全冠。

29. 根管治疗完成后，一般多长时间可行桩冠修复：1周后。

30. 骨隆突不常出现的部位是：上颌尖牙唇侧。

31. 钴铬合金全冠抛光所用抛光剂是：氧化铬。

32. 固定桥戴用后出现基牙松动，其正确处理方法是：先采取保守治疗，调𬌗以减轻基牙负担。

33. 固定桥桥体应具备的条件，不包括：桥体龈端必须与牙槽嵴黏膜接触。

34. 固定桥若有中间基牙，此基牙的固位体不应选择：嵌体。

35. 固定桥试戴时，哪项不是引起翘动的原因：邻接触过紧。

36. 固定桥试戴时不能就位的主要原因是：两侧基牙制备时未取得共同就位道。

37. 固定桥修复一段时间后出现咬合痛，应先做：拍 X 线片。

38. 固定桥龈上边缘的缺点是：在前牙区不美观。

39. 固定桥与可摘局部义齿相比，其优点是：固位力强。

40. 固定修复体戴用一段时间后出现过敏性疼痛，其原因除了：粘固剂刺激。

41. 固定义齿与牙体缺损修复对基牙要求的主要差别在于：基牙的轴向位置基本正常，有共同就位道。

42. 关于 C 型预防性充填，正确的是：酸蚀后，用氢氧化钙垫底。

43. 关于复合固定桥，错误的是：当承受𬌗力时，各个基牙的受力反应基本一致。

44. 关于高嵌体，说法错误的是：洞形预备简单，固位力好。

45. 关于高嵌体牙体预备说法错误的是：牙体制备倒凹增加固位力。

46. 关于根分叉受累牙临床分类第二类，错误的是：牙周支持组织在垂直方向上有 1 mm 以上、3 mm 的少量丧失。

47. 关于固定桥的说法错误的是：桥体部分和黏膜紧密接触。

48. 关于观测线，不正确的描述是：观测线为基牙的解剖外形高点线。

49. 关于基牙条件的叙述错误的是：基牙牙槽骨吸收不能超过根长 1/2。

50. 关于基牙选择的原则，不正确的是：基牙倒凹深度不超过 1 mm，坡度应小于 20°。

51. 关于可摘局部义齿间接固位体的作用，错误的是：防止义齿下沉。

52. 关于口腔检查的顺序错误的是：先内后外。

53. 关于外科修整，说法中错误的是：对骨吸收速度没有明显影响。

54. 关于牙列缺失后舌的改变，错误的是：舌体萎缩。

55. 关于自凝软衬材料重衬的说法错误的是：刃状牙槽嵴和黏膜较厚的患者适用。

56. 冠桩直径一般不超过：根径的 1/3。

57. 贵金瓷冠的金属基底冠有瓷覆盖部位的厚度最少为：0.3 mm。

58. 颞下颌关节检查不包括哪项：淋巴结。

59. 颌面部检查不包括：系带附着。

60. 衡量一个牙是否为固定桥良好基牙的最重要的指标是：牙周膜面积。

61. 后牙游离缺失牙槽嵴严重吸收，切牙牙槽嵴顶腭向移位时人工牙排列一般应该：与对颌牙呈反𬌗关系。

62. 混合支持式义齿受力后，𬌗力由：基牙和基托下黏膜、牙槽骨承载。

63. 活动义齿模型设计时，将模型向后倾斜的原因是：牙槽嵴丰满，唇侧倒凹过大。

64. 活髓牙全冠粘固后很快出现过敏性疼痛，其主要原因除了：腐质未去净。

65. 检测某颗牙的牙周袋深度，通常应检查几个位点：6 个。

66. 金瓷冠不透明瓷的厚度一般为：0.2 mm。

67. 金瓷冠唇面肩台一般为：1.0 mm 肩台。

68. 金合金全冠抛光所用抛光剂是：氧化铁。

69. 金属基托一般要求厚度：0.5 mm。

70. 仅作为暂时性固定桥的桥体的是：塑料桥体。

71. 具有下列哪种情况的牙不能作为固定桥的基牙：牙槽骨吸收超过根长 1/2 的牙。

72. 卡环臂尖位于基牙的：导线的龈方。

73. 卡环需用对抗臂的主要目的是：防止基牙移位。

74. 卡环主要起固位作用的是：卡环尖。

75. 烤瓷熔附金属全冠边缘为烤瓷者，牙体颈缘应预备成：135°凹面或直角。

76. 可摘局部义齿不稳定现象不包括：义齿脱落。

77. 可摘局部义齿戴用后出现基牙疼痛的原因不包括：𬌗支托断裂。

78. 可摘局部义齿的基本要求不包括：完全恢复咀嚼功能。

79. 可摘局部义齿的组成其修复缺失的部分是：人工牙、基托、𬌗支托。

80. 可摘局部义齿后牙的设计中不正确的是：颊舌径应尽可能大以恢复咀嚼。

81. 可摘局部义齿基托伸展范围错误的是：上颌基托后缘中份伸展至腭小凹。

82. 可摘局部义齿基托延展范围不当的是：上颌可摘局部义齿的远中游离端的基托后缘应到软硬腭交界处稍后的硬腭上。

83. 可摘局部义齿卡环设计时的 I 型观测线指的是：近缺牙区的倒凹区小，非倒凹区大。

84. 可摘局部义齿前牙的设计中不正确的是：选牙时，应在灯光下与口腔余留牙对比。

85. 可摘局部义齿修复前口内检查的内容不包括：唾液的

黏度和分泌量。

86. 口腔专科病史不包括：患者家庭成员有关类似疾病。

87. 桩核舌侧应为金瓷冠留出的间隙为：0.5 mm。

88. 口腔专科病史中的修复治疗史不包括：患者希望的修复方式。

89. 邻切嵌体牙体预备：针道与唇面切 1/3 平行。

90. 临床上在灌注石膏模型后多久可利用模型制作修复体：24 小时。

91. 磨除基牙牙体组织最少的固定桥：粘结固定桥。

92. 不是固定桥修复后引起龈炎的原因的是：殆力过大。

93. 哪种不是可摘局部义齿固位力的组成：咬合力。

94. 哪种方法不能减轻桥体所承受的殆力：加厚桥体金属层。

95. 黏膜支持式和牙支持式局部可摘义齿的主要区别是：有无殆支托。

96. 镍铬合金基底冠铸造后，在上瓷前可行的处理不包括：磨光。

97. 前牙部分冠金属不是最厚的地方是：舌面。

98. 前牙部分冠邻面预备时哪一点是错误的：唇侧边界止于接触区。

99. 前牙部分冠邻轴沟的主要作用是：阻止舌向脱位。

100. 前牙固定桥最好的固位体设计是：全瓷冠。

101. 前牙舌支托凹位于：舌侧颈 1/3 和中 1/3 交界处。

102. 倾斜基牙固定桥取得共同就位道的方法，错误的是：拔除倾斜牙。

103. 琼脂印模材融化的温度是：40 ℃。

104. 全冠戴用几天后出现咬合痛，如何处理：调磨早接触和干扰点。

105. 全冠粘固后出现龈缘炎，可能的原因除外：冠边缘位于龈下。

106. 全口义齿初戴，侧方殆磨，通常应调整：下尖牙。

107. 全口义齿初戴，下颌义齿基托需要缓冲的地方有：下颌舌骨嵴。

108. 全口义齿初戴，义齿唇颊侧边缘应是：让开唇颊系带处。

109. 全口义齿初戴，与义齿稳定无关的因素是：适当的基托伸展。

110. 全口义齿初戴，组织面易出现疼痛的部位：上颌隆突、上颌结节的腭侧。

111. 全口义齿初戴而未咀嚼时固位良好，与哪项因素关系最大：印模是否准确。

112. 全口义齿初戴时，产生疼痛的原因不包括：选用的人工牙为瓷牙。

113. 全口义齿初戴时，常常需要选磨，不正确的是：垂直距离一般过高。

114. 全口义齿初戴时，关于下颌出现后退的现象说法错误

的是：必须返工重做。

115. 全口义齿初戴时，前牙开殆的原因不包括：垂直距离过低。

116. 全口义齿初戴时，需向患者说明的内容不包括：感觉不适，应怎样自行修改。

117. 全口义齿初戴时，选磨方式错误的是：选磨侧方殆干扰时，如为尖牙的干扰通常以选磨上尖牙为主。

118. 全口义齿初戴时，义齿不稳定的原因不包括：一侧上颌结节过大。

119. 全口义齿唇、颊侧基托折断的修理方法中错误的是：如折断的唇、颊侧基托断端较小，对义齿的使用情况无影响时，可以不做任何处理。

120. 全口义齿戴入后，无牙颌解剖标志中哪个不需要缓冲：舌侧翼缘区。

121. 全口义齿戴入后，一般不会引起全口义齿基托折断的是：垂直距离恢复的不够。

122. 全口义齿合适的凹形磨光面形态可以：帮助义齿固位。

123. 全口义齿人工牙排列成平衡殆主要是为了：提高义齿稳定。

124. 全口义齿试戴时，判断颌位关系是否正确的方法不包括：嘱患者发含"嘶"的舌齿音。

125. 全口义齿试戴时检查后牙应包括几个方面，除了：下颌殆平面在舌侧缘或略高处。

126. 全口义齿修复与固位有关的因素，错误的是：牙槽骨致密程度。

127. 全口义齿修复中，作用于唾液与唾液之间的力应称之为：黏着力。

128. 全口义齿制作有误，患者做正中咬合时，不可能有哪种现象：与殆架上完成排牙状态一样。

129. 缺隙两端各有一基牙，一侧为可动连接体、一侧为不动连接体的固定桥称为：半固定桥。

130. 缺牙后长期未修复可能导致的牙周组织改变不包括：牙周袋。

131. 人正常开口度为：3.7～4.5 cm。

132. 如果根桩过长，易引起：根尖周炎。

133. 321|456，6|7 缺失，确定颌位关系的方法是：利用殆堤记录。

134. 上颌 Kennedy 第一类牙列缺损者可以采取单侧分别设计的病例是：87|78。

135. 上颌基托的哪个部分适宜做薄，以减少发音影响：前腭 1/3 部分。

136. 上颌可摘局部义齿恢复功能的部分是：人工牙和基托。

137. 上颌两侧多个后牙缺失，混合支持式可摘局部义齿设计时连接两侧鞍基的大连接体一般不考虑：前腭杆。

138. 上颌磨牙进行全冠修复时，为避免食物嵌塞应有哪种观念：动态。

139. 上颌磨牙桩冠修复时最可能利用的根管是：腭根管。

140. 桩核冠修复中，对所修复残冠的处理不正确的是：沿龈乳头顶连线切断。

141. 上颌牙列中牙周膜面积最小的是：侧切牙。

142. 上颌牙中最不适合单独作为桥基牙的是：2。

143. 上后牙 3/4 冠邻沟的方向：与舌侧壁平行。

144. 上前牙缺失，可摘义齿戴入后，基托前后翘动，常见的原因是：弯制卡环时模型被磨损。

145. 上前牙缺隙过窄时，排牙错误的做法是：加大人工牙的近远中向倾斜度。

146. 舌侧翼缘区不包括：磨牙后垫。

147. 设计半固定桥的主要原因是：以便获得共同的就位道。

148. 设计隙卡制备牙体时，不能预备成楔形，也不能破坏两相邻牙的接触点，这样做的原因是：避免形成楔力使基牙移位。

149. 使用桩核冠修复比使用普通桩冠修复的优点不包括：牙根应力分布较好。

150. 双侧磨牙缺失拟用舌杆，牙槽嵴呈倒凹形，安放舌杆的位置是：位于非倒凹区。

151. 酸蚀后，釉质定性微孔层的深度大约是：20 μm。

152. 通常前牙金属烤瓷冠唇面龈边缘的最佳选择是：龈下肩台边缘。

153. 外伤性牙折伴牙周膜撕裂伤时若要行桩冠修复，根管治疗后应至少观察：1 周。

154. 为了牙龈的健康，全冠龈边缘要达到的最基本要求是：边缘要密合。

155. 为了增加全冠的固位力，错误的方法是：备牙时增加预备体表面的粗糙度。

156. 为提高金瓷结合强度，不正确的要求是：可在基底冠表面设计倒凹固位。

157. 增强金瓷结合的方法不包括：除气。

158. 卫生桥桥体龈面与牙槽嵴黏膜之间的间隙至少为：3 mm。

159. 无牙颌患者初诊可以暂时不过问的情况是：患者的职业。

160. 无牙颌口腔专项检查不包括：咬合关系。

161. 隙卡沟的宽度一般为：0.5~1.0 mm。

162. 下颌 Kennedy 第三类缺失，颌骨量和缺牙间隙尚可，最佳的治疗设计是：种植支持修复。

163. 下颌单侧游离端缺失，选择局部可摘义齿修复，错误的设计是：在对侧前牙上设置间接固位体。

164. 下颌基托后缘应止于：磨牙后垫的前 1/3~1/2。

165. 下颌剩余牙槽嵴的平均吸收速率比上颌高：3~4 倍。

166. 下颌牙列中牙周膜面积的排列顺序从大到小是：67354。

167. 下颌牙列中牙周膜面积最小的是：中切牙。

168. 不属于瓷全冠适应证的是：夜磨牙患者。

169. 不属于双面嵌体的是：近中𬌗远中嵌体。

170. 戴牙指导中错误的是：睡觉时将义齿摘下，浸泡于消毒药水中。

171. 关于部分冠的说法错误的是：部分冠不可作为固定桥的固位体。

172. 关于各类卡环设计中描述错误的是：回力卡环多用于前后均有缺牙间隙的孤立后牙。

173. 关于固位钉的设计说法错误的是：固位钉尽可能多以获得更好固位。

174. 关于烤瓷熔附金属全冠的说法正确的是：兼具金属的强度和瓷的美观。

175. 关于烤瓷熔附金属全冠底冠的设计错误的是：可加厚瓷层恢复缺损。

176. 关于预成桩的优点，说法错误的是：预成桩横切面是椭圆形。

177. 关于直接重衬的说法中正确的是：在不需要重衬的磨光面上涂上凡士林或蜡。

178. 关于铸造金属全冠的特点的说法错误的是：不能用于固定桥。

179. 关于铸造卡环的叙述正确的是：铸造卡环与基牙的接触面积较锻丝卡环大。

180. 关于桩核冠的固位形与抗力形的说法错误的是：保证根尖不少于 1 mm 的根尖封闭。

181. 何种情况不适宜制作金属烤瓷冠：青少年恒牙。

182. 何种情况不属于烤瓷熔附金属全冠的禁忌证：不宜做正畸治疗的扭转患牙。

183. 何种修复方法不属于牙体缺损的修复：套筒冠。

184. 何种修复方法一般不用于前牙：金属全冠。

185. 哪个部分不属于可摘局部义齿的部件：桥体。

186. 不是单端固定桥的适应证的是：桥体设计合理。

187. 不是固定义齿的特点的是：磨除牙体组织少。

188. 不是可摘局部义齿设计的生理性原则的是：完全恢复咀嚼功能。

189. 不是粘结桥的适应证的是：牙列不整齐，咬合异常。

190. 不属于间接固位体的是：舌杆。

191. 不属于铸造金属全冠的适应证的是：后牙牙体严重缺损，无足够固位形与抗力形。

192. 不利于增加人造冠的摩擦力的措施是：备牙时增大聚合角度。

193. 不利于增加粘结力的措施是：粘结表面光滑。

194. 关于金瓷固定桥金属支架的要求是不确切的是：咬合接触最好在瓷面上。

195. 关于金瓷冠瓷层的叙述正确的是：瓷烧结次数增加则瓷的热膨胀系数增加。

196. 哪项可不用殆堤记录殆关系：缺牙少，余留牙多并可有殆关系正常者。

197. 属于全口义齿垂直距离过大的表现的是：发舌齿音困难。

198. 正确的是：嵌体洞形各轴壁之间不得小于90°角。

199. 属于高嵌体的适应证的是：殆面洞形较大，有牙尖需恢复。

200. 哪种材料不能用作桥体的龈端：自凝塑料。

201. 哪种方法不能增强固定桥的固位：设计羽状边缘。

202. 哪种情况不宜做桩冠修复：牙槽骨的斜形根折，伴牙根松动。

203. 哪种情况适合采用平均倒凹法确定就位道：缺牙间隙多，倒凹大。

204. 缺牙区属于 Kennedy 第一类第二亚类的是：8764|3678。

205. 与圆锥形套筒冠固位力大小关系最密切的是：内冠的聚合度。

206. 关于暂时冠桥的说法，不正确的是：不利于自洁。

207. 不是义齿就位困难的原因的是：卡环臂进入倒凹区。

208. 不是铸造全冠修复后出现损坏的主要原因的是：金合金制作全冠。

209. 修复Kennedy第一类、第二类缺损的主要难点是：防止义齿沿支点线旋转。

210. 修复体粘固后短期内出现咬合痛多是由什么引起：创伤殆。

211. 选择固定桥基牙的最低限度是：冠根比为1:1。

212. 选择固定桥基牙时不必考虑的因素是：对侧牙的情况。

213. 选择人工前牙时不必考虑的因素是：患者过去是否戴过义齿。

214. 牙槽嵴过度吸收，导致义齿固位较差，可以采用的方法不包括：骨隆突修整术。

215. 牙槽嵴修整术适用于：拔牙后造成的骨尖或者骨突起。

216. 牙槽嵴重建术的目的是：治疗无牙颌骨牙槽嵴严重吸收、萎缩。

217. 牙齿Ⅱ度松动是指牙松动幅度为：1.0～2.0 mm。

218. 牙列缺失后，附着在颌骨周围的软组织位置关系改变的原因是：牙槽骨不断吸收。

219. 牙列缺损导致受影响的发音不包括：啊。

220. 牙列缺损的影响不包括哪项：龋坏。

221. 牙列缺损对面部美观的影响表现为：上前牙缺失，使上唇失去支持而内陷。

222. 牙列缺损引起颞下颌关节病变的原因不包括：少数牙缺失。

223. 牙列缺损最常见的病因为：龋病、牙周病。

224. 牙支持式可摘局部义齿承担咀嚼压力主要由：基牙。

225. 牙周病易受到哪个系统疾病的影响：糖尿病。

226. 延伸卡环一般用于：靠近缺隙区，松动但又可保留的前磨牙。

227. 验支托长度要求为：殆面近远中径的1/4（磨牙）或1/3（前磨牙）。

228. 咬合关系检查不包括：牙齿磨耗检查。

229. 咬合位垂直距离是指：天然牙列位于正中殆位时鼻底至颏底的距离。

230. 一般拔牙后多长时间可考虑固定义齿修复：3个月。

231. 一般情况下固定桥最理想的固位体是：全冠。

232. 一型观测线的特点是：基牙近缺隙侧倒凹小，远缺隙侧倒凹大。

233. 边缘类型中密合度最差的是：90°肩台。

234. 对骨隆突的描述错误的是：无论是否影响义齿摘戴，出现骨隆突即应手术修整。

235. 对烤瓷Ni–Cr合金描述正确的是：属高熔合金，熔点约为1320℃。

236. 对牙槽嵴上的骨尖和骨突的描述错误的是：由于患者喜欢咀嚼过硬的食物而造成。

237. 各类材料制作的桥体最光滑的是：表面上釉的烤瓷桥体。

238. 关于半固定桥的说法错误的是：保护缺隙一侧支持力较弱的基牙。

239. 关于储金球说法错误的是：位置距蜡型1 mm。

240. 关于固定桥连接体的说法错误的是：为增加强度连接体应向龈端延伸至龈缘处。

241. 关于颌位记录错误的说法是：所确定的颌位上下颌关系是息止殆关系。

242. 关于金瓷冠的描述错误的是：瓷层越厚越好。

243. 关于邻殆嵌体邻面片切洞形的描述错误的是：可在片切面内制备箱型固位。

244. 关于前牙3/4冠邻沟的说法错误的是：位于邻面舌1/3与中1/3交界处。

245. 关于前牙3/4冠切沟的描述错误的是：可增加3/4冠强度。

246. 关于前牙3/4冠切斜面的要求，错误的是：近远中向成平面，与牙长轴呈直角。

247. 关于上颌后堤区的描述，错误的是：后堤区可作为排牙的标志。

248. 关于上前牙金瓷冠牙体预备的描述，错误的是：切缘预备成与牙体长轴唇向45°角。

249. 关于双端固定桥固位体的说法中错误的是：共同就位

道与牙长轴平行。

250. 关于桩冠冠桩长度的说法中，不正确的是：至少达根长的 4/5。

251. 关于桩外形的描述，正确的是：与根部外形一致。

252. 患者中排牙最困难的是：颌间距离较小的患者。

253. 描述错误的是：对进行性牙周炎的患者，可用矫治技术解决牙周病造成的牙齿移位。

254. 不是固定桥组成部分的是：小连接体。

255. 不是全冠印模要求的是：𬌗关系正确。

256. 不属于固定桥的适应证的是：前牙缺失伴大量骨缺损。

257. 不属于系统病史的是：疾病发生时间。

258. 不属于主诉的是：发病时间。

259. 对全冠龈边缘位置设计无影响的是：牙体预备操作的难易。

260. 不是常用的咀嚼功能检查的是：颞下颌关节检查。

261. 是固定桥最重要的支持基础的是：牙周膜。

262. 不是基托缓冲的目的的是：防止有碍发音。

263. 哪种情况一般有可能设计单端固定桥：上颌侧切牙缺失。

264. 不是修复体松动脱落主要的原因的是：基牙远中没有邻牙依靠。

265. 种植全口义齿的特点不包括：咀嚼效率不佳。

266. 修复体边缘类型中强度最差的是：刃状。

267. 属于可逆性弹性印模材的是：琼脂。

268. 最适宜作桥体龈面的材料是：烤瓷。

269. 印模膏一般的软化温度是：70 ℃。

270. 用于远中孤立并向近中舌侧或颊侧倾斜磨牙上的卡环是：环形卡环。

271. 有关腭杆错误的是：侧腭杆距腭侧龈缘应有 3～4 mm。

272. 有关后牙部分冠的牙体预备正确的是：必要时可在邻面增加邻面轴沟数目，或在𬌗面增加钉洞固位形。

273. 有中间基牙的多单位固定桥，近中末端无基牙，其称为：复合固定桥。

274. 右上侧切牙缺失，间隙小，尖牙根长大，但牙冠切角少量缺损，下颌对颌牙为局部义齿，最好的设计是：单端固定桥。

275. 与普通桩冠相比，桩核冠的优点为：作固定桥固位体时易形成共同就位道。

276. 与义齿固位关系不大的是：咬合力大小。

277. 原有全口义齿的检查不包括：基牙情况。

278. 在口腔条件正常时，设计右上第一前磨牙桥体的最合理的类型是：改良盖嵴式。

279. 在哪种咬合类型下，发生牙尖折裂的几率最大：尖牙保护𬌗。

280. 在全冠修复时，不可能对牙龈造成危害的因素是：调改对颌牙。

281. 在设计双端固定桥时，若一端基牙的牙周条件较差时，应考虑：在牙周条件较差的一侧，多增加一个基牙。

282. 在同样咬合力情况下，哪颗牙患牙隐裂综合征的几率最高：有银汞 MOD 充填的 $\overline{7}$。

283. 在相同条件下，如果固定桥桥体的厚度减半，则其挠曲变形量变为：增加至原来的 8 倍。

284. 在关于沟固位形的说法中错误的是：对修复体有加固作用。

285. 在关于全冠牙体预备的说法中，错误的是：牙体预备量大，有利于修复体制作。

286. 在义齿重衬前不必特别注意的是：患者的牙槽骨有无吸收。

287. 在做窝沟封闭时，一般乳牙酸蚀时间应是：60 秒。

288. 增加基牙数目的主要作用是：分散𬌗力。

289. 粘结力的形成不包括：内聚结合。

290. 粘结桥的固位是依靠：酸蚀，粘结技术。

291. 支点线是指：两个主要基牙上直接固位体上𬌗支托的连线。

292. 制作准确的全口义齿可恢复适当的垂直距离，其作用不包括：避免下颌前伸。

293. 主承托区可承受较大的咀嚼压力的主要原因是：有坚韧的黏膜下层。

294. 桩冠的固位力不包括：吸附力。

第十八章　口腔颌面医学影像诊断学

志在必得

人不自爱，则无所不为；过于自爱，则一无所为。

——吕坤

一、考点精析

A1/A2 型题

1. 患者女，21 岁，刷牙出血 3 个月。检查见牙龈红肿，PD 为 2～4mm，无牙龈退缩，为明确检查

A. 上颌前部殆片　　　　B. 曲面体层片

C. 殆翼片　　　　　　　D. CT

E. 上颌后部殆片

【精析】C，殆翼片可较清晰地显示牙槽嵴顶，用于观察牙槽嵴顶有无骨质破坏（C对）。上颌前部殆片用于观察上颌前部炎症、外伤、肿瘤等病变引起的骨质改变及乳、恒牙情况（A错）。曲面体层摄影片常用于观察上、下颌骨肿瘤，外伤，炎症，畸形等病变及其与周围组织的关系（B错）。CT主要用于口腔颌面部肿瘤、炎症、外伤、唾液腺及颞下颌关节疾病的检查和诊断（D错）。上颌后部殆片显示被检查侧上颌骨后部的影像。常用于观察一侧上颌后部骨质变化的情况（E错）。

2. 患者女，35岁，右上后牙进食不适。拍牙片未见异常。其牙片表现中不正确的描述是

A. 牙骨质与牙本质明显区别

B. 青年患者牙髓腔宽大

C. 髓腔为低密度影像

D. 密度最高的组织是牙釉质

E. 牙槽突高度应达到牙颈部

【精析】A，牙骨质为被覆于牙根的薄层组织，在X线片上与牙本质不易区别。

3. 患者男，28岁，右侧下颌化脓性中央性颌骨骨髓炎，X线片上出现骨质破坏表现约在发病后

A. 1周　　　　　　　　B. 2～4周

C. 5～6周　　　　　　D. 7～8周

E. 9周

【精析】B，右侧下颌化脓性中央性颌骨骨髓炎，X线片上出现骨质破坏表现约在发病后2～4周。一般在发病2～4周，进入慢性期，颌骨已有明显破坏之后，X线检查才有诊断价值。

4. 患者女，30岁，右下颌后牙痛一周伴开口受限。检查开口度25 mm，右下颌智齿阻生，周围软组织肿胀。此时X线检查的目的是了解

A. 有无骨膜反应性增生

B. 有无软组织阻力

C. 有无边缘性骨髓炎

D. 阻生牙的牙根形态

E. 有无瘘道形成

【精析】D，智齿拔除应从临床检查估计软组织阻力，从牙片估计硬组织阻力。故该患者进行X线检查的目的是了解阻生牙的牙根形态。

5. 患者男，25岁，双侧腮腺区肿痛不适3年，时大时小。腮腺造影片显示主导管扩张、变形似腊肠状，末梢导管不规则扩张，可能的诊断是

A. 腮腺结核　　　　　　B. 腮腺恶性肿瘤

C. 腮腺良性肥大　　　　D. 慢性阻塞性腮腺炎

E. 舍格伦综合征

【精析】D，慢性阻塞性腮腺炎主要是根据临床表现及腮腺造影进行诊断。腮腺造影显示主管，及叶间、小叶间导管部分狭窄、部分扩张，呈腊肠样改变。

6. 牙科X线片中，阻射X线最强的组织是

A. 牙髓　　　　　　　　B. 牙骨质

C. 牙本质　　　　　　　D. 牙釉质

E. 牙槽骨

【精析】D。牙釉质是机体中钙化最高和最坚硬的组织，X线片显示的影像密度最高（D对）。牙本质围绕牙髓构成牙的主体，X线影像密度较牙釉质稍低（C错）。牙骨质被覆于牙根表面，是一层很薄的组织，在X线片上所显示的密度与牙本质不易区别（B错）。牙髓腔内含牙髓软组织，X线片上显示为密度低的影像（A错）。牙槽骨是上、下颌骨包绕牙根的突起部分，在X线片上显示的密度较牙低（E错）。

7. 下列有关牙X线影像说法错误的是

A. 牙釉质X线片显示的影像密度最高

B. 牙本质X线影像密度较釉质稍低

C. 牙髓X线片上显示为密度低的影像

D. 老年人的根管和髓室较年轻人大而粗

E. 牙骨质X线片上所显示的密度与牙本质不易区别

【精析】D。牙釉质是机体中钙化最高和最坚硬的组织，X线片显示的影像密度最高。牙本质围绕牙髓构成牙的主体，X线影像密度较牙釉质稍低。牙骨质被覆于牙根表面，是一层很薄的组织，在X线片上所显示的密度与牙本质不易区别。牙髓腔内含牙髓软组织，X线片上显示为密度低的影像。在X线片上老年人的根管和髓室较年轻人小而细（D错，为正确答案）。

B1型题

（1～3题共用备选答案）

A. 华特位片　　　　　　B. 下颌横断殆片

C. 下颌前部殆片　　　　D. 曲面体层片

E. 下颌骨侧斜位片

1. 下颌骨多发骨折首选

2. 下颌下腺导管结石首选

3. 上颌骨骨折应选择

【精析】D、B、A。下颌前部殆片用于观察下颌颏部有无骨折及炎症、肿瘤等病变引起的骨质变化。下颌横断殆片可显示下颌体及下牙弓的横断面影像，下颌下腺导管结石首选下颌横断殆片。下颌骨多发骨折首选曲面体层片。下颌骨侧斜位片用于检查下颌骨体部、下颌支及髁突的病变。上颌骨骨折X线检查首选华特位片。

（4～5题共用备选答案）

A. 下颌骨侧斜位片　　　B. 根尖片

C. 曲面体层片　　　　　D. CT片

E. MRI

4. 某患者，|765，37|缺失，|38部分萌出。1年前曾行右下后牙区囊肿刮治手术。修复前应进行的检查是

5. 某患者，固定桥修复后，基牙 3|3，3|5 松动。最适合的检查是

【精析】C、B。根尖片为口腔科临床最常用的 X 线检查方法，用于检查牙、牙周及根尖周病变。曲面体层摄影片常用于观察上、下颌骨肿瘤，外伤，炎症，畸形等病变及其与周围组织的关系。下颌骨侧斜位片用于检查下颌骨体部、下颌支及髁突的病变。CT 主要用于口腔颌面部肿瘤、炎症、外伤、唾液腺及颞下颌关节疾病的检查和诊断。MRI 在进行口腔颌面部常规检查时，一般用头线圈进行颅面部横断面、冠状面及矢状面检查。

二、考点拓展

1. X 线头颅定位片描绘图中表现上颌对颅底的位置关系是：SNA 角度。

2. X 线影像显示为根管不规则增宽的是：牙内吸收。

3. 对放射线不敏感的肿瘤是：骨肉瘤。

4. 对放射线敏感的肿瘤是：恶性淋巴瘤。

5. 对放射线中度敏感的肿瘤是：鳞状细胞癌。

6. 多房性角化囊肿 X 线表现错误的是：囊腔大小相差悬殊。

7. 根尖片长焦距平行投照技术的优点是：X 线中心线垂直于牙长轴，避免影像失真。

8. 骨纤维异常增殖症常见的典型 X 线表现是：毛玻璃样阴影。

9. 关于成釉细胞瘤的 X 线表现错误的是：呈分房状伴有钙化灶。

10. 颌骨良性肿瘤的主要 X 线表现为：边界清晰。

11. 化脓性颌骨骨髓炎急性期的 X 线片表现是：颌骨未见明显改变。

12. 患者投照根尖片所显示的牙齿邻面影像相互重叠的原因是：X 线与被检查牙齿的邻面不平行。

13. 颞下颌关节纤维性强直的 X 线影像是：关节间隙模糊而且密度增高。

14. 上颌骨骨折 X 线检查首选：华特位片。

15. 投照上颌尖牙根尖片时的 X 线中心线应通过：鼻翼。

16. 投照上颌牙时：X 线向足侧倾斜，称为正角度。

17. 牙源性边缘性颌骨骨髓炎骨膜反应的 X 线表现为：骨密质外有骨质增生。

18. 牙周间隙变窄或消失的 X 线影像是：牙嵌入性脱位。

19. 牙周炎主要 X 线表现为：牙槽骨吸收，牙槽嵴顶及骨硬板模糊、消失。

20. 必须用 X 线片检查诊断的疾病是：慢性根尖周炎。

21. 牙周病变波及根分叉区，探针能通过根分叉区，但根分叉区仍被牙龈覆盖，X 线片见该区骨质消失呈透射区，此时确定根分叉病变程度为：Ⅲ度。

22. 涎腺造影的禁忌证是：涎腺急性炎症期间。

23. 关于根尖片所示正常影像，不正确的描述是：牙骨质与牙本质有明显区别。

24. X 线片上拔牙窝的影像完全消失至出现正常骨结构的时间是在牙拔除后约：3~6 个月。

25. 关于下颌骨多发性骨折的 X 线诊断，最好的投照位置是：曲面断层片。

26. 根尖周肉芽肿的典型 X 线表现是：根尖周密度减低区，边界清楚，无密质骨白线。

27. 唾液腺良性肿瘤造影的特征性表现是：导管移位，呈抱球状。

28. 牙源性中央性颌骨骨髓炎 X 线 4 期表现不包括：消退期。

29. 根尖片分角线投照技术，要求 X 线中心线：垂直于牙体长轴与胶片的分角线。

30. 颞下颌关节侧斜位片上，关节间隙的宽度为：上间隙最宽，后间隙次之，前间隙最窄。

31. 成釉细胞瘤 X 线片上的典型表现为：呈多房型，房差悬殊，牙根呈锯齿状吸收。

32. 不适合用作牙周炎影像学检查方法的是：下颌横断殆片。